武汉亚洲心脏病医院

心血管临床精彩病例荟萃

主编　鄢　华　宋　丹

主审　苏　晞　陶　凉

U0309627

科学出版社

北　京

内 容 简 介

本书分为心内、心外两篇，共介绍心血管疾病诊治的精彩案例46例。通过病例报道、诊断思路、病例讨论及经验总结的形式记录临床经验教训，每个病例除了配有精美的图片外，还附有相关的视频，扫描二维码即可观看，形式新颖，内容丰富，贴近临床，结合心血管领域的最新进展，条理清晰，重点突出。

本书能帮助临床医师、心血管内科专业医师、心血管外科专业医师、重症监护医师及介入医师开阔学术视野，提高临床诊疗水平。

图书在版编目（CIP）数据

心血管临床精彩病例荟萃 / 鄢华，宋丹主编 .—北京：科学出版社，2022.9
ISBN 978-7-03-072879-1

Ⅰ.①心… Ⅱ.①鄢…②宋… Ⅲ.①心脏血管疾病－病案 Ⅳ.① R54

中国版本图书馆 CIP 数据核字（2022）第 150747 号

责任编辑：高玉婷 / 责任校对：郭瑞芝
责任印制：赵 博 / 封面设计：吴朝洪

科学出版社 出版
北京东黄城根北街 16 号
邮政编码：100717
http://www.sciencep.com

北京画中画印刷有限公司 印刷
科学出版社发行 各地新华书店经销
*
2022 年 9 月第 一 版 开本：787×1092 1/16
2022 年 9 月第一次印刷 印张：24 3/4
字数：580 000
定价：208.00 元
（如有印装质量问题，我社负责调换）

谨以此书献给敬爱的朱国英院长

国际著名心脏病学专家林延龄教授题字
甲骨文（技良德良善良　亚心医心安心）

编者名单

主　　编　鄢　华　宋　丹

主　　审　苏　晞　陶　凉

副 主 编　刘华云　徐承义　易　东　熊青峰　夏　娟　焦锦玉

策　　划　冷美玲

学术秘书　张庆全　段　硕

编　　委　（以姓氏汉语拼音为序）

蔡建华	陈国洪	杜微微	段　硕	范庆坤	郭　卉	韩宏伟	何　偲
胡　柳	简　讯	李　颖	刘　凡	刘　鸣	刘　洋	刘　志	刘成伟
刘道权	龙艳丽	马小静	宁世锋	彭　剑	宋来春	谭安安	唐　成
田　芳	汪　敏	王　英	肖红艳	熊　岗	张刚成	张庆全	张真路
赵运海	周红梅	朱汉东					

编写人员　（以姓氏汉语拼音为序）

曹劲松	邓晓娴	冯学国	符　竣	郭　悦	韩　君	何同达	黄克强
黄逸云	江晶晶	李　方	李　佳	李　磊	李　玲	李　盼	李　莎
李丁扬	李珊珊	李云燕	刘心甜	刘雅婷	卢宏彪	宋艳清	孙梦琪
王　波	王钦清	王文渊	王学文	吴明亮	徐文杰	闫　宝	阳　健
阳玉晶	杨红丽	易宏伟	余　洁	袁　超	张　甜	张劲林	张显飞
郑　璇	钟建利	周　翔	周持恒				

序

　　心血管疾病的发生和流行与社会经济水平、生活方式及生态环境等因素密切相关，并伴随国家工业化、信息化发展、社会老龄化进程而加快。中国已成为全球心血管疾病的高发区。据《中国心血管健康与疾病报告 2020》的数据报告，中国心血管病（CVD）患病率处于持续上升阶段，推算 CVD 现患人数 3.3 亿，其中冠心病 1139 万，肺源性心脏病 500 万，心力衰竭 890 万，心房颤动 487 万，风湿性心脏病 250 万，先天性心脏病 200 万，下肢动脉疾病 4530 万，高血压 2.45 亿。2018 年中国 CVD 死亡率仍居首位，农村、城市 CVD 分别占死因的 46.66% 和 43.81%；每 5 例死亡中就有 2 例死于 CVD。心血管疾病给我国居民和社会带来的经济负担日渐加重，已成为重大的公共卫生问题。

　　武汉亚洲心脏病医院（武汉亚心医院）是一家非公立、三级甲等心血管专科医院，从 1999 年 11 月建院至今已有近 23 年院龄。医院在老一辈心血管著名专家朱晓东院士、朱国英教授等的开拓下，在武汉亚心医院同仁共同努力下，一直持续健康、蓬勃发展，当前的武汉亚心医院不仅是国内知名的心血管疾病诊疗中心，而且也是我国非公立医疗机构的标杆企业。

　　心血管疾病诊治新技术、新药物和新理念变化在近一二十年来突飞猛进，许多心血管疾病的诊治手段和处理原则如冠心病、心脏瓣膜病、心力衰竭、心房颤动等都发生了翻天覆地的变化，武汉亚心医院一直走在各种技术引领的前列，在胸痛中心建设与发展、心力衰竭、心房颤动、复杂先天性心脏病、大血管疾病、心脏康复、心脏移植等方面做出了自己的特色。同时，武汉亚心医院也非常重视医院教学工作、专科建设和学术交流，每年年底武汉亚心学术年会上大咖云集，内容新颖丰富，学术争鸣热烈，不仅推动了学术进步，也是对多年来支持亚心发展各级医师的汇报和回馈。

　　欣闻武汉亚心一批中青年同仁将为年底召开的武汉亚心医院学术年会编撰《心血管临床精彩病例荟萃》，非常高兴。能够在繁忙的工作中不忘初心、努力求知，及时总结临床工作中精彩病例，总结得失经验，难能可贵。武汉亚心医院作为一家专科医院，心血管疾病病种丰富，而病例的总结和编撰是对临床思维的进一步梳理和反思，将这些丰富的病例分享给临床医师，尤其是基层临床医师，是一项非常有意义的重要工作。

　　时光不会负约、努力亦不会负约，提笔作序，不甚感慨，祝福亚心越来越好！

北京大学第一医院
中国心血管健康联盟
2022 年 5 月

前　言

　　医学是人类智慧空间中最具有探索性和哲学意义的一门科学。当今我们处在一个医疗大变革和医学创新的年代，各类科技的进步给未来的医学无比的遐想、展望和思考空间。譬如医学人工智能，在经过轰轰烈烈的推广、争论后，目前进入了一个理性的研发阶段。围绕着人工智能所讨论的焦点问题是，智能机器人在经过海量的学习后，获得了海量的医学知识，是否诊断效率远高于医师，而误诊率远低于临床医师？如果真这样简单，那么 IBM Waston 医学人工智能项目也就不会中止了。医学人工智能研发争论道清了一个事实，初期基于临床指南、研究文献或诊断图片的学习，确实能给出某一类患者相对固定的诊疗建议，但问题是临床实践中不同的患者特征各异，甚至表现隐匿，症状混杂，因此在主观性、灵活性和复杂多变性中去获得高准确率，这种开发就会存在着很多技术局限性。想实现高端人工智能在医学领域中的应用可能需要一个相对长的研发过程，就像我们在临床工作中为了培养一名年轻医师建立科学的临床思维并不是要求他读过、背过大量的医学书籍、指南或文献就能轻易解决的，医师的临床思维、技能的进步往往是一辈子的学习和训练。

　　老一辈的专家和老师经常会感叹现在的年轻医生和他们的不同，由于科技的发展和信息时代的进步，现在年轻医师知识面更广阔、医学信息获取渠道更快更多，反应灵敏、接收新生事物也更积极；但是也有不少问题，很多年轻医师对疾病诊治太依赖于大型仪器或高端检查结果，他们很需要在病史收集、体征、病历书写、临床观察等临床基本功方面提高认识和强化辅导。

　　为了活跃学习气氛、强化年轻医师的临床基本功，武汉亚洲心脏病医院教育部近几年举办了几届年轻医师病例大赛，以鼓励年轻医师分享在临床诊治过程中最具有教学、指导意义或令其难忘、纠结或在诊治中很有成就感的病例。举办的结果很令人吃惊，参赛病例病种的丰富、各个病例的讨论点、多学科呈现、诊治过程中的曲折、分析以及年轻医师的优秀表现都很令人难忘！比赛的评委们都惊诧于原来我们有这么多的好病例，于是便萌发了再次编撰一本病例集的想法。

　　适逢武汉亚洲心脏病医院学术年会的召开，感谢医院总办的全力支持，我们召集了一批中青年医师在短时间内书写、修改他们的病例，并编撰成书，分享给大家。这本病例集挑选了近几年在亚心医院救治的 46 个优秀病例，其中心血管内科病例 28 个，心血管外科病例 18 个，同时把我们诊治过程中的思考和心得也尽可能地呈现，以期给大家在诊治类似疾病时参考、借鉴。由于时间有限，有不足之处还请大家多提宝贵意见，不吝批评指正。

鄢　华　宋　丹

武汉亚洲心脏病医院

2022 年 5 月

目　录

第一篇　心内篇　　　　　　　　　　　　　　　　　　　　　**1**

病例 1　抽丝剥茧找真相：转甲状腺素转运蛋白心肌淀粉样变的诊治　　　1

病例 2　心脏起搏器术后咳嗽、胸闷气短　　　11

病例 3　冠状动脉起源异常行外科去顶手术　　　21

病例 4　真性室壁瘤合并假性室壁瘤破裂的成功救治　　　28

病例 5　儿童胸痛、病情急骤变化　　　35

病例 6　左心室血栓患者引起的抗栓思考　　　43

病例 7　房颤导管消融术后呼吸困难　　　52

病例 8　年轻女性早发冠心病和降主动脉狭窄　　　58

病例 9　"表里不一"的急性心肌梗死　　　68

病例 10　"诡异"的迟发性心脏压塞　　　77

病例 11　年轻男性不明原因水肿、多浆膜腔积液　　　89

病例 12　继发于主动脉瓣瓣周脓肿压迫的急性心肌梗死　　　101

病例 13　暴发性心肌炎——初次见面即是生死对决　　　107

病例 14　导管射频消融术后冠状动脉痉挛　　　117

病例 15　以胸痛为主要表现的嗜铬细胞瘤　　　123

病例 16　经导管主动脉瓣置换术后瓣周漏介入封堵治疗　　　129

病例 17　重度主动脉瓣狭窄患者、突发意识丧失　　　135

病例 18　机械瓣膜置换术后、短期内二次急性心肌梗死　　　142

病例 19　超滤在顽固性心力衰竭患者中的应用　　　151

病例 20　心房颤动患者行 PCI 术后抗栓治疗策略　　　156

病例 21　多策略不断转换 PCI 开通前降支 CTO 病变　　　165

病例 22　IVUS 指导下处理医源性左主干夹层　　　177

病例 23　起源于右心耳附近的心外膜局灶性房性心动过速　　　186

病例 24　Glenn+Fontan 术后复杂房室结双径路射频消融　　　200

病例 25　迷走神经节导管消融及 Micra 起搏器治疗血管迷走性晕厥　　　209

病例 26　左束支起搏在小儿三度房室传导阻滞伴左心室扩大中的应用　　　219

病例 27　床旁肺部超声辅助诊断高危急性肺栓塞　　　227

病例 28　OCT 指导冠状动脉钙化病变旋磨治疗　　　232

第二篇　心外篇　　241

病例 29　罕见的室间隔夹层瘤　241

病例 30　白塞病合并心脏瓣膜病行 Bentall 术后再发巨大假性动脉瘤　248

病例 31　继发性肺动脉高压患者妊娠后体力下降、咳嗽咯血　255

病例 32　育龄期心脏瓣膜病患者的妊娠风险评估　260

病例 33　左主干受压综合征　267

病例 34　细丝蛋白 A 基因（*FLNA*）突变导致儿童肺动脉高压　276

病例 35　急诊手术矫治室间隔完整的完全性大动脉转位　282

病例 36　1 月龄婴儿严重发绀、呼吸困难　289

病例 37　双瓣膜置换术后"人工心脏瓣膜 - 患者不匹配"现象　297

病例 38　经皮肺动脉球囊扩张成形术治疗多发性大动脉炎　304

病例 39　先天性心脏病合并重症腺病毒肺炎的救治体会　312

病例 40　35 岁患者右心室双出口双心室矫治　320

病例 41　左心室占位病变　328

病例 42　先天性心脏病外科术后肝素诱导血小板减少症　335

病例 43　多学科诊疗先兆偏头痛　344

病例 44　川崎病冠状动脉瘤　348

病例 45　肥厚型心肌病合并心脏瓣膜病患者的诊疗及术后康复指导　356

病例 46　A 型主动脉夹层外科术后急性心肌梗死　366

附录 1　武汉亚洲心脏病医院检验正常值参照表　373

附录 2　本书配套短视频列表　377

第一篇　心　内　篇

病例 1　抽丝剥茧找真相：转甲状腺素转运蛋白心肌淀粉样变的诊治

▶ 视频目录

图 1-3　入院超声心动图
图 1-4　超声心动图斑点追踪技术显示"樱桃征"
图 1-5　心脏磁共振增强扫描

> **导　读**
>
> 　　近年来系统性淀粉样变心脏损害的病例报道逐渐增多，当前已知有 25 种蛋白在遗传、慢性炎症状态、免疫异常、血液透析和衰老等状态下可出现蛋白结构异常，形成淀粉样有害物质浸润心肌，导致心肌受损。甲状腺素转运蛋白（TTR）沉积引起的心肌损害——转甲状腺素转运蛋白心肌淀粉样变（ATTR-CA）是仅次于免疫蛋白轻链心脏淀粉样变（AL-CA）之外的最常见心脏淀粉样变。由于临床认识不足、临床表现缺乏特异性，使 ATTR-CA 的识别和诊断成为诊疗难点，导致误诊率高、诊断明显延迟。尽早识别 ATTR-CA 疑似患者，对于早期诊断和改善 ATTR-CA 患者预后非常重要。本病例报道 1 例心电图假性心肌梗死样改变的心肌淀粉样变的诊治经过。

病史资料

【基本信息】患者男，66 岁，身高 158cm，体重 61kg，退休工人，2021 年 5 月 12 日入院。

【主诉】发现心电图异常 2 个月。

【病史简介】患者 2 个月前因肠息肉微创术后复查，检查心电图发现异常 Q 波，怀疑"冠心病、心肌梗死"，外院冠状动脉 CTA 提示冠状动脉粥样硬化，为进一步诊治入院。

【既往史】慢性支气管炎 50 余年；3 年前外院检查发现萎缩性胃炎、肠息肉，行肠息肉微创治疗；前列腺增生病史 8 年；近 6 个月常头晕。

【个人史】生于长于湖北省武汉市黄陂区。否认烟酒嗜好，否认疫区驻留史，否认药物、毒物及放射接触史。

【婚育史】25 岁结婚，配偶健康，育 1 儿 1 女。

【家族史】无特殊。

【体格检查】体温 36.5℃，脉搏 70 次 / 分，呼吸 19 次 / 分，血压 95/62mmHg。神志清楚，颈软，颈静脉无充盈，双肺呼吸音清，未闻及干、湿啰音；心率 70 次 / 分，律齐，各瓣膜听诊区未闻及杂音；腹平软，无压痛及反跳痛，肝脾肋下未及，双下肢无水肿，生理反射存在，病理反射未引出。

【辅助检查】血常规：白细胞计数 $7.1×10^9$/L，中性粒细胞百分比 76%，淋巴细胞百分比 14%，红细胞计数 $3.6×10^{12}$/L，血红蛋白 121g/L，血小板计数 $125×10^9$/L。N 末端 B 型利钠肽（NT-proBNP）1092pg/ml；血肌钙蛋白 I（cTn-I）：0.033ng/ml（正常参考值：0 ～ 0.030ng/ml）。肌酸激酶（CK）428U/L。血脂：甘油三酯 0.46mmol/L，总胆固醇 2.70mmol/L，低密度脂蛋白胆固醇 1.44mmol/L，高密度脂蛋白胆固醇 1.19mmol/L。肝功能：谷丙转氨酶 32.0IU/L，总胆红素 17.7μmol/L，直接胆红素 4.9μmol/L，间接胆红素 12.9μmol/L，总蛋白 69.8g/L，白蛋白 40.5g/L。D- 二聚体：0.226μg/ml。凝血功能：活化部分凝血活酶时间 33.5 秒，凝血酶原时间 12.8 秒，国际标准化比值 1.18。血糖、电解质、肾功能、糖化血红蛋白、尿常规、粪便常规 + 隐血均在正常范围（正常值参照表见附录）。

入院心电图提示窦性心律，左心房异常，PR 间期延长，室内传导延迟，前壁及下壁等位性 Q 波（图 1-1）。24 小时动态心电图示窦性心律，房性期前收缩偶见连跳，短阵房性心动过速，偶发室性期前收缩，心前区 R 波递增不良，SDNN：37ms。

头颅 CT 平扫（2021 年 5 月 12 日）示双侧基底节区陈旧性、缺血性脑梗死（图 1-2A）。胸部 CT 平扫示右肺中叶胸膜下微小硬结灶（图 1-2B）。

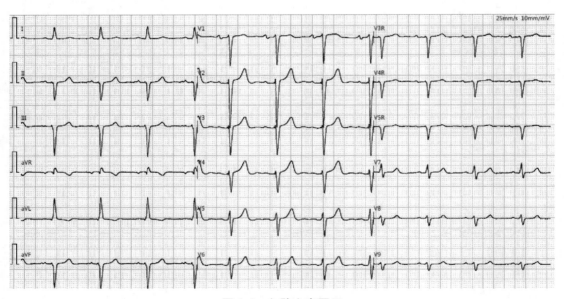

图 1-1　入院心电图示

窦性心律，68 次 / 分，PtfV1 < − 0.04mm/s，PR 间期 220ms，V1 ～ V6 导联呈 rS 型，RV2 ～ 4 振幅递减伴 QRS 起始挫折，Ⅱ、Ⅲ、aVF 导联呈 QS 型伴起始挫折，QRS 时限 113ms

【入院超声心动图】见图 1-3，示双房扩大，室间隔、左心室壁增厚，左心室射血分数（LVEF）58%，室间隔、左心室室壁心肌呈颗粒状，磨玻璃样回声，病因请结合临床，建议进一步检查除外心肌淀粉样变性。

【初步诊断】①心肌淀粉样变；②冠状动脉粥样硬化性心脏病，陈旧性心肌梗死？③限制型心肌病？

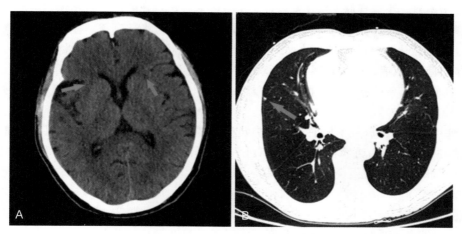

图 1-2　CT 平扫（2021 年 5 月 12 日）

A. 头颅 CT 平扫示双侧基底节区陈旧性、腔隙性脑缺血 / 梗死灶（箭头）；B. 胸部 CT 平扫示右肺中叶胸膜下微小硬结灶（箭头）

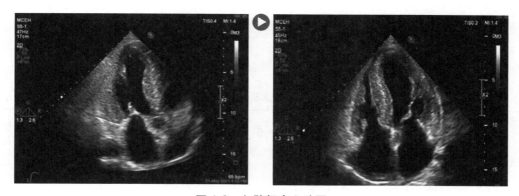

图 1-3　入院超声心动图

双房扩大（LA 4.0cm，RA 4.6cm），室间隔、左心室壁增厚，左心室射血分数（LVEF）58%，室间隔、左心室壁心肌呈颗粒状、磨玻璃样回声，病因请结合临床，建议进一步检查除外心肌淀粉样变性

诊 断 思 路

【病史小结】①老年男性，慢性病程。②发现心电图异常 2 个月。③查体血压 95/62mmHg，无特殊阳性体征。④ cTnI、CK、NT-proBNP 轻度升高。⑤心电图可见下壁导联异常 Q 波，前壁导联呈 rS 型，且 r 波递增不良。⑥外院冠状动脉 CTA 示冠状动脉粥样硬化；头颅 CT 提示多发腔隙性脑梗死，陈旧性病变可能。⑦超声心动图提示双房扩大，室间隔、左心室壁增厚，室间隔、左心室壁心肌呈磨玻璃样回声，其内可见颗粒样强回声。超声心动图高度怀疑心肌淀粉样变性。

【鉴别诊断】患者无胸闷、胸痛，无气促、体力下降等症状，仅发现心电图异常，怀疑心肌梗死，入院化验检查示肌钙蛋白、NT-proBNP 轻度升高，围绕心电图异常和肌钙蛋白异常进行鉴别。

1. 冠状动脉粥样硬化性心脏病,陈旧性心肌梗死 患者 66 岁、男性,且心电图前壁导联 r 波递增不良,下壁导联 QS 波型,首先需考虑冠心病,陈旧性心肌梗死的可能;但患者既往无胸闷、胸痛症状,cTnI 持续轻度升高,需观察有无动态演变,心脏彩超检查无节段性室壁运动异常,且外院冠状动脉 CTA 示冠状动脉粥样硬化;故不支持此诊断。

2. 限制型心肌病,心力衰竭 患者双房扩大,超声提示室间隔、左心室壁增厚,cTNI、NT-proBN 轻度升高可能与心肌损伤或心力衰竭有关,患者 EF 值正常,为射血分数正常的心力衰竭。

3. 肺栓塞 急性肺栓塞时右心室压力负荷急剧增大,可能导致心脏氧供需求加大、冠状动脉灌注减少,导致局部心肌损伤,cTnI 一过性升高,而本患者持续性 cTnI 轻度升高。

4. 心肌炎 急性心肌炎时 cTn 升高持续时间长,但是患者无前驱感染症状、无心肌炎临床症状,ECG、超声心动图均不支持此诊断。

5. 主动脉夹层 约 18% 的主动脉夹层患者 cTnI 升高,甚至 29% 的主动脉夹层患者心电图表现心肌缺血改变,需考虑该诊断可能,但是患者无相关症状,D- 二聚体结果正常,诊断依据不足。

综上所述,患者的鉴别诊断应围绕心肌病进行相关鉴别:回顾患者心脏超声,心脏结构改变以左心室、室间隔肥厚为主,左心室大小正常范围,且双房扩大,心肌收缩功能与患者血压稍低不匹配,考虑患者心功能减退与心脏舒张功能受限相关,以左心室肥厚相关的心脏疾病需重点考虑心肌淀粉样变(cardiac amyloidosis,CA)和肥厚型心肌病。这两种疾病其鉴别要点如表 1-1。

表 1-1 心肌淀粉样变和肥厚型心肌病的鉴别诊断要点

诊断方法	心肌淀粉样变	肥厚型心肌病
体格检查	无杂音	胸骨左缘第 3、4 肋间收缩期杂音,使用洋地黄、硝酸甘油、异丙肾上腺素及 Valsalva 动作后杂音增强,使用 β 受体阻滞剂、下蹲后杂音减弱
ECG	QRS 波低电压,假性心肌梗死样改变,可合并房室阻滞、心房颤动	QRS 波高电压,特异性 ST 段改变,可合并心房颤动
心肌酶	可持续轻度升高	可轻度升高
心脏超声	双房扩大 室壁增厚明显 心室腔无扩大 心肌内颗粒样强回声 应变显像,心尖保留模式 不伴流出道狭窄 心肌收缩功能减弱	左心室室间隔、左心室壁游离壁非对称性增厚 室间隔:左心室游离壁厚度之比 > 1.3 ~ 1.5 心室腔小 SAM 征 可伴左心室流出道狭窄,左心室流出道血流速度加快,跨瓣压差增大 心肌收缩功能增强
CT/CMR	心肌纤维化 弥漫性透壁或心肌内片状延迟增强	心肌纤维化
心肌活检	组织学可见心肌内淀粉样物质,偏振光下呈苹果绿色	儿茶酚胺含量增高,组织学可见心肌排列紊乱、心肌细胞肥大

　　【诊疗经过】患者心功能的评价，仅采用 LVEF 评价心脏收缩功能敏感性较差，因此补充超声心动图斑点追踪技术应变显像（表现为纵向应变峰值绝对值降低）及心脏磁共振（CMR）检查，以更精确地评估患者心脏功能（图 1-4，图 1-5）。此患者多次复查 cTnI 均为轻度升高，无显著动态变化。

　　心脏磁共振增强扫描示：①心脏形态。左心房、右心房增大，左心室饱满，左心室间壁增厚。②心脏电影。左心室舒张功能、收缩功能减低。二尖瓣、三尖瓣轻 - 中度反流。③黑血 T_2-STIR。左心室心肌未见水肿。④心肌静息灌注成像。左心室心肌未见血流灌注减低。⑤延迟心肌活性成像。左心室弥漫性心肌纤维化。⑥ T_1-mapping。左心室心肌细胞外容积指数增高。综上所述考虑心肌淀粉样变性，必要时行心肌活检（图 1-5）。

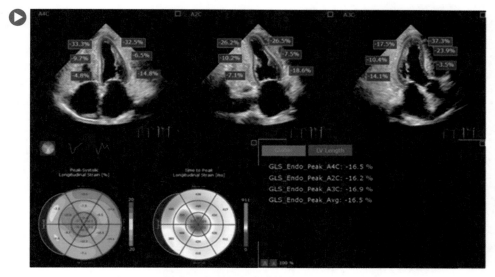

图 1-4　超声心动图斑点追踪技术显示"樱桃征"
即"心尖保留模式"，左心室基底和中段的纵向应变（longitudinal strain，LS）降低而心尖部正常

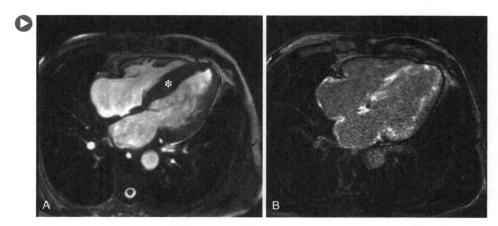

图 1-5　心脏磁共振增强扫描
A. 心脏四腔心亮血序列显示室间隔均匀性肥厚（星号）；B. 心脏四腔心增强延迟扫描，显示左心室壁、心房壁弥漫性高信号

完善相关检查后，结合患者 cTnI、CK 轻度升高，无显著动态变化；NT-proBNP 升高，心电图假性心肌梗死样改变，尤其是心脏彩超可见室间隔、左心室壁心肌呈磨玻璃样回声，其内可见颗粒样强回声，为心肌淀粉样变警示征。超声心动图斑点追踪技术显示"心尖保留模式"特征，应变显像提示收缩功能异常。当双房扩大，心肌内颗粒样强回声、房室瓣增厚、舒张功能异常等多种非特异性表现同时出现时，高度怀疑心肌淀粉样变。进一步行 CMR 检查显示心肌延迟增强(late gadolinium enhancement, LGE)，左心室壁、心房壁弥漫性高信号，支持心肌淀粉样变诊断。

根据 2021 年 4 月发表在《中华心血管病杂志》上的《转甲状腺素蛋白心脏淀粉样变诊断与治疗中国专家共识》，本例患者老年男性，有超声心电图、心脏 MR 警示征，为该病高危人群，可进入以下流程(图 1-6)进一步完善检查。

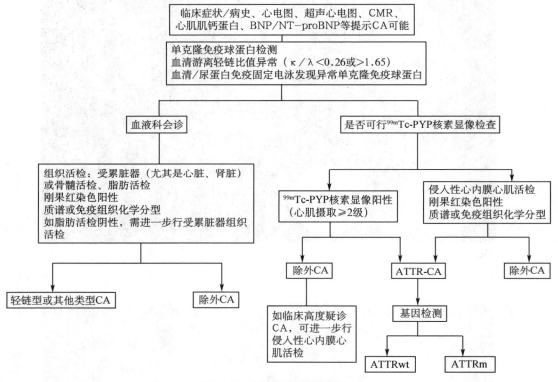

图 1-6 ATTR-CA 诊断路径

CMR. 心脏磁共振成像；BNP. B 型利钠肽；NT-proBNP. N 末端 B 型利钠肽原；CA. 心脏淀粉样变；^{99m}Tc-PYP. ^{99m}Tc 焦磷酸盐；ATTR-CA. 转甲状腺素蛋白心脏淀粉样变；ATTRwt. 野生型转甲状腺素蛋白淀粉样变；ATTRm. 突变型转甲状腺素蛋白淀粉样变。引自：中华医学会心血管病学分会心力衰竭学组，中华心血管病杂志编辑委员会. 转甲状腺素蛋白心脏淀粉样变诊断与治疗中国专家共识. 中华心血管病杂志，2021，49(4)：324-332.

【免疫球蛋白检测】入院第 3 天检测游离轻链 λ 检测 29.2mg/L (8.3 ～ 27mg/L)，游离轻链 κ 检测 20.9mg/L (6.7 ～ 22.4mg/L)，游离轻链 κ/λ 比值 0.72 (0.31 ～ 1.56)。免疫球蛋白 G、免疫球蛋白 A、免疫球蛋白 M、补体 3、补体 4、免疫球蛋白 IgG4、免疫球蛋白 E

在正常范围。血、尿 IFE 检测均为阴性。

依据《转甲状腺素蛋白心脏淀粉样变诊断与治疗中国专家共识》，游离轻链 λ 检测略高，游离轻链 κ/λ 比值正常，血免疫固定电泳、尿血免疫固定电泳检测均为阴性。目前不支持心肌淀粉样变 AL 型，经院内多学科联合讨论，建议患者单克隆免疫球蛋白检测无异常时，可采用 ^{99m}Tc-PYP 核素扫描进行确诊，条件不具备时行侵入性心内膜心肌组织活检进行确诊。我院无核素显像检查，与患者及其家属沟通后，先行腹壁脂肪活检，如阴性则行心内膜活检。

【腹壁脂肪活检】见图 1-7。

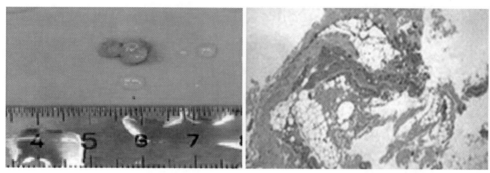

图 1-7 入院第 5 天腹壁脂肪活检
大量脂肪组织、小血管、纤维结缔组织，刚果红染色阴性

【心内膜心肌活检】见图 1-8。

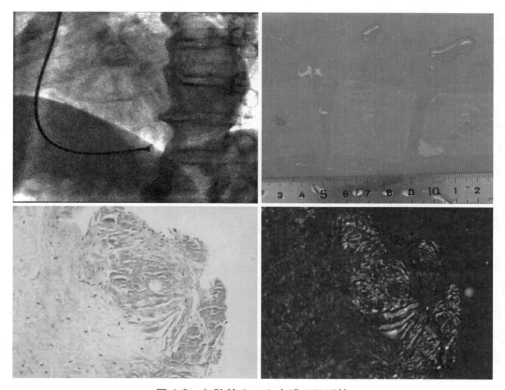

图 1-8 入院第 8 天心内膜心肌活检
取右心室上间隔、中间隔部心肌组织，刚果红染色，砖红色块的淀粉样物质，在偏振光下呈苹果绿色

心内膜心肌活检是诊断 CA 的金标准，刚果红染色是目前最常用的检测淀粉样变的病理学方法。因此，转甲状腺素蛋白心肌淀粉样变（ATTR-CA）诊断明确，还需进一步基因检测，判断基因分型。

【TTR 基因突变检测】图 1-9。

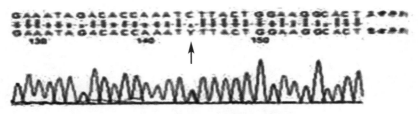

Exon3□ c.290C-T(p.S97F)□ □ □ □

图 1-9　入院第 10 天基因检测

该标本 TTR 基因所检测区域检测到 1 个错义变异 c.290C > T（p.S97F）（杂合）

据目前数据库检索，该变异为致病性突变，可导致家族性淀粉样多发性神经病变（HGMD CM983689）。患者基因分型为 ATTRm-CA（突变型 / 遗传型）。

【最终诊断】转甲状腺素蛋白心肌淀粉样变（ATTRm-CA），心脏扩大，心功能 I 级。

【随访】患者一般情况可，无不适。追问家族史，患者有 8 个兄弟，有 2 个弟弟已去世，死因不详。育 1 儿 1 女。已建议患者所有亲属行 TTR 该基因变异位点的基因检测。

学 习 讨 论

甲状腺素转运蛋白（transthyretin，TTR）由肝脏合成，是血中转运视黄醇结合蛋白维生素 A 复合物和甲状腺素的蛋白，正常情况下为四聚体，当解离成单体并错误折叠为淀粉样物质后沉积于心肌间质时导致心肌病变，最终进展为进行性心力衰竭即为转甲状腺素转运蛋白心脏淀粉样变（ATTRCA），也有文献称为转甲状腺素转运蛋白淀粉样变心肌病（transthyretin amyloid cardiomyopathy，ATTR-CM）。ATTR-CA 患者生活质量差、生存率低，野生型（wild-type，ATTRwt）患者的中位生存期为诊断后 43 ～ 57 个月。突变型（mutant，ATTRm）患者的生存期取决于突变基因，其中 Val122Ile 突变型患者的中位生存期仅为诊断后 31 个月。ATTR-CA 死亡原因多为心源性，包括猝死和心力衰竭。本病临床认识不足、临床表现缺乏特异性，既往缺乏诊疗手段，导致误诊率高、诊断明显延迟、预后差。

因为临床症状非特异性，本例患者是心电图类心肌梗死样改变，因此来院求治。识别 ATTR-CA 疑似患者，对改善 ATTR-CA 患者预后非常重要。ATTR-CA 专家共识中列出了 9 条 ATTR-CA "警示征"，对于具有 1 条及 1 条以上特征的患者应考虑 CA 特别是 ATTR-CA 的可能：①老年心力衰竭（LVEF ≥ 40%），左心室无扩大伴原因不明的左心室肥厚；②超声心动图示左心室肥厚而心电图无 QRS 高电压表现；③肌钙蛋白持续低水平升高；④老年人低压差、低流速主动脉瓣狭窄，伴右心室肥厚；⑤因低血压（特别是直立性低血压）不耐受血管紧张素系统抑制剂和（或）β 受体阻滞剂；⑥多发周围感觉运动神经病变，特别是伴有自主神经功能异常（不明原因腹泻与便秘，直立性低血压，尿潴留、尿失禁等）；⑦家族性多发周围感觉运动神经病变；⑧老年人双侧腕管综合征和（或）腰椎管狭窄；⑨反复双眼白内障。

针对 ATTR-CA 的治疗分为对症治疗和病因治疗，其靶点治疗包括抑制 TTR 合成的药物和稳定 TTR 的药物。

（一）对症治疗

主要是针对心力衰竭进行治疗。对于 ATTR-CA 患者，利尿剂用于缓解容量负荷，通常使用袢利尿剂联合螺内酯。但需注意，由于心室限制性充盈异常导致每搏输出量减低，利尿可能会使患者全身灌注不足。其他用于射血分数降低的心力衰竭的标准治疗药物，包括血管紧张素系统抑制剂、沙库巴曲缬沙坦、β 受体阻滞剂和洋地黄类药物，均未被证实能改善 ATTR-CA 患者预后，甚至会加重患者的低血压或心律失常。因此，临床不能除外 CA 时，应尽量避免使用以上药物，特别是 CA 患者多数为 HFpEF 或射血分数中间值的心力衰竭，常患有直立性低血压，使用上述药物缺乏指征。本例患者虽 LVEF 值正常，但血压偏低，嘱患者体位改变时动作放缓慢，防止加重脑灌注不足。

（二）病因治疗

稳定 TTR 的药物：氯苯唑酸（tafamidis）。氯苯唑酸是目前唯一有证据显示可改善 ATTR-CA 患者预后的药物。其为口服小分子药物，与 TTR 结合后可减少四聚体解离，从而抑制 TTR 淀粉样蛋白原纤维形成。患者暂未购买到该药物。

抑制 TTR 的合成：肝移植。肝移植、肝 - 心脏联合移植：原位肝移植是治疗 ATTRm 患者 PN 的主要方法。本患者因目前心力衰竭症状不明显，暂无行该手术治疗意愿。

经 验 总 结

本例患者心电图假性心肌梗死样改变、难以解释的左心室肥厚、血压偏低，肌钙蛋白持续低水平升高等警示征，高度怀疑心肌淀粉样变性。完善 CMR 检查、单克隆免疫球蛋白（血清和尿免疫固定电泳及血清游离轻链）检测，并参照 ATTR-CA 诊断路径进行鉴别诊断至诊断明确。心脏超声在筛查、识别 CA 有重要的意义，但是部分参数临床上较少应用，识别困难时需要请经验丰富的超声医师详细评估。心脏磁共振成像不仅可以评价心脏的结构和功能，还可以显示心肌的组织学特征，对诊断有重要意义。

心脏外组织活检的阳性率取决于淀粉样变的类型和所检查的组织。腹壁脂肪活检结果的阴性不能除外 ATTR-CA，应考虑进行心内膜心肌活检。心内膜心肌活检是诊断 CA 的金标准，刚果红染色是目前最常用的检测淀粉样变的病理学方法。所有确诊为 ATTR 的患者应遵循专家共识建议进行基因检测，因为在不完全外显和晚发导致家族史缺失的情况下，仅凭临床检查和组织学技术无法区分 ATTRm 和 ATTRwt。发现致病突变基因对 ATTRm 的预后判定、治疗选择、家族筛查和遗传咨询均很重要。

（郭　悦　马小静　朱汉东）

参考文献

[1] 中华医学会心血管病学分会心力衰竭学组, 中华心血管病杂志编辑委员会.转甲状腺素蛋白心脏淀粉样变诊断与治疗中国专家共识[J].中华心血管病杂志, 2021, 49(4): 324-332

[2] Grogan M, Scott CG, Kyle RA, et al. Natural history of wildtype transthyretin cardiac amyloidosis and risk stratification using a novel staging system[J]. J Am Coll Cardiol, 2016, 68(10): 1014-1020

[3] Lane T, Fontana M, Martinez-Naharro A, et al. Natural history, quality of life, and outcome in cardiac transthyretin amyloidosis[J]. Circulation, 2019, 140(1): 16-26

[4] Ruberg FL, Berk JL. Transthyretin (TTR) cardiac amyloidosis[J]. Circulation, 2012, 126(10): 1286-1300

[5] Broussier A, David JP, Kharoubi M, et al. Frailty in Wild-Type Transthyretin Cardiac Amyloidosis: The Tip of the Iceberg[J]. J Clin Med, 2021, 10(15): 3415

[6] Adam RD, Coriu D, Jercan A, et al. Progress and challenges in the treatment of cardiac amyloidosis: a review of the literature[J]. ESC Heart Fail, 2021, 8(4): 2380-2396

[7] Kozak S, Ulbrich K, Migacz M, et al. Cardiac Amyloidosis-Challenging Diagnosis and Unclear Clinical Picture[J]. Medicina (Kaunas), 2021, 57(5): 450

[8] Fine NM, McMillan JM. Prevalence and Prognostic Significance of Frailty Among Patients With Transthyretin Amyloidosis Cardiomyopathy[J]. Circ Heart Fail, 2021, 14(6): e008105

[9] Löfbacka V, Suhr OB, Pilebro B, et al. Combining ECG and echocardiography to identify transthyretin cardiac amyloidosis in heart failure[J]. Clin Physiol Funct Imaging, 2021, 41(5): 408-416

[10] Griffin JM, Rosenblum H, Maurer MS. Pathophysiology and Therapeutic Approaches to Cardiac Amyloidosis[J]. Circ Res, 2021, 128(10): 1554-1575

[11] Devesa A, Camblor Blasco A, Pello Lázaro AM, et al. Prevalence of transthyretin amyloidosis in patients with heart failure and no left ventricular hypertrophy[J]. ESC Heart Fail, 2021, 8(4): 2856-2865

[12] Brannagan TH 3rd, Auer-Grumbach M, Berk JL, et al. ATTR amyloidosis during the COVID-19 pandemic: insights from a global medical roundtable[J]. Orphanet J Rare Dis, 2021, 16(1): 204

[13] Garcia-Pavia P, Bengel F, Brito D, et al. Expert consensus on the monitoring of transthyretin amyloid cardiomyopathy[J]. Eur J Heart Fail, 2021, 23(6): 895-905

[14] Cruz Rodriguez JB, Tallaj JA. Narrative review of pharmacotherapy for transthyretin cardiac amyloid[J]. Ann Transl Med, 2021, 9(6): 519

[15] Garcia-Pavia P, Rapezzi C, Adler Y, et al.Diagnosis and treatment of cardiac amyloidosis: a position statement of the ESC Working Group on Myocardial and Pericardial Diseases[J]. Eur Heart J, 2021, 42(16): 1554-1568

[16] Huntjens PR, Zhang KW, Soyama Y, et al. Prognostic Utility of Echocardiographic Atrial and Ventricular Strain Imaging in Patients With Cardiac Amyloidosis[J]. JACC Cardiovasc Imaging, 2021, 14(8): 1508-1519

[17] Stern LK, Kittleson MM. Updates in Cardiac Amyloidosis Diagnosis and Treatment[J]. Curr Oncol Rep, 2021, 23(4): 47

[18] Benbrahim M, Norman K, Sanchorawala V, et al. A Review of Novel Agents and Clinical Considerations in Patients With ATTR Cardiac Amyloidosis[J]. J Cardiovasc Pharmacol, 2021, 77(5): 544-548

[19] Alreshq R, Ruberg FL. Clinical approach to genetic testing in amyloid cardiomyopathy: from mechanism to effective therapies[J]. Curr Opin Cardiol, 2021, 36(3): 309-317

[20] Ash S, Shorer E, Ramgobin D, et al. Cardiac amyloidosis-A review of current literature for the practicing physician[J]. Clin Cardiol, 2021, 44(3): 322-331

[21] Castiglione V, Franzini M, Aimo A, et al. Use of biomarkers to diagnose and manage cardiac amyloidosis[J]. Eur J Heart Fail, 2021, 23(2): 217-230

[22] Yilmaz A, Bauersachs J, Bengel F, et al. Diagnosis and treatment of cardiac amyloidosis: position statement of the German Cardiac Society (DGK)[J]. Clin Res Cardiol, 2021, 110(4): 479-506

病例 2　心脏起搏器术后咳嗽、胸闷气短

导　读

心脏淀粉样变（cardiac amyloidosis，CA）是由心肌细胞外错误折叠的蛋白纤维沉积所致严重的进行性浸润性疾病，淀粉样变性依据错误折叠的前体蛋白而分类，临床上常见的引起 CA 的主要有两种类型（约 95% 以上），即免疫球蛋白轻链淀粉样变性（light chain amyloidosis，AL）型和转甲状腺素蛋白淀粉样变性（transthyretin amyloidosis，ATTR）型。由于 CA 临床表现缺乏特异性或临床警惕性不高，导致 CA 的漏诊率和误诊率均超过 70%，超过 50% 的 CA 患者确诊后 1 年内死亡。本例案例报告详细描述 1 例因病态窦房结综合征行心脏起搏器术后，间断咳嗽、胸闷气短 4 个月，最终诊断免疫球蛋白轻链型心脏淀粉样变（AL-CA）的临床特征和诊断过程，为该类疾病诊断提供经验。

病 史 资 料

【基本信息】患者女，68 岁，身高 162cm，体重 70kg。

【主诉】心脏起搏器术后 6 个月，间断咳嗽、胸闷气短 4 个月。

【现病史】6 个月前无明显诱因感头晕、四肢乏力，偶伴恶心，无视物旋转，无呕吐；间断发作剑突下胀痛，持续 10 余分钟可自行缓解。当地医院就诊行 24 小时心电图示窦性心律，凌晨多次窦性停搏（最长 6.7 秒），诊断心律失常、病态窦房结综合征。随后在上级医院行双腔起搏器置入术，术后 1 周无不适出院。4 个月前无明显诱因间断出现咳嗽、咳痰，为白黏痰；胸闷、气短，夜间发作较重，双下肢水肿，无发热，无头晕、黑矇。于当地诊所对症治疗，症状无明显缓解。1 个月前感上述症状加重，当地医院治疗效果欠佳，为进一步诊治收入院。

【既往史】有糜烂性胃炎、颈椎病、腰椎间盘突出症病史；6 个月前头颅 MRI 示双侧半卵圆中心多发腔隙性脑梗死，脑血管动脉粥样硬化；冠状动脉 CTA 示冠状动脉粥样硬化，前降支中度狭窄。

【体格检查】体温 36.5℃，脉搏 60 次 / 分，血压 137/76 mmHg。神志清楚，皮肤无紫癜，巩膜无黄染，舌体无肿大，颈静脉无充盈，双肺呼吸音清，未闻及干、湿啰音，心界不大，心率 60 次/分,律齐,各瓣膜听诊区未闻及杂音,腹平软,无压痛及反跳痛,肝脾肋下未触及,双下肢可见轻度对称凹陷性水肿。

【辅助检查】实验室检验结果详见表 2-1。

表 2-1　患者主要检验结果

项目	结果	参考区间	单位
心脏标志物			
血清肌钙蛋白 I	0.103	0 ～ 0.030	ng/ml
NT-proBNP	3709	0 ～ 125	pg/ml
血清游离轻链检测			
血清游离轻链 λ	220.0	8.3 ～ 27	mg/L
血清游离轻链 κ	10.1	6.7 ～ 22.4	mg/L
游离轻链 κ/λ 比值	0.05	0.31 ～ 1.56	
蛋白电泳检测			
血清蛋白电泳	未见 M 蛋白		
血免疫固定电泳	λ 型 M 蛋白	阴性	
尿免疫固定电泳	λ 型 M 蛋白	阴性	
免疫球蛋白定量			
免疫球蛋白 IgG	5.99	7 ～ 16	g/L
免疫球蛋白 IgA	0.90	0.7 ～ 5	g/L
免疫球蛋白 IgM	0.96	0.4 ～ 2.8	g/L
补体 C3	0.77	0.9 ～ 1.8	g/L
补体 C4	0.24	0.1 ～ 0.4	g/L
尿蛋白定量检测			
尿微量白蛋白	508.24	0 ～ 30	mg/L
尿免疫球蛋白 G	26.3	0 ～ 9.6	mg/L
尿转铁蛋白	42.30	0 ～ 2.4	mg/L
尿 α_1 微球蛋白	80.50	0 ～ 12	mg/L
24 小时尿总蛋白	0.504	0 ～ 0.15	g/24h
凝血功能			
血浆凝血酶原时间	11.8	9.6 ～ 12.3	s
部分凝血酶原时间	27.8	24.6 ～ 35.4	s
血浆 D- 二聚体	0.668	0 ～ 0.5	µg/ml
血常规分析			
红细胞计数	4.378	3.8 ～ 5.1	10^{12}/L
血红蛋白	115.4	115 ～ 150	g/L
白细胞计数	6.36	3.5 ～ 9.5	10^9/L
血小板计数	153.3	125 ～ 350	10^9/L

续表

项目	结果	参考区间	单位
肝功能检测			
血清总蛋白	61.6	65～85	g/L
血清白蛋白	38.1	40～55	g/L
血清总胆红素	17.9	5～21	μmol/L
丙氨酸转氨酶	20.5	0～35	U/L
γ-谷氨酰基转氨酶	72	9～64	U/L
血清肌酸激酶	109	40～200	U/L
血葡萄糖测定	6.12	3.9～5.6	mmol/L
肾功能			
血清肌酐	76	41～81	μmol/L
肾小球滤过率	70	66～143	ml/min
血清尿素	6.71	3.1～8.8	mmol/L
血清尿酸	324	155～357	μmol/L
血脂			
血清总胆固醇	3.15	2.8～5.2	mmol/L
血清甘油三酯	1.42	0～1.7	mmol/L

NT-proBNP, N 末端 B 型利钠肽前体

　　心电图示心房起搏心律，房性期前收缩并见连跳，左前分支阻滞，心前区 R 波递增不良，QT 间期延长（图 2-1B）。

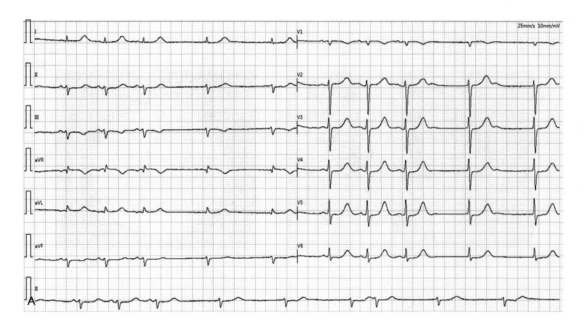

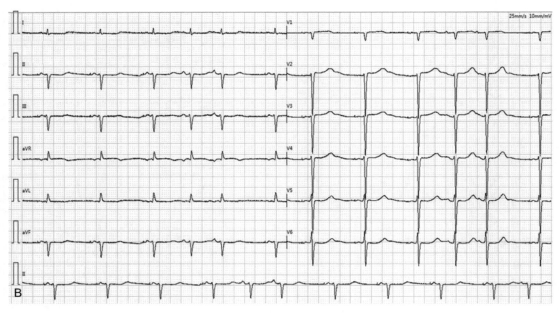

图 2-1   心电图

A. 患者 6 个月前心电图检测结果，提示窦性心律，窦性停搏，左前分支阻滞，交界性逸搏心律，心前区 R 波递增不良，低电压，QT 间期 466ms，QTc 间期 478ms；B. 患者本次入院心电图示：心房起搏心律；房性期前收缩并见连跳；左前分支阻滞；心前区 R 波递增不良；QT 间期 469ms，QTc 间期 485ms

　　超声心动图示双房扩大，升主动脉增宽，室间隔（舒张末期 15mm、收缩末期 18mm）、左心室壁（舒张末期 14 mm、收缩末期 17mm）均匀性增厚（图 2-2），三尖瓣中度反流，左心室舒张功能减退，心包腔少量积液（左心室侧壁处 10mm），左心室射血分数 50%。左心声学造影示左心室前壁及后、侧壁节段性心肌组织对比剂充盈不均匀。斑点追踪纵向应变三维超声结果显示：左心室基底段、中段及整体应变减低而心尖部保留（图 2-3）。

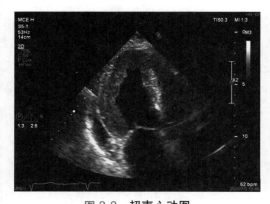

图 2-2   超声心动图

室间隔、左心室壁均匀性增厚，室间隔、左心室壁心肌组织回声局部呈"颗粒样"增强

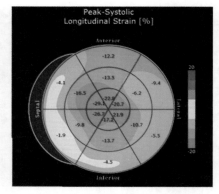

图 2-3   斑点追踪纵向应变三维超声

左心室基底段、中段及整体应变减低，而心尖部保留

　　肺部 CT 示：左肺上叶前段、左肺下叶背段陈旧性钙化及纤维化病灶。

患者因安装双腔起搏器未行心脏磁共振检查。全身骨显像（显像剂：^{99m}Tc-MDP）检查未见明显异常。

诊 断 思 路

【病史小结】①老年女性，因病态窦房结综合征行心脏起搏器术后 6 个月，间断咳嗽、胸闷气短 4 个月。②体检双下肢可见轻度对称凹陷性水肿。③化验室检查示血清肌钙蛋白、NT-proBNP 升高；血清游离轻链 λ 升高；尿微量蛋白阳性；蛋白电泳未见 M 蛋白。④起搏器置入前心电图示低电压，窦性停搏，左前分支阻滞，交界性逸搏心律，心前区 R 波递增不良；心脏超声示室间隔（舒张末期 15mm、收缩末期 18mm，）、左心室壁（舒张末期 14mm、收缩末期 17mm）均匀性增厚，室间隔、左心室壁心肌组织回声局部呈"颗粒样"增强，LVEF 50%。肺部 CT 示纤维化病灶。综上所述，患者疑诊心肌淀粉样变性。

【诊治和随访】此次患者最突出的临床表现为因受凉后诱发胸闷、气短，双下肢水肿等心力衰竭症状，化验提示肌钙蛋白低水平持续升高，NT-proBNP 升高；但患者超声心动图 LVEF 为 50%，与患者临床症状不相符，且超声心动图提示室间隔、左心室壁增厚且室间隔、左心室壁心肌组织回声局部呈"颗粒样"增强，因此，应重点鉴别心肌病变所致的心力衰竭。

进一步追问病史，患者 6 个月前双下肢无水肿，安装起搏器术后 2 个月逐步出现双下肢水肿，安装起搏器之前心电图提示低电压，窦性停搏，左前分支阻滞，交界性逸搏心律，心前区 R 波递增不良。依据初步检查结果，补充血和尿免疫固定电泳检查后，血清游离轻链 λ 升高，尿微量蛋白阳性；蛋白电泳未见 M 蛋白，高度疑诊心肌淀粉样变性。

遂取腹壁脂肪活检，显微镜下见淀粉样物质沉积（图 2-4）。患者拒绝进一步行心内膜活检。取骨髓（髂骨）检查显示三系增生减低骨髓象，未见异常浆细胞。骨髓活检和免疫组化分型结果发现 0.36% 细胞考虑单克隆异常浆细胞，限制性表达 λ。

【基因检测】TTR 突变基因检查阴性。

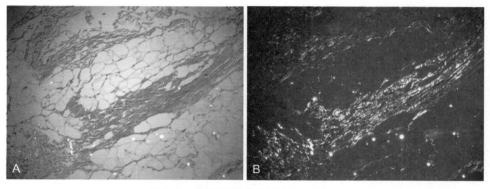

图 2-4　腹壁脂肪病理结果（×200）
A. 刚果红染色普通光源见脂肪组织内均质红染无结构物沉积；B. 刚果红染色偏振光呈黄绿色

综合分析患者症状表现、体征，化验检查、起搏器置入前心电图、心脏超声、腹壁病理活检和免疫组化结果，诊断为 λ 轻链型心脏淀粉样变。依 Mayo 修订版分期系统（肌钙蛋白 I < 0.1ng/ml、NT-proBNP < 1800pg/ml 和血清游离轻链差值 < 180mg/L）判断Ⅳ期，

临床给予间断利尿处理，双下肢水肿好转。建议转血液科进行针对性化疗，改善患者预后。与患者及其家属协商后转外院血液科治疗。随后患者接受硼替佐米（每次 3.5mg，每次间隔 2～3 天）、来那度胺和地塞米松化疗。但在化疗法期间出现胸闷、腹胀、白细胞计数升高等一系列不良反应，仅完成一个疗程后患者出院。出院后至当地医院对症处理，5 个月后死亡。

【鉴别诊断】

1. 肥厚型心肌病　肥厚型心肌病是一种原发性心肌病，主要由基因突变引起，临床表现为左心室明显肥厚，通常不伴有左心室腔的扩大（正常或缩小）。成人左心室壁厚度 ≥15mm，且高血压、瓣膜病、先天性心脏病或浸润性心肌病无法解释，支持肥厚型心肌病诊断。肥厚部位以室间隔基底部最为常见，还可以见到多种其他部位的不对称性肥厚。左心室梗阻的存在与否、位置和机制应通过从左心尖到基底部的连续多普勒来探查，静息时应测量左心室流出道梯度。肥厚型心肌病患者心电图变化出现较早，可先于临床症状，超过 90% 的患者有心电图改变。但是肥厚型心肌病的心电图改变通常缺乏特异性，包括局部或广泛的复极变化（包括 T 波倒置）、明显的心前区电压和电轴改变（提示心室肥厚）、P 波异常（提示左心房肥厚）及下壁和（或）侧壁病理性 Q 波（提示肥厚的间隔除极）。本例患者实验室检查、起搏器置入前心电图、超声心动图及斑点追踪纵向应变三维超声结果、病理检查等均不支持。

2. 多发性骨髓瘤　该患者骨髓（髂骨）检查显示三系增生减低骨髓象，未见异常浆细胞。骨髓活检和免疫组化分型结果发现 0.36% 细胞考虑单克隆异常浆细胞，限制性表达 λ，可鉴别。

3. 起搏器综合征　起搏器综合征是指起搏器置入后由于血流动力学及电生理方面的异常引起的一组临床综合征，观察症状和体征与心室起搏的关系是做出诊断的关键。结合该患者安装起搏器之前心电图提示低电压；心脏彩超提示室间隔（舒张末期 15mm）、左心室壁（舒张末期 13mm）增厚，同时，依据超声心动图、血和尿免疫固定电泳，以及脂肪腹壁脂肪活检，显微镜下见淀粉样物质沉积，即可鉴别。

【最终诊断】①免疫球蛋白轻链型淀粉样变性，心律失常，病态窦房结综合征，心脏扩大，心包积液，心功能 Ⅲ 级，起搏器术后；②冠状动脉粥样硬化；③慢性肾功能不全；④单克隆丙种球蛋白病。

学 习 讨 论

心脏淀粉样变（CA）是一类罕见浸润性心肌病，由心肌细胞外错误折叠的蛋白纤维沉积所致严重的进行性浸润性疾病。心脏淀粉样蛋白来源常见的有两类前体蛋白，分别为免疫球蛋白轻链（LC）和甲状腺素转运蛋白（TTR）。LC 主要发生于克隆性 B 细胞或浆细胞疾病，可伴有骨髓瘤或淋巴瘤。LC 导致的淀粉样变性又称为系统性轻链型淀粉样变（AL），发病率为（0.8～1.6）/100 000。然而，由于临床认识严重不足，筛查不充分，真正的发病率可能会更高。TTR 是肝脏合成，参与甲状腺素和视黄醇结合蛋白转运的蛋白质，根据有无 TTR 基因突变分为遗传型 / 突变型（ATTRm）和野生型（ATTRwt）心脏淀粉样变。临床表现缺乏特异性，患者从初诊到确诊往往就诊于多个不同科室，临床认识或警惕性不足，导致误诊、漏诊、诊断延误率高，确诊至死亡间隔时间短。不同来源的前体蛋白所致 CA

的临床症状一样，其临床治疗方式完全不一样，心脏累及程度与患者预后显著相关。因此，CA 早期鉴别诊断显得尤为重要。

本案例特点，68 岁女性患者以头晕乏力初诊，并辗转多家医院诊治。从初诊到确诊经过 6 个月，而从确诊到死亡仅 5 个月。患者初诊临床表现为头晕、四肢乏力和偶感恶心等常见临床症状，肌钙蛋白 I 的轻度增高，心电图示低电压、房室传导阻滞、心前区 R 波递增不良等和室间隔、左心室壁增厚均未得到临床医师的重视。随后因间断胸闷、气短再次就诊，心力衰竭症状与超声心动图不相符而引起警惕，并确诊为心脏淀粉样变，但患者不能耐受化疗，病情进展迅速，预后不良。本案例存在以下几点启示。

1. 如何早期识别疑似 CA 患者？ CA 患者初期症状无特异性，很少初诊时就诊心脏科。加强临床知识宣教和建立多学科联合诊治团队是早期识别心脏淀粉样变的有力措施之一。本案例患者持续存在肌钙蛋白 I 的轻度增高，提示持续存在心肌损伤。应引起临床医师重视，并积极查找肌钙蛋白 I 升高的根本原因。本案例并未出现巨舌症和紫癜这些特异性淀粉样变病理征象，此类症状仅 10% 的患者可出现。本例患者凝血检测正常，提示并未导致体内 X 因子缺乏。但患者出现尿微量蛋白提示可能存在肾损伤，同时肺部 CT 提示间质性改变，不排除合并有肺部淀粉样变的可能。2021 年 ESC 指南建议对发生心脏室壁增厚（> 12mm）外加表 2-2 中任一症状或体征进行淀粉样变筛查，尤其是合并以下任一症状或体征时：> 65 岁心力衰竭患者、主动脉瓣狭窄、蛋白尿、低血压或既往高血压现在血压正常、皮肤易擦伤/不明原因紫癜、心电图提示肢体导联低电压、胸导联 R 波递增不良及各种类型心律失常、神经系统异常等临床表现。心肺功能科、超声科、影像科和检验科发现可疑患者应及时与临床医师沟通，促进心肌淀粉样变早诊早治。

表 2-2　心肌淀粉样变筛查指征（主要指征加任一 / 多项次要指征）

主要指征	次要指征
左心室壁厚度 > 12mm	心力衰竭（≥ 65 岁）
	主动脉瓣狭窄（≥ 65 岁）
	低血压或既往高血压，现在血压正常
	感官参与、自主神经障碍
	周围多发神经病变
	蛋白尿
	皮肤易擦伤 / 不明原因紫癜—（可能存在 X 因子缺乏）
	双侧腕管综合征
	肱二头肌肌腱断裂（常见于 ATTR）
	心脏磁共振：心内膜下或者透壁性延迟强化或细胞外容积指数增高
	彩超：斑点追踪显示长轴应变减低，心尖部正常（牛眼图）
	心电图 / 彩超：QRS 电压 / 左心室壁质量比值降低
	心电图：假性 Q 波
	心电图：房室传导疾病
	可能的家族史

引自 Eur Heart J，2021，42（16）：1554-156

2. 如何进行诊断和分型？淀粉样变性确诊目前主要依据组织病理活检。尽管淀粉样变性为全身系统性病变，但不同组织病理活检阳性率并不一致，以累及器官的组织活检阳性率最高（接近90%），如心内膜活检和肾脏活检。然而受检测技术能力影响，可执行心内膜活检的医院较少。其中轻链型淀粉样变可首选腹壁脂肪活检，阳性率可达70%，而TTR型淀粉样变腹壁脂肪活检阳性率较低，应首选受累器官活检。

所有疑似淀粉样变的患者应首先进行血、尿免疫固定电泳检测（表2-3），如检测结果发现M蛋白时应考虑轻链型淀粉样变可能，并进一步骨髓检查，排查是否伴有骨髓瘤或淋巴瘤等疾病（图2-5）。其治疗主要以抑制浆细胞分泌单克隆轻链为主。如检测结果阴性时，应进一步行骨核素扫描，并进一步TTR突变基因检测，确认是否存在家族性遗传或老年性突变。临床治疗以特异性靶向药物稳定或减少前体蛋白质，防止和延时淀粉样蛋白沉积，如氯苯唑酸、AG10等。

表2-3　系统性轻链型淀粉样变性的检查项目

项目	具体内容
血液检查	血常规
	肝功能：白蛋白、球蛋白、乳酸脱氢酶、碱性磷酸酶、丙氨酸转氨酶、天冬氨酸转氨酶、胆红素
	肾功能和电解质：血清肌酐、尿素氮、尿酸、钾、钠、氯、钙、磷
	心肌损伤标志物：cTnT、cTnI、NT-proBNP、BNP
	凝血功能
	体液免疫检测：IgG、IgA、IgM、κ轻链、λ轻链；血清蛋白电泳、血清免疫固定电泳、血清游离轻链；补体C3/C4
尿液检查	尿常规、尿蛋白电泳、尿免疫固定电泳，尿本周蛋白检测，24 h尿蛋白定量、24 h尿轻链检测
影像学检查	全身骨骼低剂量CT
	胸部CT；有条件行全身PET-CT或全身磁共振类PET成像
	超声心动图，心脏磁共振（有条件下进行）
	腹部超声；必要时胃肠道钡剂、胃肠道内镜检查
其他	心电图、24h动态心电图、神经肌电图、内分泌功能（性腺、肾上腺、甲状腺）、VEGF、骨髓FISH等

注：cTnT为血清肌钙蛋白T；cTnI为血清肌钙蛋白I；NT-proBNP为氨基末端脑钠肽前体；BNP为脑钠肽；VEGF为血管内皮生长因子；FISH为荧光原位杂交

引自系统性轻链型淀粉样变性诊断和治疗指南（2021年修订）. 中华医学杂志，2021，101（22）：1646-1656

诊断和分型直接决定临床治疗方案的选择，至关重要。有研究显示血免疫固定电泳联合骨核素扫描对淀粉样心肌病的临床诊断和分型特异度为100%。

3. 如何判断患者预后？心脏损伤程度直接与淀粉样变患者预后相关，梅奥及Boston等研究将肌钙蛋白I/T、BNP/NTproBNP和血清游离轻链差值（dFLC）纳入淀粉样变的预后分期系统（表2-4）。本案例患者在确诊时以处于梅奥2012分期系统的Ⅳ期，预后中位生存期仅6个月。未来研究方向，目前中国人群CA仍未知，需多中心研究进行筛查和评估。同时建立中国人群CA的疾病分期预测系统并制定不同疾病阶段的最佳治疗方案，改善CA患者的预后。此外，成立多学科团队早期筛查 CA，降低 CA 的漏诊率和误诊率，积极改善患者预后，延长生存期。

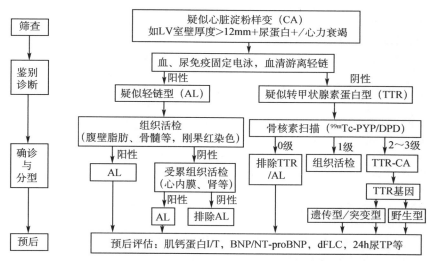

图 2-5　武汉亚洲心脏病医院心肌淀粉样变诊断流程

表 2-4　常见心脏淀粉样变预后分期系统

	判断指标及阈值	分期标准	预后（中位数）
梅奥分期 修订版	TnT > 0.025μg/L NT-proBNP > 1800pg/ml dFLC > 180 mg/L	I 期：指标均低于阈值 II 期：1 指标高于阈值 III 期：2 指标高于阈值 IV 期：3 指标均高于阈值	I 期：生存期 94 个月 II 期：生存期 40 个月 III 期：生存期 14 个月 IV 期：生存期 6 个月
Boston 分期	cTnI > 0.1 ng/ml BNP > 81 pg/ml	I 期：指标均低于阈值 II 期：1 指标高于阈值 III a 期：2 指标高于阈值 III b 期：2 指标均高于阈值且 　　　 BNP > 700 pg/ml	I 期：生存期 12 年 II 期：生存期 9.4 年 III a 期：生存期 4.3 年 III b 期：生存期 1 年

dFLC. 受累与非受累血清游离轻链差值

经 验 总 结

免疫球蛋白轻链型心脏淀粉样变性（AL-CA）是最常见、也是预后最差的一类心脏淀粉样变性。由于 CA 临床表现多样化、缺乏特异性或临床警惕性不高，导致 CA 的漏诊率和误诊率高。本例患者早期无特异性临床表现，后期出现症状性心动过缓需要置入永久起搏器时，我们不仅要关注改善患者症状，提高其生活质量，还要注重引起窦性停搏、心动过缓的病因鉴别。部分患者心电图的肢导低电压、假性"病理性"Q 波，超声心动图难以解释的室间隔、左心室壁增厚及肌钙蛋白持续低水平升高等，都有重要的临床警示意义。提高这类疾病的临床认识也是早诊断、早治疗的重要因素。

（李　玲　刘雅婷　范庆坤）

参考文献

[1] Garcia-Pavia P, Rapezzi C, Adler Y, et al. Diagnosis and treatment of cardiac amyloidosis: A position statement of the ESC working group on myocardial and pericardial diseases [J]. Eur Heart J, 2021, 42(16): 1554-1568

[2] 中国系统性轻链型淀粉样变性协作组, 国家肾脏疾病临床医学研究中心, 国家血液系统疾病临床医学研究中心. 系统性轻链型淀粉样变性诊断和治疗指南(2021年修订)[J]. 中华医学杂志, 2021, 101(22): 1646-1656

[3] Grogan M, Dispenzieri A. Natural history and therapy of AL cardiac amyloidosis [J]. Heart Fail Rev, 2015, 20(2): 155-162

[4] Sharpley FA, Manwani R, Mahmood S, et al. Real world outcomes of pomalidomide for treatment of relapsed light chain amyloidosis [J]. Br J Haematol, 2018, 183(4): 557-563

[5] Kumar S, Dispenzieri A, Lacy MQ, et al. Revised prognostic staging system for light chain amyloidosis incorporating cardiac biomarkers and serum free light chain measurements [J]. J Clin Oncol, 2012, 30(9): 989-995

[6] Rubin J, Maurer MS. Cardiac amyloidosis: Overlooked, underappreciated, and treatable [J]. Annu Rev Med, 2020, 71: 203-219

[7] Macedo AVS, Schwartzmann PV, de Gusmao BM, et al. Advances in the treatment of cardiac amyloidosis [J]. Curr Treat Options Oncol, 2020, 21(5): 36

[8] Kyle RA, Larson DR, Kurtin PJ, et al. Incidence of AL amyloidosis in Olmsted county, Minnesota, 1990 through 2015 [J]. Mayo Clin Proc, 2019, 94(3): 465-471

[9] 中华医学会心血管病学分会心力衰竭学组, 中华心血管病杂志编辑委员会. 转甲状腺素蛋白心脏淀粉样变诊断与治疗中国专家共识 [J]. 中华心血管病杂志, 2021, 49(4): 324-332

[10] Papathanasiou M, Carpinteiro A, Rischpler C, et al. Diagnosing cardiac amyloidosis in every-day practice: A practical guide for the cardiologist [J]. Int J Cardiol Heart Vasc, 28(2020): 100519

[11] 中国系统性淀粉样变性协作组, 国家肾脏疾病临床医学研究中心. 系统性轻链型淀粉样变性诊断和治疗指南 [J]. 中华医学杂志, 2016, 44(96): 3540-3548

[12] Castano A, Haq M, Narotsky DL, et al. Multicenter study of planar technetium 99m pyrophosphate cardiac imaging: Predicting survival for patients with ATTR cardiac amyloidosis [J]. JAMA Cardiol, 2016, 1(8): 880-889

[13] Dispenzieri A, Gertz MA, Kyle RA, et al. Serum cardiac troponins and N-terminal pro-brain natriuretic peptide: A staging system for primary systemic amyloidosis [J]. J Clin Oncol, 2004, 22(18): 3751-3757

[14] Lilleness B, Ruberg FL, Mussinelli R, et al. Development and validation of a survival staging system incorporating BNP in patients with light chain amyloidosis [J]. Blood, 2019, 133(3): 215-223

病例 3　冠状动脉起源异常行外科去顶手术

▶ 视频目录

图 3-3　冠状动脉造影
图 3-4　IVUS 图像

导　读

　　冠状动脉起源异常（anomalous origin of the coronary artery）是指冠状动脉的起始、走行或者分布异常，一般是由于胚胎时期冠状动脉异常发育或发育不完全导致，发生率约为 1%。根据冠状动脉异常起源的分类及解剖结构的不同，临床表现及预后差异较大。多数情况下，冠状动脉分布或起源异常一般不影响冠状动脉内血流，是相对良性的畸形；但少数冠状动脉畸形具有一定的危险性。本文报道 1 例冠状动脉起源异常引起不稳定型心绞痛，经外科冠状动脉去顶手术（unroofing）治疗，效果良好。

病 史 资 料

　　【基本信息】患者女，56 岁，身高 160cm，体重 53kg，无业，2019 年 5 月 21 日入院。

　　【主诉】活动后胸痛 3 年，加重 2 天。

　　【病史简介】患者 3 年前开始间断于走路时感胸痛，位于胸骨下段，为巴掌大小范围，呈闷痛感，可放射至右肩，无心悸、气短、黑矇、晕厥，休息数分钟后可缓解。入院前 2 天发作次数较前增多，性质及持续时间基本同前。

　　【既往史】高血压病史 6 年，最高达 220/100mmHg，服用"硝苯地平片"，血压控制可。否认糖尿病、脑心血管意外等病史。

　　【个人史】无烟酒嗜好。

　　【婚育史】已婚，育有 1 儿 1 女，已绝经。

　　【家族史】无特殊。

　　【体格检查】体温 36.5℃，脉搏 50 次 / 分，呼吸频率 18 次 / 分，血压 159/81mmHg（1mmHg=0.133kPa）。神志清楚，颈软，甲状腺不大，双肺呼吸音清晰，未闻及干、湿啰音。心界无扩大，律齐，心脏各瓣膜听诊区未闻及杂音。腹平软，无压痛及反跳痛，肝脾肋下未及，双下肢无水肿。生理反射存在，病理反射未引出。

　　【初步检查结果】血常规、尿常规、粪便常规、粪便隐血、肝肾功能、血脂、电解质、血糖、凝血功能、D- 二聚体、甲状腺功能、风湿免疫检查、血清肌钙蛋白 I 正常。X 线胸片双肺未见实质性病变。X 线胸片正位片示双肺未见实质性病变。心电图提示窦性心动过缓，ST-T 改变（图 3-1）；超声心动图：心脏结构及功能未见异常（图 3-2）。

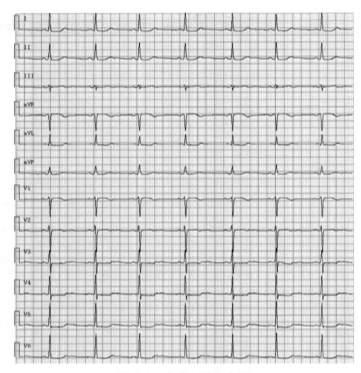

图 3-1　患者入院心电图

窦性心律，58 次 / 分，$ST_{I、aVL\ V3\sim v6}$ 水平型改变或压低 0.05mV 左右，$T_{V2\sim v6}$ 双向

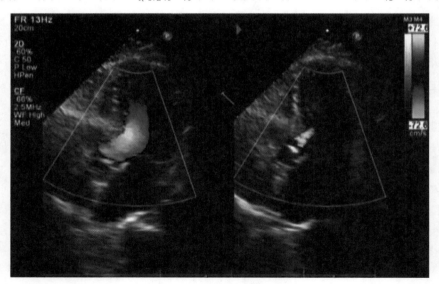

图 3-2　超声心动图

各房室腔大小正常，主动脉瓣轻度反流，左心室射血分数（LVEF）60%

【初步诊断】①冠状动脉粥样硬化性心脏病，不稳定型心绞痛；②高血压病 3 级。

诊 断 思 路

【病史小结】①中年女性，慢性病程，急性加重；②临床上主要表现为劳力性胸闷痛，向肩部放射，休息后可缓解；③有高血压病史，已绝经；④查体可见心率慢，血压高；⑤入院心电图可见 I、aVL、V3 ～ V6 导联 ST 段水平型改变或压低 0.05mV 左右，V2 ～ V6 导联 T 波双向；⑥化验检查包括肌钙蛋白、D- 二聚体等均正常；心脏超声未见室壁运动异常。

本患者为中年女性，有冠心病高危因素，症状主要为与活动相关的胸痛，休息可缓解；有心电图的动态变化，综合其病史特点，该患者符合心绞痛的胸痛特点，但许多疾病可导致心绞痛类似症状，需加以鉴别。

1. 急性心肌梗死　胸痛时间常大于 20min，心肌酶常升高，心电图和心脏超声亦可鉴别。

2. 肺栓塞　主要表现为呼吸困难，但也可伴有胸痛。吸气时胸痛加重，可闻及胸膜摩擦音等特点可与心绞痛相鉴别，此患者 D- 二聚体正常，症状表现亦不支持。

【诊治经过】入院后择期经右桡动脉径路行冠状动脉造影示右冠状动脉未见狭窄病变，左冠状动脉通过右冠状动脉侧支循环部分显影，造影导管未能到达左主干（left main coronary artery，LM）开口。更换桡动脉路径为右侧股动脉路径行左冠状动脉造影，造影导管同样不能到达 LM 开口，更换造影导管为指引导管，尝试 6F 指引导管（EBU、XB、AL），最终 AL 指引导管接近 LM 开口行非选择冠状动脉造影，可见 LM 开口病变且 LM 体部变细。

【冠状动脉造影】见图 3-3。

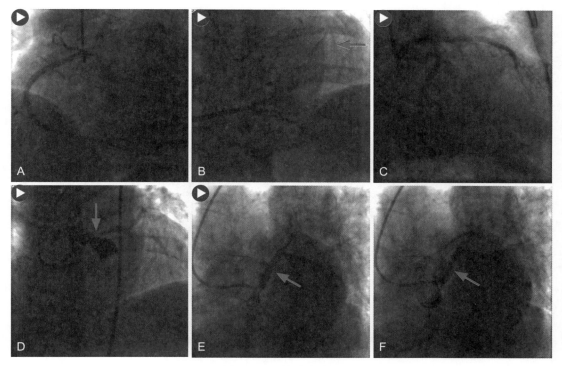

图 3-3　冠状动脉造影

A. 右冠状动脉未见狭窄病变；B. 左冠状动脉通过右冠状动脉侧支部分显影；C. 左冠状动脉半选择造影提示左前降支 / 回旋支未见狭窄病变；D. LM 开口临界病变；E、F. 对比显示 LM 体部于心室舒张期明显变细

　　冠状动脉造影二维成像对左主干开口显示有限，拟对 LM 行血管内超声（intravenous ultrasound，IVUS）检查进一步明确病变严重程度及评估是否需要干预（图 3-4）。经指引导管送冠状动脉指引导丝至左前降支（left anterior descending branch，LAD）远段，沿导丝送 IVUS 导管至 LAD 近段回撤评估 LAD 近段至 LM 开口病变。

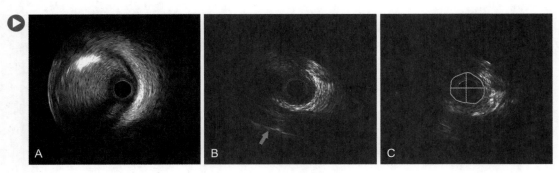

图 3-4　IVUS 图像

LM 远段轻度斑块增生（A）；LM 体部可见管腔呈"扁平状"，随心动周期变化，4 点钟到 9 点钟方向可见"组织"压迫 LM（B）；LM 开口可见重度纤维、致密斑块增生，最小管腔面积（MLA）1.38mm^2，斑块负荷（PB）90%（C）

　　本患者 LM 开口病变，MLA 1.38 mm^2，有血运重建治疗指征，考虑患者为 LM 开口病变，同时合并左主干体部受压等因素，不适宜行支架置入术。经内外科专家讨论，外科手术指征明确，拟行 LM 去顶（unroofing）手术。术前行冠状动脉 CTA（coronary CT angiography，CCTA）检查明确 LM 开口与升主动脉解剖毗邻关系。冠状动脉 CTA（图 3-5）示 LM 近段走行于主动脉与左心房之间，解释了冠状动脉造影及 IVUS 影像中所见左干体部随心动周期出现被压迫的现象。

　　【冠状动脉 CTA】见图 3-5。

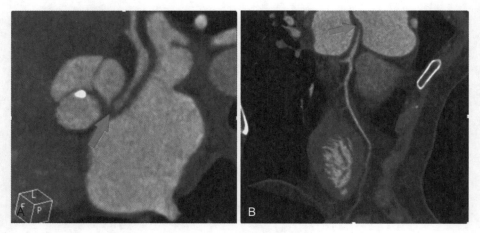

图 3-5　冠状动脉 CTA

A. 冠状动脉左主干异常起源于左冠状动脉窦与无冠状动脉窦交界处（箭头），起始部管腔重度狭窄，近段走行于主动脉与左心房之间，开口受压管腔明显变窄；B. 冠状动脉 CT 血管重建曲面重组显示冠状动脉左主干起始部管腔重度狭窄（箭头）

入院第 20 日患者在全身麻醉下行左主干壁内冠状动脉去顶术 + 主动脉瓣成形术（图 3-6），术中见左冠状动脉异常开口于左冠窦与无冠窦交界下方，开口段约 1.0cm，重度狭窄，主动脉瓣呈三瓣叶，左冠窦与无冠窦交界显著增厚，部分钙化，对合缘卷曲，轻微关闭不全。术中沿左冠窦与无冠窦交界上方切开，顺左冠状动脉走行方向延伸切口剪开主动脉管壁约 1.0cm，暴露左主干管腔，探查可轻松通过 2.0mm 探条，连续缝合加固主动脉管壁切口，带自体心包间断缝合加固并悬吊左冠窦与无冠窦交界，剔除部分左冠瓣钙化。术后患者活动耐量明显改善，术后第 9 天患者康复出院。随访 2 年患者一般情况可，无胸闷、胸痛等不适。

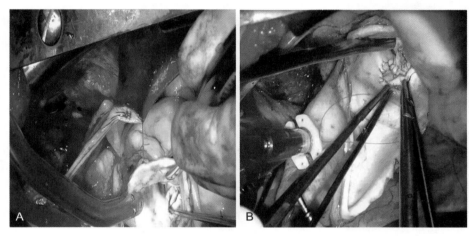

图 3-6　外科手术

A. 术中可见 LM 开口于左冠状动脉窦与无冠状动脉窦交界处 ;B. 术后切开主动脉壁，缝合加固重建 LM 开口

【最终诊断】①冠状动脉粥样硬化性心脏病，不稳定型心绞痛，冠状动脉起源异常；②高血压病 3 级，极高危组。

学习讨论

冠状动脉起源异常（nomalous origin of coronary artery，AOCA）主要表现为开口、数目、位置、走行异常，一般认为是胚胎期冠状动脉异常发育或未发育完全所致。先天性 AOCA 发生率较低，其发病率也各不相同，据报道 AOCA 的检出率为 0.5% ～ 1.3%。主要类型分为：①左主干缺如；②异常开口于主动脉窦外，如开口于升主动脉、肺动脉等；③单一冠状动脉；④异常开口于不适宜的冠窦，该型通常有一些严重的临床后果（包括缺血和心源性猝死），取决于畸形冠状动脉走行。

本例患者 53 岁左右开始出现劳力性心绞痛症状，发病前体力活动不受限，考虑此患者 AOCA 本身并未引起心肌缺血。腔内影像学检查可见左主干开口重度狭窄，认为其心绞痛症状与冠状动脉狭窄相关，同时合并起源异常会加重心肌缺血。患者冠状动脉斑块浸润与高血压病、绝经等冠心病危险因素相关，目前对冠状动脉起源异常与斑块形成是否有关还存在争议，有些研究认为冠状动脉起源异常伴随走行异常，导致血流剪切力改变，从而更容易出现斑块浸润。

临床上绝大多数 AOCA 患者常因冠状动脉造影过程中发现冠状动脉不在正常开口部位而被诊断，有些起源异常使造影导管操作变得异常艰难，甚至难以成功到达冠状动脉开口，误以为冠状动脉闭塞或缺如，且频繁的操作增加误伤主动脉窦和冠状动脉血管的可能。本例患者更换不同类型导管后，虽然最终找到左冠状动脉起源位置并显影左冠状动脉，但导管始终未能与 LM 同轴，无法通过冠状动脉造影明确 LM 开口病变，仅完成左冠状动脉的半选择造影即主动脉窦内造影。冠状动脉造影主要从二维层面提供信息，通过冠状动脉造影来反映冠状动脉畸形的细节很困难，难以显示冠状动脉空间解剖关系。而冠状动脉CTA 则可以通过三维重建对异常血管的开口部位、毗邻情况、走行路径进行精确的显示，同时能够立体全方位旋转观察，所以冠状动脉 CTA 可以作为诊断冠状动脉起源异常的金标准。

本例患者非选择性冠状动脉造影可见侧支循环，但不能明确冠状动脉病变，术中使用 IVUS 明确 LM 开口病变，测量 LM 开口严重狭窄，较细的 IVUS 导管进入冠状动脉即出现冠状动脉缺血、血压下降，进一步证实血管严重狭窄。根据《2020ESC 成人先天性心脏病治疗指南》，AOCA 合并冠状动脉狭窄患者在明确可能的缺血机制方面时血管内超声（IVUS）、血流储备分数（fractional flow reserve，FFR）等可作为治疗决策依赖的检查方法。该患者冠状动脉造影及 IVUS 均可见 LM 体部被压迫，IVUS 检查可清晰识别该患者血管三层结构，且排除血管走行在心肌内，最终也被 CCTA 结果证实 LM 走行于主动脉与左心房之间，腔内影像学在部分异常起源的冠状动脉开口及近端病变的精准评估亦能起到重要的补充作用。

大多数 AOCA 为良性病变，不引起心肌缺血，多在无症状患者中偶然体检被发现。虽然发病率不高，但美国数据表明恶性冠状动脉起源异常已经成为运动员、年轻人猝死的第二大原因，15% 运动员猝死与冠状动脉起源异常有关，仅次于肥厚型心肌病，所以高危患者应引起重视。AOCA 中危险性最高的是冠状动脉异常起源于对侧冠窦以及在主肺动脉间走行，以上类型发生恶性心血管事件风险最高，且冠状动脉高开口、开口狭窄、狭缝状 / 鱼口状开口、冠状动脉由主动脉呈锐角发出、主动脉壁内行程及其长度，或主肺动脉间走行和近端冠状动脉发育不良等均与心肌缺血有关，被认为是高风险的危险因素。本例患者冠状动脉 CTA 提示左主干开口于左冠状窦与无冠窦交界处之间且开口重度狭窄，同时从图像上可以看出左冠状动脉开口由主动脉锐角发出，为高危人群。

AOCA 的治疗方式主要包括随访观察、药物治疗、冠状动脉介入治疗及外科手术等，对无症状的中年患者进行手术治疗能否改善生存率及降低猝死的依据有限。AOCA 可增加冠状动脉介入治疗的操作难度，外科手术是目前为止干预有缺血症状患者或高风险患者的首选治疗方案。经典手术方式包括冠状动脉旁路移植术、冠状动脉去顶术、冠状动脉开口再造术，同时也有少部分患者的病变特点适合冠状动脉旁路移植手术或冠状动脉介入治疗。治疗策略选择依赖于冠状动脉解剖的具体情况。对于典型心绞痛症状且有高风险解剖结构的应激性心肌缺血患者，建议积极手术治疗。此例患者有典型的心绞痛症状，且近期恶化加重，入院心电图提示存在心肌缺血，手术指征明确，考虑介入检查过程中指引导管与冠状动脉不同轴、导管支撑差、LM 开口部位特殊、IVUS 导管进入后血压下降、LM 体部受压等原因，不宜行支架置入术，决定行外科手术治疗，患者最终获益良好。

经 验 总 结

　　冠状动脉起源异常是一种少见的先天性心脏畸形，发病率低，根据类型不同预后差异性较大。冠状动脉 CTA 可以作为诊断冠状动脉起源异常的金标准，腔内影像学在部分异常起源的冠状动脉开口及近端病变的精准评估亦能起到重要的补充作用。治疗策略的选择依赖于冠状动脉解剖的具体情况。

（徐文杰　彭　剑　汪　敏）

参考文献

[1] Warnes CA, Williams RG, Bashore TM, et al. ACC/AHA 2008 Guidelines for the Management of Adults with Congenital Heart Disease: a report of the American College of Cardiology/American Heart Association Task Force on Practice Guidelines (writing committee to develop guidelines on the management of adults with congenital heart disease)[J]. Circulation, 2008, 118(23): 714-833

[2] Baumgartner H, De Backer J, Babu-Narayan SV, et al. ESC Scientific Document Group. 2020 ESC Guidelines for the management of adult congenital heart disease[J]. Eur Heart J, 2021, 42(6): 563-645

[3] Shinbane JS, Shriki J, Fleischman F, et al. Anomalous coronary arteries: cardiovascular computed tomographic angiography for surgical decisions and planning[J]. World J Pediatr Congenit Heart Surg, 2013, 4(2): 142-154

[4] Miller JA, Anavekar NS, El Yaman MM, et al. Computed tomographic angiography identification of intramural segments in anomalous coronary arteries with interarterial course[J]. Int J Cardiovasc Imaging, 2012, 28(6): 1525-1532

[5] Opolski MP, Pregowski J, Kruk M, et al. Prevalence and characteristics of coronary anomalies originating from the opposite sinus of Valsalva in 8, 522 patients referred for coronary computed tomography angiography[J]. Am J Cardiol, 2013, 111(9): 1361-1367

[6] Mainwaring RD, Reddy VM, Reinhartz O, et al. Anomalous aortic origin of a coronary artery: medium-term results after surgical repair in 50 patients. Ann Thorac Surg[J], 2011, 92(2): 691-697

[7] Frommelt PC, Sheridan DC, Berger S, et al. Ten-year experience with surgical unroofing of anomalous aortic origin of a coronary artery from the opposite sinus with an interarterial course[J]. J Thorac Cardiovasc Surg, 2011, 142(5): 1046-1051

[8] Jegatheeswaran A, Devlin PJ, McCrindle BW, et al. Features associated with myocardial ischemia in anomalous aortic origin of a coronary artery: a Congenital Heart Surgeons' Society study[J]. J Thorac Cardiovasc Surg, 2019, 158(3): 822-834.e3

病例 4　真性室壁瘤合并假性室壁瘤破裂的成功救治

导　读

心脏室壁瘤是心肌梗死后常见的并发症，瘤体向外膨出，膨出部位室壁运动消失，甚至与邻近正常心肌呈矛盾运动。收缩期左心室压力升高逐渐增大，当室壁张力过高超过心肌承受范围可导致室壁瘤破裂。室壁破裂以后，血液由破口处流入心包，若附近心包粘连、血流无法扩散而形成的包裹性血肿，即形成假性室壁瘤。假性室壁瘤是心肌梗死后罕见而极其危急的并发症，约占心肌梗死机械并发症的 0.1%，大多数患者常因急性心脏压塞而死亡。本病例为一例前降支闭塞所致左心室前壁巨大室壁瘤，最终破裂形成假性室壁瘤，并成功救治。

病 史 资 料

【基本情况】患者男，56 岁，2019 年 2 月 21 日入院。

【主诉】PCI 术后 9 年，再发喘气伴意识丧失 1 小时。

【现病史】患者 9 年前某日突发胸痛不适，症状持续不缓解，急至我院行相关检查后诊断为"急性广泛前壁心肌梗死"，急诊冠状动脉造影示前降支（LAD）中段狭窄 95%，回旋支及右冠状动脉（RCA）未见狭窄，于 LAD 置入 1 枚药物洗脱支架。出院后坚持规律服药，未再发作胸痛不适。3 年前至我院门诊常规复诊，心脏超声检查发现心尖部室壁瘤并血栓形成，予以华法林治疗。后患者逐渐出现活动后胸闷感、喘气不适，伴乏力、夜间阵发性呼吸困难及端坐呼吸。2 年前症状加重再次至我院住院治疗，行冠状动脉造影检查提示：RCA 未见狭窄，LAD 近段完全闭塞（图 4-1），介入开通闭塞病变后，在 LAD 支架远段置入 1 枚药物洗脱支架，与原支架部分衔接，术后积极行药物治疗，仍间断于活动后出现喘气不适，伴乏力、夜间阵发性

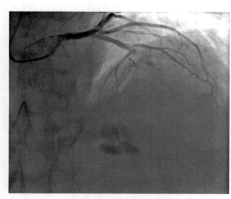

图 4-1　冠状动脉造影（2017 年）
前降支中段原支架中远段闭塞，闭塞处可见血栓影（箭头所示）

呼吸困难，曾多次至我院住院调整心功能。

2019 年初患者再次来我院常规复查，超声心动图提示：左心室心尖部真性室壁瘤形成，左心室心尖假性室壁瘤并血栓填充，心包腔少量积液，左心室舒张末期内径（LVEDD）6.3cm，左心室射血分数（LVEF）38%。遂收入院，住院期间行冠状动脉造影示 LAD 中段狭窄 60%，建议行室壁瘤外科手术治疗，患者因故拒绝。

2019 年 2 月 21 日凌晨 2：00 左右患者突发喘气，伴大汗，意识丧失，数秒后苏醒，家属遂呼"120"急至我院，急诊测血压 60/30mmHg，给予多巴胺泵入后，以"心源性休克"立即收入心脏重症监护室（CCU）抢救。

【既往史】患者有高血压病史 10 年余，血压控制可；10 年前因"左侧输尿管结石"行外科手术治疗；有"2 型糖尿病"病史 8 年余，胰岛素控制血糖，血糖波动大。有"青霉素类"药物过敏史。

【入院查体】体温 36.0℃，脉搏 69 次 / 分，呼吸 20 次 / 分，血压 68/41mmHg（1mmHg=0.133kPa），神志清楚，颈软，颈静脉无怒张，颈部无血管杂音。双肺呼吸音粗，双肺可闻及大量湿啰音；心界向左扩大，心率 69 次 / 分，律齐，各瓣膜听诊区未闻及杂音；腹平软，全腹无压痛及反跳痛，肝脾肋下未触及。双下肢轻度水肿，双下肢可见静脉曲张及色素沉着，四肢湿冷。

【辅助检查】我院急诊血检白细胞计数 9.20×10^9/L，中性粒细胞百分比 62.70%，血红蛋白浓度 145.2g/L，血小板计数 308.0×10^9/L，血清总胆红素 13.6μmol/L，直接胆红素 3.6μmol/L，血清白蛋白 38.8g/L，血肌酐 90μmol/L，尿素氮 5.70mmol/L，糖化血红蛋白 11.40%，随机血糖 12.86mmol/L，肌钙蛋白 I（cTNI）0.045ng/mL；急诊心电图：窦性心律，左心房异常，前壁心肌梗死，ST-T 改变（图 4-2）。

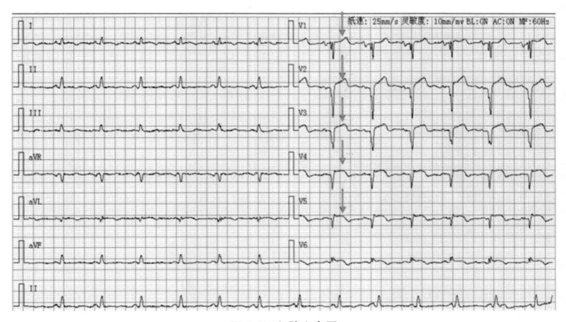

图 4-2　入院心电图

窦性心律，心率 80 次 / 分，PtfV1 < － 0.04mm/s，V1 ～ V4 呈 QS 型，$ST_{V1 \sim v6}$ 呈弓背型抬高 0.05 ～ 0.25mV，$ST_{I, aVL}$ 呈弓背型改变，$T_{I, II, aVL, aVF, V1 \sim v6}$ 倒置或平坦。心电图诊断：窦性心律，左房异常，前壁心肌梗死，ST-T 改变

超声心动图示左心扩大，左心室节段性室壁运动异常，左心室心尖部真性室壁瘤形成，左心室心尖假性室壁瘤并血栓填充，升主动脉增宽，室间隔、左心室壁明显增厚，左心收缩功能减低，心包腔少量积液（LVEDD 6.3cm，LVEF 38%）（图4-3）。

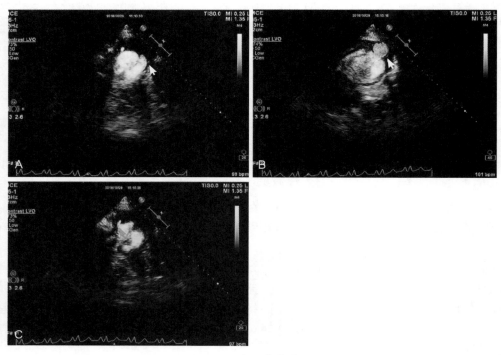

图 4-3　左心声学造影

A. 心尖部侧壁宽约 0.7cm 连续性中断（箭头所示），考虑为真性室壁瘤破口；B. 心尖部可见一范围约 4.5cm×3.1cm 膨出区（箭头所示），考虑为假性室壁瘤；C. 内可见范围约 4.1cm×1.7cm 充盈缺损区（箭头所示），考虑为血栓

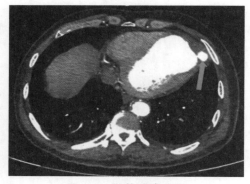

图 4-4　冠状动脉 CTA

左心室心尖部真性室壁瘤，真性室壁瘤破溃，外凸形成血肿，内有血栓形成，假性室壁瘤形成（箭头所示）

冠状动脉 CTA 示左心室心尖部真性室壁瘤，大小约 65mm×53mm；真性室壁瘤破溃，外凸形成血肿，内有血栓形成，假性室壁瘤大小 55mm×38mm，血栓大小 44mm×24mm（图4-4）。

【入院诊断】①冠状动脉粥样硬化性心脏病，陈旧性前壁心肌梗死，缺血性心肌病，左心室心尖部真性室壁瘤形成，左心室心尖假性室壁瘤，左心室血栓，慢性心力衰竭急性加重，心源性休克，冠状动脉支架置入术后状态 Killip Ⅳ级；②高血压病 3 级（极高危组）；③ 2 型糖尿病。

诊 疗 经 过

　　【入院第 1 天】　入院后给予持续心电、血压、指脉氧监测；颈内静脉穿刺并静脉置管，立即给予血管活性药物 [去甲肾上腺素 0.5 ～ 1μg/（kg·min）、多巴胺 8μg/（kg·min），多巴酚丁胺 5μg/（kg·min）]。置入 IABP 辅助循环，给予肝素抗凝治疗，维持活化部分凝血活酶时间（APTT）50 ～ 70 秒。逐步下调血管活性药物剂量，维持心率 80 次 / 分，血压 122/55mmHg，指脉氧饱和度 99%。

　　【入院第 2 天】　患者无诱因出现血压骤降至 56/47mmHg，随即意识淡漠，立即上调血管活性药物（去甲肾上腺素）剂量，胸外按压辅助循环，行急查床旁超声提示心包腔大量积血并凝固，考虑患者心脏破裂、心脏压塞，立即行心包穿刺置管抽吸 90ml 心包积液，后收缩压波动于 90 ～ 100mmHg。心外科急会诊，建议首选心脏移植，次选冠状动脉旁路移植术（CABG）/ 内膜剥脱 + 室壁瘤切除 / 夹闭术，术中备主动脉球囊反搏（IABP）及体外膜肺氧合（ECMO）。强调心脏移植为首选方案，但无法立即实施，短期内难以获得合适供体，而室壁瘤切除术后左心室功能仍有可能难以恢复。患者家属充分知情后选择 CABG/ 内膜剥脱 + 室壁瘤切除术。

　　【入院第 6 天】　在全身麻醉、低温、体外循环下行 CABG+ 室壁瘤切除术，术中所见：心包大量血性积液，左心室心尖部室壁瘤形成，假性室壁瘤破裂入心包腔，大量血栓包裹心脏，心尖部与心包粘连，前降支近段闭塞（图 4-5）。术后给予常规血流动力学监护、持续镇静、呼吸机辅助呼吸及维护心功能、扩张冠状动脉、调整血容量、稳定内环境、抗感染（克林霉素）及对症支持等治疗。

　　住院 34 天，治愈出院。出院后 3 年随访，一般状态可，超声心动图示：左心扩大（LVEDD 5.4cm），室间隔基底段肥厚、左心室壁稍厚，左心室壁节段性运动异常，左心室收缩功能减低（LVEF 41%）。

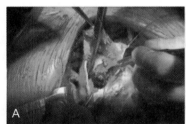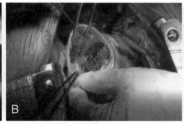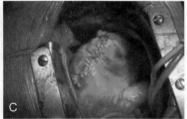

图 4-5　术中探查及手术效果图
A. 术中游离心尖与心包粘连处，切开室壁瘤，清除瘤体内血栓，2-0Prolene 缝合瘤颈穿出心脏外打结，分别以 2 针 2-0Prolene 双层连续缝合缝闭室壁瘤

学 习 讨 论

　　1. 假性室壁瘤与真性室壁瘤区别　室壁瘤形成是心肌梗死的并发症之一，真性室壁瘤发生率约 15%，是由于梗死部位心肌扩张变薄、纤维化，左心室压力使其逐渐向外膨出所致。瘤体在心室收缩期和舒张期均向外膨出，膨出部位室壁运动消失或与邻近正常心肌呈

矛盾运动。室壁瘤体积可随左心室舒张末压力升高逐渐增大，严重时出现破裂，并引起心脏压塞而导致突然死亡。真性室壁瘤破裂后，血液流入心包腔内被粘连的心包、血栓及瘢痕组织包裹而形成囊腔，即形成假性室壁瘤。后者是心肌梗死后罕见而有潜在危险的并发症。与真性室壁瘤相比，假性室壁瘤的预后更差。文献报道，若未经治疗，30%～45% 的患者在第 1 年内有左心室假性室壁瘤破裂风险，一旦破裂往往导致死亡。另有文献报道，药物非手术治疗的患者死亡率高达 48%。目前的标准治疗方法为外科手术，但外科手术治疗左心室假性室壁瘤仍有较高的死亡率，约为 23%。

2. 临床表现   约 10% 左心室假性室壁瘤（left ventricular pseudoaneurysm，LVPA）患者无临床症状；最常见的症状为心力衰竭的相关表现，通常表现为难治性心力衰竭，室壁瘤破裂可出现急性胸痛、严重呼吸困难等心脏压塞症状。本病例以假性室壁瘤破裂，出现心源性休克，伴严重呼吸困难、急性胸痛等临床症状。体征无特异性，较大的 LVPA 可闻及双期心脏杂音，是由于血流在收缩期和舒张期往返通过瘤颈时形成的杂音；如果 LVPA 瘤体较小，通过瘤颈的血液较少时可无杂音。

超声心动图检查是诊断 LVPA 最简便、有效的方法，诊断准确率为 80%～90%。此外，经食管超声心动图、声学造影和彩色多普勒血流显像（CDFI）对 LVPA 的诊断具有很高的实用价值。LVPA 的超声诊断特点：① M 型超声心动图检测可见室壁局限性回声中断。②二维超声心动图检测可见左心室心内膜回声中断，心室通过狭窄的破口与瘤腔相通、瘤壁无心肌结构，瘤体直径明显大于与之平行的破口直径；瘤腔内可有血栓，瘤体在收缩期外膨，舒张期相反。③多普勒超声心动图在破口处可见到"短路血流"，收缩期流入假腔，舒张期则相反，流速受呼吸影响明显。彩色多普勒血流成像可见五彩血流束穿梭于真、假腔之间。左心室造影是诊断 LVPA 的金标准，影像特征是窄颈而非真性室壁瘤的宽基瘤样向左心室外膨隆，但左心室造影诊断 LVPA 的阳性率仅为 54%，而超声心动图诊断的阳性率为 97%。慢性 LVPA 可通过多排螺旋 CT（MSCT）或高场磁共振进行诊断，对 LVPA 的部位、形态解剖学特征可精确地描述。如果事先怀疑存在 LVPA，应尽量避免行左心室造影，以防止高压喷射造影剂时造成 LVPA 破裂。本病例心脏彩超诊断为真性室壁瘤合并假性室壁瘤，行 MSCT 对假性室壁瘤形态学做了精确诊断，住院期间行超声左心室造影检查，清楚地显示假性室壁瘤破口的位置信息。

3. 鉴别诊断   LVPA 主要应与真性室壁瘤相鉴别，但有时很难鉴别。真性室壁瘤多发于心尖部和前壁，瘤颈与瘤体直径比＞0.5；瘤体心肌结构有完整的三层结构，即心内膜、心肌、心外膜；瘤体上多有冠状动脉分布，多发生在急性期和慢性期；瘤体破裂比率很低（＜1%），且多发生在急性期，急性期后较少见；心前区听诊多无心脏杂音。而 LVPA 可发生在急性心肌梗死后几天至数年，部位多发生于左心室后侧壁和下壁；瘤颈与瘤体直径比＜0.5；瘤体结构没有心内膜层，有少量残存的心肌，而心外膜与心包完全粘连；瘤体上无冠状动脉分布；瘤体破裂比率高达 50% 以上，急性、慢性期均可破裂；听诊多发现有双期心脏杂音。

4. 手术时机选择   该病自然预后极差，未手术者几乎全部死于心脏破裂、心律失常或心力衰竭。大多数学者支持 LVPA 一旦确诊应积极手术治疗，因为如不治疗，有 30%～45% 的 LVPA 患者有发生心脏破裂的危险。但尽管经积极治疗，手术治疗的死亡率仍为 23%。

手术时机的选择取决于假性室壁瘤与急性心肌梗死发生时间的相互关系。如 LVPA 于急性心肌梗死后 2～3 个月发现，则应该立即手术，因为这个时期的 LVPA 最容易发生破裂。

如果心肌梗死急性期发生假性室壁瘤，由于心肌梗死周边的组织水肿，纤维结缔组织尚未形成，十分脆弱，应尽量避免在急性期进行手术矫治，一般 3～4 周后玻璃样变的纤维组织才足够坚韧后行手术治疗。术前如果循环不稳定，尽早行主动脉球囊反搏（IABP）辅助治疗。如果 LVPA 于急性心肌梗死后数年才发现，手术治疗的紧急性和必要性则主要通过临床表现来判断，无症状且 LVPA 直径＜3cm 的患者病情相对稳定，可暂缓手术治疗，心脏破裂的危险相对不高。Moreno 等报道 10 例 LVPA 患者经非手术治疗，4 年累积生存率高达 88.9%。可以常规超声心动图或 MRI 检查观察病情变化，如 LVPA 大小有任何变化，则应立即进行手术治疗。本病例住院期间多次发生假性室壁瘤破裂，心包积液，后采用早期外科手术切除室壁瘤。

5. 外科手术治疗　手术方式与瘤颈大小和部位有关，对于瘤颈小的慢性假性室壁瘤，直接结扎闭合瘤颈即可。本例手术术中游离心尖与心包粘连处，切开室壁瘤，清除瘤体内血栓，2-0Prolene 缝合瘤颈穿出心脏外打结，分别以 2 针 2-0Prolene 双层连续缝合缝闭室壁瘤。假性室壁瘤手术的主要难点为：①心肌水肿，破裂心肌周围组织脆弱不易缝合。术中可能发生大出血。②肌钙蛋白持续高于正常、下降缓慢的患者，常易再发心肌梗死。急性心肌梗死的患者行手术治疗可能加重心脏负担。③大的室壁瘤切除后，部分患者心脏功能恢复困难，可出现严重低心排血量综合征。④患者难以耐受长时间体外循环，可造成凝血功能紊乱，影响手术止血。室壁瘤手术后低心排血量综合征为常见并发症之一，该类患者应积极应用强心药物辅助心功能。使用 IABP 是改善心功能、增加心肌供血的有效手段，同期行冠状动脉旁路移植术实现再血管化可改善心肌血供，有助于患者脱离体外循环及术后心功能的恢复。如患者无明显的心脏压塞征象，可在严格控制心率、血压、积极调整心功能的前提下，待肌钙蛋白降至正常后再行手术治疗。此时患者心肌水肿明显减轻，且破裂组织周围机化较好，缝合不易出血。

LVPA 的发生部位大部分是在冠状动脉重度狭窄、同时无侧支循环供血的部位，一旦狭窄部位血栓形成，无血液供应区域心肌坏死，心内膜溶化断裂，残存的部分心肌与心外膜包裹心肌破裂区域是 LVPA 形成的机制。因此，在术中对这部分区域尽量行完全再血管化，是提高手术疗效的重要措施。

6. 介入手术治疗　介入治疗是治疗假性室壁瘤较新的方法，目前认为更适合外科手术极高危的患者，而非常规治疗手段。2004 年，Clift 等首次报道采用经皮介入治疗左心室假性室壁瘤获得成功，术后随访 1 年患者恢复良好，提示经皮介入治疗左心室假性室壁瘤同样可以取得较好的临床效果，但左心室室壁瘤介入治疗的报道较少。介入治疗方法主要是对瘤颈进行封堵器堵闭。术前应根据瘤体大小、周围结构和颈部特征选择合适的治疗方法。一般来说，瘤颈周围应完全纤维化，且有一定可供封堵伞锚定的区域，封堵伞直径与瘤颈直径比例为 1.2～2.0。对于外科手术极高危的患者可以采用介入封堵或小切口介入封堵的方法。

经 验 总 结

综上所述，假性室壁瘤病情凶险，一经诊断明确，应充分评估患者一般情况、假性室壁瘤形成时间、瘤颈大小、瘤体大小和部位、手术风险，决定治疗的方式和时机，外科手术治疗是大部分患者的合理选择。对于外科手术极高危的患者可以采用介入封堵或小切口介入封堵的方法，可取得较好的近期生存率，但其远期生存率还有待进一步随访。

（钟建利 王学文 宋 丹）

参考文献

[1] Vlodaver Z, Coe JI, Edwards JE. True and false left ventricular aneurysms. Propensity for the latter to rupture[J].Circulation, 1975, 51: 567-572

[2] Faustino M, Ranchordás S, Abecasis J, et al. Left ventricular pseudoaneurysm-a challenging diagnosis[J].Rev Port Cardiol, 2016, 35(6): e1-e6

[3] Frances C, Romero A, Grady D. Left ventricular pseudoaneurysm[J]. J Am Coll Cardiol, 1998, 32(3): 557-561

[4] Cho MN, Mehta SK, Matulevicius S, et al. Differentiating true versus pseudo left ventricular aneurysm: a case report and review of diagnostic strategies[J]. Cardiol Rev, 2006, 14(6): e27-e30.

[5] Nekkanti R, Nanda NC, Zoghbi GJ, et al.Transesophageal two- and three- dimensional echocardiographic diagnosis of combined left ventricular pseudoaneurysm and ventricular septal rupture[J]. Echocardiography, 2002, 19(4): 345-346

[6] Schalla S, Bar F, Mochtar B, et al. Left ventricular pseudoaneurysm[J]. Eur Heart J, 2006, 27(7): 807

[7] Jacob JL, Buzelli G, Machado NC, et al. Pseudoaneurysm of left ventricle[J]. Arq Bras Cardiol, 2007, 89(1): el-e2

[8] Moreno R, Gordillo E, Zamorano J, et al. Long term outcome of patients with postinfarction left ventricular pseudoaneurysm[J]. Heart, 2003, 89(10): 1144-1146

[9] Fujii H, Hattori R, Osako M, et al. Patch repair of postinfarction pseudo- and subepicardial aneurysm of the left ventricle[J]. J Cardiovasc Surg(Torino), 2001, 42(1): 49-51

[10] 张岩, 杨研, 唐跃, 等. 左心室假性室壁瘤的外科治疗[J].中国心血管病研究, 2018, 16(9): 833-835

[11] Clift P, Thorne S, de Giovanni J. Percutaneous device closure of a pseudoaneurysm of the left ventricular wall[J]. Heart, 2004, 90(10): e62

[12] Okuyama K, Chakravarty T, Makkar RR. Percutaneous transapical pseudoaneurysm closure following transcatheter aortic valve replacement[J]. Catheter Cardiovasc Interv, 2018, 91(1): 159-164

[13] Madan T, Juneja M, Raval A. et al.Transcatheter device closure of pseudoaneurysms of the left ventricular wall: an emerging therapeutic option[J]. Rev Port Cardiol, 2016, 35(2): 115.e1-115.e5

病例 5　儿童胸痛、病情急骤变化

▶ 视频目录

图 5-4　病情变化进展时心电图及超声心动图

图 5-6　病情恢复后心电图及超声心动图

导　读

　　心肌炎的临床表现差异很大，从轻度的胸痛、心悸、短暂的心电图改变到威胁生命的恶性心律失常、心源性休克等。暴发性心肌炎是急性心肌炎中最为危重的一种类型，急性起病，患者很快出现严重心力衰竭、循环衰竭及各种恶性心律失常，并可伴有呼吸衰竭和肝肾衰竭，严重威胁患者生命。由于暴发性心肌炎进展迅速，只有早期识别、及时启动以生命支持为依托的综合治疗才可提高生存率，改善患者预后。本病例报道 1 例儿童以间断胸痛起病，此后迅速进展的暴发性心肌炎的综合救治过程。

病 史 资 料

　　【基本信息】患儿女，12 岁，身高 150cm，体重 37kg，体重指数（BMI）16.4kg/m²，学生，2017 年 10 月 14 日入院。

　　【主诉】间断胸痛 1 个月，加重 9 小时。

　　【病史简介】患者于 1 个月前开始间断出现胸痛，位于胸骨中段后方，呈闷胀感，多发生于跑步时，休息 2 分钟可自行缓解，不伴肩背放射、出汗、心慌、喘气、黑矇、晕厥等不适，近期无发热、咳嗽、流涕、腹泻等症状。10 月 5 日曾至当地医院行心电图检查提示窦性心律不齐（图 5-1A），未给予特殊治疗。10 月 14 日 7 时刷牙时突发胸痛加重，部位同前，程度剧烈，伴后背痛、出汗、呕吐、头晕、四肢关节痛，持续 20min 左右程度明显缓解，此后仍间断有胸痛不适，程度不重。10 时左右至武汉某三甲医院，查肌钙蛋白 I（cTnI）10297.1pg/ml（女性参考值 < 15.6pg/ml），考虑"病毒性心肌炎"转至我院急诊，行心电图示 ST-T 改变（图 5-1B），以"重症心肌炎？"收入心脏重症监护室（CCU）。

　　【既往史】否认高血压、糖尿病、高血脂及冠心病家族史，既往无关节痛病史，无早发冠心病家族史。

　　【个人史】生长于湖北武汉；否认吸烟、饮酒史；否认药物、毒物及放射接触史。

　　【家族史】否认家族遗传性及传染性疾病。

　　【体格检查】体温 37.8℃，脉搏 100 次 / 分，呼吸 20 次 / 分，血压 89/55mmHg（1mmHg=

0.133kPa)，指脉氧饱和度 100%，神志清楚，口唇无发绀，咽部无充血，颈静脉无充盈，双侧颈部淋巴结无肿大。胸壁无皮疹，双肺呼吸音清，未闻及干、湿啰音。心前区无隆起，心界叩诊不大，心率 100 次 / 分，律齐，未闻及病理性杂音及心包摩擦音。腹平软，无压痛及反跳痛，肝脾肋下未触及，肝脾区无叩痛，双下肢无水肿。

【初步检查结果】血常规：白细胞计数 8.92×10⁹/L，中性粒细胞百分比 77.87%，淋巴细胞百分比 13.40%；粪便常规 + 隐血：红细胞（-），血红蛋白（++）；血清肌红蛋白（MYO）480.8ng/ml，肌酸激酶同工酶（CK-MB）111.8ng/ml， cTnI15.370ng/ml（参考值＜ 0.03ng/ml），丙氨酸转氨酶 111.7U/L，N 末端 B 型利钠肽前体（NT-proBNP） 1950.00pg/ml（正常值参照见附录）；尿常规、电解质、甲状腺功能、肾功能、血脂、C 反应蛋白、红细胞沉降率、凝血功能、D- 二聚体、传染病筛查、糖化血红蛋白、心肌炎病毒抗体（柯萨奇病毒、艾柯病毒、腺病毒、巨细胞病毒、细小病毒 IgM 抗体）均未见异常。

X 线胸片：左心室稍饱满；超声心动图：心脏形态、结构、功能未见异常 [左心室舒张末期内径（LVEDD）4.0cm，左心室射血分数（LVEF）69%]；腹部超声、四肢血管超声均未见异常。

心电图示窦性心动过速，心前区 R 波递增不良，ST-T 改变（图 5-1）。

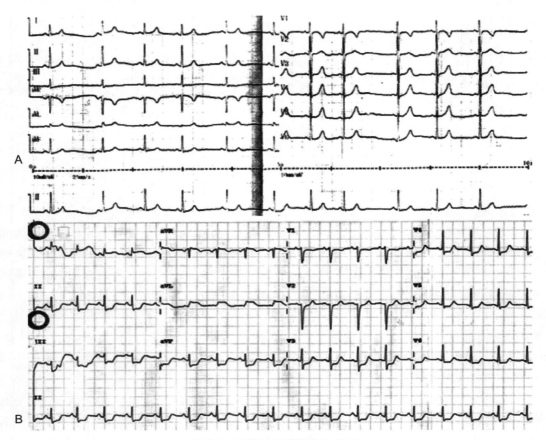

图 5-1　外院及入科首次心电图

A. 外院心电图示窦性心律不齐，平均心室率 75 次 / 分；B. 入科首次心电图示：窦性心律，心率 100 次 / 分，V1、V2 呈 rS 型，rV2＜rV1，ST$_{I、aVL}$ 弓背型抬高 0.05～0.15mV，ST$_{II、III、aVF、V1～V6}$ 水平型压低 0.05～0.15mV

【初步诊断】胸痛待查：急性重症心肌炎？急性心肌梗死？

诊断思路及诊治经过

【病史小结】①儿童，女性，急性起病；②主诉"间断胸痛 1 个月，加重 9 小时"；③起病前无感冒、腹泻、发热等症状；④无高血压、糖尿病、高血脂等危险因素，无早发冠心病家族史；⑤查体心率稍快、血压稍低；⑥心电图明显 ST-T 改变，心肌酶及 NT-proBNP 明显升高，血脂正常。

【鉴别诊断】患者最突出的症状为胸痛，常见的原因包括：心源性（分为缺血性：急性冠脉综合征、稳定型心绞痛；非缺血性：心肌炎、心包炎、主动脉夹层、应激性心肌病）、肺源性（如气胸、急性肺栓塞、肺炎、胸膜炎、肺癌等）、消化道疾病（如消化性溃疡、反流性食管炎、胆囊炎、食管裂孔疝、贲门失弛缓等）以及其他情况（如带状疱疹、神经官能症等）。

本例患儿主要症状为胸痛，急诊心电图表现为高侧壁 ST 段抬高，同时肌钙蛋白 I 及 NT-proBNP 显著升高，首先可基本除外消化道疾病、带状疱疹、神经官能症等；肺源性胸痛中只有急性肺栓塞严重时可出现心电图改变及心肌损伤标志物升高，但心电图多以窦性心动过速、$S_I Q_{III} T_{III}$、右束支阻滞、前壁 T 波倒置为常见，心肌标志物多为轻度升高，与该患者不符，且患者入院血氧饱和度及 D- 二聚体正常，可排除急性肺栓塞。如此，该患者胸痛的可能原因基本确定为心源性。

本例患者无高血压、糖尿病、高血脂等危险因素，无早发冠心病家族史，入院查血脂正常，故不考虑家族性高胆固醇血症引起的冠状动脉粥样硬化性心肌缺血，但需进一步除外冠状动脉炎 - 川崎病引起的冠状动脉血栓形成及冠状动脉起源异常引起的冠脉受压导致心肌缺血的可能。非缺血性胸痛主要包括主动脉夹层、应激性心肌病、心包炎、心肌炎等。本例患者既往无高血压病史，无马方综合征相关体征，入院 D- 二聚体正常，除外主动脉夹层。患者近期无急剧情绪激动及精神刺激，心脏超声无心尖运动异常表现，故暂不考虑应激性心肌病。心包炎可出现胸痛及心电图 ST 段抬高，但该类患者胸痛与活动无关，常与体位有关，坐位、前倾位可稍缓解，而左侧卧位、深呼吸、咳嗽时可加重，疼痛一般持续时间较长，患者心电图 ST 段抬高通常表现为除 aVR 以外广泛导联 ST 段弓背向下型抬高，同时心肌酶多为正常，本例患者胸痛特点及心电图表现不符，同时，心肌酶明显升高，故暂不考虑。心肌炎可有胸痛症状，心电图改变可正常，或有心动过速、传导阻滞及 ST-T 改变，若为 ST 段抬高一般涉及导联较为广泛，也可有心肌标志物及 NT-proBNP 明显升高，需进一步鉴别。

综上，目前主要需进一步鉴别冠状动脉炎 - 川崎病及冠状动脉起源引起的急性心肌梗死及心肌炎，考虑患者年龄小，需评估冠状动脉起源问题，遂入院后行立即行急诊冠状动脉 CTA 评估冠状动脉情况，结果显示（图 5-2）冠状动脉起源正常，未见狭窄、扩张及血栓形成，故可排除川崎病及冠状动脉起源异常导致的心肌缺血，初步诊断为急性心肌炎。

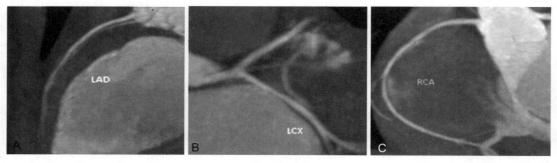

图 5-2　冠状动脉 CTA
冠状动脉未见明显狭窄及扩张，起源及走行无异常

【诊治经过】入院第 1 ～ 3 天：给予一般对症支持治疗、抗病毒、糖皮质激素及免疫球蛋白等药物治疗，密切监测患者心率、血压情况。患者病情无好转而进行性加重，肌钙蛋白 I 进行性升高至 58.881ng/ml，患儿肌钙蛋白动态变化见图 5-3。

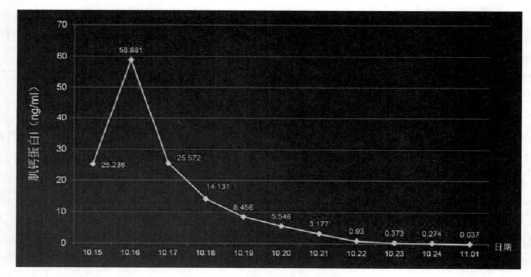

图 5-3　患儿肌钙蛋白动态变化

入院第 4 天：患者出现反复发作室性心动过速、电风暴（图 5-4A），血压波动在 70 ～ 80/40 ～ 50mmHg，给予 2 ～ 4J/kg 双相同步电除颤，利多卡因静脉推注及尼非卡兰静脉泵入抗心律失常，未能转复并维持窦性心律。后患者出现意识丧失，血压测不出，双眼凝视，双侧瞳孔等大等圆，对光反射存在。立即给予血管活性药物升压对症处理，持续胸外按压，床旁超声心动图提示 LVEF 23%（图 5-4B）。患儿病情进展迅速，出现心力衰竭、恶性心律失常、心源性休克，考虑为暴发性心肌炎，且药物治疗效果不理想。紧急行气管插管、呼吸机辅助通气，立即启动体外膜肺氧合（ECMO），并行房间隔造瘘减轻肺淤血（图 5-5）。

入院第 6 天：患者病情好转，可平卧，双肺啰音逐渐消失，血压波动在 100 ～ 110/60 ～ 70mmHg。复查 cTnI 0.037ng/ml。心电图：V1 ～ V3 呈 rS 型，r 波振幅递增不良，各导联 ST 段基本恢复至基线水平（图 5-6A）。入院第 7 天超声心动图提示各房室内径正常，LVEF 60%（图 5-6B），入院第 8 天撤除 ECMO，最终病情稳定出院。

【最终诊断】暴发性心肌炎，心源性休克，心室电风暴，Killip Ⅳ级。

【长期随访】门诊随访 3 年，无胸痛、胸闷、喘气症状，监测心电图正常范围，超声心动图复查：心脏形态、结构、功能未见异常。

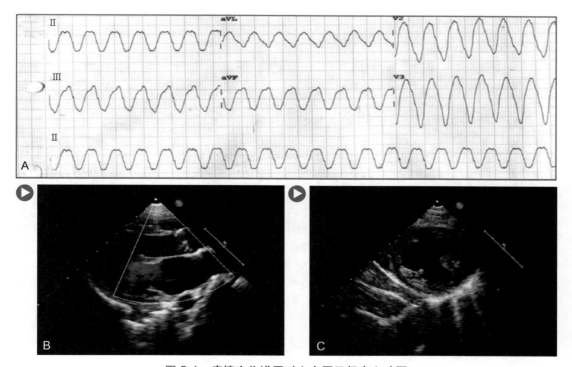

图 5-4　病情变化进展时心电图及超声心动图

A. 心电图：室性心动过速。 B、C 超声心动图：左心稍大，室间隔、左心室壁运动幅度普遍减低，左心室收缩功能明显减低，LVEDD 4.4cm，LVEF 23%

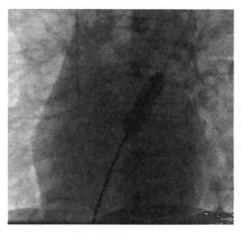

图 5-5　房间隔分流术

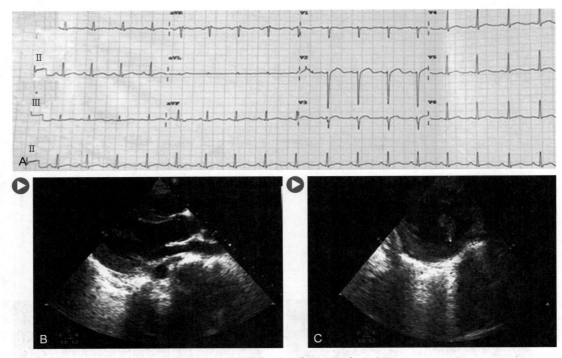

图 5-6　病情恢复后心电图及超声心动图

A. 心电图：窦性心律，105 次 / 分，V1 ～ V3 呈 rS 型，心前区 R 波递增不良，各导联 ST 段基本恢复至基线水平；B、C. 超声心动图：左心室间隔、左心室壁运动幅度可，左心室收缩功能恢复正常，LVEDD 4.7cm，LVEF 60%

学 习 讨 论

　　本例暴发性心肌炎患者有胸痛症状，心电图提示高侧壁 ST 段抬高，同时心肌酶明显升高，极易误诊为急性 ST 段抬高型高侧壁心肌梗死。临床上多数心肌炎患者 ST 段抬高范围较广泛，而该病例表现为局限性导联 ST 段抬高，临床易误诊。典型急性高侧壁心肌梗死表现为Ⅰ、aVL 导联"阳性"改变，Ⅱ、Ⅲ、aVF 导联"阴性"改变，V5、V6、V7 导联高 1 ～ 2 肋间处有"阳性"改变（"阳性"改变：表示典型 Q 波、ST 段抬高及 T 波倒置等变化；"阴性"改变：表示与上述相反的改变）。仔细分析该患儿心电图，可发现除Ⅰ、aVL 导联 ST 段抬高外，其余导联出现广泛导联 ST 段下移（Ⅱ、Ⅲ、aVF、V1 ～ V6），与典型高侧壁心肌梗死的心电图表现并不一致。心电图 ST 段抬高多见于透壁或心外膜心肌受损，本例患者心电图 ST 段抬高可能是由于局灶炎症侵袭局部的心外膜所致。

　　由于急性心肌梗死与心肌炎的治疗方法截然不同，及时识别、恰当的治疗是取得良好预后的关键，故早期明确诊断至关重要。结合本例患者特点及相关文献，可根据以下几点进行鉴别：心肌炎患者：①多较年轻，且无高血压、糖尿病、高脂血症、吸烟等冠心病危险因素；②起病前多有前驱感染症状，如发热、上呼吸道感染或消化道症状，但部分患者不典型，如本例患者；③无心肌梗死心电图动态变化；④心肌酶谱变化与急性心肌梗死不同，但其有一定的滞后性，可能延误治疗；⑤冠状动脉造影或 CTA 检查阴性，或虽有冠状动脉病变但不能解释该患者临床表现。首先应尽量从病史、临床表现、心电图、心肌酶学等判断，特别是心电图的正确解读和严密观察非常重要，若鉴别困难应立即行冠状动脉造影或冠状动脉 CT 血管成像（CCTA）检查，可快速准确进行鉴别，避免延误治疗时机。魏秀先等报道心肌炎患者急诊冠状动脉造影不增加病死率，不加重病情，早期识别、及时启动治疗可改善预后。

　　暴发性心肌炎的临床定义为急骤变化且伴有严重血流动力学障碍的心肌炎症性疾病，因此，它更多是一个临床诊断而非组织学或病理学诊断，当患者发病突然，有明显病毒感染的前驱症状，实验室检查提示心肌严重受损，影像学有弥漫性室壁运动减弱时，且迅速出现恶性心律失常或严重血流动力学障碍，即可临床诊断暴发性心肌炎。

　　恶性心律失常通常是暴发性心肌炎的主要死亡原因之一，本例患者反复出现室性心动过速、电风暴，电除颤及常规抗心律失常药物治疗无效。本病例的另一个特点是快速进行性心力衰竭、难治性心源性休克和药物抵抗。幸运的是，紧急启动 ECMO 进行呼吸、循环支持，有效地逆转了心力衰竭和休克。ECMO 对暴发性心肌炎的救治作用已得到大量临床数据支持，报道中位 ECMO 治疗时间为 5～9 天，治愈出院率为 55%～66%。本例患者ECMO 治疗 6 天后心功能逐渐恢复，出院前心脏结构与功能完全恢复正常。糖皮质激素及免疫球蛋白治疗暴发性心肌炎尚缺乏大样本的前瞻性随机对照研究，但一些小样本研究证实两者均可改善左心室功能，而静脉应用 IVIG 能降低死亡率。

经 验 总 结

　　此病例为一例心电图表现为 ST 段抬高的急性心肌炎。由于发病急，病情重且进展迅速，住院期间主要心脏不良事件发生率相对较高，应引起临床医师高度重视。对患儿病史、临床表现、心电图、心肌酶学等应仔细判断，特别是心电图的正确解读和严密观察非常重要。若鉴别困难应立即行冠状动脉造影或冠状动脉 CTA 检查，可快速准确地进行鉴别，避免延误治疗时机。暴发性心肌炎虽早期病死率高，但及时采取积极的干预措施，特别是生命支持治疗（如主动脉内球囊反搏、ECMO 或二者联合应用），度过心肌炎症水肿期后多可痊愈，可大大减少心源性休克或恶性心律失常导致的死亡。对于初诊疑似心肌炎患者，如病情允许，应立即转诊至具备 ECMO 的医疗机构，以免因病情突发恶化而延误救治时机。

（李　佳　刘成伟　鄢　华）

参考文献

[1] de Bliek EC. ST elevation: differential diagnosis and caveats. A comprehensive review to help distinguish ST elevation myocardial infarction from nonischemic etiologies of ST elevation[J]. Turk J Emerg Med, 2018, 18(1): 1-10

[2] Hundley WG, Bluemke DA, Finn JP, et al. ACCF/ACR/AHA/NASCI/SCMR 2010 expert consensus document on cardiovascular magnetic resonance: a report of the American College of Cardiology Foundation Task Force on Expert Consensus Documents[J]. Circulation, 2010, 121(22): 2462-2508

[3] 迟永辉，黄乐富，唐煜，等. ST段抬高重症心肌炎患者12例临床分析[J].国际心血管病杂志, 2015, 42(1): 63-64

[4] 魏秀先，汪道文，李晟.冠脉造影在成人暴发性心肌炎中的应用探讨[J].内科急危重症杂志, 2017, 23(6): 462-464

[5]　Klein RM, Vester EG, Brehm MU, et al. Inflammation of the myocardium as an arrhythmia trigger[J]. Z Kardiol, 2000, 89(Suppl 3): 24-35

[6]　Drucker NA, Colan SD, Lewis AB, et al. Gamma-globulin treatment of acute myocarditis in the pediatric population[J].Circulation, 1994, 89(1) : 252-257

[7]　Kishimoto C, Shioji K, Hashimoto T, et al.Therapy with immunoglobulin in patients with acute myocarditis and cardiomyopathy: analysis of leukocyte balance[J]. Heart Vessels, 2014, 29(3) : 336-342

病例 6 左心室血栓患者引起的抗栓思考

▶ 视频目录

图 6-3　冠状动脉造影
图 6-4　前降支药物涂层球囊 PTCA 后影像

> **导　读**
>
> 　　大面积心肌梗死后形成室壁瘤伴左心室血栓形成的患者在临床上并不少见。对于这类患者如何进行规范合理的抗栓治疗，现有的指南及共识均未做过多的讨论。新型口服抗凝药物在左心室血栓中应用缺乏大规模对照试验数据。本病例治疗过程中通过复习文献资料等，系统总结了心肌梗死后合并左心室血栓患者的抗栓治疗策略。

病 史 资 料

【基本信息】患者男，53 岁，身高 166cm，体重 59kg，离退人员，2021 年 5 月 22 日入院。

【主诉】间断心悸、乏力 1 个月。

【病史简介】患者 1 个月前开始上坡或负重时感心悸、乏力，自觉心跳快，每次持续 1 小时左右症状可逐渐缓解，非突发突止，不伴有晕厥、夜间阵发性呼吸困难及双下肢水肿。在当地医院就诊，行心电图提示前壁导联 R 波丢失，疑诊"心肌梗死"，建议上级医院进一步诊治。

【既往史】发现血压高 3 个月，最高血压 160/110mmHg，目前服用美托洛尔及络活喜，血压控制不详。3 年前因"胆囊结石"行"胆囊切除术"。

【个人史】无烟酒嗜好。

【婚育史】已婚。

【家族史】否认家族遗传性及传染性疾病。

【体格检查】体温 36.3℃，脉搏 88 次 / 分，呼吸频率 18 次 / 分，血压 123/86mmHg（1mmHg=0.133kPa）神志清楚，口唇无发绀，颈软，颈静脉无怒张；双肺呼吸音清，未闻及干、湿啰音。心界向左扩大，心率 88 次 / 分，律齐，心脏各瓣膜听诊区未闻及杂音。腹部可见手术瘢痕，腹软，无压痛及反跳痛，肝脾肋下未触及，双下肢无水肿，双侧足背动脉搏动对称。生理反射存在，病理反射未引出。

【院外辅助检查】2021 年 5 月 19 日外院心电图提示窦性心律，前壁导联 R 波丢失；

2021 年 5 月 17 日崇阳县某医院化验甲状腺功能正常范围；肌钙蛋白 I 阴性；2021 年 5 月
21 日心脏彩超提示：主动脉增宽，左心房、左心室扩大，左心室收缩、舒张功能减低，二、
三尖瓣反流，肺动脉高压。

　　【入院后辅助检查】实验室检查：尿液分析：葡萄糖（++）；凝血：APTT35.9s；NT-
proBNP 3749pg/ml；肾功能：血清肌酐 98μmol/L，尿素氮 8.66mmol/L，血清肌钙蛋白 I
0.035ng/ml（0 ~ 0.030ng/ml）；血脂：血清总胆固醇 4.08mmol/L，低密度脂蛋白胆固醇
2.82mmol/L；大便常规、隐血试验、血常规、糖化血红蛋白、肝功能、电解质、血糖、D-
二聚体、脂蛋白相关磷脂酶 A2 正常范围。

　　入院心电图（2021 年 5 月 22 日）：窦性心律，前壁心肌梗死，下壁等位性 Q 波，ST-T
改变（图 6-1）；入院超声心动图（2021 年 5 月 24 日）（图 6-2）：左心扩大（左心室舒张末
期内径 LVEDD 6.1cm），左心室节段性室壁运动异常，左心室心尖部室壁瘤并附壁血栓形
成，二、三尖瓣轻度反流，左心收缩功能减低（左心室射血分数 LVEF 30%）。头颅 + 胸部
CT：双侧基底节区腔隙性脑梗死，陈旧性病灶可能；肺气肿，右肺中叶、左肺上叶下舌段
节段性膨胀不全。纵隔淋巴结增大，升主动脉增宽，主动脉粥样硬化，肝内胆管扩张、积气；
动态心电图：①窦性心律；②偶发房性期前收缩并见连跳，短阵性房性心动过速；③室性
期前收缩并见连跳，短阵性室性心动过速；④前间壁心肌梗死；⑤ ST-T 改变；⑥心率变异
性分析结果正常。

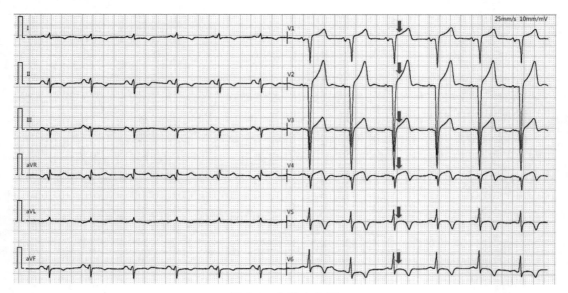

图 6-1　入院心电图

窦性心律，73 次 / 分，V1 ~ V4 导联呈 QS 型，Ⅱ、Ⅲ、aVF 导联 QRS 起始 40ms 内挫折，V1 ~ V4
导联 ST 段抬高 0.05 ~ 0.3mV，V5、V6 导联 ST 段呈弓背型改变，Ⅰ、Ⅱ、Ⅲ、aVL、aVF、
V4 ~ V6 导联 T 波倒置或双向

　　【初步诊断】①冠状动脉粥样硬化性心脏病，陈旧性心肌梗死，左心室心尖部室壁瘤并
附壁血栓形成，心脏扩大，心功能Ⅲ级（NYHA）；②高血压病 3 级，极高危组；③陈旧性
脑梗死；④高脂血症。

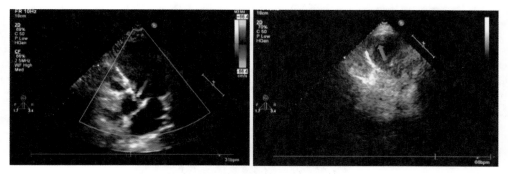

图 6-2　入院超声心动图

左心室舒张末期内径 6.1cm，左心室心尖部室壁瘤并附壁血栓形成

诊疗经过

【病史小结】①中年男性，劳力性心悸、乏力 1 个月；②既往有高血压病病史；③查体心界向左扩大；④心电图提示前壁异常 Q 波，下壁等位性 Q 波，ST-T 改变；超声心动图提示左心扩大，左心室节段性室壁运动异常，左心室心尖部室壁瘤并附壁血栓形成，二、三尖瓣轻度反流，左心收缩功能减低；NT-proBNP 3749pg/ml。

本患者目前主要问题为陈旧性心肌梗死引起心脏扩大，导致慢性心力衰竭，同时合并室壁瘤、心室血栓形成。下一步诊治包括明确冠状动脉血管病变情况，判断是否需要血运重建治疗及改善心功能、抗栓治疗等。

【诊疗经过】患者入院后给予改善心功能（琥珀酸美托洛尔缓释片 47.5mg 口服，每日1 次；沙库巴曲缬沙坦钠片 75mg 口服，每日 2 次；螺内酯片 20mg 口服，每日 1 次）及抗栓治疗（氯吡格雷片 75mg 口服，每日 1 次；阿司匹林片 100mg 口服，每日 1 次；低分子肝素钠 40mg 皮下注射每日 2 次）。

2021 年 5 月 22 日（入院当天）冠状动脉造影：三支病变（前降支近段完全闭塞，回旋支近段狭窄 70%，远段完全闭塞，后降支开口狭窄 50%）（图 6-3）。建议行血运重建治疗，CABG 或 PCI。患者及其家属无 CABG 手术意愿，要求行冠状动脉介入治疗，因此下一步拟行 PCI 术，尝试开通闭塞病变。并于 2021 年 5 月 24 日行 PCI 术，术中成功开通前降支后行药物涂层球囊 PTCA，回旋支尝试开通未成功（图 6-4）。

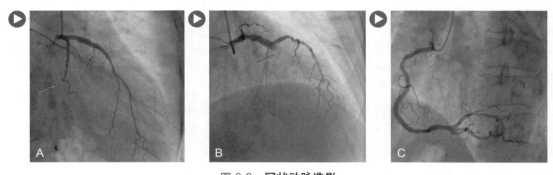

图 6-3　冠状动脉造影

A. 回旋支近段狭窄 70%，远段完全闭塞（红色箭头）；B. 前降支近段完全闭塞（红色箭头）；C. 后降支开口狭窄 50%

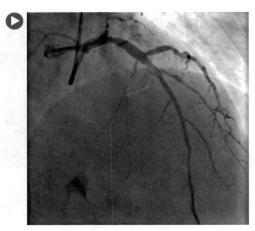

图 6-4　前降支药物涂层球囊 PTCA 图像
降支闭塞病变开通，充分预处理后应用药物涂层球囊对闭塞段行 PTCA（红色箭头）

学 习 讨 论

【左心室血栓研究现状】左心室血栓（left ventricular thrombus，LVT）多位于心尖部及邻近部位。一项自 2003 年 5 月至 2011 年 11 月的单中心回顾性研究显示左心室血栓（LVT）的人群发病率为 0.72%，其中 80.6% 为冠心病患者，其他导致 LVT 的原因包括扩张型心肌病约占 8.1%、肥厚型心肌病 3.2%、应激性心肌病 4.8%、主动脉瓣狭窄 1.6%、Brugada 综合征 1.6% 等。

LVT 形成具体机制尚不明确，目前认为可能与 Virchow 三联征相关。①血液淤滞：急性心肌梗死（AMI）后左心室收缩功能减退、室壁运动异常导致心室局部血流缓慢。②局部心肌细胞受损：合并 LVT 的 AMI 患者肌酸激酶和肌钙蛋白峰值高于未发生 LVT 的患者，延迟介入治疗也是 LVT 形成的独立危险因素之一。③炎症反应及高凝倾向：LVT 患者白细胞计数、C 反应蛋白（CRP）水平高于无 LVT 的患者。患者凝血酶原、纤维蛋白肽 A、血管性血友病因子等促凝物质生成增加，血管性血友病因子裂解蛋白下降。

Habash 等发现，经皮冠状动脉介入治疗（PCI）的广泛开展使前壁心肌梗死合并 LVT 的累积发病率由 33%（1981 ～ 1995 年）下降至 10%（1995 ～ 2017 年）。LVT 的转归有自溶、钙化、机化及脱落。其中血栓脱落后果最为严重，附壁血栓多黏附于梗死心肌的心内膜，其表层可脱落并造成体循环栓塞（systemic embolism，SE）。文献报道 LVT 体循环栓塞的发病率为 16.3%，而无 LVT 患者体循环栓塞发病率为 2.9%。LVT 导致的体循环栓塞部位多样，94% 为脑栓塞，其余还可发生冠状动脉栓塞（1.5%）、肠系膜上动脉栓塞（3.0%）和下肢动脉栓塞（1.5%）等部位。

【LVT 检查方法】①经胸超声心动图（TTE）：最为常用，特异性较高，敏感性较低，较难发现直径较小或局限于心尖部的 LVT，直径小的不带蒂的血栓不易与轻度增厚的左心室心肌相鉴别，容易漏诊。②经食管超声心动图（TEE）：特异性及敏感性与 TTE 相近。③心脏 CT：CT 检出心室血栓的敏感性和特异性均较二维心脏超声高。在心腔内造影剂的衬托对比下，左心室附壁血栓呈弧形或新月形无明显强化的低密度充盈缺损影；附壁血栓机化、钙化后则呈条形或斑片状高密度影依附于心肌内壁。④ MRI：使用钆剂的延迟增强心脏磁共振成像，特异性及敏感性均较高，是诊断 LVT 的金标准。⑤左心室造影虽然特异度高（85% ～ 90%），但其敏感度较低（30%）。为创伤性检查并有潜在血栓脱落风险，不作为常规筛查手段。

【LVT 的高危因素】广泛前壁心肌梗死，左心室射血分数（LVEF）≤ 40%，严重的节段性室壁运动异常，室壁瘤等。

【LVT 防治建议】存在上述高危因素但尚未出现 LVT 时是否需使用抗凝药物，近些年指南做出以下建议（表6-1）。指南对于预防性抗凝的推荐级别较低，推荐证据等级都是 C 级。三联抗栓不应该常规用于高危患者的 LVT 预防，不过对于高危患者可以定期复查经胸超声心动图、心脏 CT 或 MRI 以指导及时开始抗凝治疗。

表 6-1　近年国际指南对 LVT 防治的建议

指南	建议	目标 INR	治疗时间
2013 ACCF/ AHA STEMI 指南	STEMI 患者伴前壁心尖部无运动或运动障碍建议加用抗凝治疗	DAPT 联合 VKA 抗凝治疗时, INR 要求 2.0 ～ 2.5	3 个月
2014AHA/ASA 卒中预防指南	STEMI 患者伴前壁心尖部无运动或运动障碍，伴发缺血性卒中或者 TIA，推荐加用 VKA	目标 INR2.5, 范围为 2.0 ～ 3.0	3 个月
2017 ESC STEMI 指南	未提及	无	无
2018 CCS 抗血小板治疗指南	使用 DAPT 预防 LVT	—	1 年

【LVT 治疗】

（1）药物治疗：近些年指南关于药物治疗做出的建议见表6-2。

（2）手术治疗：针对带蒂的慢性已机化的 LVT，内科非手术治疗条件下仍反复出现栓塞事件的患者，可考虑经外科手术切除治疗。

表 6-2　近年国际指南对 LVT 药物治疗建议

指南	建议	目标 INR	治疗时间
2013 ACCF/AHA STEMI 指南	STEMI 患者合并 LVT 且无体循环栓塞者，建议口服 VKA 进行抗凝治疗	DAPT 联合 VKA 抗凝治疗时, INR 为 2.0 ～ 2.5	3 个月
2014AHA/ASA 卒中预防指南	AMI 合并 LVT 的患者伴发缺血性卒中或 TIA，建议使用 VKA	目标 INR 2.5，范围为 2.0 ～ 3.0	3 个月
2017 ESC STEMI 指南	STEMI 合并 LVT 患者在定期复查超声心动图并权衡出血风险的基础上，可考虑口服抗凝治疗	未提及	6 个月
2018 CCS 抗血小板治疗指南	对于已行 PCI 的 ACS 或非 ACS 且合并 LVT 患者，建议抗凝治疗	—	动态评估

续表

指南	建议	目标 INR	治疗时间
2020 JCS 冠心病抗栓指南	PCI 患者或 ACS 合并 LVT 者，建议华法林 + 抗血小板治疗	< 70 岁 INR2.0 ～ 2.5；≥ 70 岁 INR1.6 ～ 2.5	-

2018 CCS 的抗血小板治疗指南中建议：对于已行 PCI 的 ACS 或非 ACS 且合并 LVT 患者，推荐初始治疗使用阿司匹林、氯吡格雷联合口服 OAC 治疗（三联）；阿司匹林可在 PCI 后尽早停用，也可权衡利弊后用满 6 个月停用，之后继续氯吡格雷联合 OAC 治疗满 12 个月；若 PCI 后 3 个月 LVT 消失，建议停用 OAC，之后继续阿司匹林联合氯吡格雷治疗满 12 个月

注：ACCF：美国心脏病学基金会；AHA：美国心脏协会；ASA：美国卒中协会；ESC：欧洲心脏病学会；CCS：加拿大心血管学会；JCS：日本循环学会；STEMI：ST 段抬高型心肌梗死；TIA：短暂性脑缺血发作；DAPT：双联抗血小板治疗；VKA：维生素 K 拮抗剂；INR：国际标准化比值；PCI：经皮冠状动脉介入治疗；ACS：急性冠脉综合征；LVT：左心室血栓。

【新型口服抗凝药是否适用于 LVT】从以下两个角度分析新型口服抗凝药物（NOACs）使用可行性。

（1）安全性分析：ACS 患者指南推荐的 DAPT 治疗至少 12 个月，对于 AMI 合并 LVT 的最佳三联抗栓时间尚不明确，但三联抗栓治疗的出血风险值得关注。近期 AF 患者合并 PCI 治疗抗栓方案探讨的大型随机对照研究结果对于 AMI 合并 LVT 的治疗提供一些参考。PIONEER AF-PCI 研究中心房颤动（AF）患者 PCI 后采用的利伐沙班（15 mg，每日 1 次）+ 一种 P2Y12 受体抑制剂与 VKA+DAPT 组相比，心血管事件、心肌梗死及卒中所致的死亡率无明显差异，但双联用药组的主要安全性终点（TIMI 大出血或 TIMI 小出血）事件发生率较低。REDUAL 研究中心房颤动（AF）患者 PCI 后服用达比加群 + 一种 P2Y12 受体抑制剂预防血栓栓塞事件效果不劣于华法林 +DAPT 组，而主要出血事件和有意义的非主要出血事件发生率无明显差异。从心房颤动患者抗凝角度看，多项研究显示，AF 患者 PCI 术后使用一种抗血小板药物联合非维生素 K 拮抗剂口服抗凝药（NOACs）的双联抗栓方案效果不劣于三联治疗（华法林 +DAPT），并且出血风险更低（15.4% ～ 20.2% vs 25.7% ～ 44.4%）。这些研究虽然针对的是 AF 患者，从这些研究可以看出服用 NOACs+ 一种抗血小板药物较三联治疗（华法林 +DAPT）的出血风险更低。

（2）效果分析：目前国内外有一些采用 NOACs 治疗 LVT 的探索性研究，已发表一些病例报道、小样本的观察性研究、回顾性研究及荟萃分析。部分结果显示使用 NOACs 效果不劣于华法林。因而 NOACs 有望成为 LVT 抗栓治疗的一种选择。

【总结】

（1）对于急性心肌梗死合并 LVT 的患者，华法林是用于治疗 LVT 的经典抗凝药物，华法林可依据 INR 值来调整用量，目前美国各指南推荐的时长多是使用 3 个月，大多数患者通过适当的抗凝治疗血栓可完全溶解，但仍有相当部分患者存在血栓持续存在或复发的可能，超过 3 个月的抗凝治疗可能临床获益更多。此时应权衡出血风险与同时行抗血小板治疗的必要性，在多次超声心动图指导下口服抗凝治疗延长至 6 个月。

（2）若患者为高出血风险患者，临床上部分病例采取双联抗栓方案治疗 LVT，可考虑使用一种 P2Y12 受体抑制剂 + 华法林；若华法林在临床使用时不能耐受，或者基因检测不适合应用，其抗栓方案可考虑使用 DAPT/ 一种 P2Y12 受体抑制剂 +NOACs 行三联或双联

抗栓治疗。NOACs 建议足量剂量，疗程至少 3 ～ 6 个月，3 个月后当复查 LVT 消失后则停用 NOACs，之后继续 DAPT 治疗满 12 个月。但 NOACs 目前循证证据不足。

（3）三联抗栓治疗时 P2Y12 受体抑制剂建议选用氯吡格雷，如为双联抗栓方案时 P2Y12 受体抑制剂选用氯吡格雷，建议评估氯吡格雷的反应性。

（4）目前关于 NOACs 治疗 LVT 的药物种类、剂量、持续时间、具体抗凝抗栓方案（双联或三联）、疗效分析仍存在争议，有待进一步的随机对照研究。

本患者抗栓方案选择

综合文献资料，本患者陈旧性心肌梗死后形成室壁瘤，伴有左心室血栓形成，存在血栓脱落引起脑栓塞或外周动脉栓塞的风险，需要抗栓治疗。建议患者术后三联抗栓 [华法林 4.5mg 口服，每日 1 次（INR 未达到 2.0 之前一直联用低分子肝素抗凝）+ 氯吡格雷 75mg 口服，每日 1 次 + 阿司匹林 100mg 口服，每日 1 次]，氯吡格雷基因为中代谢型，出院前监测 INR 2.42。出院时改为双联（华法林 3mg 口服，每日 1 次 + 氯吡格雷 75mg 口服，每日 1 次）。建议 3 个月后复查心脏超声再调整抗凝、抗栓方案。同时评估心脏再同步治疗除颤器 / 心律转复除颤器（CRT-D/ICD）置入术手术指征。

术 后 随 访

2021 年 6 月 26 日术后 1 个月复查心脏超声（图 6-5），监测 INR 2.38。建议继续华法林抗凝治疗 2 个月后再评估是否继续抗凝治疗。服药情况：华法林 3mg 口服，每日 1 次；氯吡格雷 75mg 口服，每日 1 次；美托洛尔缓释片 47.5mg 口服，每日 1 次；沙库巴曲缬沙坦钠片 100mg 口服，每日 2 次；螺内酯片 20mg 口服，每日 1 次；阿托伐他汀钙片 20mg 口服，每晚 1 次；泮托拉唑钠肠溶片 40mg 口服，每日 1 次。

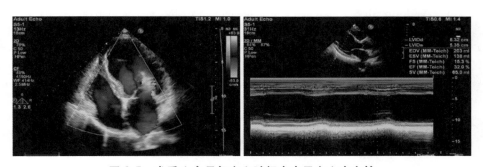

图 6-5　术后 1 个月复查心脏超声未见左心室血栓

病 例 点 评

缺血性心肌病患者由于心腔扩大、室壁瘤形成、弥漫或节段室壁运动异常及心肌收缩力下降等出现血流动力学改变，致左心室血栓形成。左心室血栓脱落会引起全身动脉系统栓塞并发症，导致相应组织器官缺血坏死，甚至危及生命。对缺血性心肌病伴左心室附壁血栓形成的患者，目前的指南及共识均认为需要接受抗栓治疗。但对于缺血性心肌病，存在左心室血栓形成高危因素，尚没有形成左心室血栓者，是否需要常规抗凝治疗尚无定论。新型口服抗凝血药物当前开展的与华法林对照研究均没有纳入左心室血栓患者，因此缺乏大规模临床研究，目前尚无指南推荐的采用 NOACs 抗栓治疗方案。

当前左心室血栓的相关研究，主要聚焦于急性 ST 段抬高型心肌梗死伴左心室附壁血栓形成患者。这类患者因为急性心肌梗死或近期 PCI，冠状动脉事件风险较高，需同时接受抗凝和抗血小板治疗。而对于需要联合抗血小板和抗凝治疗的左心室血栓患者，华法林是用于治疗 LVT 的经典抗凝血药物，华法林剂量可依据 INR 值来调整用量。也有参照目前心房颤动行 PCI 的抗栓治疗方案，采用一种 P2Y12 受体抑制剂 + 华法林 /NOACs 的治疗方案，但循证证据不足。有关 NOACs 在左心室血栓中的疗效和安全性，需要大规模对照试验等提供更多临床证据。

（李 方 刘华云 鄢 华）

参考文献

[1] Lee JM, Park JJ, Jung HW, et al. Left ventricular thrombus and subsequent thromboembolism, comparison of anticoagulation, surgical removal, and antiplatelet agents[J]. J Atheroscler Thromb, 2013, 20(1): 73-93

[2] Maniwa N, Fujino M, Nakai M, et al. Anticoagulation combined with antiplatelet therapy in patients with left ventricular thrombus after first acute myocardial infarction[J]. Eur Heart J, 2018, 39(3): 201-208

[3] Leow AS, Sia CH, Tan BY, et al. A meta-summary of case reports of non-vitamin K antagonist oral anticoagulant use in patients with left ventricular thrombus[J]. J Thromb Thrombolysis, 2018, 46(1): 68-73

[4] McCarthy CP, Vaduganathan M, McCarthy KJ, et al. Left ventricular thrombus after acute myocardial infarction: screening, prevention, and treatment[J]. JAMA Cardiol, 2018, 3(7): 642-649

[5] Tóth C, Ujhelyi E, Fülöp T, et al. Clinical predictors of early left ventricular thrombus formation in acute myocardial infarction[J]. Acta Cardiol, 2002 Jun, 57(3): 205-211

[6] Habash F, Vallurupalli S. Challenges in management of left ventricular thrombus[J]. Ther Adv Cardiovasc Dis, 2017 Aug, 11(8): 203-213

[7] O'Gara PT, Kushner FG, Ascheim DD, et al. American College of Cardiology Foundation/American Heart Association Task Force on Practice Guidelines. 2013 ACCF/AHA guideline for the management of ST-elevation myocardial infarction: a report of the American College of Cardiology Foundation/American Heart Association Task Force on Practice Guidelines[J]. Circulation, 2013, 127(4): e362-e425

[8] Kernan WN, Ovbiagele B, Black HR, et al. American Heart Association Stroke Council, Council on Cardiovascular and Stroke Nursing, Council on Clinical Cardiology, and Council on Peripheral Vascular Disease. Guidelines for the prevention of stroke in patients with stroke and transient ischemic attack: a guideline for healthcare professionals from the American Heart Association/American Stroke Association[J]. Stroke, 2014, 45(7): 2160-2236

[9] Ibanez B, James S, Agewall S, et al. ESC Scientific Document Group. 2017 ESC Guidelines for the management of acute myocardial infarction in patients presenting with ST-segment elevation: The Task Force for the management of acute myocardial infarction in patients presenting with ST-segment elevation of the European Society of Cardiology (ESC)[J]. Eur Heart J, 2018, 39(2): 119-177

[10] Shavadia JS, Youngson E, Bainey KR, et al. Outcomes and Prognostic Impact of Prophylactic Oral Anticoagulation in Anterior ST-Segment Elevation Myocardial Infarction Patients With Left Ventricular

Dysfunction[J]. J Am Heart Assoc, 2017, 6(7): e006054

[11] Mehta SR, Bainey KR, Cantor WJ, et al. 2018 Canadian Cardiovascular Society/Canadian Association of Interventional Cardiology Focused Update of the Guidelines for the Use of Antiplatelet Therapy[J]. Can J Cardiol, 2018, 34(3): 214-233

[12] 闫杰, 周晓阳, 卞洲艳, 等.缺血性心肌病伴左心室附壁血栓患者的抗栓治疗和转归[J].中华心力衰竭和心肌病杂志(中英文), 2019, 3(2): 69-73

[13] 郭影影, 赵胖, 王璐, 等. 急性STEMI患者早期左心室室壁瘤合并左心室血栓的相关因素分析[J].中华心血管病杂志, 2021, 49(4): 360-367

[14] Lip GYH, Banerjee A, Boriani G, et al. Antithrombotic therapy for atrial fibrillation: CHEST Guideline and Expert Panel Report[J]. Chest, 2018, 154(5): 1121-1201

[15] Delewi R, Zijlstra F, Piek JJ. Left ventricular thrombus formation after acute myocardial infarction[J]. Heart, 2012, 98(23): 1743-1749

病例 7　房颤导管消融术后呼吸困难

▶ 视频目录

　　图 7-6　X 线透视检查

导　读

　　房颤导管消融治疗是目前治疗心房颤动、恢复窦性心律的重要策略之一。随着房颤导管消融术在各心脏中心的广泛开展，术后并发症也越来越引起关注。对于房颤导管消融术后出现喘气，除考虑心力衰竭、肺部感染、血气胸、肺静脉狭窄等常见原因外，还要怀疑膈神经损伤的可能。本文报道房颤导管消融治疗致膈神经损伤引起呼吸困难 1 例。

病 史 资 料

　　【基本信息】患者女，60 岁，身高 152cm，体重 53kg，农民，2021 年 6 月 15 日入院。

　　【主诉】喘气 6 年，心悸 1 年。

　　【现病史】2015 年开始患者出现劳力性喘气，我院诊断为"风湿性心脏病，二尖瓣关闭不全，心房颤动"，行二尖瓣机械瓣置换（MVR）＋三尖瓣成形（TVP）+MAZE 术，术后坚持服用"华法林"。2020 年开始出现心悸，自觉心跳快且乱，无头晕、黑矇、晕厥等症状，多次外院行心电图提示"心房颤动"，发作频次逐渐增多。

　　【既往史】1986 年曾行输卵管结扎手术。

　　【个人史】否认烟酒嗜好，无特殊药物应用史。

　　【婚育史】已婚已育，顺产 2 次。

　　【家族史】否认家族遗传性及传染性疾病。

　　【体格检查】体温 36.3℃，脉搏 93 次 / 分，呼吸 19 次 / 分，血压 97/60mmHg。神志清楚。颈软，颈静脉无怒张，甲状腺未触及肿大。双肺听诊呼吸音清晰，未闻及干、湿啰音。心界无扩大，心率 112 次 / 分，律绝对不齐，各瓣膜听诊区未闻及杂音。腹平软，无压痛及反跳痛，肝脾肋缘下未触及，肠鸣音正常。双下肢无水肿。生理反射存在，病理反射未引出。

　　【入院初步检查】N 末端 B 型利钠肽（NT-proBNP）77pg/ml；国际标准化比值（INR）2.39。血常规、电解质、肝肾功能、甲状腺功能正常范围；D- 二聚体、肌钙蛋白 I 在正常范围。

　　心电图示心房颤动伴快速心室反应，ST-T 改变（图 7-1）。X 线胸片示双肺未见实变，双膈光整，心影正常。

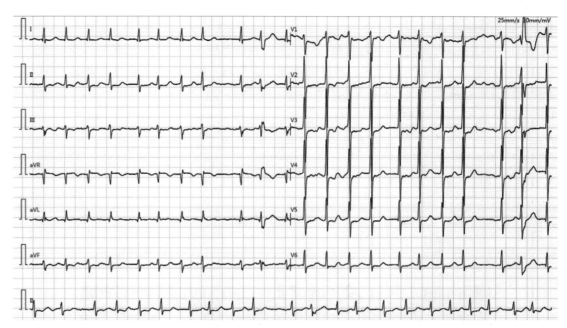

图 7-1　患者心悸时心电图

心房颤动：不规则 F 波快速发生，频率＞ 350 次 / 分，RR 间期不匀齐，心室率 133 次 / 分，个别 QRS 呈类右束支阻滞波形，考虑阿斯曼现象，ST：Ⅱ、Ⅲ、aVF、V2 ～ V6 导联水平型压低约 0.05mV，T：Ⅱ、Ⅲ、aVF、V2 ～ V6 导联双向

【入院超声心动图】二尖瓣置换＋三尖瓣成形术后：人工瓣功能未见明显异常（图 7-2）。

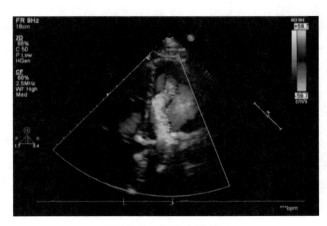

图 7-2　超声心动图

二尖瓣为人工瓣，瓣体呈金属强回声，未见明显瓣周漏。三尖瓣轻度反流。左心室舒张末内径（LVEDD）4.7cm，左心室射血分数（LVEF）56%

【头部 CT】　双侧基底节区多发腔隙性脑梗死。

【冠状动脉 CTA】　冠状动脉未见斑块及狭窄，左前降支中段心肌桥。

【初步诊断】①心律失常，心房颤动；②风湿性心脏病，二尖瓣机械瓣置换状态，三尖

瓣成形术后，房颤外科消融术后。

【病情变化】入院后予以华法林抗凝、埃索美拉唑肠溶片抑酸、美托洛尔控制心室率，考虑患者心房颤动发作频繁，与患者及其家属沟通后在全身麻醉下行房颤射频消融术（CARTO）（图7-3）。术前穿刺右侧颈内静脉及右侧桡动脉置管，术中穿刺左锁骨下静脉及右股静脉置管，行Marshall静脉酒精消融阻断二尖瓣环峡部线，左、右上肺静脉及左、右下肺静脉隔离，后壁box消融、二尖瓣峡部、上腔静脉电位隔离。术后送入CCU，全身麻醉醒后常规拔除气管插管并转回病房。

术后第1天开始感胸闷、喘气不适，伴呼吸困难，平卧位时明显，站立或步行时好转，无咳嗽、咳痰、发热等症状，且胸闷、喘气症状逐渐加重。查体：体温36.4℃，脉搏65次/分，呼吸18次/分，血压110/70mmHg，血氧饱和度99%，肺部叩诊浊音，左侧呼吸音正常，右下肺呼吸音低，双肺未闻及干、湿啰音。心界无扩大，心率65次/分，律齐，各瓣膜听诊区未闻及杂音。腹部平软，无压痛及反跳痛，肝脾肋缘下未触及，肠鸣音正常。双下肢无水肿。复查NT-proBNP 336.40pg/ml；血常规：白细胞计数10×10⁹/L，中性粒细胞计数8.8×10⁹/L，血红蛋白110g/L。复查心电图：窦性心律，前壁导联T波低平。

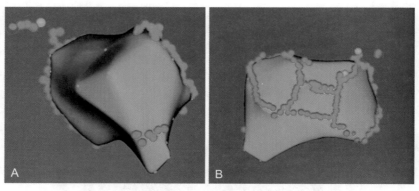

图7-3　房颤消融（CARTO）的三维解剖模型
A. 左前斜45°；B. 后前位

诊 断 思 路

【病史小结】①老年女性，慢性病程。②既往有二尖瓣置换+三尖瓣成形+MAZE手术史。③因心房颤动行全身麻醉下导管射频消融术。④术后出现胸闷、喘气症状，与体位相关。⑤体格检查肺部叩诊浊音，左侧呼吸音正常，右下肺呼吸音低，双肺未闻及干、湿啰音；血常规可见白细胞计数及中性粒细胞百分比稍高，血红蛋白无明显改变。患者胸闷、喘气原因需进一步鉴别。

【鉴别诊断】

1. 肺部感染　患者手术在全身麻醉下进行，术中行气管插管及呼吸机辅助，血常规提示白细胞及中性粒细胞升高。但是患者呼吸机辅助时间短，且无发热、咳嗽咳痰等症状，心率不快，肺部未闻及啰音，考虑肺部感染可能性不大。可进一步查肺部CT、降钙素原等予以排除。

2. **心力衰竭** 患者有心脏瓣膜病基础，喘气平卧位时加重，同时围手术期存在大量补液情况，需考虑。但患者的体力活动无明显限制，步行并不诱发喘气，且单侧呼吸音减低，无明显湿啰音，NT-proBNP 正常，可能性较小。

3. **血气胸** 患者围手术期进行多个部位的穿刺操作，且术中及术后肝素、口服抗凝药物的使用，右侧呼吸音减低，需考虑血气胸的可能。但患者血红蛋白未见明显下降，氧饱和度正常，可能性不大，可行 X 线胸片或胸部 CT 进一步明确。

4. **心脏压塞** 房颤消融术中需穿刺房间隔，同时在左心房内大范围消融处理，心脏压塞为其重要并发症。该患者心率、血压正常范围，无典型 Beck 三联征的表现，暂不支持，可行心包彩超进一步明确。行心包彩超结果：心包腔未见积液，患者呼吸困难不考虑心脏压塞。

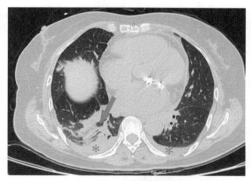

图 7-4 胸部 CT 平扫
右肺下叶节段性膨胀不全（箭头），双侧胸腔少量积液（星号）

患者行胸部 CT（图 7-4）显示右肺下叶节段性膨胀不全，未见气胸表现，同时可见双侧胸腔少量积液，心影增大不明显，暂排除肺部感染、气胸、心力衰竭疾病，X 线胸片（图 7-5）提示右侧膈肌上抬，透视检查可见右侧膈肌抬高，运动幅度明显减弱（图 7-6）。常见引起膈肌抬高的常见原因有：①肝脏占位、脓肿；②肺不张引起肺容积缩小；③膈肌麻痹。结合此患者房颤消融史，考虑可能为房颤射频消融术引起了膈神经损伤，然后出现了膈肌麻痹。

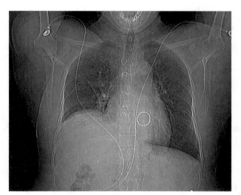

图 7-5 仰卧位 X 线胸片
右侧膈肌显著抬高（星号）

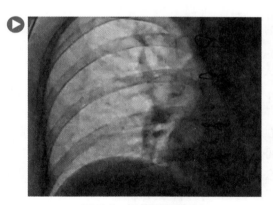

图 7-6 X 线透视检查
右侧膈肌抬高，运动幅度明显减弱

【**最终诊断**】①心律失常，心房颤动，膈神经损伤，心脏消融术后；②风湿性心脏病，二尖瓣机械瓣置换状态，三尖瓣成形术后。

学 习 讨 论

膈神经损伤是房颤导管消融术后一种少见并发症，主要见于冷冻消融右上肺静脉（文献报道发生率为 3% ～ 5%）。与冷冻球囊消融相反，房颤导管射频消融术尤其采用环肺静脉线性消融（wide area circular ablation，WACA），很少引起膈神经损伤。膈神经损伤通常与上腔静脉消融或右侧肺静脉内的节段性消融隔离相关。

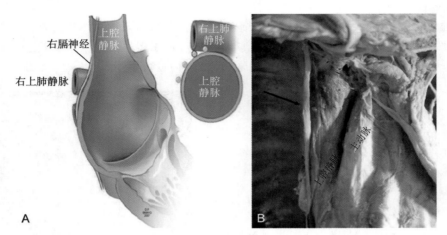

图 7-7   **右侧膈神经的走行，从颈丛神经发出后与上腔静脉伴行**

图 7-7A 引自 Thomas J. M. Verlinden，Sci Rep，2018；图 7-7B 引用 Bruce CJ，J Interv Card Electrophysiol，2008

　　正常生理解剖下，右侧膈神经从颈丛发出之后，沿着上腔静脉、右心房走行，最后分布于右侧膈肌，其与上腔静脉和右上肺静脉毗邻（图 7-7）。有研究表明不同的解剖结构是引起术后膈神经损伤的主要原因，而不是由于过度消融引起。

　　房颤消融术中若在上腔静脉处消融，可能引起膈神经损伤。膈神经损伤后可导致膈肌的反常运动，即吸气时健侧膈肌下降，导致腹压增高压迫患侧膈肌，同时吸气时胸内负压，二者均可使吸气时患侧膈肌抬高，使得肺张力受限，严重时甚至患侧肺内的气体窜向健侧，从而出现喘气等症状。

　　我院房颤导管消融术在全身麻醉下进行，在消融上腔静脉时会提前进行膈神经起搏，寻找膈神经的位置并在三位解剖图上做好标记，但由于射频消融能量存在延迟损伤的效果，在术后仍有可能出现迟发的膈神经损伤。此患者术后出现喘气的症状，术后复查 X 线胸片可见右侧膈肌明显抬高，考虑为膈神经损伤引起的膈肌麻痹，患者平卧位时膈肌抬高更明显，会加重喘气的症状，站立位时膈肌下移，喘气症状可有缓解。

　　因此，我们在房颤导管消融术中应采取诸如消融时避开膈神经走行，减少消融的能量输出等来降低膈神经损伤的发生率。术后一旦出现呼吸困难，单侧呼吸音减弱（最常见是右侧）应高度疑似膈神经损伤，需要早期通过 X 线胸片或透视来确诊。膈神经损伤目前没有循证医学证据充分的治疗方法，部分文献报道可以使用皮质激素降低炎症反应，大部分膈神经的功能在随访期间能够自行恢复，若膈神经功能持续不恢复，且伴有严重的呼吸困难，有报道通过刺激膈神经或膈肌成形的方式改善患者的通气功能。

经 验 总 结

　　膈神经损伤是房颤消融术后一个少见的并发症，多表现为喘气，无发热、咳嗽等症状。

对于房颤消融术后出现喘气，合并右侧呼吸音减低的患者，除考虑心力衰竭、肺部感染、血气胸、肺静脉狭窄等常见原因，要高度怀疑右侧膈神经损伤的可能。应及时行 X 线胸片或胸部透视检查大多可以明确诊断。

（韩　君　简　讯　刘　志）

参考文献

[1] Yong Ji S, Dewire J, Barcelon B, et al. Phrenic nerve injury: An underrecognized and potentially preventable complication of pulmonary vein isolation using a wide-area circumferential ablation approach[J]. J Cardiovasc Electrophysiol, 2013, 24(10): 1086-1091

[2] Mears JA, Lachman N, Christensen K, et al.The Phrenic Nerve And Atrial Fibrillation Ablation Procedures[J]. J Atr Fibrillation, 2009, 2(1): 176

[3] Sacher F, Jais P, Stephenson K, et al. Phrenic nerve injury after catheter ablation of atrial fibrillation[J]. Indian Pacing Electrophysiol J, 2007, 7(1): 1-6

[4] Kowalski M, Ellenbogen KA, Koneru JN. Prevention of phrenic nerve injury during interventional electrophysiologic procedures[J]. Heart Rhythm, 2014, 11(10): 1839-1844

病例 8　年轻女性早发冠心病和降主动脉狭窄

▶ **视频目录**

图 8-8　冠状动脉造影
图 8-9　血管内超声（IVUS）图像

> **导　读**
>
> 　　家族性高胆固醇血症是引起早发冠心病的常见病因，它是一种常见导致早发冠心病的基因性疾病。其中纯合子型的家族性高胆固醇血症病例罕见。由于编码低密度脂蛋白胆固醇受体（LDLR）、载脂蛋白 B（APOB）、前蛋白转化酶枯草杆菌蛋白酶/kexin9（PCSK9）的基因异常，患者脂质代谢出现严重紊乱，在青少年时期就可能发生全身性动脉粥样硬化性心血管疾病。本病例探讨了一例 LDLR 基因突变的复合杂合子型家族性高胆固醇血症患者的临床特征，以提高对该病的认识。

病 史 资 料

　　【基本信息】患者女，30 岁，身高 162cm，体重 55kg，体重指数（BMI）21.5kg/m²，2017 年 4 月 6 日入院。

　　【主诉】喘气伴咽喉部紧缩感 2 年。

　　【病史简介】患者自 2015 年开始间断于饱餐后、快步行走时感喘气不适，伴咽喉部紧缩感、心悸，休息数分钟可好转，无胸痛、胸闷、夜间阵发性呼吸困难、晕厥、水肿、关节痛，无咳嗽、咳痰、咯血、发绀，无头痛、恶心、呕吐、反酸。为进一步诊治来我院，门诊以"冠心病、心绞痛"收入院。起病以来，患者精神、睡眠、饮食尚可，大小正常，体力较前下降，体重无明显改变。

　　【既往史】无高血压、糖尿病、高脂血症、风湿性疾病病史，10 岁左右出现黄色瘤，未引起重视。姐姐有黄色瘤，于 2017 年 1 月因突发心肌梗死去世（33 岁）。哥哥有黄色瘤，未诊治。父母、一个女儿、一个儿子身体健康，无黄色瘤。

　　【个人史】否认烟酒嗜好；否认疫区驻留史；否认药物、毒物及放射接触史。

　　【婚育史】已婚，育有 1 儿 1 女，子女体健。

　　【家族史】哥哥、姐姐均有高胆固醇血症、黄色瘤。

　　【体格检查】体温 36.3℃，脉搏 90 次/分，呼吸 14 次/分，血压 170/74mmHg（1mmHg=0.133kPa），神志清楚，皮肤、巩膜无黄染，浅表淋巴结未触及肿大，口唇无发绀，颈软，颈静脉未见充盈，气管居中，甲状腺未触及肿大。双手，膝、肘关节及臀部皮肤可见大小不一黄色瘤（图 8-1）。双肺呼吸音清晰，无干、湿啰音，心界正常，心率 90 次 / 分，律齐，主动脉瓣第一听诊区可闻及 3/6 级收缩期杂音。腹平软，无压痛，肝脾无肿大。肠鸣音正常。双下肢无水肿。双侧颈部、左肩胛间区、腹部正中及双侧股动脉处可闻及血管杂音。

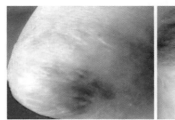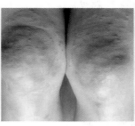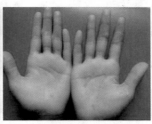

图 8-1　双手、膝、肘关节皮肤可见多发大小不一黄色瘤

【实验室检查】血脂：总胆固醇（TC）18.34mmol/L，低密度脂蛋白胆固醇（LDL-C）13.82mmol/L，高密度脂蛋白胆固醇（HDL-C）1.47mmol/L，甘油三酯（TG）0.67mmol/L；血常规：红细胞计数 4.38×10^{12}/L，白细胞计数 7.87×10^9/L，血小板 155.8×10^9/L，血红蛋白 119.4g/L、淋巴细胞百分率 22.51%；肝功能：γ - 氨基转移酶 17U/L，碱性磷酸酶 63U/L，丙氨酸转氨酶 9.9U/L，总胆红素 14.7μmol/L，直接胆红素 1.3μmol/L，总蛋白 84.3g/L，白蛋白 48.1g/L；肾功能：血清肌酐 51μmol/L，肾小球滤过率 124ml/min；血糖 5.57mmol/L；凝血功能：凝血酶原时间 13.2s，国际标准化比值 1.21。肌钙蛋白（cTnI）、N 末端 B 型利钠肽原（NT-proBNP）、D- 二聚体、超敏 C 反应蛋白（hsCRP）、红细胞沉降率、免疫检测（C3+C4+IgA+IgG+IgM）正常；风湿系列：抗 Sm 抗体阳性，余阴性。

【心电图】2017 年 4 月 6 日心电图提示窦性心动过速，ST-T 改变（图 8-2）。

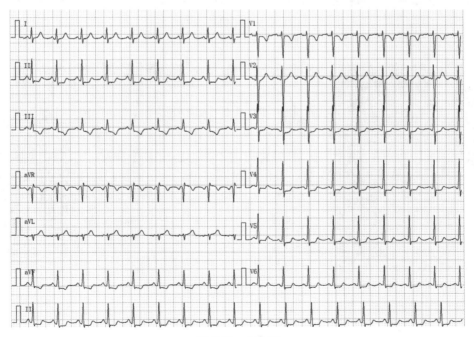

图 8-2　心电图

窦性心动过速，101 次 / 分，Ⅱ、Ⅲ、aVF、V3 ～ V6 导联 ST 段压低 0.05 ～ 0.1mV；Ⅱ、Ⅲ、aVF、V3 ～ V6 导联 T 波双向

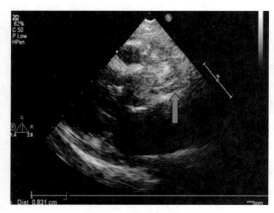

图 8-3　超声心动图
升主动脉后壁明显增厚 0.8cm（箭头）

【超声心动图】2017 年 4 月 6 日超声心动图示：各房、室腔大小正常，二尖瓣瓣尖和主动脉根部可见钙化性强回声，主动脉内径：窦部 1.9cm、窦管交界处 1.4cm、升主动脉 1.7cm，弓部内径 1.6cm，降主动脉 1.5 cm，腹主动脉 1.3cm，降主动脉腔内血流速度增快 2.7m/s，估测压差 29mmHg；升主动脉后壁明显增厚（0.8cm）（图 8-3）。

【颈动脉超声】双侧颈总动脉内膜明显增厚、弥漫性斑块并狭窄 60%（图 8-4）。

【主动脉 CTA】主动脉壁多发钙化斑，主动脉根部轻度狭窄，胸降主动脉中度狭窄（图 8-5）。

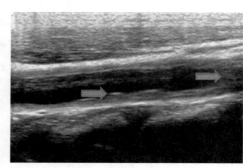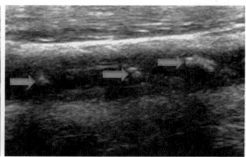

图 8-4　颈动脉超声
双侧颈总动脉内膜明显增厚、弥漫性斑块并狭窄（箭头）

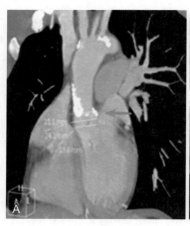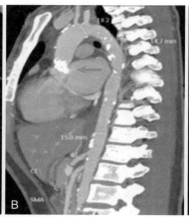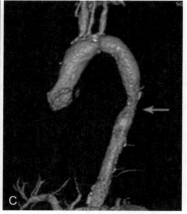

图 8-5　大血管 CTA
A. 斜冠状面，主动脉窦管交界、升主动脉管壁钙化（箭头）；B. 斜矢状面，主动脉窦管交界（箭头）、升主动脉、主动脉弓部、降主动脉管壁钙化（箭头）；胸降主动脉管腔局限性缩窄；C. 主动脉三维图，胸降主动脉管腔局限性缩窄（箭头）

【冠状动脉 CTA】冠状动脉 CTA 示左主干 + 三支病变（图 8-6）。

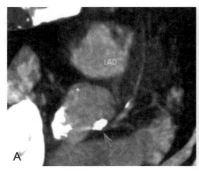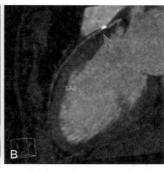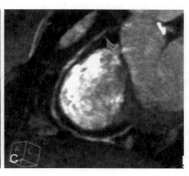

图 8-6　冠状动脉 CTA

A. 显示冠状动脉左主干开口重度钙化、管腔狭窄（箭头）；B. 显示左前降支近中段钙化、管腔狭窄；
C. 显示右冠状动脉起始段管腔重度狭窄（箭头）

诊 断 思 路

【病例小结】

①青年女性，慢性病程，临床上主要表现为典型劳力性胸部不适、喘气伴咽喉部紧缩感；②查体全身多发黄色瘤；主动脉瓣区可闻及杂音及全身多处血管杂音；③实验室检查示血脂明显升高；④心电图提示缺血性 ST-T 改变；颈动脉超声、主动脉 CTA、冠状动脉 CTA 示多发血管狭窄。

本病例最突出的特点为年轻女性，全身多发黄色瘤，合并冠状动脉、周围动脉及主动脉瓣多发钙化及狭窄病变，其病因需考虑以下疾病。

1. 血管炎　指因血管壁炎症和坏死而导致多系统损害的一组自身免疫病，血管病变呈多发性，累及多个器官，故又称系统性血管炎。大动脉炎是指主动脉及其主要分支的慢性进行性非特异性炎症引起的动脉狭窄或闭塞，少数也可引起动脉扩张或动脉瘤。本病好发于年轻女性，30 岁以前发病约占 90%，40 岁以后较少发病。大动脉炎可分为 4 型：Ⅰ 型，累及主动脉弓及头臂动脉；Ⅱ 型，累及胸腹主动脉；Ⅲ 型，包含 Ⅰ 型和 Ⅱ 型；Ⅳ 型，累及肺动脉。大动脉炎累及冠状动脉时多见左主干，或冠状动脉开口、近端狭窄，常为节段性病变。冠状动脉中远端病变也不少见，但多合并开口及近端病变。美国风湿病学会（ACR）1990 年诊断标准为——符合以下 6 条中 3 条者即可诊断本病：①发病年龄 ≤ 40 岁；②间歇性跛行；③一侧或双侧肱动脉搏动减弱；④双上肢收缩压差 > 10mmHg；⑤一侧或双侧锁骨下动脉或腹主动脉闻及血管杂音；⑥动脉造影异常。同时，需排除先天性主动脉狭窄、肾动脉纤维肌性结构不良、动脉粥样硬化、血栓闭塞性脉管炎、白塞病、结节性多动脉炎及胸廓出口综合征。本例患者年龄小于 40 岁，多发血管杂音，CTA 提示血管狭窄，符合血管炎诊断，但是尚未排除动脉粥样硬化所致血管狭窄。

2. 系统性红斑狼疮（SLE）　是一种多发于青年女性的累及多脏器的自身免疫性炎症性结缔组织病。在遗传、环境、雌激素水平等多因素相关作用下，机体产生大量自身抗体与相应的自身抗原结合形成免疫复合物，沉积在皮肤、关节、小血管、肾小球等部位，引起机体多系统损害。本病男女之比为 1 :（7 ～ 9），发病年龄以 20 ～ 40 岁最多。SLE 的心脏受累表现可有心包炎、心肌炎、心内膜炎、心脏瓣膜病、冠状动脉疾病及心律失常。在狼疮活动期可出现冠状动脉炎，非活动期狼疮可出现冠状动脉粥样硬化性疾病，免疫复合物沉积也可导致冠状动脉阻塞。本病例无疲劳、疲乏无力、发热和体重减轻、光过敏、脱发、口腔溃疡、皮肤血管炎（紫癜）、色素改变（沉着或脱失）、网状青斑、雷诺现象、荨麻疹样皮疹、炎性关节炎表现，查体无蝶形红斑、亚急性皮肤红斑狼疮、盘状红斑，实验室检查结果显示 hs-CRP、红细胞沉降率、免疫检测（C3+C4+IgA+IgG+IgM）正常，无血小板减低、贫血，无蛋白尿、血尿、细胞和颗粒管型。虽然抗 Sm 抗体阳性，但尚不满足系统性红斑狼疮诊断标准。

　　本病例另一个突出特点是显著的血脂异常，TC 及 LDL-C 明显升高（> 10mmol/L），全身多发黄色瘤，而且有相同的家族病例：患者的姐姐有黄色瘤，33 岁因突发心肌梗死、猝死；哥哥有黄色瘤（图 8-7），高胆固醇血症。患者符合荷兰临床脂质网络（DLCN）标准和中国家族性高胆固醇血症的临床诊断标准。

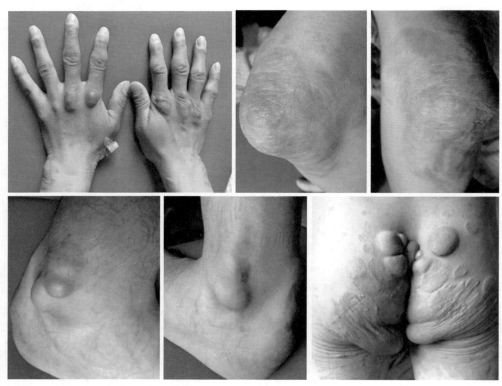

图 8-7　黄色瘤
患者哥哥双手、双侧膝关节、双侧肘关节、臀部皮肤可见大小不一的黄色瘤

　　家族性高胆固醇血症（FH）是一种复杂的遗传性疾病，主要是 LDLR、APOB、PCSK9 和 LDLR-APl 基因致病性变异，导致机体对血液循环中的 LDL-C 清除能力下降，进而引起血液中 LDL-C 和 TC 水平明显升高。过多的胆固醇沉积在全身不同器官和组织，如皮肤组织、肌腱、冠状动脉、主动脉弓、主动脉瓣、颈动脉和肾动脉等，导致早发冠心病、颈动脉内 - 中膜厚度增加、瓣膜病变、主动脉根部病变、皮肤黄色瘤、肌腱黄色瘤、睑黄瘤和角膜弓

等表现。本病例的多个临床表现与家族性高胆固醇血症相吻合。进一步完善家族性高胆固醇血症相关基因检测，有助于鉴别诊断。

【基因检测】结果显示两个 *LDLR* 基因突变，一个位于 chr19：11216091，核苷酸 AC 突变为 A，氨基酸改变为 p.D129fs（E3），美国医学遗传学与基因组学学会（ACMG）解读为"可能致病"，基因突变类型为杂合；另一个位于 chr19：11216230，核苷酸改变 CC 突变为 T，氨基酸改变为 p.176-179del（E3），ACMG 解读为"可能致病"，HGMD 突变 GCTGG^215CGCTGtgATGGTGGCCC|c.648-649delTG，基因突变类型为杂合。

【冠状动脉造影】患者有家族性高脂血症，有早发冠心病家族史，有典型劳力性胸部不适症状，心电图见缺血性 ST-T 改变，冠状动脉 CTA 见冠状动脉多发重度狭窄，患者需进一步评估冠状动脉狭窄情况及下一步治疗策略。

2017 年 4 月 14 日行冠状动脉造影检查示左主干（LM）起始段狭窄约 75%，前降支（LAD）近段狭窄约 50%，回旋支（LCX）远段狭窄约 85%，钝缘支（OM）起始段狭窄约 50%，右冠状动脉（RCA）近段狭窄约 50%，远段狭窄约 60%（图 8-8）。

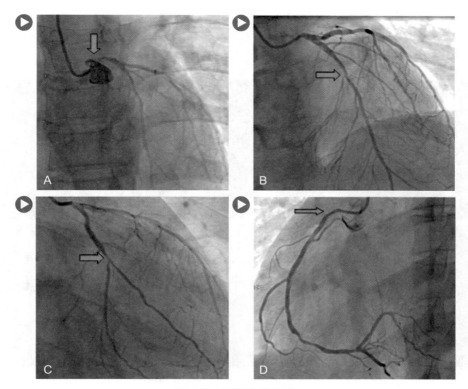

图 8-8　冠状动脉造影

A. 左主干起始段狭窄约 75%（箭头）；B. 左前降支（LAD）近段狭窄约 50%（箭头）；C. 左回旋支（LCX）远段偏心，叉口病变，狭窄 85%（箭头）；钝缘支起始段狭窄 50%；D. 右冠状动脉（RCA）近段狭窄 50%（箭头），远段狭窄约 60%

【最终诊断】

①家族性高胆固醇血症，复合杂合子型（基因），纯合子型（临床）；②冠状动脉粥样硬化性心脏病，左主干 + 三支病变，稳定型心绞痛（CCS Ⅱ级）；③胸降主动脉缩窄，升主

动脉狭窄，高血压；④双侧颈动脉狭窄。

【诊断依据】

1. 患者青年发病，有家族病史（黄色瘤、LDL-C 增高、早发急性心肌梗死、猝死），*LDLR* 基因检测阳性。

2. 有典型心肌缺血相关症状及心电图缺血性 ST 段改变，冠状动脉 CTA 和冠状动脉造影证实左主干＋三支病变。

3. 查体可及主动脉瓣及多处血管杂音，心脏超声心动图和大血管 CTA 显示胸降主动脉缩窄、升主动脉狭窄，多次测量收缩压增高（＞160mmHg）。

4. 血管超声显示双侧颈动脉狭窄。

5. 初步排除了血管炎、风湿免疫性疾病。

【治疗经过】

1. 针对产生临床症状（心绞痛）的治疗：在常规药物治疗的基础上，与患者、家属充分沟通后，选择冠状动脉介入治疗方案。2017 年 4 月 18 日于左主干开口处行血管内超声（IVUS）评估（图 8-9），可见纤维斑块及钙化斑块，左主干最小管腔面积（MLA）2.97mm^2，斑块负荷 77%。有介入治疗指征，于 LM 置入 1 枚药膜支架。置入支架后再次行 IVUS 评估，支架贴壁良好，左主干 MSA 8.00mm^2。

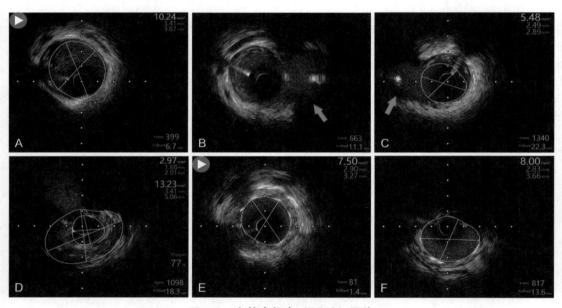

图 8-9　血管内超声（IVUS）图像

A. 术前 IVUS 至 LAD 中段回撤评估，可见 LAD 近段轻度纤维斑块增生，CSA 10.24mm^2，最大管腔直径 3.87mm，最小管腔直径 3.41mm，可作为支架远端落脚点；B. 术前 IVUS 至 LAD 中段回撤，可见 3 点钟方向，LCX 汇入；C. 术前 IVUS 至 LCX 近段回撤，可见 9 点钟方向，LAD 汇入，LCX 开口 CSA：5.48mm^2；D. 术前 IVUS 至 LAD 中段回撤评估，LM 开口可见纤维致密斑块增生，MLA 2.97mm^2，PB 77%；E、F. LAD-LM 单支架置入后自 LAD 回撤行 IVUS 评估，LAD-LM 支架贴壁良好、膨胀完全，前降支 MSA 7.50mm^2，左主干 MSA 8.00mm^2

2. 针对病因（高胆固醇血症）的治疗：调整饮食结构，强化降脂治疗。

3. 患者胸降主动脉狭窄、升主动脉狭窄、双侧颈动脉狭窄，因无相关临床症状，暂时给予药物治疗及临床随访。

4. 冠状动脉介入围手术期及术后药物治疗：术后继续给予双联抗血小板治疗（阿司匹林 0.1g 口服，每日 1 次 + 替格瑞洛 90mg 口服，每日 2 次）、强化降脂治疗（瑞舒伐他汀片 20mg 口服，每晚 1 次 + 依折麦布片 10mg 口服，每日 1 次）、降低心肌氧耗（美托洛尔缓释片 95mg 口服，每日 1 次）、控制血压（雷米普利 5mg 口服，每日 1 次）等治疗。后续进一步加用依洛尤单抗（420mg 皮下注射，每月 1 次）联合降脂治疗。

【术后情况及随访】

1. 患者自觉症状完全消失，可完成日常生活和劳动。

2. 心电图（2017 年 5 月 15 日），见图 8-10。

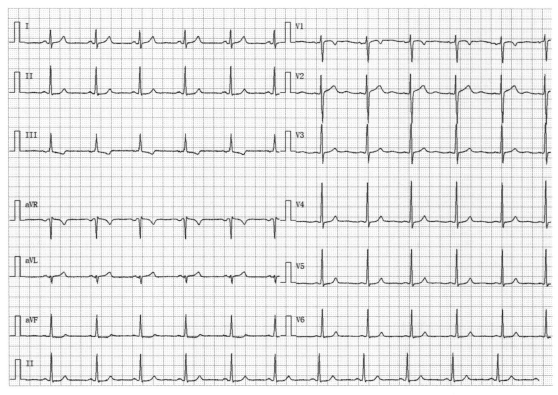

图 8-10　**术后随访时心电图**
窦性心律，正常范围心电图

3. 复查血脂：调整饮食结构后，强化他汀药物治疗（瑞舒伐汀片 20mg 口服，每晚 1 次），LDL-C 由基线的 13.82mmol/L 降至 11.58mmol/L，下降幅度为 16%；加用依折麦布片（10mg 口服，每日 1 次）后，LDL-C 进一步降至 10.1mmol/L，累计降幅为 27%；三药联合降脂治疗（瑞舒伐汀片 20mg 口服，每晚 1 次 + 依折麦布片 10mg 口服，每日 1 次 + 依洛尤单抗 420mg 皮下注射，每月 1 次），LDL-C 降至 8.5mmol/L，合计降幅为 38%。查体可见原有的手掌黄色条纹消退、肘关节处黄色瘤有所减小。

学习讨论

家族性高胆固醇血症是一种常见导致早发冠心病的基因性疾病，但纯合子型家族性高胆固醇血症病例罕见。由于编码 LDLR、APOB、PCSK9 的基因异常，患者脂质代谢出现严重紊乱，在青少年时期就可能发生全身性动脉粥样硬化性心血管疾病。已有的研究表明主动脉瓣膜、根部和冠状动脉开口为最常见的受累部位。

本病例最先由超声心动图发现二尖瓣瓣尖、主动脉根部明显钙化、主动脉瓣上狭窄，颈部彩超提示双侧颈动脉狭窄，进一步主动脉增强 CTA 和冠状动脉造影证实降主动脉缩窄和三支冠状动脉病变；红细胞沉降率、超敏 CRP、免疫及风湿抗体检测正常，可排除风湿免疫性疾病所导致的全身性动脉狭窄。结合患者异常增高的 LDL-C 和家族性高胆固醇血症、黄色瘤病史，考虑该病例冠状动脉、颈动脉、主动脉根部、降主动脉狭窄与动脉粥样硬化密切相关。进一步基因检测结果为两个 *LDLR* 基因突变，突变类型为杂合，证实为 *LDLR* 基因突变为复合杂合子型家族性高胆固醇血症，根据文献报道，这种基因突变为杂合子型，而临床表现为纯合子型的家族性高胆固醇血症病例比较罕见。

黄色瘤是严重家族性高胆固醇血症的重要的提示征，非常遗憾的是患者本人及其家属通常并不能意识到黄色瘤是胆固醇严重升高导致的疾病，因此，常延误了诊治的时间，直至血管严重狭窄时才就医。少数黄色瘤患者有时会到皮肤科、美容科、普外科就诊，采用激光或切除术方式，单纯地治疗黄色瘤，而忽略了高胆固醇血症的治疗。本病例存在黄色瘤 20 年，却从未诊治过，说明对家族性高胆固醇血症的科普宣教和筛查很有必要，应引起心血管专科、皮肤科、美容科、普外科医师的重视。

家族性高胆固醇血症导致的全身动脉粥样硬化性心血管疾病目前在临床管理中仍然面临诸多挑战。早期诊断、早期低脂饮食、早期强化降脂治疗是防治家族性高胆固醇血症及其并发症的关键；生活方式干预和最大剂量的他汀类药物是降脂治疗的两大基石。重症家族性高胆固醇血症患者通常还需要联合胆固醇吸收抑制剂（依折麦布）、脂蛋白清除术进行。新型降脂药物，如 PCSK9 抑制剂、MTP 抑制剂，ApoB 反义寡核苷酸药进一步增加了降脂治疗的可选择性。肝移植是家族性高胆固醇血症的外科治疗策略，但临床应用目前较少。本病例入院后开始低脂饮食、强化瑞舒伐他汀，后来联合依折麦布降脂治疗，进一步联合PCSK9 抑制剂"三联"用药降脂治疗，复查 LDL-C 仍然很高（8.5mmol/L），说明这类患者的降脂治疗仍需脂蛋白清除术或肝移植术。

本病例长期的血脂负荷已造成了严重心血管并发症（冠状动脉、颈动脉、主动脉根部、降主动脉狭窄），针对引起心绞痛症状的冠状动脉病变，在 IVUS 评估下于左主干 - 前降支成功置入药膜支架 1 枚，目前临床随访结果较好。最近文献报道了运用生物可降解支架治疗患儿左主干病变，提示了可降解支架、药物涂层球囊或可成为家族性高胆固醇血症合并早发冠脉病变的可选择 PCI 治疗方法之一。

基因检测是诊断家族性高胆固醇血症的重要手段，最新"家族性高胆固醇血症筛查与诊治中国专家共识"强调了基因检测的重要性。检测到 *LDLR*、*APOB*、*PCSK9* 和 *LDLR-AP1* 基因致病性变异是诊断 FH 的金标准，也是早期发现、早期诊断、早期干预、防止病情进展的基础，尤其是部分临床表现不典型的患者。但如何正确解读家族性高胆固醇血症患者基因检测结果是临床亟待解决的问题。2014 年欧洲动脉粥样硬化协会（EAS）纯合子型家族性高胆固醇血症（HOFH）管理指南提出，HoFH 的诊断应基于基因诊断标准或符合临床诊断标准，其中基因诊断标准为：*LDLR*、*APOB*、*PCSK9* 和 *LDLRAP1* 基因检测到明确的两个基因变异位点，可以是简单纯合、复合杂合或双杂合；临床诊断标准为：治疗前 LDL-C > 13mmol/L 或治疗后 LDL-C > 8mmol/L，并且 10 岁之前出现皮肤 / 肌腱黄色瘤或父母 LDL-C 水平与杂合子型家族性高胆固醇血症（HeFH）一致。因此，本病例根据 2014 年 EAS 指南，最终诊断为纯合子型家族性高胆固醇血症（HoFH），（基因）复合杂合子型，（临床）纯合子型。

经 验 总 结

　　家族性高胆固醇血症是早发冠状动脉粥样硬化性心脏病重要的致病原因，患者冠脉病变弥漫、多支受累、常合并钙化，常规降脂治疗效果不理想，远期预后不佳，提高患者和医务人员对该病的认识和警惕性极为重要。对年轻的可疑心血管疾病患者、体检发现血脂异常升高的患者、有皮肤黄色瘤的患者都需要仔细询问病史，详细体格检查，患者家族史（包括高脂血症家族史和心脑血管疾病家族史）的询问尤为重要，典型患者可直接做到临床诊断，有条件可基因检测进一步确诊。强化降脂治疗是治疗该病的基础，往往需要高强度的药物联合治疗，部分患者虽强化治疗仍效果不佳，必要时考虑脂蛋白清除术或肝移植术。对已经有严重血管阻塞性病变的患者，介入治疗等干预手段是安全、有效的，但远期效果有待进一步确证。

（张显飞　陈国洪　朱汉东）

参考文献

[1]　Gidding SS, Champagne MA, de Ferranti SD, et al. The Agenda for Familial Hypercholesterolemia: A Scientific Statement From the American Heart Association[J]. Circulation, 2015, 132(22): 2167-2192

[2]　Widhalm K, Benke IM, Fritz M, et al. Homozygous familial hypercholesterolemia: Summarized case reports[J]. Atherosclerosis, 2017, 257: 86-89

[3]　Cuchel M, Bruckert E, Ginsberg HN, et al. Homozygous familial hypercholesterolaemia: new insights and guidance for clinicians to improve detection and clinical management. A position paper from the Consensus Panel on Familial Hypercholesterolaemia of the European Atherosclerosis Society[J]. Eur Heart J, 2014, 35(32): 2146-2157

[4]　Wiegman A, Gidding SS, Watts GF, et al. Familial hypercholesterolaemia in children and adolescents: gaining decades of life by optimizing detection and treatment[J]. Eur Heart J, 2015, 36(36): 2425-2437.

[5]　Berberich AJ, Hegele RA. The complex molecular genetics of familial hypercholesterolaemia[J]. Nat Rev Cardiol, 2019, 16(1): 9-20

[6]　Cuchel M, Meagher EA, du Toit Theron H, et al. Efficacy and safety of a microsomal triglyceride transfer protein inhibitor in patients with homozygous familial hypercholesterolaemia: a single-arm, open-label, phase 3 study [J]. Lancet, 2013, 381: 40-46

[7]　Ravat H, Garekar S, Changela V, et al. Left Main Coronary Angioplasty of a 9-Year-Old　Child With Bioresorbable Vascular Scaffold [J]. Catheter Cardiovasc Interv, 2017, 90: 174

病例 9 "表里不一"的急性心肌梗死

▶ 视频目录

图 9-3 外院冠状动脉造影

导　读

　　Stanford A 型主动脉夹层是最凶险的主动脉疾病，发病后 2d 内病死率每小时增加约 1%，非手术治疗患者 2 周内病死率高达 74%。仅局限于主动脉根部的 A 型夹层极少报道，这类患者临床表现常不典型，易误诊误治。本文报道了一例表现为胸闷、呼吸困难及晕厥的中年男性患者，虽经曲折，但最终快速查明主动脉根部突发局限性夹层，夹层一方面累及主动脉瓣与双侧冠状动脉开口导致大面积心肌梗死、左心室双瓣膜急性反流，继发急性左心衰竭与心源性休克，病情极其凶险；另一方面因夹层撕裂范围十分局限，患者缺乏主动脉夹层相关典型症状与体征，床旁超声也未见夹层征象，非常容易误诊。本例患者及时明确诊断，并成功行急诊外科手术，临床结局良好。

病 史 资 料

　　【基本信息】患者男，45 岁，165cm，62kg，农民，2019 年 10 月 2 日 23 时 55 分入院。

　　【主诉】突发胸闷、呼吸困难 16 小时。

　　【病史简介】患者于 2019 年 10 月 2 日 7 时活动时突发胸闷、气促，伴心悸、大汗，随后晕厥一次，小于 1 分钟即苏醒，无腰背痛、偏瘫、抽搐、大小便失禁等，醒后仍感胸闷并逐渐出现呼吸困难，症状持续不缓解。当日 14 时至当地医院测血压 80/50mmHg（1mmHg=0.133kPa），心率 102 次 / 分，指脉氧饱和度 90%，心电图提示"类左主干病变样"ST-T 改变；血清肌钙蛋白 T（cTnT）0.75ng/ml，肌红蛋白（MYO）1320.1μg/L；考虑"急性心肌梗死、急性左心衰竭"，给予去甲肾上腺素维持血压，双联抗血小板（阿司匹林 300mg+ 替格瑞洛 180mg）、他汀口服后行急诊冠状动脉造影无重度狭窄，TIMI 血流 3 级。继续药物对症治疗，效果不佳，于当夜转至我院。

　　【既往史】平素体健，否认高血压、糖尿病、高脂血症、慢性肾病及脑血管意外病史，无过敏史，无外伤、手术史。

　　【个人史】长期少量吸烟史。

　　【婚育史】已婚，已育。

【家族史】否认家族遗传性及传染性疾病。

【体格检查】体温 36.8℃，脉搏 103 次 / 分，血压 86/52mmHg[去甲肾上腺素 0.2μg/（kg·min）静脉泵入]，指脉氧饱和度 85%（吸氧 10L/min），端坐位，神志淡漠，全身湿冷，呼吸浅快 30 次 / 分，口唇发绀，颈静脉充盈，双肺呼吸音粗，满肺湿啰音。HR 103 次 / 分，律齐，心脏各瓣膜听诊区未闻及杂音，腹（-），双下肢无水水肿，四肢血压、脉搏对称。

【初步检查结果】2019 年 10 月 2 日外院超声心动图结果：主动脉瓣环 2.2cm，主肺动脉内径 2.2cm，左心房上下径（LA）3.9cm，左心室舒张末内径（LVEDD）4.9cm，舒张末期室间隔厚度 1.4cm，左心室后壁 1.0cm，左心室射血分数（LVEF）56%，二尖瓣少许反流，三尖瓣少许反流，主动脉瓣中度反流；外院心电图显示为窦性心律，心前区 R 波递增不良，ST-T 改变（图 9-1A）。2019 年 10 月 2 日外院血生化检查：肝、肾功能轻度异常；cTNT 0.31 → 0.75ng/ml，N 末端 B 型利钠肽前体（NT-proBNP）335 → 944ng/L，D- 二聚体：0.7160 → 0.7100μg/ml，肌红蛋白（MYO）1320.1μg/L。

【我院急诊心电图】心电图显示窦性心动过速，103 次 / 分，V1 ～ V3 呈 QS 型或 rS 型，QRS 时限 132ms，Ⅱ、Ⅲ、aVF、V1 ～ V4 导联 ST 段抬高 0.05 ～ 0.4mV，Ⅰ、aVL、V5、V6 导联 T 波倒置或双向（图 9-1B）。二者相比较 QRS 时限较前明显增宽，电压减低。

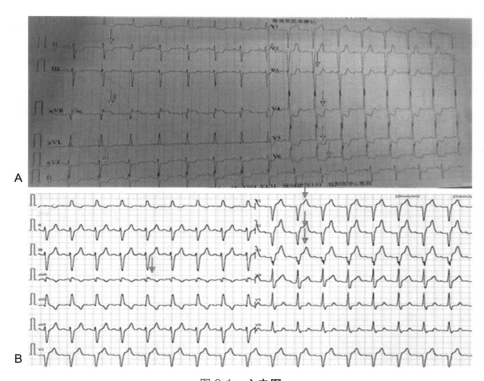

图 9-1　心电图

A. 外院心电图，示窦性心律，94 次 / 分，V1 ～ V3 呈 QS 型或 rS 型，aVR、V1 导联 ST 抬高 0.1 ～ 0.15mV，Ⅰ、Ⅱ、aVL、aVF、V3 ～ V6 导联 ST 段压低 0.1 ～ 0.4mV（6+2 现象提示左主干或前降支近端病变），Ⅰ、Ⅱ、aVL、aVF、V3 ～ V6 导联 T 波倒置或双向；B. 入院心电图示窦性心动过速，103 次 / 分，V1 ～ V3 呈 QS 型或 rS 型，QRS 时限 132ms，Ⅱ、Ⅲ、aVF、V1 ～ V4 导联 ST 段抬高 0.05 ～ 0.4mV，Ⅰ、aVL、V5、V6 导联 T 波倒置或双向。二者相比较 QRS 时限较前明显增宽，电压减低

【我院急诊床旁超声心动图】2019 年 10 月 2 日超声心动图示心脏大小基本正常（LA 3.9cm，LVEDD 5.1cm），升主动脉内径 3.6cm，二尖瓣轻 - 中度反流，三尖瓣轻 - 中反流，主动脉瓣轻 - 中度反流，无室壁运动异常，LVEF 50%。

【入院实验室检查】血常规：白细胞计数 $12.44 \times 10^9/L$，中性粒细胞计数 $10.40 \times 10^9/L$，中性粒细胞百分比 83.57%，淋巴细胞计数 $0.77 \times 10^9/L$，血红蛋白浓度 166.7g/L，血小板计数 $86 \times 10^9/L$；动脉血气分析提示：酸碱度 7.28，氧分压 44mmHg，二氧化碳分压 34mmHg，乳酸 3.7mmol/L；cTnI 69.824ng/ml，肌酸激酶同工酶（CK-MB）301.1ng/ml；钾离子 4.34mmol/L；NT-proBNP 9243pg/ml；血脂：甘油三酯 2.18mmol/L，总胆固醇 6.96mmol/L，低密度脂蛋白胆固醇 4.66mmol/L，随机葡萄糖：9.38mmol/L；肝功能：丙氨酸转氨酶 38.2U/L，天冬氨酸转氨酶 234.3U/L，总胆红素 23.1μmol/L，直接胆红素 3.8μmol/L。

【初步诊断】①急性左心衰竭，心源性休克；②高脂血症。

诊 断 思 路

【病史小结】①中年男性，急性起病，临床上主要表现为突发胸闷、呼吸困难、晕厥；②既往无特殊病史；有少量吸烟史。③查体见端坐位，神志淡漠，全身湿冷，呼吸浅快，脉搏细速，血压低需血管活性药物维持，颈静脉充盈，双肺呼吸音粗，满肺湿啰音，心率快而齐，心脏各瓣膜听诊区未闻及杂音，双下肢无水肿。④肌钙蛋白升高、NT-proBNP 升高、D-二聚体轻度升高。⑤心电图示心率快，类左主干样 ST-T 改变并动态改变、超声心动图示无节段室壁运动异常，LVEF 正常范围，二尖瓣、主动脉瓣轻度反流。⑥外院冠状动脉造影示冠状动脉 TIMI 血流 3 级，无重度狭窄。

【鉴别诊断】患者突出的特点为胸闷起病，随之晕厥并呼吸困难、休克状态，心肌酶动态升高，NT-proBNP 升高，ECG 示心率快，类左主干样 ST-T 改变并动态改变，针对病因主要做如下鉴别诊断：

1.急性心肌梗死 患者活动时突发胸闷、呼吸困难伴晕厥，心电图类左主干样缺血改变，且有动态改变，前间壁 Q 波并 ST 段抬高，肌钙蛋白 I 呈动态升高趋势，符合心肌梗死诊断标准，但患者外院 CAG 未见严重冠状动脉狭窄、冠状动脉痉挛、血栓形成或栓塞、冠状动脉慢血流等表现，心脏超声未见显著节段性室壁运动异常及收缩功能减退，与典型的急性心肌梗死不符合。

2.急性肺栓塞 患者胸闷、呼吸浅快、心率明显增快，D-二聚体升高，血气分析见明显低氧血症，需考虑肺栓塞可能，但患者无长期卧床、近期外科手术、下肢静脉疾病、肿瘤疾病等危险因素，D-二聚体仅轻度升高，心电图未见典型 $S_IQ_{III}T_{III}$、完全性右束支阻滞、前壁导联 T 波改变等改变，心脏超声未见显著右心负荷过重、肺动脉增宽表现，肺部超声无明显肺栓塞特征性超声征象"滑动征"，故目前依据不足，可能性小。

3.主动脉夹层 患者有胸闷表现，D-二聚体升高，伴有主动脉瓣关闭不全，主动脉夹层累及冠状脉时可引起严重心肌缺血，导致急性冠脉综合征、心源性休克甚至猝死，本例患者需考虑该病可能性，但患者既往无高血压病史，此次无典型夹层临床表现（撕裂样胸、腰、背痛），缺乏夹层典型体征（四肢血压对称、脉搏短促），D-二聚体轻度升高，两次超声心动图未见探及范围内主动脉壁增厚、血肿、腔内内膜分离、主动脉及窦增宽，故不典型，需进一步鉴别。

4.**暴发性心肌炎** 暴发性心肌炎是心肌炎最为严重和特殊的类型，主要特点是起病急骤，病情进展极其迅速，患者很快出现血流动力学异常（泵衰竭，甚至心源性休克）及严重心律失常，并可伴有呼吸衰竭和其他脏器功能衰竭。本例患者快速出现心源性休克，伴有晕厥症状，需要考虑该病的可能，但是患者无近期感染病史，心脏超声未见严重心脏扩大、弥漫性室壁运动降低等均不支持该疾病。

5.**应激性心肌病** 该病多有明显的应激因素诱发，该病突出表现为突发的心绞痛样胸痛；心电图变化（典型表现为 ST 段抬高、广泛 T 波倒置、出现异常 QS 波等）；超声心动图和左心室造影表现为节段性室壁运动异常（累及较低的前壁和心尖部）；以及心肌酶和受累心肌节段不平行现象（酶释放较少、运动异常节段相对广泛）。其临床表现酷似急性心肌梗死，但是冠状动脉造影不能发现有血流动力学意义的冠状动脉狭窄性疾病存在。本例患者近期并无明确应激、感染等诱发事件，患者肌钙蛋白 I 升高显著，但心脏超声未见明显心室扩大、收缩功能减退改变，这些均与典型的应激性心肌病不符合，故基本排除。

目前患者心源性休克诊断成立，休克原因重点鉴别特殊类型急性心肌梗死和主动脉夹层等。

诊 疗 经 过

【诊疗经过】患者入院时呈端坐位，呼吸困难、烦躁不安，立即去甲肾上腺素 0.4μg/（kg·min）静脉泵入，维持血压在 100～110/60～70mmHg，呋塞米 20mg 静脉推注，并以 20mg/h 静脉泵入，吗啡 3mg 静脉推注，无创呼吸机辅助呼吸。

患者入院用药 30 分钟后患者病情进行性加重，高呼吸末正压（18cmH$_2$O）才能维持血氧饱和度在 92% 左右，上调血管活性药物剂量以维持血压，心动过速严重（100～150 次/分），无尿且利尿无效，乳酸持续上升至 12.6mmol/L，患者呼吸窘迫进一步加重行气管插管及机械通气。

患者循环濒临崩溃，需考虑器械 IABP 或 ECMO 辅助治疗，但是：① IABP 相对而言可以改善循环，其原理在于降低心室后负荷及改善冠状动脉血流灌注，增加心排血量及改善心肌收缩力，但患者冠状动脉 TIMI 血流 3 级，心肌收缩力良好，IABP 对循环改善可能有限，病因不明状态下置入 IABP 甚至造成病情加重或因设备置入、抗凝血药物的使用给后续治疗增加更多挑战。②心脏原因导致泵衰竭时，循环难以维持，可以考虑 ECMO 辅助改善循环状态，为后续治疗创造条件；但患者心脏超声提示心肌收缩力正常，病因不明，ECMO 辅助费用高，效果未知。

患者目前治疗主要为维持生命体征的对症支持治疗，治疗效果不佳的原因为未找到病因，未纠正可能可逆的病因。患者病情极其危重，快速找到病因并尽可能纠正是改善患者预后的关键。

患者病情持续加重，病因却毫无头绪，我们仍然期待发现诊疗中具有意义的蛛丝马迹。首先，患者多次超声心动图提示主动脉瓣、二尖瓣反流，均为轻中度，需要考虑急性瓣膜疾病，并且其程度可能因心率极快、呼吸急促、肺部啰音等导致经胸床旁心脏超声的判断不准确以及心脏查体的不准确；其次，患者外院冠状动脉造影仅提供纸质报告，可能存在报告失真，特殊类型（如MINOCA）不能完全排除；最后，患者严重的呼吸窘迫，需要考虑存在严重肺部疾病。因此，再次仔细病史确认及体格检查、主动脉及心脏超声、肺部影像学检查十分必要（表9-1，图9-2）。

表9-1　需进一步完善的病史、体格检查及影像学检查

病史确认	起病情况（同前）：心前区闷胀、晕厥、呼吸困难、无腰背疼痛
体格检查	既往体健，平素测量血压＜140/90mmHg，无高血压病史
	近期无感染史，无药物毒物接触史，家族史无特殊
	再次体格检查：
	双肺呼吸音粗，满肺湿啰音
	心率极快而齐，心脏各瓣膜听诊区未闻及杂音，出现双下肢皮肤花斑、四肢脉搏及血压对称
心脏超声	AAO 3.6cm，主动脉瓣中度反流，EF值50%，四腔不大，肺动脉未见异常，室壁运动正常
大血管超声	大血管超声所探及大动脉（升主动脉、主动脉弓、降主动脉）腔内均未见内膜分离回声

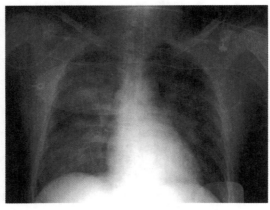

图9-2　X线胸片

肺淤血重，双肺门及右肺见斑片状、片状模糊影，考虑急性肺水肿

根据患者进一步检查结果，患者病史、体征、心脏超声结果基本同入院，但追要外院冠状动脉造影图像并仔细阅读后（图9-3），存在以下特点：①主动脉瓣大量反流，与心脏超声检查不符合；②左主干开口局限狭窄；③右冠状动脉造影过程中随心动周期造影导管呈较大角度摆动扭曲，呈典型"死亡芭蕾征"导管影像特征。结合上述三点，考虑患者主动脉A型夹层累及双侧冠状动脉开口及主动脉瓣。病情不稳定，但明确病因迫在眉睫，取得患者风险同意后完善血管增强CTA检查（图9-4）。

【最终诊断】急性A型主动脉夹层，主动脉瓣关闭不全，急性前间壁心肌梗死，二尖瓣反流，心源性休克，Killip Ⅳ级。

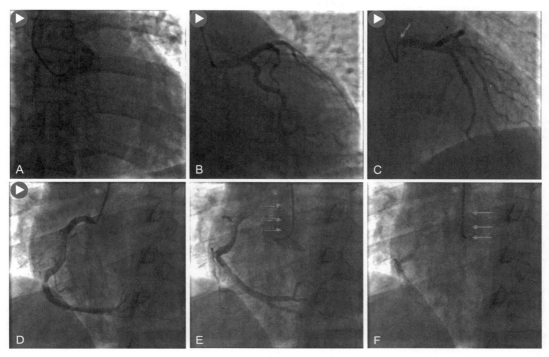

图 9-3　外院冠状动脉造影

A. 心脏正位片可见主动脉瓣造影剂大量反流、导管随心动周期剧烈摆动；B、C. LCA 左主干开口局限中度狭窄（箭头），但 TIMI 血流 3 级；D ～ F. RCA 无严重狭窄或阻塞，血流 TIMI 3 级，造影导管摆动、扭曲，扭曲角度极大（见红色箭头）

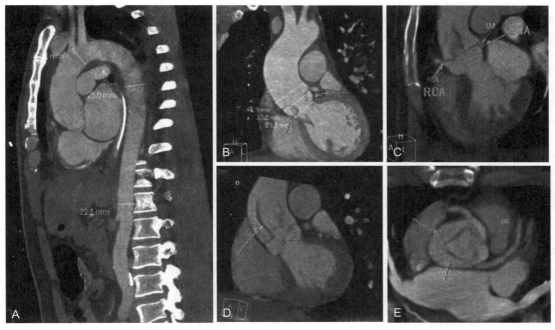

图 9-4　大血管增强 CT

主动脉窦部至升主动脉近端可见内膜片影，内膜片撕裂（A ～ E），摆动进入左主干腔内，开口部分狭窄（C），右冠状动脉开口与内膜片紧邻（C），开口无狭窄，但有遮挡

【治疗经过】患者主动脉夹层合并心源性休克诊断明确，疾病风险极高，有明确急诊外科手术指征。后行急诊外科手术：外科开胸探查术中见升主动脉近端及主动脉窦部明显扩张，可见夹层血肿，累及主动脉瓣，瓣叶脱垂，重度关闭不全，破口位于左冠窦近左主干开口，大小约2cm×3cm，内膜片累及左主干与右冠状动脉开口，升主动脉远端及主动脉弓部未受累，二尖瓣瓣环扩大，瓣下乳头肌部分梗死，瓣叶对合不良，重度反流，主动脉夹层分型为孙氏 A$_3$S 型，加之乳头肌梗死、二尖瓣环扩大及重度反流，急诊 Bentall+ 二尖瓣机械瓣置换术。术后病理结果提示：主动脉瓣黏液样变性；主动脉壁夹层动脉瘤（中膜囊状坏死）（图9-5）。术后继续药物治疗，4周后患者康复出院。

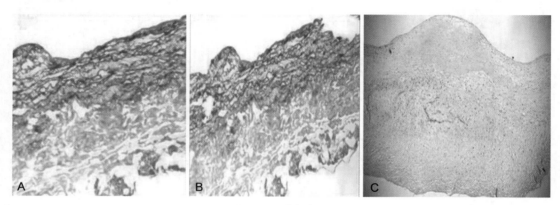

图 9-5　手术病理

瓣膜组织结构不清，纤维组织增生，可见梭形细胞，胶原纤维局部溶解、断裂，局部黏液样变，未见小血管增生及炎症细胞浸润；送检大血管经 HE、EVG 染色镜下见：血管内膜未见纤维性增厚，中膜出现囊状坏死，中膜外侧见血栓形成，可见较多黏多糖物质沉积；外膜间质纤维化

【随访】术后2年随访状态良好，复查心脏超声示带瓣人工管道与二尖瓣人工瓣未见异常，心脏无扩大，左心室各室壁运动协调，LVEF 60%。

经 验 总 结

本例 Stanford A 型主动脉夹层（简称 A 型夹层）在解剖学上具有两个显著特征。

1. 夹层累及范围很小，仅局限于主动脉根部（包括主动脉窦部与升主动脉近端），因此：①经胸床旁超声难以发现；②患者无明显疼痛症状，并且由于严重肺水肿及休克，患者突出表现为严重呼吸困难、胸闷及晕厥；③查体无明显血管杂音，四肢血压与脉搏均对称。另外，尽管术中证实主动脉瓣与二尖瓣均为重度反流，但在心动过速与呼吸窘迫情况下也难以听诊瓣膜杂音。

2. 夹层累及部位关键，双侧冠状动脉开口与主动脉瓣同时受累。一方面，夹层破口位于左主干开口附近且破口大，内膜片摆动并突入左主干内造成大面积心肌缺血，继发急性前间壁心肌梗死及二尖瓣乳头肌梗死与瓣膜反流；另一方面，夹层直接累及主动脉窦及主动脉瓣，主动脉窦部明显扩张与主动脉瓣脱垂造成主动脉瓣重度关闭不全；两方面共同导致急性左心衰竭与心源性休克。

本案例是一种特殊类型的仅局限于主动脉根部的急性 A 型夹层，因同时累及主动脉瓣与双侧冠状动脉开口，病情极为凶险，且极易漏诊（无痛性主动脉夹层）与误诊（急性心肌梗死与心力衰竭）。局限于主动脉根部的自发性急性 A 型夹层极为少见，美国斯坦福大学 20 年共 806 例急性 A 型主动脉夹层数据结果显示，起病并发重度主动脉瓣关闭不全与急性心肌梗死者比例分别为 8.1% 与 2.5%。从概率上推测，类似本例同时满足自发性急性主动脉根部局限性夹层、重度主动脉瓣关闭不全及急性心肌梗死三个条件者更加少见。本案例诊治过程充分体现了临床思维的重要性，强调了当心肌梗死诊断条件满足时，勿忘还有特殊类型主动脉夹层的可能，应警惕并积极寻找相关可疑之处如莫名的主动脉瓣反流、异常升高的 D- 二聚体、难以解释的心力衰竭以及冠状动脉造影中造影导管运动呈不自然的"死亡芭蕾征"等，尽早完善心电门控主动脉 CTA 和（或）经食管超声检查明确诊断，并及时行外科手术改变患者临床结局。

（赵运海 刘心甜 蔡建华 鄢 华）

参考文献

[1] Gudbjartsson T, Ahlsson A, Geirsson A, et al. Acute type A aortic dissection - a review[J]. Scand Cardiovasc J, 2020, 54(1): 1-13

[2] Pourafkari L, Tajlil A, Ghaffari S, et al. The frequency of initial misdiagnosis of acute aortic dissection in the emergency department and its impact on outcome[J]. Intern Emerg Med, 2017, 12(8): 1185-1195

[3] Siddiqui WJ, Arif A, Khan MH, et al. An Atypical Case of Silent Aortic Dissection in a Peritoneal Dialysis Patient: A Case Report and Review of Literature[J]. Am J Case Rep, 2018, 19: 880-883

[4] Ansari-Ramandi MM, Alemzadeh-Ansari MJ, Firoozi A. Acute Type A Aortic Dissection Missed as Acute Coronary Syndrome[J]. J Clin Diagn Res, 2016, 10(5): OD33-34

[5] Marroush TS, Boshara AR, Parvataneni KC, et al. Painless Aortic Dissection[J]. Am J Med Sci, 2017, 354(5): 513-520

[6] Erbel R, Aboyans V, Boileau C, et al. 2014 ESC Guidelines on the diagnosis and treatment of aortic diseases: Document covering acute and chronic aortic diseases of the thoracic and abdominal aorta of the adult. The Task Force for the Diagnosis and Treatment of Aortic Diseases of the European Society of Cardiology (ESC)[J]. Eur Heart J, 2014, 35(41): 2873-2926

[7] Panagiotou I, Patris K, Kotileas P, et al. Dissection of the aortic root presenting as a double aortic valve[J]. Hellenic journal of cardiology : HJC = Hellenike kardiologike epitheorese, 2010, 51(3): 275-277

[8] Kanki H, Shimamura Y, Kageyama T, et al. Acute aortic regurgitation due to aortic dissection confined to the sinus of Valsalva[J]. Journal of Echocardiography, 2013, 11(2): 72-74

[9] Vianna CB, Puig LB, Vieira ML, et al. Spontaneous aortic dissection limited to sinus of Valsalva and involving the left main coronary artery[J]. The international journal of cardiovascular imaging, 2007, 23(4): 455-458

[10] Zhu Y, Lingala B, Baiocchi M, et al. Type A Aortic Dissection-Experience Over 5 Decades: JACC Historical Breakthroughs in Perspective[J]. J Am Coll Cardiol, 2020, 76(14): 1703-1713

[11] Ichihashi T, Ito T, Murai S, et al. Acute myocardial infarction due to spontaneous, localized, acute dissection of the sinus of Valsalva detected by intravascular ultrasound and electrocardiogram-gated computed tomography[J]. Heart and vessels, 2016, 31(9): 1570-1573

[12] Nagra K, Coulden R, McMurtry MS. A type A aortic dissection missed by non-cardiac gated contrast-enhanced computed tomography due to an aortic root dissection flap masquerading as an aortic valve apparatus: a case report[J]. Journal of medical case reports, 2013, 7: 285

[13] Nabati M, Bagheri B, Eslami S, et al. Spontaneous Aortic Dissection Limited to the Sinus of Valsalva:

Report of Two Cases. The journal of Tehran Heart Center, 2016, 11(1): 34-37

[14] Imoto K, Uchida K, Karube N, et al. Risk analysis and improvement of strategies in patients who have acute type A aortic dissection with coronary artery dissection[J]. European Journal of Cardio-Thoracic Surgery, 2013, 44(3): 419-425

[15] Sun LZ, Liu NN, Chang Q, et al. The application of modified classification of the aortic dissection[J]. Zhonghua Wai Ke Za Zhi, 2005, 43(18): 1171-1176

[16] Mookhoek A, Korteland NM, Arabkhani B, et al. Bentall Procedure: A Systematic Review and Meta-Analysis[J]. Ann Thorac Surg, 2016, 101(5): 1684-1689

[17] Attia T, Robich M, Lincoff AM, et al. Successful treatment of aortic root dissection complicated with extensive myocardial infarction using the total artificial heart[J]. J Surg Case Rep, 2017, 2017(8): rjx123

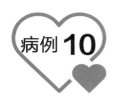

病例 **10** "诡异"的迟发性心脏压塞

▶ 视频目录

图 10-1　外院冠状动脉造影及 PCI 过程
图 10-4　床旁超声心动图
图 10-5　心腔和心肌声学造影
图 10-6　大血管 CTA
图 10-7　冠状动脉造影复查结果
图 10-9　超声心动图和左心声学造影复查

导　读

　　随着急性心肌梗死发病率的升高和心血管疾病介入诊疗技术的广泛开展，心脏压塞的发生有逐渐增加的趋势。心脏压塞是心血管疾病和（或）介入诊断过程中最严重的并发症之一，可分为早发性心脏压塞（导管室术中发生）和迟发性心脏压塞，迟发性心脏发病时间多不一致，可发生在发病或介入诊疗后数小时或数天，这类患者早期症状隐匿，有潜在的致命性风险，尽早发现和识别、寻找其病因、及时处理是决定其近、远期预后的关键因素。本病例报道 1 例急性心肌梗死行经皮冠状动脉介入治疗后形成冠状动脉假性动脉瘤和冠状动脉左心室瘘后并发迟发性心脏压塞的诊治经过，以期为此类患者的管理提供一定的参考。

病 史 资 料

　　【基本信息】患者男，67 岁，身高 165cm，体重 50kg，体重指数（BMI）18.3kg/m²，农民，2019 年 8 月 12 日入院。

　　【主诉】支架术后 25 天，气促 1 天。

　　【病史简介】患者于 2019 年 7 月 7 日因"胸痛 2 天"至浙江某医院就诊，诊断"急性前壁心肌梗死"，错过最佳再灌注时间，于 7 月 17 日行择期冠状动脉造影（CAG），示右冠近端迂曲，重度狭窄，前降支（LAD）中段完全闭塞，行经皮冠状动脉介入治疗术（PCI），于 LAD 置入 1 枚支架（图 10-1），术后未诉胸闷、胸痛不适，规律服药（阿司匹林、氯吡格雷、阿托伐他汀等）药物，无显著不适。2019 年 8 月 11 日突发呼吸困难，伴出汗、周身湿冷，于当地医院急诊科治疗，超声心动图提示"大量心包积液"，诊断"心脏压塞"，行急诊心包穿刺引流术，引流血性积液 50ml，症状稍改善，次日转诊至我院治疗。

【既往史】有高血压病史 10 余年，血压最高达 180/100mmHg（1mmHg=0.133kPa），平时口服培哚普利，血压控制可；有 2 型糖尿病病史 10 余年，未用药，血糖未监测；7 年前因突发右侧肢体乏力外院诊断"脑梗死"，未用药，无后遗症。

【个人史】否认大量烟酒史；否认疫区驻留史；否认药物、毒物及放射接触史。

【婚育史】适龄婚育。

【家族史】否认家族遗传性及传染性疾病。

【体格检查】体温 37.9 ℃，脉搏 125 次 / 分，呼吸 20 次 / 分，血压 129/67mmHg，神志清楚，皮肤、巩膜无黄染，浅表淋巴结未及肿大。颈软，颈静脉无充盈，颈内静脉置管留置中，局部皮肤稍红肿，有压痛，甲状腺无肿大，颈部无血管杂音。双肺呼吸音粗，双肺底可闻及湿啰音，心尖留置心包引流管，局部无红肿、分泌物，心界向左下扩大，心率 125 次 / 分，律不齐，各瓣膜听诊区未闻及杂音。腹平软，无压痛及反跳痛，肝脾肋下未及，双下肢无水肿。

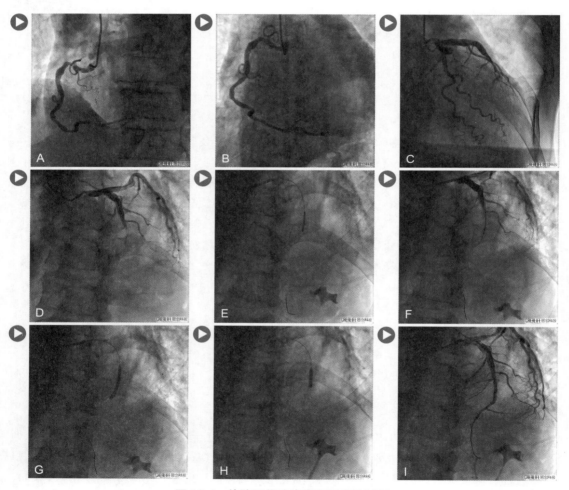

图 10-1　外院冠状动脉造影及 PCI 过程

A. 右冠状动脉（RCA）迂曲，近段、中远段多处中度狭窄；B. RCA 远段血流正常；C. 回旋支正常，D. 前降支中段完全闭塞；E. 导丝通过前降支病变，球囊预扩张；F. 前降支支架定位；G. 前降支支架释放；H. 前降支支架术后球囊后扩张成型；I.PCI 术后血流恢复 TIMI 3 级

【入院初步诊断】①冠状动脉粥样硬化性心脏病，急性前壁心肌梗死，心脏压塞，心功能Ⅱ级（Killip分级），PCI术后；②高血压病3级（极高危）；③2型糖尿病；④陈旧性脑梗死；⑤导管相关性感染？

【初步检查结果】白细胞 11.93×10⁹/L，中性粒细胞百分比 85.55%，血红蛋白 101.7g/L；红细胞沉降率 50 mm/1h 末，超敏 C 反应蛋白（hsCRP）133.95mg/L，降钙素原（PCT）6.13ng/ml，白细胞介素 -663.90pg/ml；肌钙蛋白 I（cTNI）0.195ng/ml，肌红蛋白、肌酸激酶同工酶正常范围；N 末端 B 型利钠肽前体（NT-proBNP）6800ng/L；肝功能：丙氨酸转氨酶 80.6 IU/L，γ-谷氨酰转肽酶（γ-GT）88U/L，碱性磷酸酶 147U/L；纤维蛋白原降解产物 19.78μg/ml，D-二聚体 7.482μg/ml，促甲状腺激素 6.78μU/ml，糖化血红蛋白 7.40%，肾功能、电解质、血脂基本正常范围。

【入院心电图】2019 年 8 月 12 日（图 10-2）入院心电图提示窦性心律，下壁及广泛前壁心肌梗死，ST-T 改变。

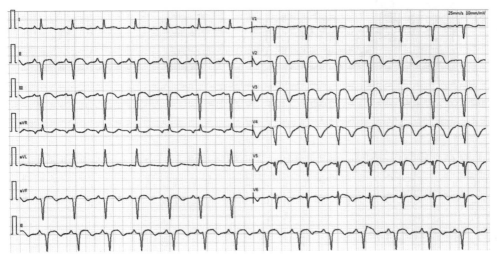

图 10-2　心电图

窦性心律，87 次 / 分，Ⅱ、Ⅲ、aVF、V1 ～ V5 导联呈 QS 型，V6 呈 rS 型伴起始 40ms 内挫折，QRS 时限 111ms，Ⅱ、Ⅲ、aVF、V2 ～ V6 导联 ST 段抬高 0.05 ～ 0.2mV，Ⅰ、Ⅱ、Ⅲ、aVF、V2 ～ V6 导联 T 波双向或倒置

【入院 X 线胸片】2019 年 8 月 12 日 X 线胸片示肺淤血明显，左心室增大（图 10-3）。

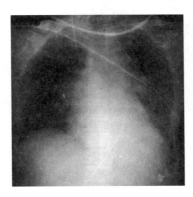

图 10-3　X 线胸片
肺淤血明显，左心室增大

【床旁超声心动图】2019 年 8 月 12 日入院第 1 天超声心动图示左心室扩大（左心室舒张末内径 LVEDD 6.0cm），余房、室腔不大，左心室轮廓完整，心尖部室壁变薄，最薄处厚0.28cm，呈一大小约 5.4cm×4.3cm 的室壁瘤，其内可见显著血流云雾影，但未见明显血栓回声，室间隔、左心室前壁中间段、心尖段及心尖部室壁运动幅度明显减低，余室壁运动幅度稍减低，仅左心室后壁、侧壁基底段运动幅度尚可，估测左心室射血分数（LVEF）26%，心包少量积液（图 10-4）。

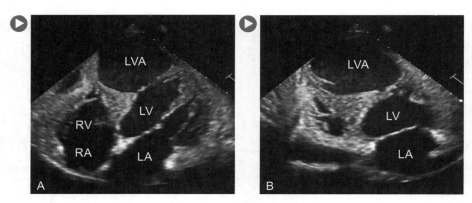

图 10-4　床旁超声心动图

A. 心尖四腔心，左心室扩大，心尖部室壁瘤形成；B. 心尖二腔心，左心室扩大，心尖部室壁瘤形成（约5.4cm×4.3cm）。注：LV. 左心室；LA. 左心房；RV. 右心室；RA. 右心房；LVA. 左心室室壁瘤

【心腔和心肌声学造影】2019 年 8 月 12 日声学造影示右心、左心腔顺序显影，心内膜勾画清晰，各心腔内均未见血栓回声。室壁运动减低所见与普通超声相同，心肌造影见：前间隔中间段至心尖段、左心室前壁心尖段，侧壁心尖段及左心室心尖部心肌造影剂呈充盈缺损状态（图 10-5），余间隔及左心室壁心肌造影剂充盈尚可，未见明显延迟。前间隔心尖段室壁变薄、最薄处约 0.28cm，未见明显连续性中断；心包腔内未见造影剂回声，即提示心脏无游离壁破裂、室间隔穿孔等表现。

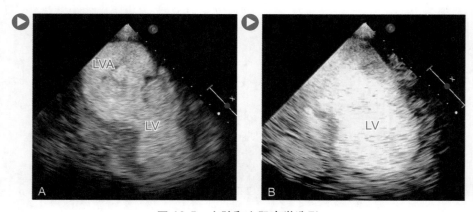

图 10-5　心腔和心肌声学造影

A. 心腔声学造影，左心室扩大，心尖部室壁瘤形成，未见明显连续性中断，心包腔内未见造影剂回声；B. 前间隔中间段至心尖段、左心室前壁心尖段、侧壁心尖段及左心室心尖部心肌造影剂呈充盈缺损状态。注：LV. 左心室；LVA. 左心室室壁瘤

病例分析及诊治经过

【病史小结】①老年男性，外院急性心肌梗死，未行急诊再灌注治疗，行择期 PCI 术，术后病情相对平稳，本次急性心脏压塞，外院抢救成功后转我院；②既往高血压、糖尿病、陈旧性脑梗死病史；③查体见体温稍高，肺部少量湿啰音，心界扩大，心率快，律不齐，颈部颈静脉穿刺点红肿压痛；④炎症指标、NT-proBNP、D- 二聚体显著升高；⑤ ECG 示广泛前壁、下壁心肌梗死；心超示左心扩大，心尖巨大室壁瘤形成，左心收缩功能显著降低，伴有少量心包积液。

患者急性心肌梗死发病 1 个月后突发心脏压塞，虽外院已行心包穿刺引流，但仍随时可能再发心脏压塞而危及生命。明确心脏压塞原因并给予积极治疗至关重要。结合本例患者特点，心脏压塞原因做如下鉴别诊断。

1. 机械并发症　最容易想到也是最危险的是机械并发症，机械并发症包括心室游离壁破裂、室间隔穿孔和乳头肌断裂 3 种类型，是心肌梗死患者住院期间死亡的原因之一。机械并发症中心脏破裂高峰在急性心肌梗死后 24 小时内及 3 ～ 5 天。在溶栓时代，心脏破裂的发生率约 5%，病死率高达 60% 或更高。近几年，心脏破裂的发生率及病死率显著下降，心脏破裂的比例已经由 6.2% 下降至 3.2%，病死率也有所下降。国外临床研究表明，初次心肌梗死、老年人、女性及前壁心肌梗死为 ST 段抬高型心肌梗死出现心脏破裂的危险因素，而再灌注治疗为其保护因素。国内安贞医院 10 284 人的队列研究提示，合并高龄、住院期间再次心肌梗死、低收缩压、左前降支病变、血红蛋白降低、低总蛋白和高血镁的急性心肌梗死患者更容易发生心脏破裂。本例患者有心肌梗死病史，且为前降支病变，没有及时有效的再灌注治疗，且心包积液为血性，需要考虑；但是从前文描述看，本例患者有危险因素，但发病时间不是心脏破裂的好发时间，且患者生命体征尚平稳，心包积液量并不是特别大，所以至少不是大的游离壁破裂，最重要的就是超声提示室壁完整，左心室声学造影亦未见造影剂流入心包，同时也没有室间隔穿孔、乳头肌断裂依据，故机械并发症依据不足。但尚不能完全排除迟发性裂隙样或筛孔样破裂的可能。

2. 心肌梗死后综合征　心肌梗死后综合征临床常表现为反复发作的非特异性炎症，有反复发作特征，属于一种自身免疫过程。其发病率为急性心肌梗死患者 1% ～ 5%，潜伏期一般为 2 ～ 4 周，少数患者潜伏时间可长达 1 年，心肌梗死后综合征患者大多表现为发热、胸闷、胸壁疼痛，乏力，临床特点为男性较多、年龄较大，急性心肌梗死发病部位多位于前间壁，心电图可出现类似心包炎样广泛的 ST 段抬高，心包积液常见，多为渗出液，偶尔也出现血性积液。本例患者有心肌梗死病史、发病时间是心肌梗死后 1 个月、男性、年龄较大，这些都符合心肌梗死后综合征特点，同时患者有发热、明确的炎症指标升高，但是心肌梗死后综合征多慢性起病，有反复发作，本例患者不符合，同时患者无典型症状、体征、心电图改变，且患者炎症指标升高，尤其是 PCT 显著升高，考虑为感染所致，与心肌梗死后综合征的炎症特点不同，故心肌梗死后综合征的可能小。

3. 急性心包炎　急性心包炎是心包壁层和脏层急性的炎症综合征，临床特征包括胸痛、心包摩擦音和特异的心电图改变。临床症状主要为全身症状（发热、畏寒、多汗等，多无特异性），心前区疼痛，可随呼吸、咳嗽、吞咽、体位改变等改变，心包积液量大时可有压迫症状，严重时可有心脏压塞。典型患者可有心包摩擦音，心电图可表现为除 aVR 外，广泛导联 ST 段弓背向下抬高，肢体导联可有低电压表现。病因可为非特异性炎症，细菌、病毒、结核等感染，自身免疫、风湿、肿瘤、内分泌等。本例患者有发热、感染、众多导联 ST 段抬高，但患者无典型心前区疼痛、心包摩擦音，心电图 ST 段抬高范围及形态均与典型心包炎不同，最后心包炎较少表现为鲜血样心包积液，故急性心包炎的可能较小。

4. PCI 术相关的冠状动脉穿孔可导致急性心脏压塞，是一个少见但非常严重的并发症，常被称为"导管室的噩梦"。发生率 0.1% ～ 0.9%，接受旋磨、旋切或激光成形术的患者发生率为 0.5% ～ 3.0%。其后果非常严重，死亡率为 0 ～ 9.5%。冠状动脉穿孔的危险因素如下。

（1）临床因素：老年人、女性、低体重、合并心力衰竭，应用糖蛋白受体拮抗剂。

（2）血管病变解剖因素：急慢性闭塞病变，严重钙化病变，成角、严重迂曲，分叉病变，细小冠状动脉病变。

（3）器械与操作因素：导丝、球囊、支架扩张，旋磨和旋切，激光等。导丝引起的冠状动脉穿孔的原因包括：①冠状动脉内非消斑器械中最常导致冠状动脉穿孔的器械，尤其是超滑导丝和硬导丝；②在慢性完全闭塞性病变、严重夹层病变操作时，导丝容易进入假腔，进而穿透血管壁进入心包腔；③导丝进入远端末端血管分支，张力过大；④判断不准确，操作简单、粗暴。本例患者有冠状动脉介入治疗病史，心脏压塞抽出血性积液，PCI 术图像见导丝偏移冠状动脉主干走行方向，可能进入远端小分支。故本例患者需要考虑冠状动脉损伤或穿孔所致迟发心脏压塞的可能，但是 PCI 术后近 1 个月才出现心脏压塞，是否可能尚不得而知。

5. 其他原因所致心脏压塞，如肿瘤、心功能不全，患者无食欲缺乏、消瘦、体重减轻等肿瘤表现，肿瘤依据不足。患者有心功能不全，但心功能不全心脏积液为进行性加重，较少出现心脏压塞，且多为漏出液，本例患者为突发血性心包积液，不支持心功能不全所致的心脏压塞。

经初步鉴别诊断，患者心脏积液原因重点考虑：心脏破裂或冠状动脉穿孔的可能，但入院心脏超声及声学造影未见心包造影剂填充，故排除大面积心室游离壁破裂、室间隔穿孔、乳头肌断裂，但不能排除裂隙状或筛孔心脏破裂的可能。且患者入院影像学资料未见明确术中导丝穿孔或术中心脏压塞表现。目前心脏压塞原因尚不明确，入院初心外科会诊示暂无外科手术指征。我们希望拟患者病情稳定后复查冠脉造影及其他影像学检查进一步明确病因。

表 10-1　患者住院期间药物治疗（绿色代表给药）

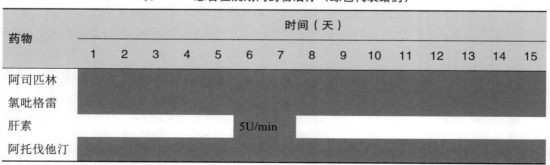

药物	时间（天）														
	1	2	3	4	5	6	7	8	9	10	11	12	13	14	15
阿司匹林															
氯吡格雷															
肝素						5U/min									
阿托伐他汀															

续表

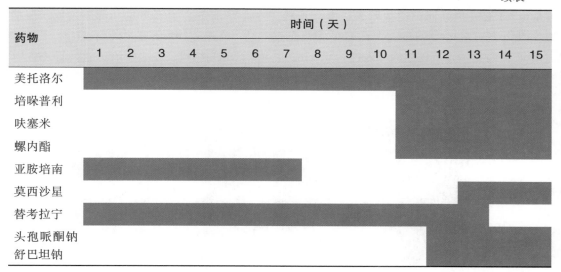

入院当天患者生命体征尚平稳，完善相关检查，有低热、颈部不适，考虑颈内静脉穿刺部位感染的可能，拔除右侧颈内静脉置管，尖端送检，同时血培养。患者入院初有心绞痛发作，考虑患者仍存在心肌缺血可能，同时患者心功能差，置入主动脉内球囊反搏（IABP）。因患者近期有急性心脏压塞，不能除外活动性出血，未给予肝素抗凝，每日肝素冲管。余药物治疗见表 10-1。入院后给予双抗、降脂治疗，因血压尚偏低，暂未给予 β 受体阻滞剂及 ACEI 类药物，中间仅因考虑栓塞可能，短暂使用小剂量肝素。因为考虑感染可能，入院初即给予亚胺培南＋替考拉宁抗感染，中间根据体温、血常规及炎症指标调整抗生素。入院第 4 天患者有腹痛不适，位于脐周，无压痛、反跳痛，D- 二聚体进行性升高，因置入 IABP 考虑栓塞不能除外，行大血管 CTA 检查。同时，导管尖端培养提示金黄色葡萄菌感染，导管相关感染诊断确立，前期抗感染治疗后无发热，炎症指标下降，提示治疗有效，继续抗感染治疗，导管相关感染治疗时间为 2 周，拟抗感染治疗 2 周后行冠状动脉造影检查。

【大血管 CTA】 2019 年 8 月 12 日（第 5 天），大血管 CTA 示主动脉粥样硬化，升主动脉增宽。左锁骨下动脉近段、腹主动脉肾下段溃疡，左心室心尖部室壁瘤并附壁血栓形成。心包少量积液（图 10-6）。

大血管 CTA 未发现栓塞，提示心尖部可见室壁瘤和血栓形成，但室壁是完整的，心包可见少量积液，心室血栓为新发，可能是 D- 二聚体升高的原因。抗感染 2 周后复查冠状动脉造影（图 10-7），对比冠脉造影发现右状动冠及回旋支与既往无明显改变，前降支支架通畅，但前降支心尖段冠状动脉通过一窦道流入心室，提示冠状动脉心室瘘出现，这是之前超声心动图和大血管 CTA 均未发现的现象。

重新回顾大血管 CTA，进行多平面重建（图 10-8），可以看到心尖部室壁瘤并附壁血栓形成，前降支中远段少许对比剂外溢，患者左室前壁心肌显著增厚，与心肌梗死后心肌变薄表现不符，考虑心肌血肿。

入院超声未见到心室血栓及冠状动脉心室瘘，故复查超声心动图和声学造影（图 10-9），示左心室扩大（LVEDD 6.4cm），心尖部室壁瘤形成（6.9cm×4.9cm），其内可见一大小约6.6cm×3.3cm稍强回声团块附着，考虑血栓，左心室前壁心尖部可见局部不规则扩张腔隙，大小约0.9cm×0.8cm，其内可见花色血流信号，峰速2.1m/s，压差17mmHg，其与左心室心尖内见一管道样结构（内径约0.4cm，长约2.7cm）相通，左心收缩功能减低（LVEF 26%），心包腔少量积液。声学造影提示造影剂经心尖部不规则腔隙结构流入左心室心尖部，心内膜勾画清晰，心包腔内未见造影剂回声。

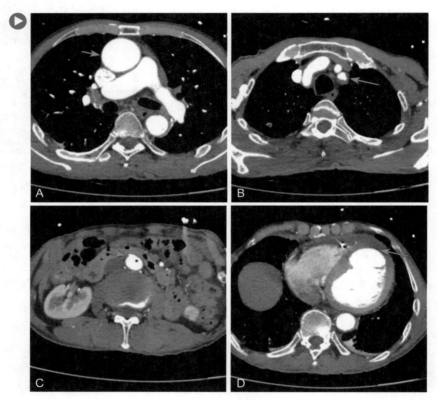

图 10-6　大血管CTA

A. 升主动脉增宽（箭头）；B. 左锁骨下动脉近段溃疡（箭头）；C. 腹主动脉肾下段溃疡（箭头）；D. 左心室心尖部室壁瘤并附壁血栓形成（箭头），少量心包积液

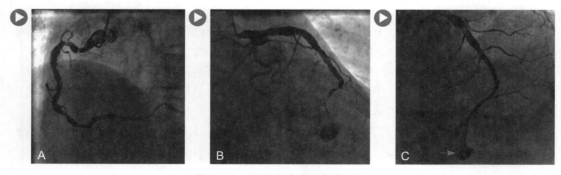

图 10-7　冠状动脉造影复查结果

A. 右冠状动脉同前；B. 回旋支正常，前降支支架通畅，心尖段可见冠状动脉左心室瘘形成；C. 左前降支心尖段通过一窦道流入左心室并有对比剂渗漏至血管外（红色箭头所示）

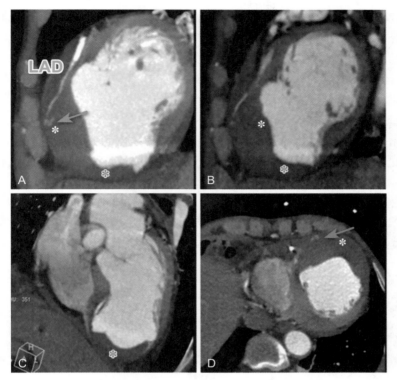

图 10-8　大血管 CTA 多平面重建

A.左心室舒张期,前降支心尖段可见对比剂外渗(箭头),左心室心尖室壁瘤形成,室壁瘤内巨大血栓(红色 *),心肌增厚,考虑为心肌血肿(白色 *);B.左心室收缩期,左心室心尖室壁瘤形成,室壁瘤内巨大血栓(红色 *),心肌增厚,考虑为心肌血肿(白色 *);C.左心室长轴,左心室心尖室壁瘤形成,室壁瘤内巨大血栓(红色 *);D.左心室横断面,前降支心尖段可见对比剂外渗(箭头),心肌血肿(白色 *),左心室心尖室壁瘤形成;注:LAD.前降支

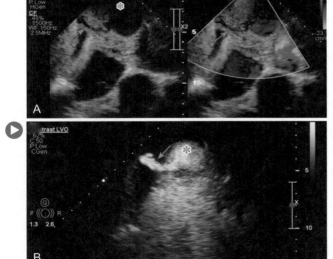

图 10-9　超声心动图和左心声学造影复查

A.超声心动图示左心室扩大,心尖室壁瘤形成(*),室壁瘤内见巨大血栓,前壁心尖部冠状动脉左心室瘘形成(红色箭头);B.左心声学造影示左心室腔内造影剂充盈缓慢(心尖部明显),不规则腔隙结构(考虑为前壁心尖部冠状动脉左心室瘘形成,见红色箭头),其对比剂充盈较左心室心尖部室壁瘤(*)提前显影,室壁瘤内巨大血栓,心内膜勾画清晰,心包腔内未见造影剂回声

　　综合患者临床情况及影像学资料，考虑患者为 PCI 后形成冠状动脉假性动脉瘤（CAPA）及冠状动脉左心室瘘，同时由于 CAPA 裂口或不规则瘘道口致血液外渗，心肌血肿形成。那么面对这样的 CAPA 和的冠状动脉左心室瘘，下一步怎么办？是外科手术，还是内科封堵或药物治疗？关于冠状动脉瘘的治疗，2008ACC/AHA《成人先天性心脏病治疗指南》建议：所有的巨大型冠状动脉瘘患者均应封堵治疗，有症状的小到中度冠状动脉瘘患者应封堵治疗。治疗选择包括内科介入封堵或者外科手术治疗，需要根据瘘口的大小、形状、走行，冠状动脉瘘相关的并发症、患者年龄及合并症选择合适的治疗方案，但目前尚无大规模的、长时程的对比研究。我们造影术后第 2 天进行内外科讨论，最终决定外科手术（假性冠状动脉瘤封堵＋左心室血栓清除术＋右冠成形术），已经完成了医务办谈话、签字，但在术前 1 天患者突发意识丧失，监护提示窦性心动过速，心率 100 次 / 分，血压 50/30mmHg，立即行心肺复苏，行床旁超声提示大量心包积液，行床旁心包穿刺引流术，抽吸出 250ml 血性液体，持续抢救，但患者还是不幸死亡。

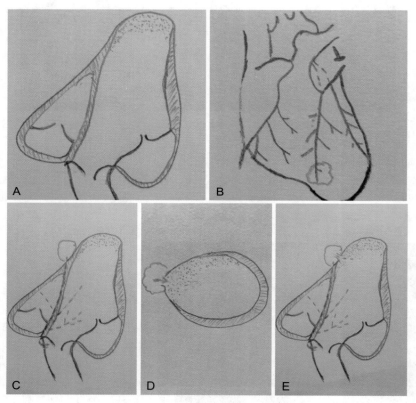

图 10-10　**患者发病过程推测示意图**

A. 急性心肌梗死，室壁瘤形成；B. 首次 PCI 术中导丝对冠状动脉血管壁的损伤，局部形成假性冠状动脉瘤；C. 假性冠状动脉瘤破裂迟发性心脏压塞，并自行封闭；D. 假性冠状动脉瘤持续渗血，心肌血肿形成，破入左心室形成冠状动脉左心室瘘；E. 假性冠状动脉瘤压力过大，再次破裂，再发心脏压塞

　　回顾患者病史、病情发展过程，结合外院 PCI 图像、我院 CAG 图像、大血管 CTA 及超声心动图等结果，我们考虑此患者为 PCI 术后冠状动脉假性动脉瘤形成（CAPA），继发

冠状动脉左心室瘘形成，节段性心肌血肿（不完全性心脏破裂），心脏压塞。具体形成过程推测如下（图 10-10）：第一次心肌梗死，引起局部心肌变薄和室壁瘤形成，择期 LAD 支架置入术，术中导丝对冠状动脉血管壁的损伤，未引起住院期间心脏压塞，受损的冠状动脉形成冠脉动脉假性动脉瘤（CAPA）。随着 CAPA 压力逐渐增大，增大到一定程度，出现冠状动脉破裂，导致第一次心脏压塞。此后由于心包压力增大，局部血栓形成，封堵住假性冠状动脉瘤破口。CAPA 裂口还可以持续的缓慢外渗，引起局部心肌节段性血肿（在部分文献中也称为不完全性心脏破裂）。心肌血肿增加导致张力逐渐增大，同时后期 IABP 辅助治疗后由于冠状动脉灌注压力增加进而引起 CAPA 扩大，最终血肿破入左心室，形成冠状动脉左心室瘘。这样局部的冠状动脉瘤同时承受舒张期冠脉血流压力和收缩期左心室血流压力，最终再次破裂，引起第二次心脏压塞和心脏破裂。

【最终诊断】①冠状动脉粥样硬化性心脏病，急性前壁心肌梗死，冠状动脉假性动脉瘤，冠状动脉左心室瘘，心脏破裂，心脏压塞，心功能Ⅱ级（Killip 分级）PCI 术后；②高血压病 3 级（极高危）；③ 2 型糖尿病；④陈旧性脑梗死；⑤导管相关性感染。

学 习 讨 论

冠状动脉瘤根据动脉壁是否完整，分为真、假性动脉瘤。冠状动脉假性动脉瘤（coronary pseudoaneurysm，CAPA）是指冠状动脉壁不完整，由其周围组织包绕所形成的动脉瘤。CAPA 极为少见，通常发生在导管 PCI 以后，因为冠状动脉的有创剥离或穿孔，导致了不累及外膜的血管壁损伤。CAPA 有可能发生破裂导致心脏压塞、远端栓塞或瘘的形成。

冠状动脉瘘（Coronary Artery Fistula，CAF）是指正常起源的冠状动脉与心腔及其他血管间存在的异常交通，患病率较低，普通人群患病率 2/10 万，90% 为单发，右冠状动脉起源瘘最常见，前降支其次，出口以右心系统最常见（右心房、右心室、肺动脉等，占90%），左心室少见。出口在右心系统，可导致左向右分流，引起类似房间隔缺损、动脉导管未闭的临床表现，出口在左心室可引起左心室负荷增加，继而导致心力衰竭，同时还可以出现冠状动脉盗血现象，出现心绞痛，甚至心肌梗死。

关于冠状动脉瘘的病因，90% 的是先天性的，在胚胎早期，心肌窦状间隙与心腔及心外膜血管相通。随着心脏的发育，从主动脉根部发出分布在心脏表面的血管。心肌的生长发育逐渐将窦状间隙压缩为细小通道，成为心肌内冠状动脉及毛细血管。若发育障碍，心肌窦状间隙未退化而持续存在所致冠状动脉和心腔及血管间产生异常交通而形成冠状动脉瘘。少数是获得性的，获得性的主要与急性梗死、心肌病、冠状动脉介入治疗、心脏外科手术、创伤等相关。本病例首次 PCI 术中造影未见瘘道形成，因此不支持先天性因素。

关于冠状动脉瘘的治疗，2008 ACC/AHA《成人先天性心脏病治疗指南》建议：所有的巨大型冠状动脉瘘患者均应封堵治疗。有症状的小到中度冠状动脉瘘患者应封堵治疗。治疗选择包括内科介入封堵或者外科手术治疗，需要根据瘘口的大小、形状、走行，CAF 相关的并发症、患者年龄及合并症选择合适的治疗方案，但目前尚无大规模的、长时程的对比研究。本病例由于是在 PCI 后 CAPA 基础上形成冠状动脉左心室瘘，腔隙不规则，有逐步扩大的趋势，且合并节段心肌血肿，所以更适合外科处理。

PCI 术中冠状动脉损伤所致的冠状动脉心室瘘相关报道并不多。Yeo-Jeong Song 等报道

1 例劳力性心绞痛患者，拟行右冠近端 PCI，术中指引导丝经后降支、室间隔进入右心室，引起冠状动脉右心室瘘。另有学者报道 1 例下壁心肌梗死患者，回旋支急诊 PCI 术，但奇怪的是择期复查是见 LAD 瘘形成，原因不明。除了少数病例报道外，2014 年 Ioannis A Stathopoulos 等在一项回顾性研究中，单中心 8 年 23 339 例 PCI 术，10 例迟发性心脏压塞（9 例 PCI 术后 5 小时，1 例术后 4 天），原因可能都与导丝穿孔相关。在同一篇文章中，作者回顾了既往 PCI 术后迟发性心脏压塞的研究发现，迟发心脏压塞多发生于术后 30min 至 9 天。本例患者心脏压塞发生在急性心肌梗死后 1 个月，PCI 术后 25 天，远超既往文献报道。

PCI 相关的 CAPA 如果不治疗，可能会导致不良后果：主要是由于局部血栓形成造成重要脏器栓塞或 CAPA 迅速扩大和破裂导致心脏压塞。目前，对于 PCI 相关 CAPA 没有推荐的标准治疗方案。有报道随访期间自行闭合，也有患者进行了假性动脉瘤外科切除或弹簧圈栓塞治疗等。本例患者最终死亡原因考虑 CAPA 破裂，节段性心肌血肿（不完全心脏破裂）或突发心脏破裂导致心脏压塞，进而引起心搏骤停。急性心肌梗死后不良心室重构，PCI 术后冠状动脉血流恢复，抗栓药物治疗，IABP 辅助引起冠状动脉灌注压力增加及冠状动脉心室瘘的形成引起冠状动脉压力的变化等，都促进了 CAPA 的侵蚀和进展，最后导致了 CAPA 破裂和心脏破裂。

（易　东　何同达　郭　卉　鄢　华　苏　晞）

参考文献

[1] Dimitris C, Agamemnon P, Inetzi A D, et al, Coronary arteriovenous fistulae: a review[J]. Int J Angiol, 2014, 23(1): 1-10

[2] Gupta A, Saxena S. Acquired (post-angioplasty) coronary ventricular fistula draining into left ventricle aneurysm. J Invasive Cardiol. 2012;24(5):E99-E100

[3] Kerem C Y, Murat G, et al. Acquired left coronary artery fistula draining to the right ventricle after myocardial infarction[J]. Arch Iran Med, 2013, 16(5): 312-314

[4] Yeo-Jeong S, Sang-Hoon S, Yun-Seok S, et al. Coronary-Cameral Fistula appeared after coronary artery intervention[J]. J Geriatr Cardiol, 2019, 16(3): 307-308

[5] Ioannis A S, Konstantinos K, Kirk N G, et al. Delayed perforation after percutaneous coronary intervention: rare and potentially lethal[J]. Catheter Cardiovasc Interv, 2014, 83(1): E45-E50

[6] Garrand TJ, Mintz GS, Popma JJ, et al. Intravascular ultrasound diagnosis of a coronary artery pseudoaneurysm following percutaneous transluminal coronary angioplasty[J]. Am Heart J. 1993; 125(3):880-882

[7] Mikhail B, Brewer RJ, Clark VL. Spontaneous closure of a perforation-induced coronary artery pseudoaneurysm[J]. J Invasive Cardiol, 2002; 14(5):282-284

 **病例 11**

年轻男性不明原因水肿、多浆膜腔积液

▶ 视频目录

图 11-4 急诊床旁超声心动图
图 11-5 腹部超声
图 11-6 超声心动图
图 11-7 肺动脉 CTA
图 11-8 心包切除术

> **导　读**
>
> 　　多浆膜腔积液是指 2 个或 2 个以上浆膜腔（包括胸腔、腹腔、盆腔、心包等）同时发生积液，包括恶性积液和良性积液，前者主要与肿瘤相关，后者常见病因有肝硬化、结核、肾病综合征、慢性心功能不全、糖尿病、席汉综合征等。由于涉及呼吸、心脏、肾脏、内分泌、风湿免疫等多系统，各科室都有可能收治类似病例，部分患者多浆膜腔积液并非本科室疾病所致，需要较全面的临床知识方能拨云见日，揭晓谜底。本病例为 1 例不明原因水肿、多浆膜腔积液的年轻男性患者，循序渐进，解读此类患者诊治流程。

病 史 资 料

　　【基本信息】患者男，29 岁，身高 176cm，体重 82.1kg，体重指数（BMI）26.5kg/m²，待业，2019 年 1 月 11 日入院。

　　【主诉】间断双下肢水肿、腹胀 17 年，胸闷、心悸 3 天。

　　【病史简介】患者于 2002 年开始无诱因间断双下肢水肿及腹胀，曾于当地住院考虑"血吸虫肝"，其间间行心电图"正常"，平素间断予以利尿剂治疗均可好转。平时活动耐量可。2019 年 1 月 6 日受凉后出现干咳，无发热、胸闷、气喘、心悸等不适，未重视。2019 年 1 月 9 日中午饮白酒约 3 两后出现胸闷、气喘、心悸，双手掌发绀，恶心、呕吐（胃内容物），至医院行心电图示快室率心房颤动。2019 年 1 月 10 日胸闷、气喘加重，并出现无尿、食欲缺乏、腹胀，遂至我院进一步就诊。自起病以来患者食欲、睡眠、精神稍差，大小便同常，体重较前增加 5kg，活动明显受限。

　　【既往史】10 余岁发现乙肝"小三阳"，未诊治；否认手术、外伤及输血史；否认药物及其他过敏史；否认高血压、糖尿病、关节痛等病史。

　　【个人史】生长于湖北新洲；有吸烟史 6 年，10 支 / 天，偶尔饮酒；否认疫区驻留史；

否认药物、毒物及放射接触史。

【婚育史】未婚，未育。

【家族史】否认家族遗传性及传染性疾病。

【体格检查】体温 36.7℃，脉搏 116 次 / 分，呼吸 19 次 / 分，血压 121/103mmHg（1mmHg=0.133kPa），神志清楚，口唇无发绀，颈静脉怒张，双下肺叩诊实音，双上肺呼吸音清，双下肺呼吸音消失；心界不大，心率 124 次 / 分，心律绝对不齐，第一心音强弱不等，各瓣膜区未闻及杂音，无心包摩擦音；腹膨隆，腹壁静脉显露，腹壁张力明显增加，无压痛、反跳痛，肝脾肋下未触及，肝 - 颈静脉回流征阳性，移动性浊音阳性；无肝掌、蜘蛛痣，双下肢凹陷性水肿，双下肢色素沉着（图 11-1）。

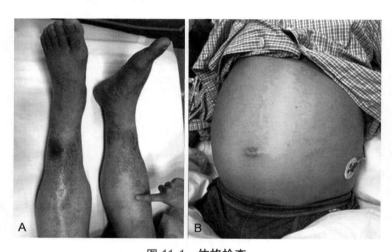

图 11-1　体格检查

A. 患者的下肢：可见下肢色素沉着，压陷性水肿；B. 腹部膨隆，腹部静脉显露

【初步检查结果】血常规：白细胞计数 9.98×10⁹/L，中性粒细胞百分比 76.65%，淋巴细胞百分比 11.67%，血红蛋白浓度 148.6g/L，血小板计数 213.7×10⁹/L；尿常规：尿蛋白（＋－），尿胆原（＋）；粪便常规＋隐血：血红蛋白阳性；肝功能：丙氨酸转氨酶 86.7U/L，天冬氨酸转氨酶 109.6U/L，总胆红素 60.5μmol/L，直接胆红素 12.3μmol/L，总蛋白 65g/L，白蛋白 36.4g/L；肾功能：肌酐 78μmol/L，尿酸 571μmol/L；电解质：钾 3.45mmol/L，钠 136.6mmol/L；N 末端 B 型利钠肽前体（NT-proBNP）：1987pg/ml；血气分析：pH 7.50，氧分压 99mmHg，二氧化碳分压 29mmHg，碳酸氢根浓度 22.6mmol/L，氧饱和度 98%，乳酸 2.2mmol/L；D- 二聚体：19.20μg/ml；凝血功能：活化部分凝血活酶时间（APTT）35.1s，凝血酶原时间（PT）21.2s，国际标准化比值（INR）1.84；C 反应蛋白（CRP）29.78mg/L；传染性疾病筛查：乙肝表面抗原阳性；肌钙蛋白 I、血脂、甲状腺功能、肿瘤标志物均未见异常。

【入院心电图】2019 年 1 月 11 日入院心电图提示心房颤动伴快速心室反应，低电压，T 波改变（图 11-2）。

【入院 X 线胸片】X 线胸片（2019 年 1 月 11）示心影增大，双侧肋膈角消失，提示胸腔积液，右侧明显（图 11-3）。

【急诊床旁超声心动图】2019 年 1 月 12 日，双房扩大（左心房前后径 5.1cm，右心房左右径 5.3cm，左心室舒张末期前后径 4.2cm，右心室左右径 3.2cm），二、三尖瓣轻度反流，左心室收缩功能稍减低，左心室射血分数（LVEF）45%，心律失常（图 11-4）。

【腹部超声】2019 年 1 月 11 日腹部超声示肝脏体积增大、包膜不光整、回声稍粗，淤血性肝大。胆囊壁增厚、胆汁淤积。脾稍厚。双肾正常。门静脉、肝静脉不宽，腹腔大量积液（图 11-5）。

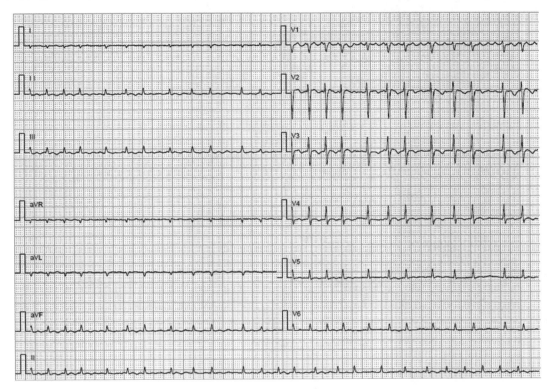

图 11-2　入院心电图

心房颤动，RR 间期不齐，平均心室率 154 次 / 分，肢体导联 QRS 振幅均 < 0.5mV，Ⅰ、Ⅱ、Ⅲ、aVL、aVF、V2 ～ V6 导联 T 波平坦或倒置

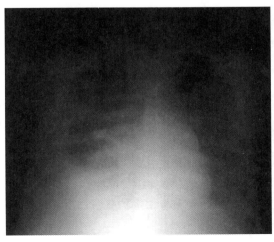

图 11-3　X 线胸片

心影增大，双侧肋膈角消失，提示胸腔积液，右侧明显

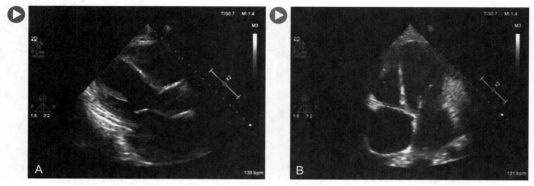

图 11-4　急诊床旁超声心动图
A. 左心房增大；B. 右心房增大

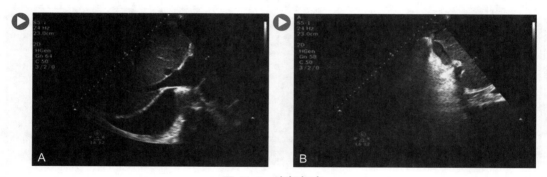

图 11-5　腹部超声
肝脏体积增大、包膜不光整、回声稍粗，淤血性肝大，胆囊壁增厚、胆汁淤积，腹腔大量积液

【胸腔超声】双侧胸腔大量积液。

【双下肢血管超声】未见异常。

【初步诊断】多浆膜腔积液待查。

诊 疗 思 路

【病史小结】①青年男性，慢性病程，临床上主要表现为水肿（下肢、眼睑）及多浆膜腔积液（胸腔积液、腹水）；本次因可疑感染后心力衰竭住院。②既往乙肝病史；有烟酒史。③查体见颈静脉怒张，肝 - 颈回流征阳性；胸腹水体征（＋）；心房颤动节律；下肢水肿。④ NT-proBNP 升高，肝功能异常，D- 二聚体显著升高。⑤心电图示快室率房颤、肢导低电压；心超示双房大，左心室射血分数降低；积液探查示双侧胸腔大量积液，腹腔大量积液。

患者最突出的特点为水肿和多浆膜腔积液，常见的原因包括：各种原因（如肝硬化、肾病综合征、营养不良、全身消耗性疾病）引起的低蛋白血症、各种原因引起的心功能不全、结核、结缔组织疾病、肿瘤及其他相对少见疾病（如缩窄性心包炎、甲状腺功能减退、丝虫病、全身淀粉样变等），涵盖范围比较广泛，为缩小鉴别诊断范围，2019 年 1 月 13 日行诊断性胸腔穿刺检查，结果见表 11-1。依据 Light 标准，患者胸腔积液性质判定为漏出液，而漏出液常见的原因可分为三大类：血浆胶体渗透压降低（肝硬化晚期、肾病综合征、营养不良）、流体静脉压升高（心力衰竭、静脉血栓）、淋巴管阻塞（丝虫病、肿瘤压迫）。分别做如下鉴别诊断。

表 11-1　胸腔积液化验结果

样本项目	胸腔积液	血清	意义
李凡他试验	阴性		
总蛋白	12.1g/L	65g/L	漏出液：比值＜ 0.5
乳酸脱氢酶（LDH）	70.0U/L	370U/L	漏出液：比值＜ 0.6
腺苷脱氨酶（ADA）	2.0U/L		结核性多＞ 45.0U/L

　　1. 肾病综合征　可由多种病因引起，以肾小球基膜通透性增加，表现为大量蛋白尿、低蛋白血症、高度水肿、高脂血症的一组临床症候群，诊断标准为尿蛋白＞ 3.5g/d、血浆白蛋白＜ 30g/L、水肿、高脂血症，其中前两项为诊断所必需，本例患者不符合，可排除。

　　2. 营养不良　因于摄入不足、吸收不良或过度损耗营养素所造成的营养不足，诊断标准为 BMI ＜ 18.5kg/m^2，本例患者无摄入不足，无胃肠道疾病，无慢性消耗性疾病，BMI 正常范围，可排除。

　　3. 丝虫病　丝虫寄生在淋巴组织、皮下组织或浆膜腔所致的寄生虫病，可有多浆膜腔积液，长期水肿可引起橡皮腿，皮肤表面皮肤粗糙，颜色暗淡，其浆膜腔积液一般呈乳糜性，本例患者无丝虫病疫区居住史，水肿特点与丝虫病不同，胸腔积液为淡黄色，可初步排除丝虫病。

　　4. 肿瘤　肿瘤压迫淋巴管可引起水肿，本例患者年龄小，无致癌物接触史，无遗传性肿瘤家族史，无消瘦、食欲缺乏等消耗体征，存活时间已超过大部分肿瘤生存期，肿瘤标志物阴性，暂不考虑。

　　5. 静脉血栓　严重静脉栓塞可引起急慢性肺栓塞、肺动脉高压，进而引起右心衰竭，导致多浆膜腔积液，本例患者 D- 二聚体显著升高，但患者病程长，无血栓形成高危因素，下肢无静脉曲张血气分析未见低氧血症，下肢超声未见血栓，心脏超声未见肺动脉高压表现，可初步排除。

　　6. 肝硬化　肝硬化的诊断需从病史、肝功能受损、门静脉高压依据及影像学依据，病理学是金标准，本例患者有"乙肝病史"，饮酒史，血吸虫疫区生活史，转氨酶、蛋白合成、凝血功能、胆红素代谢异常，有腹水表现，这些支持肝硬化的诊断，但患者 12 岁即发病，而肝硬化的发展是一缓慢的过程，转氨酶、蛋白合成、凝血功能、胆红素代谢异常程度较轻，与患者体征不匹配，患者有腹水表现，但腹水无特异性，无脾亢、腹壁静脉曲张、胃底静脉曲张等其他门静脉高压的表现，且典型肝硬化的影像学表现为肝左叶增大，右叶缩小，肝实质可见结节样改变，门静脉增宽，本例患者超声也不支持，故初步排除。

　　故经初步鉴别诊断患者水肿及多浆膜腔积液的原因考虑为心功能不全，依据心力衰竭的诊断流程，需依据患者病史、体格检查、心电图、X 线胸片、生物标志物、心脏超声等方面来寻找依据，本例患者有喘气、食欲缺乏、腹胀的症状，胸腔积液、腹水、颈静脉怒张、下肢水肿等体征，心电图见快速心房颤动，低电压表现，X 线胸片见肺淤血，NT-proBNP 升高，心脏超声见双房增大，EF 降低，均符合心功能不全的诊断要求，故可以考虑患者水肿及多浆膜腔积液的原因为心功能不全。

心功能不全诊断明确后需进一步判断患者心力衰竭的原因，按 2018 年中国心力衰竭指南的推荐，目前心力衰竭的病因大体分为三大类：心肌病变（缺血性心肌病、心肌毒性损伤、免疫及炎症介导的心肌损害、心肌浸润性病变、内分泌代谢性疾病、遗传异常、应激性心肌病等）、负荷异常（高血压、瓣膜和心脏结构异常、心包和心内膜疾病、高心排血量状态、容量负荷过重肺部疾病）、心律失常（心动过速、心动过缓）。根据患者既往病史及入院初步检查初步可排除缺血性心肌病、心肌毒性损伤、应激性心肌病、高血压、瓣膜病和心脏结构异常、高输出量状态、容量负荷过重、肺部疾病、心动过速及心动过缓，重点考虑心肌病、心包和心内膜疾病的可能。

回顾患者超声心动图结果，患者心脏结构改变以双侧心房明显增大为主，左心室大小正常范围，收缩功能减退程度与患者症状不匹配，考虑患者心功能不全与心脏舒张受限相关可能，以双心房扩大及舒张功能减退相关的心脏疾病重点需鉴别限制型心肌病和缩窄性心包炎。这两种疾病两者临床症状和体征相似，主要表现为心功能不全（右心衰竭为主）的症状，可有颈静脉怒张、下肢水肿、腹水、肝大相应体征，心电图见肢体导联低电压，常合并心律失常（心房颤动最常见），影像学见双侧心房增大表现，2015 年 ESC 心包疾病相关指南推荐其鉴别要点见表 11-2。

表 11-2　缩窄性心包炎和限制型心肌病的鉴别诊断要点

诊断方法	缩窄性心包炎	限制型心肌病
体格检查	Kussmaul 征，心包叩击音	反流性杂音，可能有 Kussmaul 征，病理性 S3
心电图	低电压，非特异性 ST-T 改变，心房颤动	低电压，假性心肌梗死样改变，可能有增宽的 QRS 波，电轴左偏，心房颤动
X 线胸片	心包钙化（1/3 可见）	无心包钙化
心脏超声	横膈反弹 心包增厚和钙化 二尖瓣 E 峰流速随呼吸变化＞25%，肺静脉 D 峰流速变化＞20% M 型彩超下测得血流速度（Vp）＞45cm/s 组织多普勒超声：e' 峰＞8.0cm/s	心室腔缩小，而心房增大伴有室壁增厚 E/A 比值＞2，流速时间（DT）缩短 二尖瓣血流不随呼吸改变 M 型超声下测得血流速度（Vp）＜45cm/s 组织多普勒超声：e' 峰＜8.0cm/s
心导管检查	"下降平台征"，"平方根征"，左心室和右心室舒张压通常相等，心室相互依赖（收缩期面积指数＞1.1）	显著的右心室收缩期高压（＞50mmHg），静息或运动状态下左心室舒张期末压力比右心室舒张末期压力高至少 5mmHg（LVEDP-RVEDP＞5mmHg，RVEDP＜1/3RVSP）
CT/CMR	心包厚度＞3～4mm 心包钙化	心包厚度正常（＜3mm） 形态和功能学检查（CMR）发现的心肌损伤

本例患者在病史、体格检查、心电图、X 线胸片等表现上无法鉴别开来，超声心动图

在两者的鉴别中有重要的意义，由于入院时行的超声为急诊床旁超声，提供的信息较少，为进一步评估患者心功能不全原因笔者复查了超声心动图，并行声学造影检查。同时由于心脏 CT 对两者的鉴别也有重要的意义，且简单易行、无创，患者 D- 二聚体显著升高，为排除急慢性的肺栓塞，笔者进行了肺动脉 CTA 和心脏检查。

【超声心动图及左心声学造影】左心房（前后径 5.5cm）、右心房（左右径 5.7cm），双心房显著扩大，左心室（前后径 4.6cm）、右心室（左右径 3.6cm）不大，室壁厚度和回声正常；无室间隔"弹跳征"（考虑患者大量胸腔积液、腹水，呼吸明显受限制，该检查受影响，二尖瓣环舒张早期运动速度 e'：室间隔 e' 18.4cm/s ＞侧壁 e' 14.4cm/s（图 11-6）、二、三尖瓣轻度反流，LVEF 38%、右心室 EF 30%，双心室收缩功能均减低，右心室侧壁心包回声增强，右心房压轻度增高（10 ～ 15mmHg），左心声学造影显示：心室腔形态学无异常，心肌灌注无明显异常。

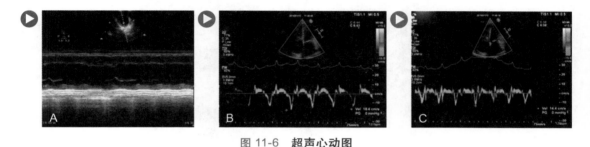

图 11-6　**超声心动图**

A. 无室间隔"弹跳征"；B. 二尖瓣环室间隔侧舒张早期运动速度 e'；C. 二尖瓣环侧壁侧舒张早期运动速度 e'

【肺动脉 CTA】未见急、慢性肺栓塞，心包致密，细线状钙化，左心室变形，双房增大，上下腔静脉扩张，考虑缩窄性心包炎可能（图 11-7）。

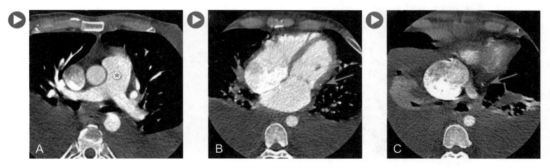

图 11-7　**肺动脉 CTA**

A. 主肺动脉增宽（星号），未见肺栓塞；B. 左侧房室沟心包增厚伴钙化（箭头），双房增大；C. 下腔静脉扩张，下腔静脉入心房口心包可见钙化（箭头）

缩窄性心包炎的诊断在获得手术病理结果前并无明确的诊断标准，重点和难点均是和限制型心肌病的鉴别，本例患者目前倾向于缩窄性心包炎，主要原因在于患者心包见明确钙化，房室沟有缩窄环，患者室间隔处二尖瓣环 e' 值＞ 8cm/s，但本例患者 CT 提示存在心包局限性增厚且心包增厚不显著，与典型的缩窄性心包炎（尤其是结核性缩窄性心包炎）不符合。此时，可行 MRI 检查进一步评估患者心包和心肌情况，以鉴别限制型心肌病，但因患者入院后心功能差、心率快，虽积极药物治疗控制，但仍难以耐受 MRI 检查。经院内多学科联合讨论，结合患者临床资料诊断考虑缩窄性心包炎可能性大，建议行诊断性开胸探查。

【术中所见】心包广泛粘连，部分区域增厚，厚度 0.2～0.5cm，心包壁层增厚为主。左心室侧后面、隔面、右心房面心包岛状钙化，增厚明显。部分心包僵硬，不能弯曲（图11-8）。心包表面没有血栓。图 11-9A 左侧为手术切除的心包。心包切除后房颤立即转为窦性心律，中心静脉压（CVP）由 28mmHg 降至 5mmHg。

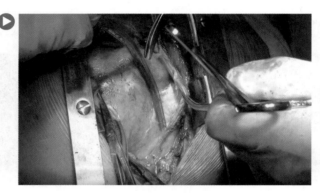

图 11-8　**心包切除术**

【病理结果】心包主要成分为增生的致密的纤维组织，局部钙化，没有明显的炎症。诊断考虑缩窄性心包炎。图 11-9B 为手术切除心包的病理检查结果。

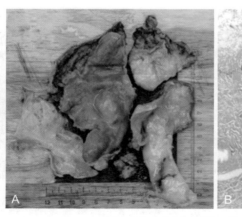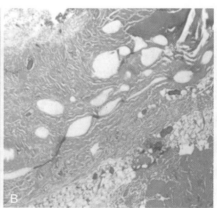

图 11-9　**手术切除的心包图片和病理结果**

至此患者临床诊断明确：①慢性缩窄性心包炎，心房增大，心房颤动，慢性心功能不全急性加重，NYHA Ⅳ级；②乙型病毒性肝炎抗原携带者。但患者缩窄性心包炎的病因尚不明确，明确病因对患者的后期治疗及预后评估有重要价值。

在发达国家，缩窄性心包炎常见的病因有特发性和病毒性心肌炎（42%～49%）、心脏手术（11%～37%）、放射治疗（9%～31%）、结缔组织病（3%～7%）、结核或化脓性心包炎（3%～6%）、其他（肿瘤、创伤、药物、尿毒症、结节病等），而我国结核性最常见，其次急性非特异性心包炎、化脓性或创伤性心包炎演变而来，近年来放射性心包炎和心脏手术后缩窄型心包炎逐渐增多。依据患者病史及前期初步检查，心脏手术、创伤、药物、放射、尿毒症等原因可除外。真菌、寄生虫、代谢性疾病少见，且无依据。患者发病年龄早，病程长，肿瘤标志物未见明显异常，可能小，自身免疫病和结核因素相对常见，需进一步检查。病毒因素不能除外，需考虑，2015年《ESC 心包疾病诊断和管理指南》建议除了丙型肝炎病毒（HCV）和人类获得性免疫缺陷病毒（HIV）外，不推荐常规病毒血清学检查。患者HCV 和 HIV 抗体均为阴性，暂不考虑病毒因素。患者自身免疫抗体检查提示：抗核抗体（ANA）阳性（1：100）、抗核糖核蛋白抗体阳性、Mi-2 抗体阳性，由于自身免疫抗体阳性也出现与多种非风湿性疾病，当 ANA 滴度高于 1：1280，同时出现疲劳、雷诺现象、炎性关节炎等症状，其结缔组织疾病可能性大，故患者虽然目前自身抗体多个阳性，但无相关症状、体征，抗体滴度低，无实际临床价值，需进一步随访观察。故病因上患者目前不考虑病毒性和结缔组织疾病，需高度怀疑结核性缩窄性心包炎。

当前结核仍是我国缩窄性心包炎最常见原因，我们予以重点鉴别。本例患者无明确结核接触史，无慢性咳嗽、咳痰、咯血、长期低热、盗汗、消瘦等表现，X 线胸片和肺部 CT 未见典型结核表现，痰及胸腔积液抗酸染色、血清结核抗体、胸腔积液性质及 ADA 检测等均不支持结核，心包病理未见典型改变（朗格汉斯细胞、淋巴细胞浸润、干酪样变），这些均不支持结核诊断，最重要的是病理未见相关改变。由于上述检查诊断结核的敏感性较低，慢性期心包病理可不典型、结核杆菌罕见等特点，结核性心包炎诊断仍不能除外。多学科讨论后武汉结核病防治所专家建议给予抗结核治疗（异烟肼 0.3g，每日 1 次；利福平 0.6g，每日 1 次；吡嗪酰胺 1.25g，每日 1 次；乙胺丁醇 1.0g，每日 1 次）。

【最终诊断】①慢性缩窄性心包炎，心房增大，心房颤动，慢性心功能不全急性加重，NYHA IV 级；②乙型病毒性肝炎抗原携带者。

【出院药物治疗方案】

1. 对症支持治疗 呋塞米 20mg，口服，每日 1 次；螺内酯 20mg，口服，每日 1 次；美托洛尔缓释片 47.5mg 口服，每日 1 次。

2. 抗结核治疗 异烟肼 0.3g 口服，每日 1 次；利福平 0.6g 口服，每日 1 次；吡嗪酰胺 1.25g 口服，每日 1 次；乙胺丁醇 1.0g 口服，每日 1 次（患者出院后未遵医嘱进行抗结核治疗）。

术后情况及随访

1. 症状及体征

（1）心慌，气促不适缓解，食欲、睡眠正常，目前活动耐量可。

（2）下肢水肿及腹部膨隆消失（图 11-10，2019 年 2 月 14 日），肺部呼吸音恢复。

（3）术后转氨酶恢复正常，NT-proBNP 明显下降。

2. 心电图（2019 年 1 月 24 日）提示窦性心律，低电压，T 波改变（图 11-11）。

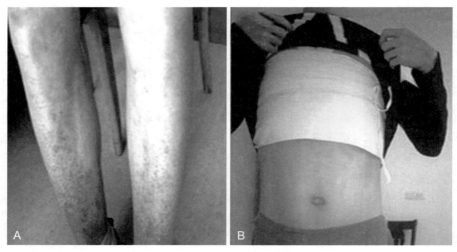

图 11-10　**术后复查时的下肢和腹部**

A. 下肢无水肿；B. 腹部膨隆消失

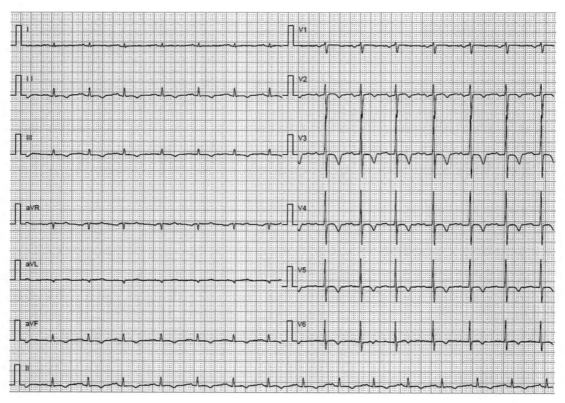

图 11-11　**术后随访时心电图**

窦性心律，85 次 / 分，肢体导联 QRS 振幅均＜ 0.5mV，Ⅱ、Ⅲ、aVF、V2 ～ V6 导联 T 波倒置或双向

3. 术前与术后 X 线胸片（图 11-12）示心影略缩小，胸腔积液消失。

4. 超声心动图变化：手术前后超声心动图检查结果对比，见表 11-3。

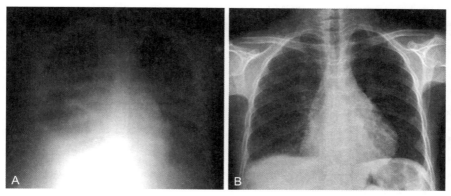

图 11-12　X 线胸片

手术前（A）后（B）X 线胸片。心影略缩小，胸腔积液消失

表 11-3　手术前后超声心动图检查结果对比

	术前（1 月 11 日）	术后（1 月 24 日）	随访（2 月 14 日）
左心房（cm）	5.1	4.6	4.7
右心房（cm）	5.3	/	4.5
左心室（cm）	4.2	4.5	4.5
右心室（cm）	3.2	/	3.5
左心室射血分数（%）	45	45	57
二尖瓣反流	轻度	无	无
三尖瓣反流	轻度	无	轻度

学 习 讨 论

　　缩窄性心包炎是临床相对少见的疾病，典型缩窄性心包炎根据临床表现及实验室检查诊断并不困难。限制型心肌病的临床表现和血流动力学改变与本病很相似，两者鉴别可能十分困难，误诊和漏诊都可能给患者带来严重后果。超声心动图在其鉴别中有重要的意义，但部分参数实践上较少应用，在两者鉴别困难的时候需要请经验丰富的超声医师详细评估。心脏 CT 发现明显的心包增厚、心包钙化、房室沟缩窄环对缩窄性心包炎的诊断有重要的价值。但部分患者经初步的临床评估和影像学检查仍不能确诊时心脏磁共振检查和心导管检查价值明显，心脏磁共振对限制型心肌病的诊断有重要价值，心导管检查其特征性压力曲线变化对鉴别诊断都极有价值，但均不作为常规检查，需要医师和诊疗机构有丰富的临床经验，且即使进行了 MRI 或心导管检查仍有误诊可能。我院曾接诊一例 MRI 确诊为缩窄性心包炎患者，术中发现不符合缩窄性心包炎表现。另外，比确诊缩窄性心包炎更富有挑战的是病因的诊断，由于心包疾病的病因谱宽，基础疾病缺乏敏感和特异性的临床症状、体征、实验室检查和辅助检查，如病毒、自身免疫病、结核等，大面积深入的检查效率低且费用高，也无必要，但遵循指南建议进行初步的筛查有其必要性。在我国，如缩窄性心包炎的病因不能确诊，结核性依据不足时，是否需要诊断性抗结核治疗仍有争议。

经 验 总 结

　　多浆膜腔积液临床上并不罕见，部分时候病因很复杂又千变万化，有时候甚至不是单一疾病表现，而是多种疾病、多种致病机制的综合表现，故需要扎实的基本功和临床思维。遇到该类患者，首先需要详细询问患者病史，全面查体，结合患者相关危险因素、既往病史及入院初步检查，看是否有明确的疾病可解释患者浆膜腔积液，如肝硬化、肾病综合征、慢性心功能不全、糖尿病肾病、营养不良、肿瘤、结核等。如果初步诊断不能找到多浆膜腔积液的原因或者仍存在目前诊断不能解释的现象，可进一步完善浆膜腔穿刺明确浆膜腔积液性质，依据渗出液或漏出液性质分别查找可能的原因，必要时完善细胞学检查。最后，部分肿瘤、结核、结缔组织疾病或自身免疫病患者临床症状不典型，各种实验室检查和影像学检查敏感性、特异性不足，诊断困难，多学科病例讨论是高效诊治的有效途径。

（易　东　胡　柳　鄢　华）

参考文献

[1]　中华医学会心血管病学分会心力衰竭学组, 中国医师协会心力衰竭专业委员会, 中华心血管病杂志编辑委员会.中国心力衰竭诊断和治疗指南2018[J].中华心血管病杂志, 2018, 46(10): 760-789.

[2]　Adler Y, Charron P, Imazio M, et al. 2015ESCGuidelines for the diagnosis and management of pericardial diseases: The Task Force for the Diagnosis and Management of Pericardial Diseases of the European Society of Cardiology (ESC)Endorsed by: The European Association for Cardio-Thoracic Surgery (EACTS) [J]. Eur Heart J, 2015, 36(42): 2921-2964

[3]　Mutyaba AK, Balkaran S, Cloete R, et al. Constrictive pericarditis requiring pericardiectomy at grooteschuur hospital, cape town, south africa: Causes and perioperative outcomes in the hiv era (1990—2012)[J]. J Thorae Cardiovasc Surg. 2014, 148(6): 3058-3065, e3051

[4]　Volkmann ER, Taylor M, Ben-Artzi A. Using the antinuclear antibody test to diagnose rheumatic diseases: When does a positive test warrant further investigation?[J]. South Med J, 2012, 105(2): 100-104

[5]　Welch TD. Constrictive pericarditis: diagnosis, management and cliniced outcomes[J]. Heart, 2018, 104(9): 725-731.

病例 12 继发于主动脉瓣瓣周脓肿压迫的急性心肌梗死

导 读

　　急性冠脉综合征是感染性心内膜炎的一种少见并发症，本文报道 1 例主动脉瓣狭窄病史男性患者，临床表现为近期发热、胸痛，治疗期间突发急性 ST 段抬高型心肌梗死，经冠状动脉 CT 血管成像（CTA）动态对比，诊断急性心肌梗死继发于主动脉瓣周脓肿压迫，此病例中心脏 CTA 清楚地显示感染性心内膜炎患者冠状动脉、主动脉窦、主动脉瓣、主动脉根部病变范围和程度，有助于临床诊疗决策的制订。

病 史 资 料

　　【基本信息】患者男，64 岁，身高 170cm，体重 74kg，退休工人，2015 年 4 月 28 日入院。

　　【主诉】间断发热、胸痛 1 周，伴咳嗽 2 天。

　　【现病史】患者 1 周前受凉后间断发热，最高体温 39℃，伴胸痛，位于胸前区，为闷痛，每次持续时间约 30 分钟，活动时胸痛加重，休息后胸痛可以缓解。近 2 天来出现咳嗽、咳痰、咳白色黏液痰，无咯血、喘气、呼吸困难、心悸、晕厥。

　　【既往史】主动脉瓣狭窄病史。

　　【家族史】无特殊。

　　【体格检查】体温 38.1℃，脉搏 76 次 / 分，呼吸频率 20 次 / 分，血压 102/74mmHg（1mmHg=0.133kPa），神志清楚，发热面容，咽部无充血，扁桃体无肿大，浅表淋巴结无肿大，颈静脉无怒张。双肺呼吸音清晰，未闻及干、湿啰音；心率 76 次 / 分，律齐，主动脉瓣第一、二听诊区可闻及 3/6 级收缩期喷射性杂音，向颈部传导，腹软，无压痛、反跳痛，肝脾无肿大，双肾区无叩击痛，双下肢无水肿。

　　【辅助检查】血常规：白细胞计数 11.08×10^9/L，中性粒细胞百分率 78.95%，红细胞计数 3.225×10^9/L，血红蛋白 103.9g/L，血小板计数 353.2×10^9/L；红细胞沉降率（ESR）97mm/h；超敏 C 反应蛋白（CRP）110mg/L；肌钙蛋白 I（CTnI）0.048ng/ml；肝、肾功能、电解质、血糖、血脂、凝血常规、风湿免疫全套、男性肿瘤标志物均正常；3 次不同部位采血行血培养均阴性。肺部 X 线：肺纹理重，肺内未见明确实变。

　　心电图提示：窦性心律，室内传导延迟（图 12-1）。冠状动脉 CTA（图 12-2）显示右冠状动脉起源走行正常，未见狭窄；左冠状动脉正常，未见狭窄。主动脉瓣增厚、钙化，主动脉瓣环右前下方可见一个局限性造影剂池凸起。

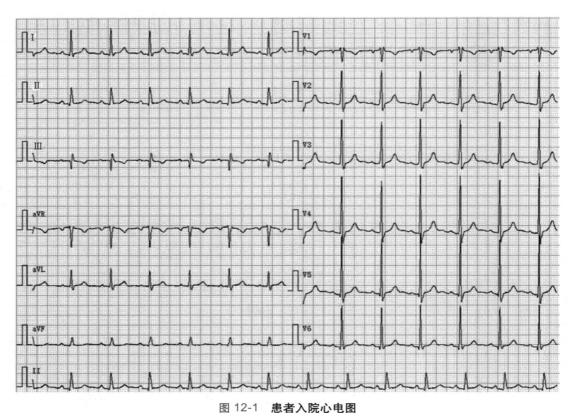

图 12-1　**患者入院心电图**
V1 导联呈 rSr'型，QRS 波时限约 115ms。心电图诊断窦性心律，室内传导延迟

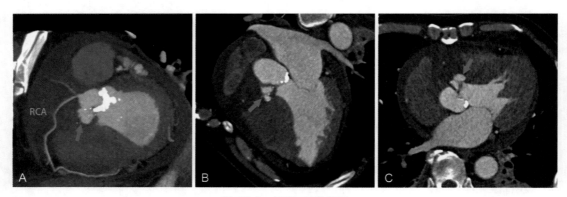

图 12-2　**冠状动脉 CTA**
A. 心脏短轴位；B. 心脏长轴位；C. 横断位，显示右冠状动脉起源走行正常，未见狭窄。主动脉瓣增厚、钙化，主动脉瓣环右前下方可见一个局限性造影剂池凸起（红色箭头），大小 12.6mm×8.8mm×10.0mm

【急诊床旁超声心动图】左心室舒张末期内径（LVEDD）5.4cm，左心室射血分数（LVEF）52%，主心动脉瓣可见团块状钙化，主动脉瓣口面积 0.9cm²，主动脉瓣血流速

度 4.4m/s，跨瓣压差 79mmHg，提示主动脉瓣重度狭窄并轻度关闭不全，右冠瓣根部前方可见局限性瘤体形成，考虑为主动脉瓣周脓肿可能。

【初步诊断】①感染性心内膜炎，主动脉瓣周脓肿；②心脏瓣膜病，主动脉瓣重度狭窄并轻度关闭不全。

诊 断 思 路

【病史小结】①老年男性，急性病程；②既往有主动脉瓣狭窄病史，临床上主要表现为发热、胸痛；③体温 38.1℃，发热面容，主动脉瓣第一、二听诊区闻及 3/6 级收缩期喷射性杂音，向颈部传导；④血常规可见白细胞计数升高；红细胞沉降率、超敏 C 反应蛋白升高；⑤超声心动图提示主动脉瓣重度狭窄并轻度关闭不全，主动脉瓣周脓肿可能；⑥冠状动脉 CTA 可见主动脉瓣周脓肿。综上所述，依据感染性心内膜炎诊断的改良 Duke 标准，该患者符合 1 项主要标准，2 项次要标准，因此考虑患者疑似诊断感染性心内膜炎。

改良的 Duke 诊断标准见表 12-1。

表 12-1　改良的 Duke 诊断标准

主要标准	(1) 血培养阳性：① 2 次独立血培养检测出 IE 典型致病微生物：草绿色链球菌、牛链球菌、HACEK 族、金黄色葡萄球菌、无原发灶的社区获得性肠球菌；②持续血培养阳性时检测出 IE 致病微生物：间隔 12 小时以上取样时，至少 2 次血培养阳性；首末次取样时间间隔至少 1 小时，至少 4 次独立培养中大多数为阳性或全部 3 次培养均为阳性；③单次血培养伯纳特立克次体阳性或逆相Ⅰ IgG 抗体滴度 > 1 ：800
	(2) 心内膜感染证据：①心脏超声表现，赘生物、脓肿或新出现的人工瓣膜开裂；②新出现的瓣膜反流
次要标准	①易发因素：易于患病的心脏状况、静脉药瘾者；②发热：体温 > 38℃；③血管表现：重要动脉栓塞、脓毒性肺梗死、真菌性动脉瘤、颅内出血、结膜出血或 Janeway 损害；④免疫学表现：肾小球肾炎、Osler 结节、Roth 斑或类风湿因子阳性；⑤微生物学证据：血培养阳性但不符合主要标准或缺乏 IE 病原体感染的血清学证据
明确诊断需满足下列 3 条之一：①符合 2 条主要标准；②符合 1 条主要标准和 3 条次要标准；③符合 5 条次要标准。疑似诊断需有下列 2 条之一：①符合 1 条主要标准和 1 条次要标准；②符合 3 条次要标准	

摘自《成人感染性心内膜炎预防、诊断和治疗专家共识（2014 中国）》

【病情变化】患者入院后给予头孢哌酮舒巴坦、莫西沙星抗感染、呋塞米利尿、改善心功能等治疗，患者发热、胸痛等症状明显好转，由于患者在入院早期未出现心力衰竭、未能控制的感染及重要脏器栓塞等事件，拟充分抗感染后等待择期外科手术治疗。

入院第 13 天凌晨患者再次诉胸闷，伴晕厥，心电监护示三度房室传导阻滞，急诊行临时起搏器置入术，查心电图示：窦性心律，三度房室传导阻滞，交界性逸搏心律，右束支阻滞，下壁等位性 Q 波，ST-T 改变（图 12-3）。查肌钙蛋白 I 升高至 5.821ng/ml。

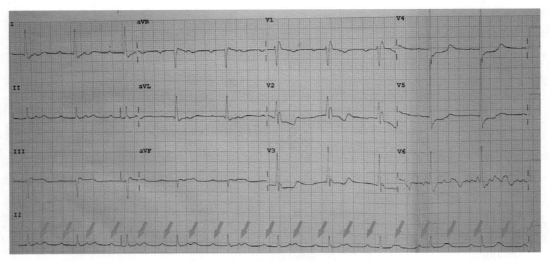

图 12-3　患者发生心肌梗死时的心电图

P 波（红色箭头处）和 QRS 波无关，P 波频率大于 QRS 波频率，Ⅲ、aVF 导联 ST 段抬高 0.1 mV 且 QRS 呈等位性 Q 波，对比患者入院心电图，提示急性 ST 段抬高型下壁心肌梗死、三度房室传导阻滞

【鉴别诊断】

1. 急性心肌梗死的可能病因　①该患者入院冠状动脉 CTA 未见明显冠状动脉病变，考虑冠状动脉粥样斑块破裂、侵蚀导致的急性心肌梗死可能性不大。②本例患者需要鉴别细菌栓塞右冠状动脉或者细菌侵袭右冠状动脉导致的急性心肌梗死。③本例患者不能排除在主动脉瓣周脓肿基础上合并冠状动脉痉挛导致的急性心肌梗死。

2. 急性心肌炎　最常见为病毒感染，多数患者发病前 1～3 周有病毒感染，症状如发热、肌肉酸痛、心悸、胸痛，心电图常见心律失常，磁共振可见心肌水肿，心内膜心肌活检可确诊。该患者血常规提示细菌感染，心脏彩超可见主动脉瓣周脓肿，心脏 CTA 未见明显的心肌浸润性病变，因此考虑急性心肌炎的可能性不大。

3. 急性化脓性心包炎　主要临床症状为高热、寒战、心前区疼痛、心悸、气短、不能平卧，心尖搏动减弱或消失，心浊音界向两侧扩大，心音弱而遥远，在早期可闻及心包摩擦音，心电图各导联 QRS 波呈现低电压。该患者心脏彩超未见明显的心包积液，考虑可能性不大。

【诊疗经过】患者入院第 22 天复查冠状动脉 CTA 示：右冠窦旁、右侧房室沟见巨大对比剂池，大小 45mm×46mm×59mm，较前明显增大，脓肿与主动脉窦部见 3mm 的交通口。左主干、前降支、回旋支表现同前，右冠状动脉开口至中段受脓肿压迫而未见显影（图 12-4）。

入院第 23 天患者在全身麻醉下行主动脉瓣周脓肿清除术＋带瓣管道主动脉瓣和升主动脉置换术（Bentall）＋冠状动脉旁路移植术。术中见主动脉根部近右房处局部隆起，张力高，右冠窦水肿明显，窦壁破溃，与主动脉根部脓腔相通，右冠状动脉开口及近段水肿明显、受压迫闭塞，主动脉瓣重度狭窄，瓣叶明显钙化并局部破溃。主动脉瓣组织碾碎后行细菌培养：玫瑰色库克菌（β - 内酰胺酶阴性）。术后用哌拉西林他唑巴坦＋替考拉宁抗感染治疗，术后第 12 天复查超声心动图：左心室舒张末期内径（LVEDD）4.9cm，左心室射血分数（LVEF）50%，主动脉瓣血流速度 2.2m/s，跨瓣压差 20mmHg，带瓣人工管道功能未见异常，心包腔少量积液。患者于术后第 15 天康复出院。出院后随访 4 年，无病情复发。

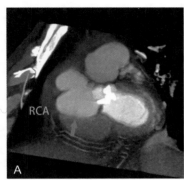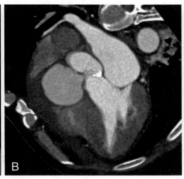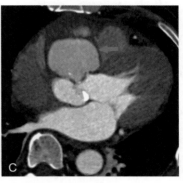

图 12-4　患者发生心肌梗死后复查冠状动脉 CTA 结果

A. 心脏短轴位；B. 心脏长轴位；C. 横断位。显示主动脉瓣环右前下方的造影剂池明显变大（红色箭头），在右冠状动脉窦旁、右侧房室沟形成巨大造影剂池，大小 45 mm×46 mm×59 mm。瘤体与主动脉窦部可见 3 mm 的交通口。右冠状动脉开口至中段未见显影，考虑受脓肿压迫所致

【最终诊断】 ①感染性心内膜炎，主动脉瓣周脓肿；②急性 ST 段抬高型下壁心肌梗死，三度房室传导阻滞；③心脏瓣膜病，主动脉瓣重度狭窄并轻度关闭不全。

学 习 讨 论

主动脉瓣周脓肿是一种严重、少见的感染性心内膜炎的并发症，预后极差，手术是唯一有效的治疗方式。本例患者为 64 岁，男性，因"发热、胸痛 1 周"入院，心脏彩超显示主动脉瓣重度狭窄，冠状动脉 CTA 可见主动脉瓣周脓肿，结合术后主动脉瓣培养出致病菌，该患者急性感染性心内膜炎、主动脉瓣周脓肿诊断成立。急性冠脉综合征是感染性心内膜炎的一种少见的并发症，已有文献报道感染性心内膜炎并发急性心肌梗死发生率仅 1%～3%，其病因包括冠状动脉栓子栓塞、较大的赘生物阻塞了冠状动脉开口、瓣周脓肿压迫了冠状动脉、严重的主动脉关闭不全。该患者在等待进一步外科手术期间，突然发生了急性下壁ST 段抬高型心肌梗死伴三度房室传导阻滞，考虑为急性感染性心内膜炎感染加重，右冠窦壁破溃，与主动脉根部脓腔相通，导致主动脉瓣周脓肿的压力增高和体积增大，右冠状动脉开口及近段水肿明显、受压迫闭塞，导致了急性下壁心肌梗死。本病例通过两次冠状动脉 CTA 明确显示了主动脉窦脓肿的病变范围、形态、大小的变化，以及与主动脉窦、右心房、右冠状动脉的结构关系，明确了突发急性心肌梗死的原因，指导了手术方案的制订。该患者经外科手术治疗后病情好转出院，随访 4 年病情稳定，说明心脏 CTA 在感染性心内膜炎合并瓣周脓肿的诊断中有较好的临床应用价值。

尽管冠状动脉造影检查仍然是目前诊断急性冠脉综合征最常用的方法，然而，对于感染性心内膜炎并发主动脉瓣周脓肿患者行冠状动脉造影检查可能导致脓肿破裂、重要脏器栓塞等更加严重的并发症。Harinstein ME 报道了 1 例主动脉瓣周脓肿压迫冠状动脉导致急性心肌梗死，冠状动脉造影后行冠状动脉旁路移植术而死亡。心脏 CTA 在外科术前可以无

创性地评估冠状动脉情况，避免导管相关操作导致的赘生物脱落和冠状动脉栓塞。Fagman E、Feuchtner GM 研究提示心脏 CTA 在感染性心内膜炎患者中能够更清楚地显示瓣周脓肿与冠状动脉、主动脉窦的结构关系，提供主动脉瓣、主动脉根部受累范围和程度，可以作为经食管心脏彩超的补充。因此，2015《ESC 感染性心内膜炎管理指南》将无创的心脏 CTA 明确瓣周损害作为诊断感染性心内膜炎的主要标准，建议临床医师对于感染性心内膜炎患者常规行冠状动脉 CTA 检查明确冠状动脉、瓣膜、瓣周病变情况，指导临床治疗。

经 验 总 结

主动脉瓣周脓肿是一种严重的、少见的感染性心内膜炎的并发症，预后极差，及早手术治疗是唯一有效的治疗方式。心脏 CTA 在瓣周脓肿的诊断中有较好的临床应用价值，可避免导管相关操作导致的赘生物脱落和冠状动脉栓塞。瓣周脓肿患者的病情出现突然变化时，应该及时复查心脏 CTA，了解脓肿的病变范围、形态、大小的变化，以及与邻近组织的结构关系。多次、多部位采血的血培养阴性时，可以考虑用手术切除的病变组织碾碎后行细菌培养，提高病原微生物的检出率，指导抗感染治疗。

（宁世锋　刘道权　朱汉东）

参考文献

[1] Baddour LM, Wilson WR, Bayer AS, et al. Infective Endocarditis in Adults: Diagnosis, Antimicrobial Therapy, and Management of Complications[J]. Circulation, 2015, 132(15): 1435-1486
[2] Pettersson GB, Coselli JS, Hussain ST, et al. 2016 The American Association for Thoracic Surgery (AATS) consensus guidelines: Surgical treatment of infective endocarditis: Executive summary[J]. J Thorac Cardiovasc Surg, 2017, 153(6): 1241-1258
[3] Manzano MC, Vilacosta I, Román JAS, et al. Acute Coronary Syndrome in Infective Endocarditis[J]. Rev Esp Cardiol, 2007, 60(1): 24-31
[4] Bruschke AV, Sheldon WC, Shirey EK, et al. A half century of selective coronary arteriography[J]. J Am Coll Cardiol, 2009, 54(23): 2139-2144
[5] Harinstein ME, Marroquin OC. External coronary artery compression due to prosthetic valve bacterial endocarditis[J]. Catheter Cardiovasc Interv, 2014, 83(3): 168-170
[6] Fagman E, Perrotta S, Bech-Hanssen O, et al. ECG-gated computed tomography: a new role for patients with suspected aortic prosthetic valve endocarditis[J]. Eur Radiol, 2012, 22(11): 2407-2414
[7] Feuchtner GM, Stolzmann P, Dichtl W, et al. Multislice computed tomography in infective endocarditis: comparison with transesophageal echocardiography and intraoperative findings[J]. J Am Coll Cardiol, 2009, 53(5): 436-444
[8] Habib G, Lancellotti P, Antunes MJ, et al. 2015 ESC Guidelines for the management of infective endocarditis[J]. Eur Heart J, 2015, 36(44): 3075-3128
[9] 中华医学会心血管病学分会. 成人感染性心内膜炎预防、诊断和治疗专家共识 (2014中国)[J]. 中华心血管病杂志, 2014, 42(10): 806-816

病例 13 暴发性心肌炎——初次见面即是生死对决

▶ 视频目录

图 13-4 床旁超声心动图
图 13-7 冠状动脉造影

> **导 读**
>
> 　　暴发性心肌炎是心肌炎最为严重和特殊的类型，起病急骤，临床表现多样，病情多变，进展迅速。有些患者在就诊时即表现为危重状态，如急性心力衰竭、休克和（或）恶性心律失常等，并可伴有肝、肾等多器官功能衰竭，病死率极高。本文报道了一例危重的暴发性心肌炎患者，入院即是恶性心律失常、休克，从抢救、明确诊断到以机械辅助支持的综合治疗，最终转危为安的经过。

病 史 资 料

　　【基本信息】患者女，39 岁，身高 154cm，体重 44kg，体重指数（BMI）18.6kg/m²，普通职工，2020 年 8 月 22 日 3 时 45 分入院。

　　【主诉】胸闷 3 天，加重伴气喘 8 小时。

　　【现病史】患者 3 天前无诱因出现胸闷，伴恶心、呕吐，呕吐物为胃内容物，非喷射性，无胸痛、喘气、心慌、头晕、黑朦、晕厥、发热、腹泻等。至当地诊所就诊，考虑"胃病"，予以不详药物治疗，无好转。后转至当地医院诊治，诊治过程中上述症状加重，8 小时前出现喘气不适，血压偏低，心电图检查提示宽 QRS 波心动过速，急予以升压、电复律等抢救治疗。病情稍稳定后急转至我院，急诊查心电图（ECG）提示"室性心动过速"，立即抢救收入心脏重症监护室（CCU）。

　　【既往史】既往体健，否认高血压、糖尿病、高脂血症等慢性疾病；无手术、外伤及输血史；否认食物及药物过敏史。

　　【个人史】生长于湖北省麻城市；否认药物、毒物及放射接触史。

　　【婚育史】已婚，已育，育 1 子，体健。

　　【家族史】否认家族遗传性及传染性疾病。

　　【体格检查】体温 36.0℃，脉搏 190 次 / 分，呼吸 22 次 / 分，血压 65/32mmHg（1mmHg=0.133 kPa）。神志淡漠，颈软，颈静脉无怒张，颈部无血管杂音。双肺呼吸音清，双肺可闻及散在湿啰音。心率 190 次 / 分，律齐，各瓣膜听诊区未闻及杂音。腹平软，全腹无压痛及反跳痛，肝脾肋下未触及，双下肢无水肿，双侧桡动脉、股动脉搏动弱，四肢湿冷。生理反射存在，病理反射未引出。

【入科抢救过程】入科立即给予床旁心电监护示宽 QRS 波心动过速（图 13-1），因患者血流动力学不稳定，立即予以 200J 同步电复律成功转复为窦性心律（图 13-2）；但患者血压及血氧饱和度仍不能维持，行心肺复苏（CPR），予以血管活性药物升压等对症支持治疗，行气管插管 + 有创呼吸机辅助呼吸，血压不能维持，遂置入主动脉内球囊反搏（IABP）辅助循环，后患者生命体征趋于稳定，完善相关入院检查。

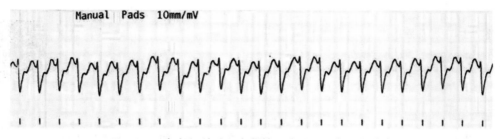

图 13-1　患者入科时心电监护示宽 QRS 波心动过速

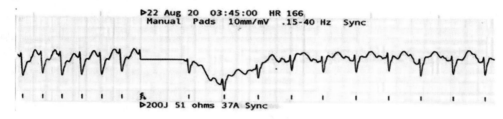

图 13-2　同步电复律恢复窦性心律

【辅助检查】

1. 血气分析　酸碱度（pH）7.24，氧分压 34mmHg，二氧化碳分压 35mmHg，乳酸 9.8mmol/L，剩余碱 − 11.3mmol/L；血常规：白细胞计数 29.64×10^9/L，中性粒细胞百分比 92.05%，淋巴细胞百分比 2.59%，血红蛋白 162.6g/L，血小板计数 249.1 × 10^9/L；D- 二聚体 13.273μg/ml；凝血功能：活化的部分凝血酶原时间 38 秒，国际标准化比值 2.30；肝功能：谷丙转氨酶 370.9U/L，谷草转氨酶 263.2U/L，总胆红素 13.9μmol/L，直接胆红素 3.8μmol/L，总蛋白 61.7g/L，白蛋白 30.8g/L；肾功能：肌酐 119μmol/L，尿素氮 13.2mmol/L，尿酸 500μmol/L，肾小球滤过率 50ml/min；电解质：钾 3.06mmol/L，钠 146.8mmol/L。高敏肌钙蛋白 I（cTNI）2.083ng/ml，N 末端 B 型利钠肽原（NT-proBNP）8300.0pg/ml；超敏 C 反应蛋白 11.77mg/L；细胞因子：白介素 -6 106.8pg/ml，白介素 -10 291pg/ml；感染性疾病筛查、尿常规、粪便常规 + 隐血、血脂、甲状腺功能、肿瘤标志物、心肌炎病毒抗体、免疫检测、血糖、糖化血红蛋白均未见异常。

2. 心电图提示　心房扑动伴快速心室反应、室内传导延迟、下壁 + 后壁 + 右心室异常 Q 波、前壁 ST 段压低（图 13-3）。床旁超声心动图：左心室不大，瓣叶活动可，室壁运动幅度弥漫减低，心包无积液，左心室射血分数（LVEF）20%（图 13-4）。四肢血管超声未见异常。X 线胸片示：双侧严重肺淤血，肺门增粗，呈"蝶翼状"（图 13-5）。

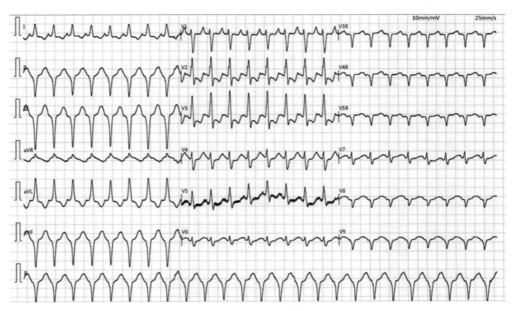

图 13-3　心电图

心房扑动伴快速心室反应、室内传导延迟、下壁 + 后壁 + 右心室异常 Q 波、前壁 ST 段压低

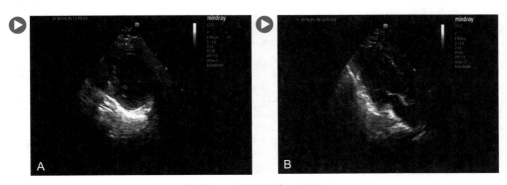

图 13-4　床旁超声心动图

胸骨旁短轴切面及心尖两腔心切面显示左心室不大，瓣叶活动可，室壁运动幅度弥漫减低，心包无积液，LVEF 20%

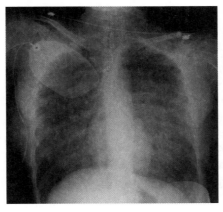

图 13-5　X 线胸片

双侧严重肺淤血，呈"蝶翼状"

诊 断 思 路

【病史小结】①中年女性，急性起病，进展迅速，病情危重，临床上主要表现为胸闷，进行性加重伴喘气。②既往史、个人史、家族史无特殊。③入科查体见血压65/32mmHg，心率190次/分，神志淡漠，双肺可闻及散在湿啰音，双侧桡动脉、股动脉搏动弱，四肢湿冷。④血生化检查提示白细胞、cTNI、NT-proBNP升高，肝、肾功能异常，D-dimer显著升高，凝血功能异常。⑤入科时心电监护示宽QRS波心动过速，复律成功后血流动力学未好转，CPR+气管插管（呼吸机辅助）+IABP辅助循环，病情稳定后ECG示快室率房扑、下壁+后壁+右心室异常Q波、前壁ST段压低；心脏超声提示室壁运动弥漫减低，LVEF严重降低，未见瓣膜异常及心包积液。X线胸片提示急性肺水肿。

【诊治分析】患者入科为循环衰竭、休克状态，病情极其危重，纠正休克状态是救治关键，休克的规范化诊治尤为重要（图13-6）。

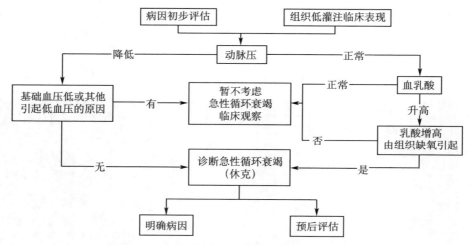

图13-6 急性循环衰竭（休克）诊断流程

引自中国医师协会急诊分会.急性循环衰竭中国急诊临床实践专家共识.中华急诊医学杂志，2016，25（2）：146-152

根据休克发生的病理生理机制，分为以下4种类型：梗阻性休克、心源性休克、分布性休克、低血容量性休克。各类型休克病因不一（表13-1）。

根据2018年《心源性休克诊断和治疗中国专家共识》，心源性休克（cardiogenic shock，CS）是由于各种原因导致心功能减退，引起心排血量显著减少，导致血压下降，重要脏器和组织灌注严重不足，引起全身微循环功能障碍，从而出现一系列以缺血、缺氧、代谢障碍及重要脏器损害为特征的一种临床综合征。诊断标准如下。

1. 低血压 血容量充足前提下，收缩压＜90mmHg（1mmHg=0.133kPa）超过30分钟；或平均动脉压＜65mmHg超过30分钟；或需要应用血管活性药物和（或）循环辅助装置支持下收缩压维持＞90mmHg。

2. 脏器灌注不足征象（至少1项） ①排除其他原因的精神状态改变，早期兴奋，晚期抑制萎靡；②肢端皮肤湿冷、花斑；③少尿（尿量＜400ml/24h或＜17ml/h），或无尿（尿量＜100ml/24h）；④代谢性酸中毒，血浆乳酸浓度增高＞2.0mmol/L。

表 13-1　急性循环衰竭（休克）的病因诊断

分类	病因	临床表现	辅助检查
分布性	严重感染	感染病史、发热、寒战	血白细胞、CPR、PCT 增高
	过敏原接触	过敏原接触病史、皮疹、低血压	
	神经源性	有强烈的神经刺激（如创伤、剧烈疼痛）、头晕、面色苍白、胸闷、心悸等	
	中毒	毒素接触史、瞳孔改变、呼吸有特殊气味	毒理检测结果显示毒素水平增加
	酮症酸中毒	糖尿病症状加重和胃肠道症状，酸中毒、深大呼吸和酮臭味	血糖大幅升高，血尿酮体阳性，pH < 7.35，HCO_3^- < 22mmol/L
	甲状腺功能减退危象	甲状腺功能减退病史、黏液性水肿、昏迷、低体温	血清 T_3、T_4 降低和（或）TSH 明显增高
低容量性	创伤或出血	创伤病史、腹痛、面色苍白、活动性失血	超声 /CT 见肝脾破裂或腹腔积液、腹穿抽出血性液体
	热射病	头晕、乏力、恶心、呕吐、严重者会出现高热、昏迷、抽搐	
	急性胃肠炎、肿瘤化疗、消化道梗阻	严重呕吐、腹泻	血电解质异常
心源性	急性心肌梗死	心前区压榨性疼痛、濒死感、心律失常	ECG：新出现 Q 波及 ST 段抬高和 ST-T 动态演变；心肌坏死标志物升高
	恶性心律失常	心悸、气促、胸闷	ECG 相应改变
	心肌病变	胸闷、气短、心慌	ECG、心脏超声相应改变
	瓣膜病	活动之后出现心悸、心跳加速、心脏杂音	ECG、心脏超声相应改变
梗阻性	张力性气胸	极度呼吸困难、端坐呼吸、发绀、气胸体征	X 线胸片：胸腔大量积气，肺可完全萎陷，气管和心影偏移至健侧
	肺栓塞	呼吸困难、胸痛、咯血	D- 二聚体升高，ECG：V1 ～ V2 导联的 T 波倒置和 ST 段压低，CTA，肺通气血流比
	心脏压塞	胸痛、呼吸困难、晕厥、奇脉	ECG：低血压；心脏彩超：心包积液

摘自急性循环中国急诊临床实践专家共识 . 中华急诊医学杂志，2016，25（2）:146-152

有创血流动力学监测的诊断标准（必要时可实施）：①心排血量严重降低，心指数 ≤ 2.2L/（min·m）。②心室充盈压升高，肺毛细血管楔压（PCWP）≥ 18mmHg。结合患者症状（胸闷、喘气）、体征（神志淡漠、低血压、心动过速、双肺啰音、末梢循环差）、心电图（心动过速、心肌损伤表现）及心脏超声（室壁运动弥漫减低、LVEF 严重下降）、cTNI、NT-proBNP 明显升高、严重代谢性酸中毒等检查检验结果，考虑为心源性休克。

　　CS 属于低动力性休克，导致 CS 的病因较多，无论何种病因，均为心排血量下降导致组织低灌注和微循环功能障碍。最常见的原因是急性冠脉综合征，尤其是急性 ST 段抬高型心肌梗死（STEMI），约占整个 CS 病因的 80%。而急性心肌梗死（AMI）导致 CS 的主要原因是严重的急性泵功能衰竭，约占 AMI 合并 CS 的 78.5%。其他导致 AMI 患者出现 CS 的原因还包括右心室心肌梗死导致低血容量、机械并发症和大量应用负性肌力药物等。除 AMI 外，导致 CS 常见的病因还包括慢性心力衰竭急性失代偿、暴发性心肌炎、严重心脏瓣膜病变和应激性心肌病等（表 13-2）。

表 13-2　心源性休克的主要病因

病理生理变化	心肌病变	心脏结构病变	心律失常	心包疾病
临床情况	AMI 泵衰竭	AMI 合并机械并发症	持续严重心动过缓或心动过速	大量心包积液
	终末期心肌病	心室流出道梗阻		急性心脏压塞
	暴发性心肌炎	心室充盈受限		缩窄性心包炎
	长时间缺血导致心肌顿抑	严重瓣膜病变		
	药物毒性	先天性心脏病		
	严重酸碱失衡及代谢紊乱	肺栓塞		
	严重感染和炎症反应			
	心肌挫伤			
	心脏切开术后			
	章鱼篓样心肌病			
	心脏移植后排异			
	合并其他抑制心肌功能的临床情况			

　　【鉴别诊断】根据现有病史及相关检查检验资料，主要鉴别以下疾病。

　　1. 急性心肌梗死（AMI）　　患者有胸闷症状，心电图有 Q 波、ST 段压低、T 波倒置等缺血改变、可定位，CTNI 明显升高，但无胸痛，无高血压、糖尿病、高血脂、吸烟等冠心病危险因素，非 AMI 高发人群，超声心动图无节段性室壁运动异常改变，需进一步明确。

　　2. 暴发性心肌炎　　为临床诊断，无特异诊断标准，患者 cTNI 升高，心电图有明显心肌损伤表现，可出现各种房室传导阻滞及恶性心律失常，超声心动图提示室壁运动普遍减低，且病情进展迅速，多器官受累等均支持此诊断，但患者心肌炎病毒抗体阴性，需进一步追问感染前驱病史并排除 AMI 等疾病加以鉴别。

　　3. 急性肺栓塞　　患者 D- 二聚体明显升高，血气分析提示明显低氧，但无胸痛、咯血、右心负荷增重（右心大、三尖瓣反流等）及典型心电图 $S_IQ_{III}T_{III}$ 表现，双下肢血管未见血栓形成，可能性较小，必要时可完善肺动脉 CTA 明确诊断。

　　4. 应激性心肌病（章鱼篓样心肌病）　　多由情绪变化、压力等诱发，患者超声心动图提示室壁运动普遍减低，EF 低，NT-proBNP、cTNI 升高，但无明显应激史，超声心动图未见心腔扩大呈典型的"章鱼篓样"，可能性小。

　　综合患者病情分析,患者心源性休克病因主要鉴别疾病为急性心肌梗死和暴发性心肌炎，因二者均会出现严重心肌损伤，从症状、心肌损伤标志物等无法区分，且暴发性心肌炎心电图 ST-T 改变常见，部分患者心电图甚至可表现类似急性心肌梗死图形，呈现导联选择性的 ST 段弓背向上抬高，单纯从心电图上二者也难以鉴别。同时，二者后续治疗方案及预后大不相同，故明确鉴别两项疾病极其重要。因暴发性心肌炎为临床诊断，无特异诊断标准，而急性心肌梗死可以通过冠状动脉造影（CAG）明确，目前虽有研究显示 CAG 可能增加病毒性心肌炎的死亡率，但此患者病情发展迅速，为及时明确诊断，经与患者及其家属商议后行急诊 CAG 检查（图 13-7），结果显示患者冠脉未见严重狭窄及慢血流现象。

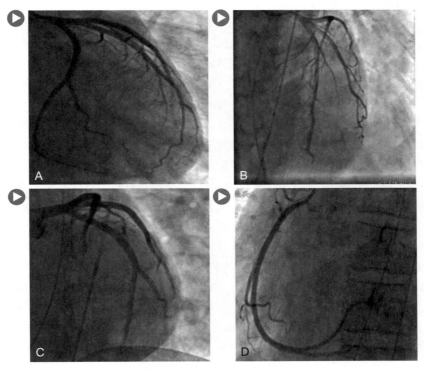

图 13-7　冠状动脉造影
LCA、RCA 显示未见明显冠状动脉狭窄

至此，我们排除了冠心病所致急性心肌梗死，追问患者病史，患者发病前 1 周有"感冒"、发热病史，体温最高 38.0℃。我们回顾患者病史及现有检查检验资料：患者有感染前驱病史，本次发病急骤，有胸闷症状，快速进展出现心脏泵衰竭、恶性心律失常，严重的血流动力学障碍及周围灌注不足、多脏器功能障碍，即进入休克状态。入院心肌酶学检测显示心肌严重受损、心脏超声可见弥漫性室壁运动减弱，CAG 示冠状动脉未见严重狭窄。故患者目前心源性休克病因考虑暴发性心肌炎。

心肌炎指由各种原因引起的心肌炎性损伤所导致的心脏功能受损，包括收缩、舒张功能减低和心律失常。病因包括感染、自身免疫疾病和毒素／药物毒性三类，其中感染是最主要的致病原因，病原体以病毒最为常见。暴发性心肌炎是心肌炎最为严重和特殊的类型，主要特点是起病急骤，病情进展极其迅速，患者很快出现血流动力学异常（泵衰竭和循环衰竭）及严重心律失常，并可伴有呼吸衰竭和肝、肾衰竭，早期病死率极高。值得注意的是，本病症早期病死率虽高，但一旦度过急性危险期，长期预后良好。

一般将暴发性心肌炎定义为急骤发作且伴有严重血流动力学障碍的心肌炎症性疾病，因此暴发性心肌炎更多是一个临床诊断而非组织学或病理学诊断，因而诊断需要结合临床表现、实验室及影像学检查综合分析。当出现发病突然，有明显病毒感染前驱症状尤其是全身乏力、不思饮食继而迅速出现严重的血流动力学障碍、实验室检测显示心肌严重受损、超声心动图可见弥漫性室壁运动减弱时，即可临床诊断暴发性心肌炎。

因暴发性心肌炎发病急骤，病情进展迅速，早期病死率高，而患者一旦度过危险期，长期预后好，因此对于暴发性心肌炎的治疗，应高度重视，采用各种可能手段，尽力挽救患者生命。按照"以生命支持为依托的综合救治方案"进行救治。临床上应尽早采取积极的综合治疗方法，除一般治疗（严格卧床休息、营养支持等）和普通药物治疗（营养心肌、减轻心脏负荷、保护胃黏膜等）外，还包括抗感染、抗病毒、糖皮质激素、丙种球蛋白、血浆和血液净化、生命支持措施［主动脉内球囊反搏（IABP）、体外膜肺氧合（ECMO）、呼吸机辅助呼吸、临时起搏器置入等］，必要时可行心脏移植（图13-8）。

【诊疗经过】此患者入科时即为休克状态，经积极给予血管活性药物及IABP辅助循环稳定生命体征后，完善病史及CAG等各项检查检验，确诊为暴发性心肌炎。根据最新成人暴发性心肌炎诊断和治疗中国专家共识，我们除了给予严格卧床休息、营养支持等一般治疗，还给予了营养心肌（磷酸肌酸钠、辅酶Q10）、利尿减轻心脏负荷（呋塞米、螺内酯）、保护胃黏膜（奥美拉唑）、护肝（甘草酸二铵、还原型谷胱甘肽）、抗感染（莫西沙星、替考拉宁）、抗病毒（更昔洛韦）、糖皮质激素（甲泼尼龙200mg 每日1次）等药物治疗，患者病情逐渐好转。患者生命体征恢复平稳，各脏器功能逐步好转，后于2020年8月23日（入院第2天）撤除呼吸机，2020年8月26日（入院第5天）停用激素，2020年8月27日（入院第6天）撤除IABP，2020年8月28日（入院第7天）停用抗生素，2020年8月30日停用抗病毒药物，2020年8月31日（入院第9天）转入普通病房。2020年9月10日病情恢复出院。

【最终诊断】暴发性心肌炎，急性左心衰竭，心源性休克，多脏器功能衰竭，代谢性酸中毒，宽QRS波心动过速，心功能Ⅳ级。

【随访】无不适症状，无异常体征，相关检验结果：血常规、cTNI、NT-proBNP、转氨酶等恢复正常，心电图、X线胸片、心脏超声均恢复正常。

经 验 总 结

暴发性心肌炎为临床诊断，无特异性诊断标准，类心肌梗死表现多见，对于年龄较大患者在诊断时易误诊。由于暴发性心肌炎临床变化大，易急骤进展，发生心源性休克、恶性心律失常及多脏器功能衰竭，病情急且危重，早期死亡率极高，所以有些患者初次见面即是生死对决，因此对于早期表现尚稳定的心肌炎患者，应提高警惕，一旦病情出现进展或治疗效果不佳，应及时转入有器械支持手段的医疗中心救治。这类患者一旦度过急性危险期，长期预后良好，故迅速积极抢救，不轻易放弃，必要时使用呼吸机、IABP、ECMO、CRRT等多种器械辅助稳定生命体征，然后尽快明确前驱感染病史，不能排除急性心肌梗死患者可行冠状动脉CTA或冠脉造影等相关检查确定诊断，为后续治疗提供依据，为远期预后打下基础。诊断一旦明确后应早期应用激素、丙种球蛋白、抗病毒、脏器功能支持等药物，采用"以生命为依托的综合治疗方案"，为患者生命提供保障。

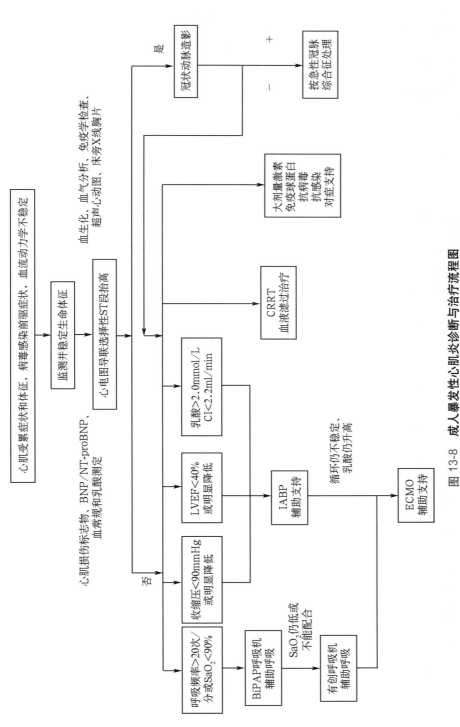

图 13-8　成人暴发性心肌炎诊断与治疗流程图

引自中华医学会心血管病学分会. 成人暴发性心肌炎诊断与治疗中国专家共识. 中华心血管病杂志, 2017, 45 (9): 742-752

（段　硕　刘心甜　陈国洪）

参考文献

[1]　Brugada J, Katritsis DG, Arbelo E, et al. 2019 ESC Guidelines for the management of patients with supraventricular tachycardia.T he Task Force for the management of patients with supraventricular tachycardia of the European Society of Cardiology (ESC) [J]. Eur Heart J, 2020, 41(5) : 655-720

[2]　中国医师协会急诊分会.急性循环衰竭中国急诊临床实践专家共识[J]. 中华急诊医学杂志, 2016, 25(2): 146-152

[3]　中华医学会心血管病学分会.心源性休克诊断和治疗中国专家共识(2018)[J]. 中华心血管病杂志, 2019, 47(4): 265-277

[4]　Piccirillo Francesco, Watanabe Mikiko, Sciascio Germano Di. Diagnosis, treatment and predictors of prognosis of myocarditis. A narrative review: Myocarditis. A review[J]. Cardiovasc Pathol, 2021, 54: 107362

病例 **14** 导管射频消融术后冠状动脉痉挛

▶ 视频目录

图 14-4　经食管超声心动图

> **导　读**
>
> 　　经导管射频消融是治疗心律失常的一种方法，其术后相关并发症因消融部位而有所不同。对于心房颤动的导管射频消融治疗，现阶段手术方式是在隔离肺静脉基础上，对二尖瓣峡部、左心房顶等靶点进行辅助消融，术后可发生膈神经麻痹、食管损伤、肺静脉狭窄、心脏压塞及穿刺部位血管损伤等并发症。本文报道一例少见房颤消融术后并发冠状动脉痉挛病例。

病 史 资 料

【基本信息】患者男，73 岁。身高 166cm，体重 55kg，退休，2021 年 6 月 7 日入院。

【主诉】心悸 20 余天。

【病史简介】患者 20 余天前体力劳动下出现心悸、胸部不适，伴头晕、乏力、出冷汗，无胸痛、黑矇、晕厥，无腹胀、反酸、嗳气，患者坐下休息后 1 小时左右症状逐渐缓解。前往当地医院就诊查心电图示心房颤动，为行房颤射频消融术转诊来我院。

【既往及个人史】有长期饮酒史，有痔疮手术史。

【婚育史】已婚。

【家族史】否认家族遗传性及传染性疾病。

【体格检查】　体温 36.2℃，脉搏 87 次 / 分，呼吸 19 次 / 分，血压 140/81mmHg（1mmHg=0.133kPa），神志清楚，浅表淋巴结未触及肿大，颈软，颈静脉无充盈，甲状腺未触及肿大。双肺呼吸音清，未闻及干、湿啰音。心界无扩大，心率 92 次 / 分，心律绝对不齐，第一心音强弱不等，各瓣膜听诊区未闻及杂音。腹平软，无压痛及反跳痛，肝脾肋缘下未触及，双下肢无水肿。

【辅助检查】NT-proBNP 598pg/ml；尿常规：尿隐血（+）；肝功能、肾功能、电解质、血脂、甲状腺功能、肌钙蛋白 I、血常规、糖化血红蛋白、血糖、凝血功能、传染病筛查、粪常规 +OB 未见明显异常。

入院心电图示心房颤动（图 14-1）；胸部 + 头 CT 提示肺气肿，慢性支气管炎、腔隙性脑梗死；超声心动图：左心房、右心房扩大（LA5.1cm，RA4.6cm）；升主动脉增宽；主动脉瓣中度反流；二尖瓣中度反流；三尖瓣中度反流；室间隔增厚；心律失常（图 14-2）。动态心电图：①心房颤动伴长间歇（最长 RR 间期 3.2 秒）；②偶发室性期前收缩；③ ST-T 改变；④心率变异性分析结果：散点图呈扇形改变。冠状动脉 CTA：冠状动脉粥样硬化，前降支中段心肌桥（图 14-3）；经食管超声心动图：左心耳未见血栓（图 14-4）。

　　【初步诊断】①心律失常，心房颤动伴长间歇；②冠状动脉粥样硬化；③冠状动脉心肌桥；④陈旧性腔隙性脑梗死。

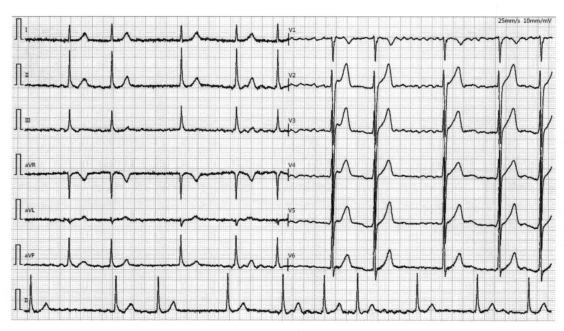

图 14-1　入院心电图

心房颤动伴缓慢心室反应，平均心室率 55 次 / 分

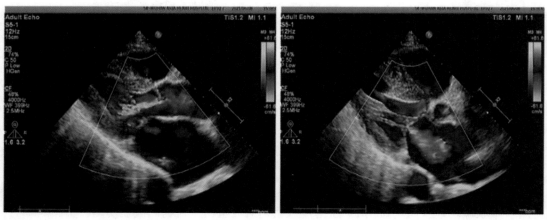

图 14-2　超声心动图

左心室长轴切面，主动脉瓣及二尖瓣中度反流

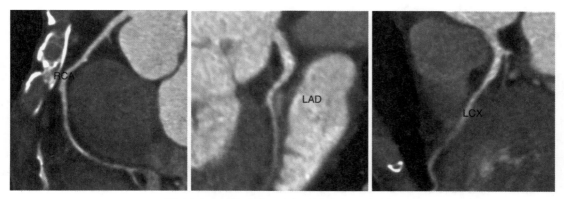

图 14-3　冠状动脉 CT 血管成像曲面重组图

冠状动脉轻度粥样硬化，前降支中段心肌桥。（注：LAD 左前降支；LCX 左回旋支；RCA 右冠状动脉）

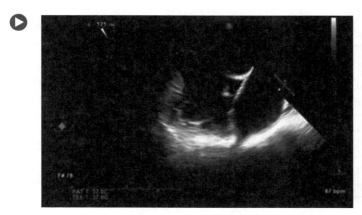

图 14-4　经食管超声心动图

左心耳未见血栓

诊 断 思 路

【诊疗经过】患者入院后行 CHA2DS2-VASC 评 3 分，HAS-BLED 评分 2 分，为卒中高危、出血低危，予以达比加群抗凝、比索洛尔控制心室率。其为症状性心房颤动，合并快-慢综合征，有房颤导管消融指征，同时告知术后可能需置入永久起搏器可能，患者及其家属理解病情，有手术意愿，完善术前准备，无手术禁忌证，于 2021 年 6 月 11 日在全身麻醉下 CARTO 标测系统下行心内电生理检查＋射频消融术，术中行 Marshall 静脉无水酒精化学消融＋肺静脉线性消融＋左心房顶部、二尖瓣峡部线性消融，术中成功转复为窦性心律（图 14-5）。

当天 17：52 术后回监护室，18：45 顺利拔除气管插管，术后 4 小时复查心包超声可见少量心包积液。22：40 患者突感胸痛，程度重，伴出汗，心电监护提示窦性心动过缓，心室率 40 次／分，血压 110/69mmHg；床旁心电图（图 14-6）提示窦性心动过缓，室性期前收缩，下壁导联 ST 段抬高，结合发病及心电图特点，并结合冠状动脉 CT 结果，考虑冠状动脉痉挛可能，在严密监测心电及血压情况下，予以地尔硫草缓慢静脉推注，推药过程中患者胸痛明显好转，心电监护可见下壁导联 ST 段回落，10 余分钟后复查心电图回落正常水平（图 14-7）；但心电监护仍可见显著窦性心动过缓，交界性逸搏（一度降至 28 次／分，

最长 RR 间期达 6 秒），伴血压偏低，予以多巴胺静脉推注 3mg 后再次出现胸痛伴下壁导联
ST 段抬高，给予地尔硫䓬及尼可地尔静脉泵入后，胸痛症状及心电图均改善，生命体征平稳。
术后复查动态心电图未见缓慢性心律失常及 ST-T 改变，于 6 月 17 日办理出院。

　　该患者房颤导管射频消融术后 5h 突发胸痛，心电图提示显著性窦性心动过缓，伴下壁
导联 ST 段抬高，结合病史，患者无血压高、血脂高及血糖高等危险因素，术前冠状动脉
CTA 未见狭窄病变，术后回科心电图正常，突发胸痛伴下壁 ST 段抬高，考虑冠状动脉痉挛
可能性大，在严密心电监护情况下静推地尔硫䓬症状改善，ST 段回落，且多巴胺静脉推注
后再次发生类似情况，抗痉挛治疗仍有效，故而支持这一诊断。

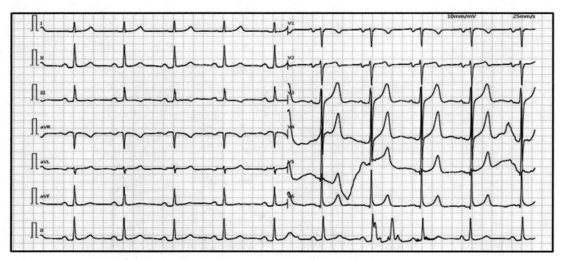

图 14-5　**术后心电图**
窦性心律，左心房异常

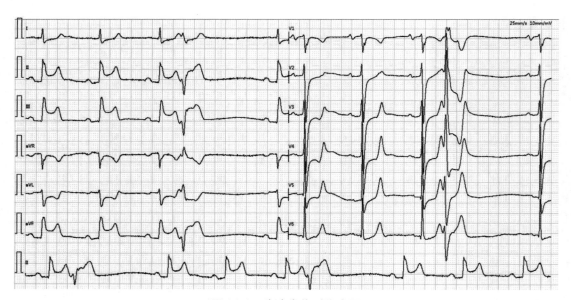

图 14-6　**胸痛发作时心电图**
窦性心动过缓，室性期前收缩，下壁导联 ST 段抬高，ST-T 改变

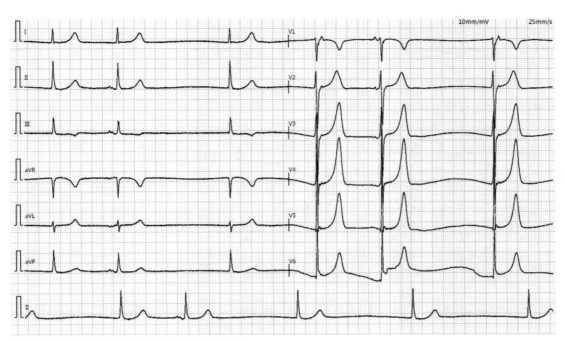

图 14-7   胸痛好转时心电图

显著性心动过缓，可见窦性 P 波，平均心室率 31 次 / 分，交界性逸搏心律，V3 ~ V6 导联 T 波高尖，各导联 ST 段恢复至基线水平

【鉴别诊断】

1. 急性心包炎   患者突发胸痛，心包可见少量积液，需考虑心包炎，但患者胸痛和呼吸无关，心电图 ST 段抬高有定位导联，而非广泛导联 ST 段抬高，且抗痉挛治疗后 ST 段回落，胸痛缓解，故考虑急性心包炎可能性不大。

2. 急性下壁心肌梗死   患者导管射频消融术后出现胸痛，下壁导联 ST 段抬高，ST$_\text{III}$ > ST$_\text{II}$ 需考虑术中损伤至右冠状动脉闭塞可能，但患者为房颤射频消融，消融部位距离右冠状动脉较远，引起右冠状动脉急性闭塞可能性小，不能排除存在血栓栓塞右冠状动脉的可能。但此患者抗痉挛治疗后可见下壁导联 ST 段回落，胸痛缓解，因此考虑冠状动脉痉挛所致的变异型心绞痛。

学 习 讨 论

心律失常行导管射频消融术时在特殊情况下因解剖的关系，消融靶点可能距冠状动脉较近，消融能量大，消融时间长的情况下，可导致冠状动脉的损伤，引起冠状动脉狭窄或诱发冠状动脉痉挛。石铭宇等的动物实验研究采用光学干涉断层成像技术（optical coherence tomography，OCT）检查发现射频消融术后血管内皮细胞的肿胀、脱落、动脉壁破裂、壁结构消失、平滑肌溃疡、变性坏死，溃疡内有大量白细胞浸润等表现。临床上已有部分案例报道射频消融后出现冠状动脉痉挛或冠状动脉狭窄，严重者出现急性、慢性冠状动脉闭塞的情况，需要行 PCI 治疗。

Solomon 等对 70 例行射频消融手术患者的术前及术后冠状动脉造影分析发现，仅 1 例患者术中因冠状动脉痉挛造成管腔变小，但药物治疗后很快恢复。Lesh 等在对 100 例行射频消融的患者进行冠状动脉造影检查时，发现 1 例患者出现冠状动脉痉挛，并造成 ST 段抬高型心肌梗死。耿雨等在对起源于左冠窦的室性期前收缩行射频消融时出现左主干痉挛。本中心既往也有冷冻消融术后出现冠状动脉痉挛的案例。目前关于消融引起冠状动脉狭窄或痉挛的机制并不明确，可能的机制为冠状动脉距离消融靶点近，消融能量大，时间长，导致血管内皮的损伤。本例患者消融部位集中在左心系统，而心电图倾向于右冠状动脉痉挛，可能与消融 Marshall 静脉、肺静脉、左心房顶等多个部位有关，且夜间发作还需考虑自主神经功能紊乱有关。尽管临床上射频消融对冠状动脉的损伤比较少见的，但并不是完全没有影响的，特别是一些微小的改变常被忽略，而这些改变对后期冠状动脉功能及解剖的影响还需临床密切观察；另外其是否会促进日后冠脉粥样硬化的发展也应该引起注意。因此操作中应尽量避免引起冠状动脉损伤，如尽量在心室侧或腔壁较厚侧放电，而在心房侧或冠状窦内消融时，尽可能使用小能量并缩短消融时间。

经 验 总 结

射频消融术后出现定位导联的突发的 ST 段抬高除外冠状动脉血栓闭塞外，还应考虑冠状动脉痉挛，而右冠状动脉痉挛时常合并心率慢，使得应用钙拮抗剂（CCB）类抗痉挛药物有所顾虑。本中心经验，对于冠状动脉痉挛后导致心率慢的患者，解除冠状动脉痉挛是关键，痉挛解除后心率可自行恢复。

（阳玉晶　刘心甜　刘成伟）

参考文献

[1] 石铭宇，谷宏越，赵永伟，等. 通过动物实验评价射频能量对冠状动脉的急性损伤[J]. 中国心脏起搏与心电生理杂志，2007, 21(5): 430-433

[2] Khanal S, Ribeiro PA, Platt M, et al. Right coronary artery occlusion as a complication of accessory pathway ablation in a 12-year-old treated with stenting[J]. Catheter Cardiovasc Interv, 1999, 46(1): 50-61

[3] Ouali S, Anselme F, Savouré A, et al. Acute coronary occlusion during radiofrequency catheter ablation of typical atrial flutter[J]. J Cardiovasc Electrophysiol, 2002, 13(10): 1047-1049

[4] Lesh MD, Van Hare GF, Schamp DJ, et al. Curative perculaneous catheter ablation using radiofrequency energy for accessory pathways in all locations: results in 100 consecutive patients[J]. J Am Coll Cardiol, 1992, 19(6): 1303-1309

[5] 耿雨，周玉杰，刘宇扬. 起源于左冠状窦内的室性期前收缩射频消融治疗致左主干痉挛1例[J].心肺血管病杂志，2016, 35(11): 901-903

病例 15　以胸痛为主要表现的嗜铬细胞瘤

▶ 视频目录

图 15-2　冠状动脉造影

> **导　读**
>
> 　　胸痛是临床上常见的症状，引起胸痛的病因众多，常见的有急性冠脉综合征、主动脉夹层、肺栓塞、呼吸系统疾病等。胸痛的部位和严重程度并不一定与病变的部位、严重程度相一致。本病例报道 1 例由嗜铬细胞瘤引起的胸痛。

病 史 资 料

【基本信息】患者女，47 岁，身高 158cm，体重 64kg，体重指数（BMI）25.6kg/m²，待业，2021 年 2 月 24 日入院。

【主诉】间断胸痛 2 年，加重 1 周。

【基本信息】患者于 2 年来间断无诱因出现胸痛，与活动无关，情绪激动时多发，位于胸骨中段后，鸡蛋大小范围，呈压榨样痛并伴有压迫感，可向双肩、双上肢前臂放射疼痛，饮白开水或恶心后自行缓解，每次持续约 10 分钟。近 1 周患者自觉上述症状发作频繁，性质部位同前，程度较前加重，就诊于当地医院行心电图示"T 波改变"，为行进一步诊治至我院治疗，以"急性冠脉综合征"收入院。自起病以来患者食欲、睡眠、精神稍差，大小便同常，体重及体力未见变化。

【既往史】2 年前胃镜检查提示十二指肠溃疡，无出血史，间断不规律药物治疗；发现高脂血症 4 年，未服药；否认高血压、糖尿病、慢性肾病病史。

【个人史】生长于湖北武汉；无吸烟、饮酒史；否认疫区驻留史；否认药物、毒物及放射接触史。

【婚育史】22 岁结婚，已婚，育有 2 子，月经正常。

【家族史】父母健在，否认其他家族遗传性及传染性疾病。

【体格检查】体温 36.6℃，脉搏 86 次 / 分，呼吸 19 次 / 分，右上肢血压 130/90mmHg（1mmHg=0.133kPa），右下肢血压 140/95mmHg，神志清楚，口唇无发绀，颈软，颈静脉无怒张；胸廓未见异常隆起，无压痛，双肺呼吸音清，未闻及干、湿啰音，心界不大，心率 86 次 / 分，律齐，心脏各瓣膜听诊区未闻及杂音；腹软，腹部血管无杂音，无压痛、反跳痛，肝脾肋下未触及，双下肢无水肿，双侧足背动脉搏动对称，生理反射存在，病理反射未引出。

【辅助检查】超敏肌钙蛋白 I（cTnI）0.99ng/ml，血常规、尿常规、粪常规及隐血、肝功能、肾功能、电解质、凝血功能及 D- 二聚体、血脂、甲状腺功能、血糖、糖化血红蛋白、红细胞沉降率、超敏 C 反应蛋白、传染病筛查等未见明显异常。

【心电图】心电图：窦性心动过速，左心房异常，ST-T 改变（图 15-1）。

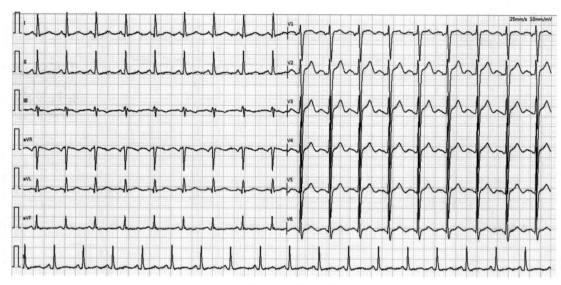

图 15-1　入院心电图

窦性心动过速，107 次 / 分，PtfV1 < -0.04mm/s，$R_{aVL}+S_{V_3}$ > 2.0mV，提示左心室肥厚，$T_{III、aVF}$ 低平

【超声心动图】左心室舒张末期内径（LVEDD）5.4cm，左心室前壁、心尖部室壁运动幅度减低，左心室舒张功能减退，左心室射血分数（LVEF）60%。

【X 线胸片】X 线胸部正位片：双肺未见实质性病变。

【初步诊断】①冠状动脉粥样硬化性心脏病 急性冠脉综合征（ACS）？②高脂血症。

诊　断　思　路

【病史小结】①患者女性，47 岁，主要表现为胸痛，慢性病程，急性加重；胸痛与活动无关，情绪激动时多发，位于胸骨中段后，鸡蛋大小范围，呈压榨样痛并伴有压迫感，可向双肩、双上肢前臂放射疼痛，饮白开水或恶心后自行缓解，每次持续约 10 分钟；②既往高脂血症、十二指肠溃疡病史；③查体未见明显异常；④辅助检查提示心电图提示 T 波改变，超敏肌钙蛋白 I 升高，心脏超声提示左心室前壁及心尖部室壁运动幅度减低，未见瓣膜病及心肌病变。

患者主要表现为胸痛，依据患者肌钙蛋白 I 升高及胸痛症状，心脏超声见节段性室壁运动异常，心电图未见 ST 段抬高及异常 Q 波，初步诊断为冠状动脉粥样硬化性心脏病，急性非 ST 段抬高型心肌梗死。但患者发病年龄尚轻，冠心病相关危险因素不多，急性心肌梗死类型及原因尚需进一步鉴别。

【病因鉴别】

1.1 型急性心肌梗死　即经典的冠状动脉粥样硬化相关心肌梗死，多继发于斑块破裂、斑块侵蚀及钙化小结所引起的急性缺血事件。患者多有冠状动脉粥样硬化相关危险因素，如年龄、性别、吸烟、高血压、糖尿病、高脂血症、早发冠心病家族史等情况，胸痛症状多典型，持续时间长，程度重，心电图及肌钙蛋白 I 有动态改变。本例患者有胸痛症状，有高脂血症危险因素，肌钙蛋白 I 升高，心脏超声见节段性室壁运动异常，故需要考虑。但此女性患者发病年龄较年轻，冠心病危险因素不多，心电图缺血改变不显著，需进一步鉴别。

2.2 型心肌梗死　与 1 型心肌梗死不同，患者冠状动脉没有血栓形成，其实质是心肌氧供需失衡。心肌耗氧量主要受收缩期室壁张力、心肌收缩力和心率影响，心肌供氧量主要受冠状动脉血流量和血液携氧能力影响。常见的原因包括冠状动脉痉挛、冠状动脉栓塞、冠状动脉微循环障碍、冠状动脉自发性夹层、快室率心律失常、严重贫血、严重低血压或低血氧等，本例患者心室率不快，目前无贫血、低血压和缺氧改变，尚需要进一步鉴别冠状动脉非阻塞性疾病。

3. 肥厚型心肌病　肥厚型心肌病患者可因流出道梗阻，心排血量降低，冠状动脉供血减少，同时心肌肥厚导致心肌耗氧增加，引起氧供需不平衡，出现胸痛、心肌缺血，严重时可出现心肌损伤，部分心肌肥厚型心肌病患者可出现室壁瘤，本例患者心电图见左心室高电压表现，肌钙蛋白 I 升高，需要考虑，但患者心电图表现不典型，超声心动图未见室间隔显著肥厚及流出道梗阻表现，故可初步排除。

4. 急性心肌炎　心肌炎是指心肌细胞及其组织间隙局限性或弥漫性炎症，它常是各种全身性疾病中的一部分。可因感染、过敏、理化因素所引起。患者一般有发病前 1 ～ 2 周有呼吸道、消化道感染，后出现发热、胸痛、心慌、头晕、乏力等症状，心电图可有期前收缩、房室阻滞、ST-T 改变等，肌钙蛋白 I 可升高，本例患者有胸痛症状，但发病前无前驱感染表现，炎症指标不高，目前依据不足。

5. 应激性心肌病　一般患者有精神或躯体应激，可出现胸痛、心力衰竭、心律失常等类似急性冠脉综合征的表现。患者超声表现为短暂性心尖部或左心室中部无运动或者运动减弱，冠状动脉造影检查没有血管狭窄和闭塞的证据，心电图出现新发的 ST 段抬高，伴 T 波倒置，心肌酶出现轻至中度升高，该病诊断需要排除嗜铬细胞瘤及心肌炎，本例患者发病前无明显情绪应激，心电图改变不典型，故目前依据不足。

【病情变化及诊疗经过】患者初步诊断考虑为急性非 ST 段抬高型心肌梗死，故冠状动脉造影仍是明确诊断及鉴别诊断重要的检查。患者有冠状动脉造影指征，无禁忌证，故行冠状动脉造影检查，结果提示：患者冠状动脉未见明显狭窄、血栓、自发性夹层及痉挛等表现（图 15-2）。初步排除 2 型心肌梗死、肥厚型心肌病、急性心肌炎、应激性心肌病等常见胸痛伴肌钙蛋白 I 升高原因。患者胸痛原因尚不明确，给予对症支持治疗。

患者住院期间断诉胸痛、恶心、心悸不适、面色苍白、出汗、四肢发麻等症，测血压最高为 202/181mmHg，心率 110 次 / 分，2 分钟后复测血压为 124/75mmHg，心率 80 次 / 分，症状可缓解。患者既往无高血压病史，本次阵发性血压升高，考虑系继发性高血压导致。结合患者心慌、出汗及血压波动考虑内分泌性高血压（嗜铬细胞瘤）可能性较大，查 24 小时尿香草基杏仁酸（VMA）阳性，查儿茶酚胺代谢产物甲氧基去甲肾上腺素 15.06nmol/L（正常 < 0.9nmol/L），综上考虑嗜铬细胞瘤诊断，完善肾上腺 CT 提示右侧肾上腺区见类圆

形等及稍高密度肿块（3.2cm×3.8cm）（图 15-3）考虑嗜铬细胞瘤。

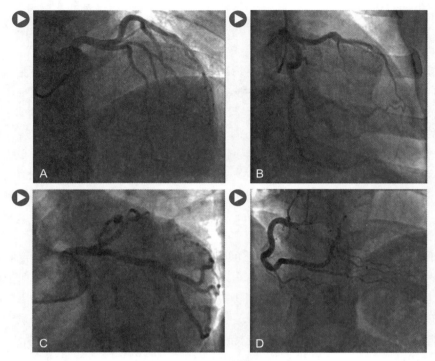

图 15-2 冠状动脉造影
冠状动脉正常，未见狭窄病变

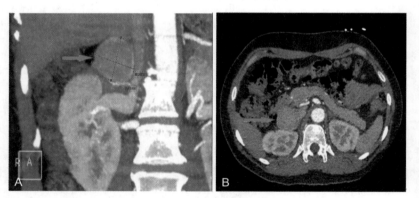

图 15-3 肾上腺 CTA
冠状面（A）及横断面（B）显示右侧肾上腺占位性病变（箭头）

　　手术是嗜铬细胞瘤目前主要治疗手段，术前要完善降压、扩容、纠正心律失常等准备，怀疑恶性者术前准备更应充分。本例患者术前充分准备后行右侧肾上腺嗜铬细胞瘤切除术。术中见瘤体大小为 5.2cm×4.2cm×3.8cm，薄膜完整，切面金黄色，质软，实性，部分区囊性变（图 15-4A）。HE 染色结果：肿瘤细胞呈巢状排列，胞质为嗜碱性，无异型性（图 15-4B）。免疫组织化学结果（图 15-4C 和图 15-4D）：GATA-3（+）、CD56（+）、CgA（+）、Syn（+）、GFAP（-）Inhibin-a（-）、SDHB（+）、Melan-A（-）S-100（-）、Ki-67（Li 1%），最终确诊为诊断嗜铬细胞瘤。

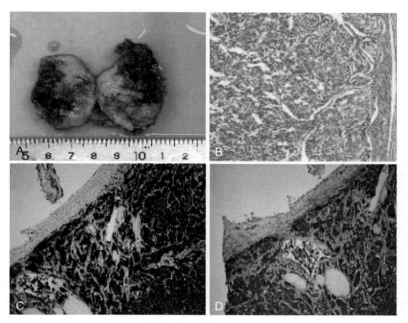

图 15-4　手术切除的肿瘤图片及病理结果

A. 瘤体大小为 5.2cm×4.2cm×3.8cm，薄膜完整，切面金黄色，质软，实性，部分区囊性变；B. HE 染色结果：肿瘤细胞呈巢状排列，胞质为嗜碱性，无异型性；C、D. 免疫组织化学结果：GATA-3（+）、CD56（+）、CgA（+）、Syn（+）、GFAP（-）Inhibin-a（-）、SDHB（+）、Melan-A（-）S-100（-）、Ki-67（Li 1%）

【最终诊断】①嗜铬细胞瘤；②高脂血症。

学 习 讨 论

　　嗜铬细胞瘤是较少见的神经内分泌肿瘤，发病率较低约 0.1%。嗜铬细胞瘤大多为良性病变，2%～13% 患者为恶性，起源于肾上腺髓质，交感神经节或其他部位的嗜铬组织，大多数为单侧，少数为双侧。该病临床表现多样，高血压症状较常见，50% 为阵发性高血压。主要是大量儿茶酚胺进入循环，引起发作性或持续性高血压，伴发以心脏受累为主的全身多脏器功能障碍。临床上常急性起病，表现为急性心肌梗死、原因不明的心源性休克、急性肺水肿、高血压危象、高血糖及酮症酸中毒等。由于临床表现多样，且无特异性，因此容易导致漏诊和误诊。

　　嗜铬细胞瘤诊断主要靠定性诊断和定位诊断，定性诊断主要是实验室检测血浆和尿的游离儿茶酚胺及其代谢产物水平。24 小时尿 VMA 的敏感性仅为 46%～67%，但特异性高达 95%。定位诊断以 CT 平扫及增强为首选检查，能够显示肾上腺 0.5cm 和肾上腺外 1.0cm 以上的嗜铬细胞瘤，然而 CT 无助于嗜铬细胞瘤与其他肾上腺肿瘤的鉴别诊断和恶性度预测，MRI 可用于显示肿瘤与临界组织关系，全身 MRI 有助于探测多发及转移病灶。

　　该患者胸痛为主要症状，心电图示心率增快，超声心动图提示节段性室壁运动减低，血肌钙蛋白 I 升高，考虑嗜铬细胞瘤释放肾上腺素及去甲肾上腺素，兴奋血管平滑肌上的 α

受体导致冠状动脉痉挛，心肌氧耗量增加，心肌相对缺血及血小板聚集继发血栓形成等造成心肌坏死。大多数嗜铬细胞瘤多为良性，手术治疗仍是主要的治疗方式，多数手术效果较好。术式包括腹腔镜或机器人手术、开放性手术。文献认为若肿瘤＜ 6cm，首选腹腔镜或后腹腔镜手术；＞ 6cm 者，若肿瘤与周围脏器及大血管无明显粘连，可以选择腹腔镜或开放手术，避免肿瘤破裂，造成人为播散，转移性肿瘤的治疗包括手术治疗、核素放射性标记的靶向治疗、热灌注、化疗及外部放疗，患者总体预后良好，散发病例及遗传病例的总生存期可以分别达到 25 年及 34 年。术前应充分准备以保证术中及术后血压平稳，减少心血管并发症，降低死亡率，手术成功后患者的高血压多可被治愈，非转移性嗜铬细胞瘤患者手术后 5 年存活率＞ 95%，复发率＜ 10%，转移性嗜铬细胞瘤患者 5 年存活率＜ 50%，本例患者病理诊断为恶性肿瘤，注意密切随访有无转移病灶。

经 验 总 结

嗜铬细胞瘤是涉及多学科的复杂疑难性疾病，应组织多学科团队协同诊治，实行个体化管理。本病例提示我们对于临床表现为胸痛的患者，应从多方面考虑，注重每个疾病之间的相互关联及差异，仔细鉴别诊断。临床诊治中应仔细询问病史，胸痛发作伴有头痛、心悸、出汗等，阵发性高血压、血压自发性大幅度波动等更应扩展思路，警惕嗜铬细胞瘤，减少误诊、漏诊。

（张庆全　鄢　华　简　讯）

参考文献

[1] Goffredo P, Sosa J A, Roman S A. Malignant pheochromocytoma and paraganglioma: a population level analysis of long-term survival over two decades[J]. J Surg Oncol, 2013, 107(6): 659-664

[2] 马洪川, 廖云飞, 李裕明, 等. 腹膜后异位嗜铬细胞瘤一例[J]. 临床内科杂志, 2018, 35(2): 137-138

[3] Galetta F, Franzoni F, Bernini G, et al. Cardiovascular complications in patients with pheochromocytoma: a mini-review[J]. Biomed Pharmacother, 2010, 64(7): 505-509

[4] 中华医学会内分泌学会肾上腺学组. 嗜铬细胞瘤和副神经节瘤诊断治疗专家共识(2020版)[J]. 中华内分泌代谢杂志, 2020, 36(9): 737-750

[5] Omura M, Saito J, Yamaguchi K, et al. Prospective study on the prevalence of secondary hypertension among hypertensive patients visiting a general outpatient clinic in Japan[J]. Hypertens Res, 2004, 27(3): 193-202

[6] 程时武, 陆菊明. 嗜铬细胞瘤的诊疗进展[J]. 临床内科杂志, 2006, 23(3): 160-163

[7] Pacak K, Eisenhofer G, Carrasquillo J A, et al. Diagnostic localization of pheochromocytoma: the coming of age of positron emission tomography[J]. Ann N Y Acad Sci, 2002, 970: 170-176

[8] 程晓华, 周金柱, 俞赵军. 确诊肾上腺嗜铬细胞瘤的CT和MRI表现[J]. 健康研究, 2016, 36(3): 309-311

[9] 孙瑞玲, 陆菁菁. 副神经节瘤的影像学诊断[J]. 内蒙古医学杂志, 2006, 38(11): 981-982

[10] Bausch B, Wellner U, Bausch D, et al. Long-term prognosis of patients with pediatric pheochromocytoma[J]. Endocr Relat Cancer, 2014, 21(1): 17-25

[11] Plouin P F, Amar L, Dekkers O M, et al. European Society of Endocrinology Clinical Practice Guideline for long-term follow-up of patients operated on for a phaeochromocytoma or paraganglioma[J]. Eur J Endocrinol, 2016, 174(5): G1-G10

病例 16　经导管主动脉瓣置换术后瓣周漏介入封堵治疗

导　读

经导管主动脉瓣置换（transcatheter aortic valve replacement，TAVR）术后瓣周漏（paravalvular leak，PVL）的发生率较高，超过 70% 的 TAVR 患者会出现不同程度 PVL，其中严重 PVL（定义为中度及以上程度瓣周反流）比率约占 15%。二次外科修复或二次瓣膜置换是治疗外科瓣膜置换术后 PVL 的金标准。而外科手术高危的 PVL 患者，如解剖条件适宜封堵，建议首选介入治疗。目前对于 TAVR 术后 PVL 的介入治疗的证据有限，国内尚无 TAVR 术后 PVL 介入治疗的病例报道，本文介绍 1 例经导管介入封堵治疗症状性 TAVR 术后 PVL，并取得良好效果。

病 史 资 料

【基本信息】患者男，71 岁，身高 168cm，体重 64.5kg，2019 年 12 月 19 日入院。

【主诉】反复发作喘气 3 年，再发加重 1 天。

【病史简介】患者于 3 年前反复出现活动后喘气，休息数分钟可缓解，无胸痛、心悸、晕厥等症状，多次因夜间阵发性呼吸困难伴下肢水肿于当地医院住院治疗，诊断考虑"心脏瓣膜病，重度主动脉瓣狭窄"，给予药物保守治疗。2019 年 3 月因喘气加重 3 天于我院住院治疗。经胸超声心动图（TTE）结果：主动脉瓣二叶瓣畸形，重度主动脉瓣狭窄（主动脉瓣峰值流速 5.7m/s，平均跨瓣压差 58 mmHg），轻中度二尖瓣反流，轻中度三尖瓣反流，舒张期左心室内径 6.8 cm，左心室射血分数 40%。N 末端脑钠肽前体（NT-proBNP）10 972 pg/ml，诊断为先天性主动脉瓣二瓣化畸形，重度主动脉瓣狭窄伴有关闭不全，慢性心力衰竭，NYHA 心功能Ⅳ级。2019 年 3 月 6 日行 TAVR 手术，术中置入 Vitaflow Ⅱ TAV27 瓣膜支架（上海微创医疗器械公司），术中经食管超声心动图（TEE）结果：术前收缩期主动脉瓣口面积 0.6 cm²，峰值流速 4.9 m/s，平均压差 53 mmHg；术后收缩期主动脉瓣口面积 3.1 cm²，峰值流速 1.7 m/s，平均跨瓣压差 6 mmHg；术后人工瓣口轻中度反流，中度瓣周漏（反流束宽度 0.4 cm）。2019 年 4 月 29 日因"高度房室传导阻滞"接受双腔永久起搏器置入术治疗。门诊随访期间 2 次因喘气等症状加重非计划就诊，调整药物治疗后症状改善。2019 年 9 月 7 日再次因心力衰竭住院调整，复查 TTE 示人工瓣中度反流，中重度瓣周漏（反流束宽度

0.4cm）。2019 年 12 月 19 日患者第四次以"急性失代偿性心力衰竭"收住院。

【既往史】既往有慢性阻塞性肺疾病、痛风、下肢静脉曲张病史；2019 年 3 月 TAVR 术前冠状动脉 CTA 检查排除冠状动脉粥样硬化性心脏病。

【个人史】吸烟史 ≥ 40 包 / 年；否认疫区驻留史；否认药物、毒物及放射接触史。

【婚育史】适龄婚育，育 1 子 1 女，配偶健康。

【家族史】否认家族遗传性及传染性疾病。

【体格检查】体温 36.8 ℃，脉搏 65 次 / 分，血压 152/65 mmHg；步入病房，颜面水肿潮红，颈静脉充盈，颈部未闻及血管杂音；双肺呼吸音清晰，双下肺少许湿啰音；心率 65 次 / 分，律齐，主动脉瓣第一、二听诊区可闻及重度舒张期叹气样杂音，向胸骨左缘传导；水冲脉；腹部饱满，上腹部轻压痛，余腹部查体无阳性发现；双下肢水肿；右下肢静脉曲张。

【辅助检查】心电图：窦性心律，ST-T 改变（V1 ～ V5 导联 ST 段压低伴 T 波双向或倒置）。TTE：TAVR 术后，人工瓣重度反流，中重度瓣周漏（反流束宽度 0.5 cm），中重度二尖瓣反流，轻中度三尖瓣反流，重度肺动脉高压，舒张末期左心室内径 6.6 cm。主动脉根部血管 CT 造影（CT angiography，CTA）结果，见图 16-1。

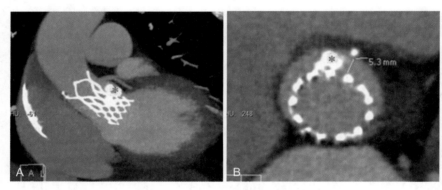

图 16-1　术前主动脉根部 CTA 评估

A. 主动脉根部 CTA 矢状位重建，红色星号所示为 Vitaflow Ⅱ瓣膜支架轮廓外的主动脉瓣人工瓣周重度钙化团块；B. 主动脉根部 CTA 横断面显示瓣周重度钙化团块，瓣周漏宽度 5.3mm

【初步诊断】先天性主动脉瓣二瓣化畸形，重度主动脉瓣狭窄伴有关闭不全，慢性心力衰竭，瓣周漏，人工瓣功能障碍，NYHA 心功能Ⅳ级，主动脉瓣生物瓣置换状态。

诊 断 思 路

老年患者，临床上主要表现为主动脉瓣置换术后夜间阵发性呼吸困难等心力衰竭症状；体格检查提示水冲脉，主动脉瓣第一、二听诊区可闻及重度舒张期叹气样杂音，向胸骨左缘传导；TTE 检查显示人工瓣重度反流，中重度瓣周漏（反流束宽度 0.5 cm）；NT-proBNP 显著升高。综上诊断为"心脏瓣膜病，主动脉瓣生物瓣置换术后，人工瓣功能障碍，瓣周漏，失代偿性心力衰竭"明确。心脏团队讨论后建议首选外科主动脉瓣置换术，术中探查主动脉根部，必要时考虑行带主动脉瓣人工血管升主动脉替换术（也称 Bentall 手术）；次选方案可考虑二次 TAVR 联合 PVL 介入封堵术。

诊 治 经 过

患者拒绝外科手术，要求介入治疗。2019 年 12 月 26 日在全身麻醉下行二次 TAVR 联合 PVL 介入封堵术，手术过程，详见图 16-2。

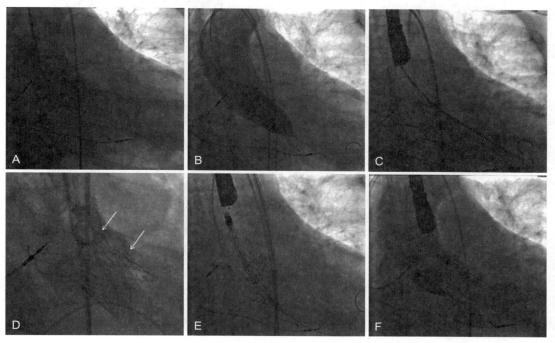

图 16-2　二次 TAVR 联合 PVL 介入封堵术手术过程

A. 穿刺右侧股动脉置入 7 F 血管鞘，经鞘管送 6 F 猪尾导管至升主动脉窦底，主动脉造影提示重度人工瓣反流和瓣周漏；B. 送使用 26 mm×4 cm NUMED 球囊至人工瓣膜假体内，快速起搏（180 次 / 分），扩张球囊并行升主动脉造影，结果显示人工瓣无反流，瓣周反流显著；C. 直头导丝（UniGlide™，Cook Medical）经由 JR4 造影导管穿过瓣周漏隧道至左心室，交换 0.035"×260 cm 普通导丝至左心室，拟经普通导丝送 5 F PDA/VSD 输送鞘（北京华医圣杰科技有限公司）至左心室未能成功，交换超硬导丝（Amplatz Super Stiff™，Boston Scientific）至左心室，经超硬钢丝成功将输送鞘送至左心室；D. 10 ～ 12mm Plug I 型封堵器（北京华医圣杰科技有限公司）与推送钢缆连接，在 PVL 隧道左心室侧部分释放封堵器后回撤输送鞘至 PVL 隧道内，有阻力后封堵器近端于隧道主动脉侧完全释放，白色箭头所示为封堵器的上端头和下端头；E. 选择 Vitaflow Ⅱ TAV27 瓣膜支架（上海微创医疗器械公司），沿左心室钢丝送至瓣膜假体内，快速起搏（140 次 / 分）后 "0" 位释放；F. 造影显示瓣膜支架位置固定良好，无人工瓣反流，轻度瓣周反流

术中使用国产 Plug Ⅰ型封堵器（北京华医圣杰科技有限公司），介入封堵 PVL 后使用 "瓣中瓣" 技术再次置入 TAV27 Vitaflow Ⅱ 瓣膜支架（上海微创医疗器械公司）。术后造影及经食道超声评估结果显示，无人工瓣反流，轻度瓣周反流。出院前复查 TTE：人工瓣功能正常，轻度瓣周漏（反流束宽度 0.2 cm），中度二尖瓣反流，轻度三尖瓣反流，舒张期左心室内径 6.0cm，左心室射血分数 45%。术前与术后 TTE，详见图 16-3。

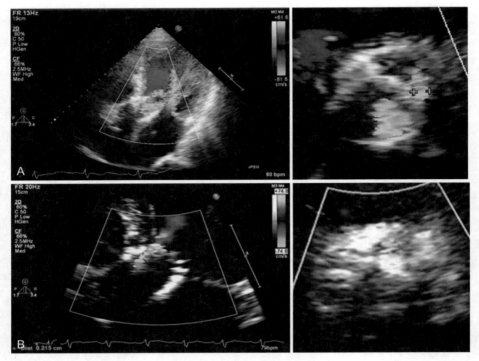

图 16-3　术前术后 TTE 评估

A. 术前：TTE 心尖五腔心切面显示人工瓣口重度反流，短轴切面显示瓣周 1 点钟方向舒张期反流束，宽约 0.5 cm；B. 术后：TTE 心尖切面显示人工瓣口未见反流，瓣周可见纤细反流束，短轴切面显示瓣周 1 点钟方向，宽约 0.2cm

学习讨论

　　TAVR 术后严重 PVL（定义为中度及以上程度瓣周反流）约占 15%，是 TAVR 患者近期和远期死亡的独立危险因素。严重 PVL 患者 TAVR 术后 1 年死亡风险是轻度或更少 PVL 患者的 2～4 倍。主动脉根部严重钙化、瓣膜的置入深度不准确及瓣膜选择尺寸与瓣环不匹配是导致 TAVR 术后 PVL 发生的最常见原因。

　　TAVR 术后 PVL 介入封堵常选择股动脉入路，PVL 较小时可以考虑经桡动脉入路。当 PVL 较为复杂，股动脉入路难以成功时，可选择经心尖入路。器械选择取决于 PVL 的大小和形态。PVL 专用封堵器械，如 Amplatzer 血管塞Ⅲ（amplatzer vascular plug Ⅲ，AVP3；Abbott Vascular）和 PLD 封堵器（paravalvular leak Device，PLD；Occlutech）等。与非专用封堵器械相比，PVL 专用封堵器械结构更接近大多数 PVL 的解剖形态，理论上更有助于 PVL 的封闭。使用其他器械，包括 AVP2、AVP4 和 Amplatzer 导管封堵器（St Jude Medical）等，介入封堵 PVL 均属于"超适应证"治疗。针对不同的 PVL 解剖形态，选择合适的封堵器械。

　　TAVR 后 PVL 患者行介入封堵治疗前可先尝试进行人工瓣膜后扩张，对球囊扩张式瓣膜进行球囊后扩张能减少 72% 的瓣周反流，自膨式瓣膜球囊后扩张同样有效。不理想的释放位置会导致瓣膜与自身瓣环不完全对合，瓣膜支架的裙边不能完全封闭，进而导致 PVL。Ussia 等研究显示，"瓣中瓣"技术能有效纠正此类 PVL，技术成功率 100%（n=24），术后 1 年生存率 95.5%，而外科手术组为 86.3%。对于置入过深的 CoreValve 支架瓣膜，可以考虑使用 snare 抓捕器抓取支架的装载挂钩，单侧或双侧提拉支架，来调整支架置入深度。但 snare 技术可能造成支架脱出自身瓣环、主动脉夹层及体循环栓塞等严重并发症。

如果 PVL 与瓣膜释放深度无关，或并非瓣膜选择尺寸与自身瓣环不匹配所造成，或钙化负荷重，预期后扩张效果不佳时，可以考虑介入封堵治疗。目前对于 TAVR 术后 PVL 的介入封堵治疗的证据有限，多限于个案报道，或小样本系列病例报道。Waterbury 等单中心回顾性研究纳入 TAVR 术后 PVL 患者 18 例，术中 44% 的患者使用 AVP2，56% 的患者使用 AVP4，技术成功率 78%（14/18），4 例介入封堵未成功的患者给予球囊后扩张（2 例）和"瓣中瓣"技术治疗（2 例）同样有效。72%（13/18）严重 PVL 患者术后瓣周反流减少至中度以下，1 例患者术后出现填塞和急性肾损伤，介入术后 30d 全因死亡率为11%。Feldman 等研究纳入 TAVR 术后 PVL 患者 6 例，探讨经 4 F 诊断性造影导管使用小型号 AVP4 介入封堵 PVL 的可行性，6 例患者术中均成功释放封堵器，其中 1 例置入 2 枚AVP2。5 例患者术后瓣周反流由中度以上程度 PVL 减少至中度以下，并且临床心衰症状改善，1 例 PVL 严重程度无减少患者术后 1 个月死亡。爱尔兰和英国的注册研究中，纳入 PVL 介入治疗患者 308 例，其中 TAVR 术后 PVL 患者占 5%，研究中未将 TAVR 病例与非 TAVR病例分开讨论，但指出主动脉瓣 PVL 介入封堵成功率 93.1%，术中使用了 PVL 专用封堵器（AVP3 和 PLD）以及其他多种"超适应证"治疗的封堵器械。

头对头比较介入和外科治疗 TAVR 术后 PVL 的数据有限，首个此类研究仅纳入 20 例患者（介入组 10 例，外科组 10 例），研究结果显示，介入技术成功率显著低于外科（60% vs.100%，P=0.04），介入失败的原因均是输送鞘不能通过 PVL 隧道，CT 分析介入失败病例主要原因是 PVL 所在瓣叶重度钙化。

病例点评

文中病例 PVL 的主要原因考虑与瓣叶重度团块状钙化有关，术前 CTA 及 TTE 评估显示 PVL 隧道形态呈圆柱形，具备介入封堵解剖适应证，且为非复杂型 PVL。该患者人工瓣口反流原因不明确，首次 TAVR 术后即刻存在瓣口轻中度反流并在此后随访中逐步加重至重度，考虑瓣膜预装损伤可能性大。后期加重的原因不除外瓣叶血栓形成，但缺乏影像学证据。介入封堵术中使用 26mm 球囊对首次 TAV27 瓣膜行后扩张，在球囊扩张同时行升主动脉造影时，中心性反流消失但 PVL 无减轻，球囊抽瘪撤出后升主动脉造影、TEE 检查均显示 PVL 仍无改善，提示球囊后扩张及单纯"瓣中瓣"技术不能减轻本例瓣周反流程度。鉴于以上分析，介入策略调整为"瓣中瓣"技术解决瓣膜中心性反流，介入封堵处理 PVL。AVP2 适合圆柱形 PVL 封堵，我院现有国产 Plug 封堵器（北京华医圣杰科技有限公司）的形态特征与之相似，故选择该类型封堵器。

PVL 是 TAVR 常见并发症，具有较高的发病率和死亡率。介入封堵治疗可以作为外科手术的一种安全、有效的替代方式，长期预后和死亡率两者相似。尽管需要大规模的随机临床数据来明确经介入封堵治疗 PVL 的安全性和有效性，但该治疗方式已成为有经验的医疗中心的首选治疗方式。

（徐承义　宋　丹　苏　晞）

参考文献

[1] Nishimura RA, Otto CM, Bonow RO, et al.2017 AHA/ACCFocused Update of the 2014 AHA ACC Guideline for theManagement of Patients With Valvular Heart Disease: AReport of the American College of Cardiology/American HeartAssociation Task Force on Clinical Practice Guidelines[J].JAm Coil Cardiol, 2017, 70(2): 252-289

[2] 中华医学会心血管病学分会结构性心脏病学组, 中国医师协会心血管内科医师分会结构性心脏病专业委员会.中国经导管主动脉瓣置换术临床路径专家共识[J].中国循环杂志, 2018, 33(12): 1162-1169

[3] Van Belle E, Juthier F, Susen S, et al.Postprocedural aortic regurgitationin balloon- expandable and self-expandabletranscatheter aortic valve replacement procedures: analysis of predictors and impact on long-termmortality: insights from the FRANCE2 Registry[J]. Circulation, 2014, 129(13): 1415-1427

[4] Sinning JM, Hammerstingl C, Vasa-Nicotera M, et al.Aortic regurgitation index defines severity of peri-prosthetic regurgitation and predicts outcome in patients after transcatheter aortic valve implantation[J]. J Am Coll Cardiol, 2012, 59(13): 1134-1141

[5] Athappan G, Patvardhan E, Tuzcu EM, et al.Incidence, predictors, and outcomes of aortic regurgitation after transcatheteraortic valve replacement: meta-analysis andsystematic review of literature[J].J Am Coll Cardiol, 2013, 61(15): 1585-1595

[6] Hildick-Smith D, Behan MW, De Giovanni J.Percutaneous closure of an aortic paravalvular leak via the transradial approach[J]. Catheter Cardiovasc Interv, 2007, 69(5): 708-710

[7] McElhinney DB.Will there ever be a Food and Drug Administration-approved device for transcatheterparavalvular leak closure[J]. Circ Cardiovasc Interv, 2014, 7(1): 2-5

[8] Nombela-Franco L, Rodés-Cabau J, DeLarochellière R, et al.Predictive factors, efficacy, and safety of balloon post-dilation after transcatheter aortic valve implantation with a balloon-expandable valve[J]. JACC Cardiovasc Interv, 2012, 5(5): 499-512

[9] Sinning JM, Vasa-Nicotera M, Ghanem A, et al.An exceptional case of frame underexpansion with a self-expandable transcatheter heart valve despite predilation[J].JACC Cardiovasc Interv, 2012, 5(12): 1288-1289

[10] Ussia GP, Barbanti M, Ramondo A, et al.The valve-in-valve technique for treatment of aortic bioprosthesis malposition an analysis of incidence and 1-year clinical outcomes from the italian CoreValve registry[J].J Am Coll Cardiol, 2011, 57(9): 1062-1068

[11] Waterbury TM, Reeder GS, Pislaru SV, et al.Techniques and outcomes of paravalvular leak repair after transcatheter aortic valve replacement[J]. Catheter Cardiovasc Interv, 2017, 90(5): 870-877

[12] Feldman T, Salinger MH, Levisay JP, et al.Low profile vascular plugs for paravalvular leaks after TAVR[J]. Catheter Cardiovasc Interv, 2014, 83(2): 280-288

[13] Calvert PA, Northridge DB, Malik IS, et al.Percutaneous device closure of paravalvular leak: combined experience from the United Kingdom and Ireland[J].Circulation, 2016, 134(13): 934-944

[14] Okuyama K, Jilaihawi H, Kashif M, et al.Percutaneous paravalvular leak closure for balloon-expandable transcatheter aortic valve replacement: a comparison with surgical aortic valve replacement paravalvular leak closure[J]. J Invasive Cardiol, 2015, 27(6): 284-290

病例 17 重度主动脉瓣狭窄患者、突发意识丧失

导　读

经导管主动脉瓣置换术（transcatheter aortic valve replacement，TAVR）是外科手术高危主动脉瓣狭窄患者的一种安全、有效的替代治疗方案。高风险患者在体外膜肺氧合（extracorporeal membrane oxygenation，ECMO）技术支持下可以成功完成 TAVR 术，挽救患者生命。本文报道了 1 例重度主动脉瓣狭窄患者突发意识丧失，在传统心肺复苏不能恢复自主循环、反复心搏骤停不能维持自主心律时置入 V-A ECMO 提供循环及氧合支持下，行急诊 TAVR 术成功救治的案例。

病 史 资 料

【基本信息】患者男，69 岁，身高 172cm，体重 62.4kg，离退休人员，2019 年 9 月 27 日入院。

【主诉】胸闷、喘气 3 个月，进行性加重 2 周，突发意识丧失 10 分钟。

【病史简介】自 2019 年 6 月起患者反复出现胸闷、喘气，伴乏力，多在爬楼、劳作等活动后发作，休息 10 余分钟可缓解，间断伴有夜间阵发性呼吸困难，下肢不肿，无胸痛、晕厥等不适。2 周前症状加重，休息时亦可发作胸闷、喘气，夜间反复出现呼吸困难，下肢轻度水肿，无发热、咳嗽，伴乏力、食欲缺乏、恶心。在当地医院住院治疗，诊断"主动脉瓣狭窄"，具体药物治疗不详，症状逐渐加重，于入院前 2 天出现夜间端坐呼吸，下肢水肿加重。2019 年 9 月 27 日患者由当地医院经"120"急救中心于 15：24 转诊至我院急诊室。在急诊室由担架转至病床时患者突发意识丧失，除颤仪监护示心室颤动，予双相 200 J 电除颤，心律未转复，持续徒手胸外按压，紧急床旁气管插管行呼吸皮囊加压氧疗，快速转运至心内科重症监护室（CCU）继续抢救治疗。

【既往史】既往慢性阻塞性肺疾病 15 年；2017 年在当地医院行冠状动脉 CT 血管造影（CT angiography，CTA）检查，冠状动脉血管正常。

【个人史】吸烟史 ≥ 50 包 / 年；否认疫区驻留史；否认药物、毒物及放射接触史。

【婚育史】适龄婚育，育 2 子，配偶健康。

【家族史】否认家族遗传性及传染性疾病。

【体格检查】持续徒手胸外按压，意识丧失，无自主呼吸，双侧瞳孔 4 mm，对光反射存在，心肺查体不能配合。

【急诊床旁超声心动图】16：30 床旁超声心动图结果提示主动脉瓣明显钙化，收缩期瓣叶开放明显受限，前向血流增快（跨瓣峰值流速 4.1m/s，峰值跨瓣压差 64mmHg），伴有重度主动脉瓣、二尖瓣及三尖瓣反流，室间隔、左心室壁运动幅度稍减低，左心室射血分数（left ventricular ejection fraction，LVEF）35%～40%，无心包积液。

【初步诊断】老年退行性心脏瓣膜病，重度主动脉瓣狭窄，重度主动脉瓣反流，重度二尖瓣反流，重度三尖瓣反流，心室电风暴，慢性心力衰竭，纽约心脏协会（NYHA）心功能Ⅳ级。

诊 疗 思 路

老年男性，急性起病；临床上主要表现为胸闷、喘气等心力衰竭症状，因反复发作心室颤动、电风暴持续心肺复苏；超声心动图检查提示重度主动脉瓣狭窄（主动脉瓣跨瓣峰值流速＞4m/s，跨瓣压差＞40mmHg）合并重度主动脉瓣反流。综上分析，症状性重度主动脉瓣狭窄诊断明确，病因考虑退行性瓣膜病。患者具备主动脉瓣置换手术指征，但患者持续心肺复苏尚未成功，病情重，实施外科主动脉瓣置换术风险极高。经心脏团队讨论后建议，因常规复苏无效，立即启动 ECMO 团队实施机械循环辅助支持，如病情能稳定，即刻实施急诊 TAVR。

诊 治 经 过

常规心肺复苏自主循环不能恢复，更换徒手胸外按压为机械胸外按压（美国美敦力菲康心肺复苏机 LUCAS ™ 2），呼吸机行机械通气，静推胺碘酮 150 mg，每 3 分钟静脉推注肾上腺素 1mg，并先后电除颤共计 5 次，电除颤后心律转为逸搏心律后不能维持，并再次出现心室颤动。紧急启动"ECMO 应急工作小组"。16：00 开始床旁左侧股静脉及股动脉穿刺置管，16：14 完成床旁股静脉 - 动脉（V-A）ECMO 循环辅助。ECMO 辅助后停止机械胸外按压，持续静脉泵入胺碘酮（1mg/min）和去甲肾上腺素 [0.2μg/（kg·min）]，约 2 分钟后心律转为窦性心律，右侧股动脉穿刺置管行有创血压监测显示收缩压维持在 90～100mmHg（1mmHg=0.133kPa）。

经 V-A ECMO 辅助后患者血流动力学相对稳定，心脏团队讨论后，拟实施急诊 TAVR 纠正病因，因患者当前疾病状态不适合接受 CTA 检查评估，拟定术中经食管超声心动图（transesophageal echocardiography，TEE）结合透视图像再综合评估 TAVR 解剖适应证。术前床旁下肢动脉彩色多普勒超声检查提示右侧股动脉未见狭窄病变，直径 6.7mm。

17：20 在我院心导管室开始急诊 TAVR 手术，术前经右侧桡动脉路径行冠动脉造影提示冠状动脉三支血管未见狭窄病变，左冠状动脉及右冠状动脉高度分别为 14.2mm 和 12.7mm。TEE 评估升主动脉根部解剖结构及瓣膜结构和功能，瓣环内径 24.4mm（图 17-1）。TAVR 术中置入 Venus A L29 瓣膜支架（杭州启明医疗器械公司），最终置入深度 7mm。术后 TEE 测量主动脉瓣峰值流速 2.2m/s，峰值跨瓣压差 20mmHg，轻度瓣周漏，无主动脉瓣中心性反流（图 17-2）。

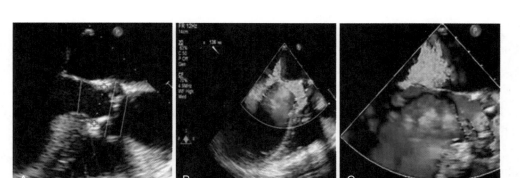

图 17-1　TAVR 术中 TEE 评估

A. 左心室流出道内径 23.0mm，瓣环内径 24.4mm，窦部内径 30.1mm，窦管交界 24.0mm；B. 舒张期重度主动脉瓣反流；C. 收缩期重度二尖瓣反流

手术入路选择右侧股动脉路径，外科切开置入 20F 动脉血管鞘；右侧桡动脉路径行冠状动脉造影及在主动脉窦部留置猪尾导管；经右侧颈静脉置入临时起搏器，必要时快速起搏（180 次 / 分），术后保留临时起搏器至少 24 小时；预装 Venus A L29 瓣膜支架；定位瓣膜深度 4 ～ 6mm 逐步释放；瓣膜完全释放后复查主动脉根部造影，同时经 TEE 评估瓣膜置入效果；外科缝合入路血管伤口。19: 15 结束 TAVR 手术，患者返回 CCU。

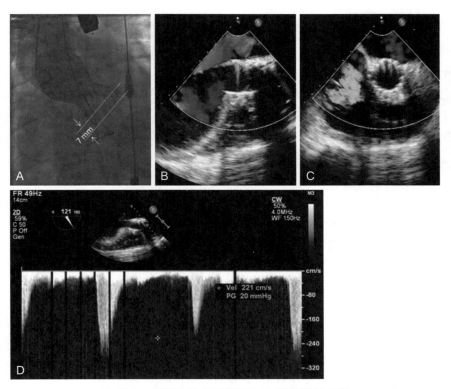

图 17-2　TAVR 手术过程要点及术后 TEE 评估

A. 最终造影显示瓣膜置入深度 7mm，无明显主动脉瓣反流，左、右冠状动脉显影良好；B. TEE 监测结果显示无主动脉瓣中心性反流；C. 轻度瓣周漏；D. 主动脉瓣峰值流速 2.2 m/s，峰值跨瓣压差 20mmHg

入 CCU 后完善常规检查，全血细胞计数：白细胞计数 12.25×10⁹/L，中性粒细胞百分率 95.64%，血红蛋白 102g/L，血小板计数 71.8×10⁹/L。血生化检测：血清肌酐 422μmol/L，血清尿素 34.27mmol/L，血清尿酸 984μmol/L，丙氨酸转氨酶 4 973.4U/L，天冬氨酸转氨酶 6 309U/L，血清总胆红素 62.4μmol/L，血清直接胆红素 33.0μmol/L，血清总蛋白 44.3g/L，血清白蛋白 25.4g/L，钾测定 6.69mmol/L，葡萄糖测定 9.90mmol/L，血清总胆固醇 1.44mmol/L，低密度脂蛋白胆固醇 0.74mmol/L。血肌钙蛋白 I 0.962ng/ml。N 末端 B 型利钠肽原 > 35000pg/ml。凝血功能检测：血浆 D- 二聚体 29.328μg/ml，纤维蛋白原降解产物 73.49μg/ml。

根据实验室检查结果，该患者病情危重，心肺复苏后出现多器官功能衰竭。治疗上停用胺碘酮，调整血管活性药物，在机械通气、ECMO 基础上加用床旁连续性血液滤过治疗（continuous renal replacement therapy，CRRT），并加强抗感染、维护肝肾功能、纠正凝血异常等对症支持治疗。

术后约 7 小时患者苏醒，病情逐步好转。术后第 3 天撤除呼吸机，同时拔除临时起搏电极。第 5 天复查床旁超声心动图，结果提示全心扩大（舒张末期左心室内径 6.1 mm），主动脉瓣轻度瓣周漏，中度二尖瓣反流，中重度三尖瓣反流，中度肺动脉高压，LVEF 38%。逐步递减 ECMO 流量至心排血量的 20% 左右，循环稳定，血压 101/65mmHg，心率 89 次 / 分，成功撤除 ECMO。第 17 天患者自主尿量良好，酸碱及电解质等内环境稳定，停止 CRRT，并加用双联抗血小板治疗（拜阿司匹林 0.1 g，每日 1 次；氯吡格雷 75mg，每日 1 次）。第 21 天于 2019 年 10 月 19 日顺利出院。

【ECMO 建立与管理】 使用的 ECMO 装置包括 MAQUET-JOSTER 全肝素涂抹管道、QUANDOX-D 膜式氧合器及离心泵系统。选用 V-A ECMO 膜式，Sedinger 技术穿刺置管，置入 Medtronic Carmeda 肝素涂抹 15Fr 动脉及 21Fr 静脉管道，放置股动脉远端肢体灌注管。辅助流量维持 40 ～ 60ml/（kg·min），根据血压、乳酸、血气分析结果等调整流量。ECMO 管路普通肝素抗凝，高流量维持激活凝血时间 120 ～ 180 秒，低流量维持激活时间 120 ～ 220 秒。早期维持患者绝对镇静，使用亚低温治疗仪控制肛温 35℃，持续按照保护性肺通气原则进行机械通气。每日复查超声心动图、肝肾功能、全血细胞计数、胶体渗透压、血浆游离血红蛋白等，根据检查结果及时调整。当内环境及血流动力学稳定时，逐步递减流量至心排血量的 10% ～ 20% 时，终止 ECMO。终止 ECMO 后观察 1 小时，血流动力学平稳，即拔除动静脉插管，外科缝合动静脉伤口及皮肤。

学 习 讨 论

重度主动脉瓣狭窄患者一旦出现心力衰竭、心绞痛、晕厥等临床症状，若非手术治疗，预后极差，2 年病死率高达 50%。对于存在外科手术禁忌或风险高危的症状性重度主动脉瓣狭窄患者，推荐 TAVR。ECMO 是一种有效的体外循环技术，原理是将体内的静脉血引出体外，经过特殊材质人工心肺旁路氧合后，再注入患者动脉或静脉系统，起到部分心肺替代作用，维持人体脏器组织氧合血供。2015 年《美国心脏病协会心肺复苏指南》推荐对可逆性疾病导致且有高质量 CPR 的心搏骤停患者可以考虑使用 ECMO，称之为体外循环心肺复苏（extracorporeal cardiopulmonary resuscitation，ECPR）。一项 Meta 分析纳入 7 个关于 ECPR 在心搏骤停患者中应用的研究，共纳入 38 169 例患者，研究结果显示，ECPR 用于院内心搏骤停患者，较传统 CPR 有更好的复苏成功率及生存率，能更好地保护脏器功能，尤其是神经系统功能。本例案例中因为患者突发意识丧失是在急诊室由担架转至病床时，CPR 及时，高质量的胸外按压为实施 ECPR 及后续急诊 TAVR 提供夯实基础，徒手 CPR 仍然是心搏骤停的救治标准。该患者在心肺复苏过程中使用了美敦力菲康心肺复苏机 LUCAS™2，虽然目前无证据表明使用机械活塞装置对心搏骤停患者进行胸外按压，相对徒手胸外按压在生存率及神经功能结局方面更有优势，但机械胸外按压可减少按压间断次数，可在 CPR 同时可进行电除颤及其他复苏治疗，如 ECMO 置入、急诊介入手术或外科心脏手术等。

高级生命支持的最重要环节是纠正病因，重度主动脉瓣狭窄可引起急剧血流动力学变化是该患者循环崩溃的原发病因，在 ECPR 后及时行急诊 TAVR 手术，是本病例救治成功最关键因素。ECMO 是 TAVR 术中发生心室颤动、呼吸衰竭、主动脉瓣环破裂等血流动力学紊乱的有效挽救方法。目前"头对头"比较 TAVR 术前预防性和术中补救性应用 ECMO 对临床结果影响的研究较少。Singh 等研究显示，补救性应用机械循环辅助装置（包括主动脉球囊反搏、Impella 和 ECMO）与近期、远期不良预后相关，建议在极高危患者中预防性应用机械循环辅助装置。Raffa 等文献综述纳入 14 项相关研究，共 5115 例 TAVR 患者，其中 2% 患者需要 V-A ECMO 支持（22 例预防性应用，66 例补救性应用，14 例无指征），分析结果显示应用 V-A ECMO 支持的患者整体院内存活率 73%（补救性 ECMO 61%，预防性 ECMO 100%）。对于高危尤其是合并外科禁忌的重度主动脉瓣狭患者，TAVR 是唯一的选择。当主动脉瓣狭窄病情快速进展或血流动力学骤然恶化时，患者可能无法耐受 TAVR。Uehara 等研究显示，对于极危重的主动脉瓣狭患者，肺动脉高压 > 60 mmHg 和（或）LVEF < 20% 时，可在 ECMO 支持下行 TAVR。对于血流动力学情况不稳定的患者，ECMO 支持下行 TAVR 手术有利于改善预后、减少围手术期并发症。最新研究认为 TAVR 术中风险与主动脉瓣膜的解剖情况相关性更强，对于情况好、有效血容量低的主动脉瓣狭窄的高危患者，依然可以在 ECMO 的支持下开展 TAVR。综上所述，预防性使用 ECMO 的 3 项指征分别是：血流动力学不稳定（心室电风暴、心源性休克等）、LVEF 严重降低及肺动脉高压并右心功能不全。

心肺复苏后多器官功能衰竭的综合管理也是影响患者预后较为重要的环节，虽不是本文讨论的重点，但有研究表明，联合应用 ECMO 的综合治疗可显著降低患者循环中的白细胞介素 -6 及白细胞介素 -8 等炎症介质水平，显著改善组织循环灌注，稳定血流动力学以促使器官功能恢复。

该例患者主动脉瓣机械性梗阻得到改善后，心功能好转，随之二尖瓣反流情况也逐渐好转。对于循环不稳定、极低 LVEF、肺动脉高压等极高危主动脉瓣狭窄患者，预防性 ECMO 支持下行 TAVR，安全、有效。

病 例 点 评

本文报道了在 ECM0 支持下急诊 TAVR 成功救治血流动力学难以维持、心室电风暴的一例重度主动脉瓣狭窄案例。国内尚无 ECMO 支持下行急诊 TAVR 救治重度主动脉瓣狭窄患者的临床研究，仅见于个案报道。该病例能获得成功，主要在救治过程中把握了以下 3 点：

①当传统心肺复苏（cardiopulmonary resuscitation，CPR）不能恢复自主循环或反复心搏骤停而不能维持自主心律时快速启动"ECMO应急小组"并快速实施V-A ECMO提供循环及氧合支持，即ECPR；②纠正引起心搏骤停或心室电风暴的原发病因，实施急诊TAVR治疗重度主动脉瓣狭窄，且手术获得成功；③心肺复苏后多器官功能衰竭的综合管理。

目前ECMO和急诊TAVR并没有得到广泛开展，需要我们在实践中不断积累、总结经验。

（王　英　徐承义　宋　丹　苏　晞）

参考文献

[1] 徐承义, 苏晞, 宋丹, 等.体外膜肺氧合成功抢救碘帕醇对比剂致过敏性休克1例的体会[J].内科急危重症杂志, 2014, 20(5): 355-356

[2] Iung B, Cachier A, Baron G, et al.Decision-making in elderly patients with severe aortic stenosis: why are so many denied surgery[J]. Eur Heart J, 2005, 26(24): 2714-2720

[3] 中国医师协会心血管内科医师分会结构性心脏病专业委员, 中华医学会心血管病学分会结构性心脏病学组.经导管主动脉瓣置换术中国专家共识[J].中国介入心脏病学杂志, 2015, 23(12): 661-667

[4] 陈鹏飞, 胡信群, 方臻飞, 等.如何治疗主动脉瓣狭窄合并体外膜肺氧合支持下的心源性休克[J].华西医学, 2018(2): 223-229

[5] 陆莲, 方滨.体外膜肺氧合成功治疗主动脉瓣置换术后低心排出量综合征1例报道[J].现代医药卫生, 2015(16): 2566-2568

[6] 金屏, 刘洋, 唐嘉佑, 等.体外膜肺氧合辅助下经导管主动脉瓣置换术的临床应用研究[J].精准医学杂志, 2018, 33(2): 110-114

[7] 杨力凡, 潘文志, 赖浩, 等.体外膜肺氧合支持下治疗重度主动脉瓣狭窄一例[J].中华心血管病杂志, 2019, 47(11): 913-915

[8] 刘洋, 丁鹏, 程亮, 等.体外膜肺氧合辅助经导管主动脉瓣植入治疗极低射血分数值的重度主动脉瓣狭窄[J].中国体外循环杂志, 2019, 17(1): 13-17

[9] Neumar RW, Shuster M, Callaway CW, et al.Part 1: executive summary: 2015 American Heart Association guidelines update for cardiopulmonary resuscitation and emergency cardiovascular care[J]. Circulation, 2015, 132(18): 315-367

[10] Ahn C, Kim W, Cho Y, et al.Efficacy of extracorporeal cardiopulmonary resuscitation compared to conventional cardiopulmonary resuscitation for adult cardiac arrest patients: a systematic review and meta-analysis[J].Sci Rep, 2016, 6: 34208

[11] Rubertsson S, Lindgren E, Smekal D, et al.Mechanical chest compressions and simultaneous defibrillation vs conventional cardiopulmonary resuscitation in out-of-hospital cardiac arrest: the LINC randomized trial[J].JAMA, 2014, 311(1): 53-61

[12] Esibov A, Banville I, Chapman FW, et al.Mechanical chest compressions improved aspects of CPR in the LINC trial[J].Resuscitation, 2015, 91: 116-121

[13] Banjac I, Petrovic M, Akay MH, et al.Extracorporeal membrane oxygenation as a procedural rescue strategy for transcatheter aortic valve replacement cardiac complications[J].ASAlO J, 2016, 62(1): el-e4

[14] Singh V, Damluji AA, Mendirichaga R, et al. Elective or Emergency Use of Mechanical Circulatory Support Devices During Transcatheter Aortic Valve Replacement[J]. J Interv Cardiol, 2016, 29(5): 513-522

[15] Raffa GM, Kowalewski M, Meani P, et al.In-hospital outcomes after emergency or prophylactic veno-arterial extracorporeal membrane oxygenation during transcatheter aortic valve implantation: a comprehensive review of the literature[J]. Perfusion, 2019, 34(5): 354-363

[16] Uehara K, Minakata K, Saito N, et al.Use of extracorporeal membrane oxygenation in complicated transcatheter aortic valve replacement[J].Gen Thorac Cardiovasc Surg, 2017, 65 (6): 329-336

[17] Satler L, Thoumni VH.Who can we save affer an intrapmcedural catastrophe during TAVR[J]? Catheter Cardiovasc Interv, 2018, 92(1): 157-158

病例 18 机械瓣膜置换术后、短期内二次急性心肌梗死

▶ 视频目录

图 18-2　入院急诊冠状动脉造影及 PCI 过程
图 18-4　第二次冠状动脉造影及 PCI 过程
图 18-7　第三次复查冠状动脉造影

导 读

　　冠状动脉粥样硬化斑块破裂、斑块侵蚀和钙化小结诱发血栓形成，完全或不完全堵塞冠状动脉血管是引起急性心肌缺血、心肌坏死最常见的原因。然而，临床上有 10% 的急性冠脉综合征患者并无严重的冠状动脉狭窄，其发病原因可能与冠状动脉痉挛、冠状动脉微循环病变及一些少见、罕见病因如异常结构所致的冠状动脉血管受压、冠状动脉栓塞等。本文报道一例双瓣置换术后患者，未规律监测 INR，短期内二次发作急性心肌梗死，冠状动脉造影提示右冠状动脉远段闭塞，诊断考虑为冠状动脉栓塞所致的急性心肌坏死。

病 史 资 料

　　【基本信息】患者男，57 岁，体重指数（BMI）23.8kg/m²，职员，2019 年 2 月 24 日入院。

　　【主诉】间断胸痛 3 年，加重 4 小时。

　　【病史简介】患者 3 年前开始间断无明显诱因感胸痛，位于胸骨中段后，范围巴掌大小，为胀痛不适，持续约 10 分钟症状可自行缓解，未就诊治疗。2019 年 2 月 24 日 7：00 左右无明显诱因再发胸痛，程度加重，伴出汗、持续不缓解，遂来我院急诊。

　　【既往史】2004 年因风湿性心脏瓣膜病、阵发性心房扑动于我院行主动脉瓣置换＋二尖瓣置换术＋三尖瓣修复术（瓣膜为 Sorin Bicarbon 机械瓣），术后长期服用华法林抗凝治疗（剂量："2.5mg/d" 及 "3.125mg /d" 交替服用），未规律监测 INR；发现高血压病 6 个月，最高血压 210/110mmHg，未规律服药及监测血压。

　　【个人史】否认药物、毒物及放射接触史。吸烟 40 年，每日 20 支，未戒烟。

　　【婚育史】已婚已育。

　　【家族史】否认家族遗传性及传染性疾病。

　　【体格检查】体温 36.6℃，脉搏 87 次 / 分，呼吸 20 次 / 分，血压 128/65mmHg（1mmHg=0.133kPa），神志清楚，颈软，颈静脉未见充盈，甲状腺未触及肿大。胸骨正中可见陈旧性手术瘢痕，双肺听诊呼吸音清晰，未闻及干湿啰音。心界不大，心率 87 次 / 分，律齐，二尖瓣及主动脉瓣听诊区可闻及人工瓣心音，各瓣膜听诊区未闻及杂音。腹平软，无压痛及反跳痛，肝脾肋缘下未触及，肠鸣音正常。双下肢无水肿。

【入院心电图】2019 年 2 月 24 日心电图提示窦性心律，频发室性期前收缩，ST-T 改变（图 18-1）。

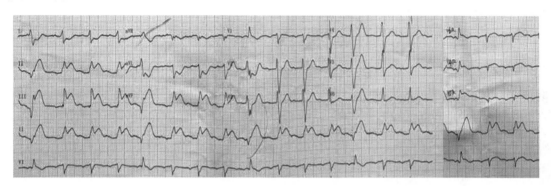

图 18-1　心电图

窦性心律，87 次 / 分，频发室性期前收缩，ST Ⅱ、Ⅲ、aVF、V3R-V5R 导联 ST 段抬高 0.05 ～ 0.55mV，ST $_{I、aVL}$ 压低 0.1 ～ 0.35mV，T $_{I、aVL}$ 双向

【急诊超声心动图】2019 年 2 月 24 日（入院当天）　左心室大小正常（左心室舒张末内径 LVEDD 5.1cm），二尖瓣置换＋主动脉瓣置换＋三尖瓣成形术后改变：人工瓣功能正常，左心室下后壁运动幅度减低，左心室收缩功能稍减低（左心室射血分数 LVEF 45%）。

【初步诊断】①冠状动脉粥样硬化性心脏病，急性下壁、右心室心肌梗死，Killip Ⅰ级；②心脏瓣膜病，主动脉瓣＋二尖瓣机械瓣置换术后状态，三尖瓣成形术后；③高血压病 3 级（很高危）。

诊 断 思 路

【病史小结】①中年男性，慢性发作性胸痛，与劳力关系不明确；急性加重 4 小时，伴出汗，持续时间长；②既往高血压病史、双瓣膜置换术及三尖瓣成形术病史，长期吸烟；③查体可闻及金属瓣膜音，无其他阳性体征；④心电图示下后壁 ST 段抬高；心超提示下后壁节段性室壁运动异常。

【诊治经过】本例患者为临床最常见的心血管急症，患者有高血压、吸烟等冠心病危险因素，急性起病，有典型的胸痛病史，心电图见明显下壁、右心室 ST 段抬高，超声心动图见节段性室壁运动异常。故患者诊断明确：急性下后壁心肌梗死，患者发病时间在再灌注治疗时间窗内，行急诊冠脉造影并行介入治疗（图 18-2）。

（一）急诊冠状动脉造影及直接 PCI 治疗

急诊冠状动脉造影提示左前降支（LAD）、左回旋支（LCX）未见明显狭窄，右冠状动脉（RCA）近中段未见斑块浸润，远段完全闭塞。行急诊冠状动脉介入治疗（PPCI 术），术中导丝顺利通过病变到达左心室后支（PL）远端，行血栓抽吸，抽吸后血栓负荷依然很重，后用球囊（2.5mm×20mm）进行扩张。扩张后血流能够到达 PL 远端，而且可见后降支（PD）

开口，但后三叉血栓负荷依然较重，再次进行血栓抽吸。操控第二根导丝通过 PD，送入球囊（1.5mm×15mm）进行扩张成形。后送入支架（Resolute Integrity 3.0mm×26mm）至右冠状动脉远端，PD 球囊保护，右冠状动脉支架扩张成形，同时与 PD 球囊进行对吻。随后用非顺应性球囊（3.25mm×12mm）扩张成形支架，术后右冠状动脉远端血流可，PD 血流差，TIMI 血流Ⅰ～Ⅱ级。术后收治心脏重症监护室。

（二）第一次入院诊疗经过

【入院实验室检查】入院第 1 天（2019 年 2 月 24 日）血常规、粪常规、隐血、红细胞沉降率、CRP、肝肾功能、甲状腺功能、糖化血红蛋白等未见明显异常；尿常规：尿隐血（++）；血脂：低密度脂蛋白胆固醇酯 4.92mmol/L，三酰甘油 1.87mmol/L，肌钙蛋白Ⅰ（cTNI）187.321ng/ml，肌酸激酶同工酶（CK-MB）297.6ng/ml；国际标准化比值（INR）1.42。

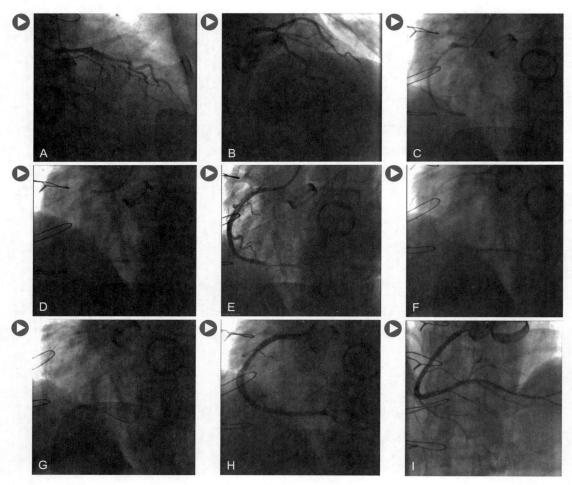

图 18-2　入院急诊冠状动脉造影及 PCI 过程

A. 肝位示 LCX 未见狭窄病变；B. 正位＋头示 LAD 未见狭窄病变；C. 左前斜位示 RCA 近中段血管正常，远段血栓性闭塞；D. 球囊预扩张；E. 血栓抽吸；F. RCA 支架释放；G. 支架术后非顺应球囊后扩张；H. 支架术后 RCA 远段 PL 血流正常；I. 支架术后 RCA 远段 PD 血流 TIMI 血流Ⅰ～Ⅱ级

【入院抗栓治疗】患者住院期间抗栓药物治疗方案及凝血功能监测结果（表 18-1）。因患者急性心肌梗死急性期，合并既往瓣膜置换术史，且血栓负荷较重，入院初给予双联抗血小板药物加静脉肝素泵入治疗，大部分时间段活化部分凝血活酶时间（APTT）比值维持在 1.5 ～ 2.5。在患者病情相对稳定后，加用华法林，给予肝素重叠治疗，拟 INR 升高后停用肝素，患者因个人、家庭原因在 INR 未达标情况下强烈要求出院。

表 18-1　住院期间抗栓治疗方案及凝血功能监测结果

时间（天）	1	2	3	4	5	6	7	8	9
阿司匹林	300mg	100mg	100mg	100mg	100mg	100mg	100mg	100mg	100mg
替格瑞洛	180mg	180mg	180mg	180mg	180mg	180mg	-	-	-
氯吡格雷	-	-	-	-	-	-	300mg	75mg	75mg
肝素	+	+	+	+	+	+	+	+	+
华法林	-	-	-	-	-	3.75mg	3.75mg	3.75mg	3.75mg
INR	1.42	1.54	/	/	/	/	/	/	1.31
APTT 比	1.24	2.29	1.88	1.81	1.3	2.01	1.38	1.38	/

+.代表给药；-.代表未给药；/.代表未监测

患者住院期间无再发胸痛，无心力衰竭及其他心肌梗死并发症，心电图 ST 段回落至等位线水平，肌钙蛋白 I 进行性下降。出院带药为心肌梗死二级预防用药，因患者合并瓣膜置换病史，故给予阿司匹林＋氯吡格雷＋华法林抗栓，给予他汀（阿托伐他汀）降脂，β 受体阻滞剂（美托洛尔）预防心源性猝死，血管紧张素转化酶抑制剂（培哚普利）抗心室重构。

患者 2019 年 3 月 4 日出院，离院 4 小时后洗澡时再发胸骨中段后巴掌大小范围胀痛，伴出汗、持续不缓解，再次来我院急诊就诊。

（三）第二次入院诊疗经过

【第二次入院急诊心电图】2019 年 3 月 4 日第二次入院心电图提示窦性心律，下壁异常 Q 波，ST-T 改变（Ⅲ、aVF 呈 Qr 型，Ⅱ、Ⅲ、aVF、V_4 ～ V_6 导联 ST 段抬高 0.05 ～ 0.1mV，Ⅱ、Ⅲ、aVF、V_4 ～ V_6 导联 T 波倒置或双向），见图 18-3。

患者诊断考虑再发急性心肌梗死，行急诊冠状动脉造影（图 18-4），示左冠状动脉正常，右冠状动脉支架的中远段血栓形成，完全闭塞，行血栓抽吸，抽出少量血栓。后用 2.0mm×15mm 的球囊进行扩张，扩张后右冠状动脉远端显影，血栓负荷仍然很重。再次行血栓抽吸，后血栓负荷仍较重，换用 3.5mm×12mm 的球囊进行扩张，远端血流改善，但支架内仍可见明显血栓影。PD 血流 TIMI Ⅰ 级。反复进行球囊扩张后，PL 和 PD 血流改善，结束手术。考虑亚急性支架内血栓形成，血栓负荷重，给予阿司匹林、氯吡格雷、欣维宁三联强化抗血小板＋华法林抗凝治疗，逐渐调整华法林剂量，INR 值见图 18-5，INR 值大部分时候维持在 2 ～ 3，肌钙蛋白 I 呈进行性下降。

术后患者无不适发作，无心肌梗死并发症，调整华法林剂量，使 INR 控制在 2 ～ 3，病情稳定后出院。患者出院带药：阿司匹林＋氯吡格雷＋华法林抗栓，他汀降脂，β 受体阻滞剂预防心源性猝死，沙库巴曲缬沙坦抗心室重构。

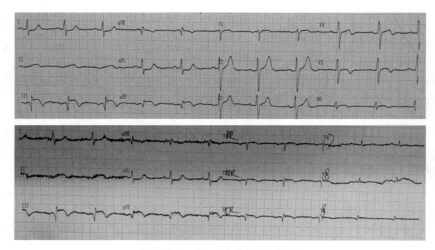

图 18-3　第二次入院心电图

窦性心律，67 次 / 分，Ⅱ 导联 QRS 振幅极低，Ⅲ、aVF 呈 Qr 型，Ⅱ、Ⅲ、aVF，V_4 ~ V_6 导联 ST 段抬高 0.05-0.1mV，Ⅱ、Ⅲ、aVF，V_4 ~ V_6 导联 T 波倒置或双向

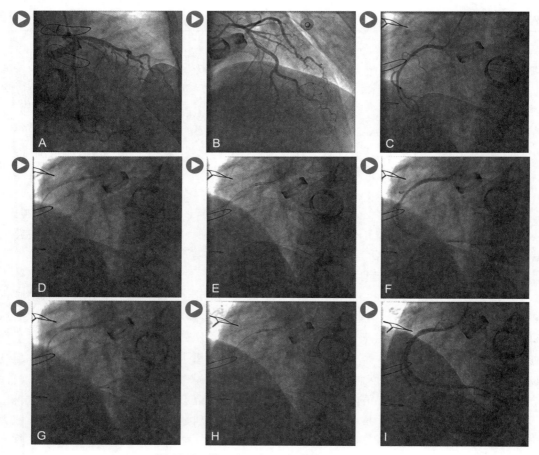

图 18-4　第二次冠状动脉造影及 PCI 过程

A. 回旋支正常；B. 前降支正常；C. 右冠中远段（原支架近端）血栓性闭塞；D. 血栓抽吸；E. 球囊预扩张；F. 球囊预扩张后血栓负荷仍重；G. 再次血栓抽吸；H. 反复球囊扩张；I. 血栓负荷仍重，但远段血流恢复 TIMI Ⅲ级

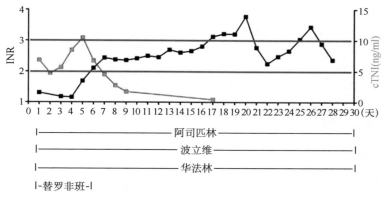

图 18-5　住院期间抗栓药物及 INR、cTNI 值变化

INR：国际标准化比值；cTNI：肌钙蛋白 I

【随访】患者术后多次门诊复查，活动耐量可，偶有轻度胸痛发作，与活动无关，程度不重。定期监测 INR，术后 40 余天复查门诊心电图（图 18-6）示：窦性心律，下壁异常 Q 波，T 波改变。超声心动图示：左心室大小正常，左心室下壁运动稍减低，EF 52%。行冠状动脉造影复查（图 18-7），见 LAD、LCX 正常，RCA 支架通畅，血流正常。

【最终诊断】①冠状动脉硬化性心脏病，冠状动脉栓塞，陈旧性心肌梗死，冠状动脉支架置入术后状态；②心脏瓣膜病，主动脉瓣 + 二尖瓣置换术后状态；③高血压病 3 级（很高危）；④高脂血症。

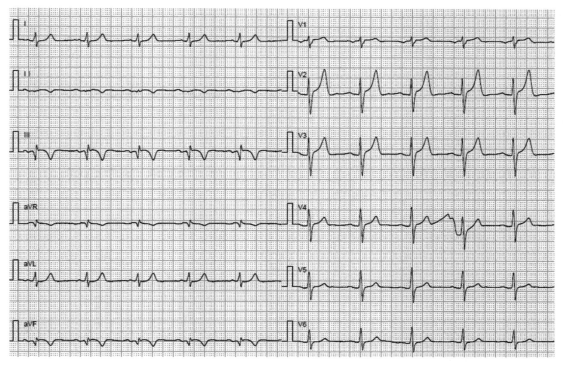

图 18-6　门诊复查心电图

窦性心律，61 次 / 分，Ⅱ振幅极低，Ⅲ aVF 呈 Qr 型，T$_{Ⅱ、Ⅲ、aVF}$ 倒置

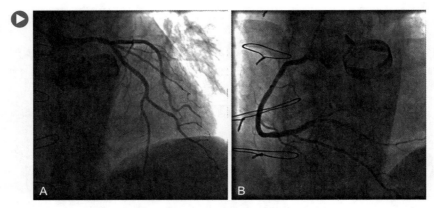

图 18-7　第三次复查冠状动脉造影

LCA 正常，RCA 支架通畅，血流正常

学 习 讨 论

患者中年男性，有高血压、吸烟、高脂血症等危险因素，有典型胸痛发作，心电图 ST 段抬高，肌钙蛋白 I 升高，超声心动图见节段性室壁运动异常，冠状动脉造影见血栓性闭塞，根据最新的世界卫生组织急性心肌梗死最新定义，其急性心肌梗死诊断明确。

本例患者有年龄、高血压、吸烟、高脂血症等危险因素，有冠状动脉粥样硬化形成的基础，但患者冠状动脉造影见前降支、回旋支及右冠状动脉近中段均未见明显动脉粥样硬化，仅在右冠状动脉远段血栓致完全闭塞。从冠状动脉造影血管解剖特点不符合冠状动脉粥样硬化性心脏病，这类患者往往三支血管非闭塞部位血管段存在动脉粥样斑块。此外，患者近 2 个月发生 2 次急性心肌梗死，诱发因素、症状、心电图表现也不符合冠状动脉斑块破裂、侵蚀或冠状动脉痉挛等所致的血栓事件。

本例患者既往瓣膜置换术后，长期口服华法林治疗，但未规律监测 INR，入院 INR 不达标，有血栓形成的基础，虽然患者多次超声心动图检查均未见心室或瓣膜血栓形成，可能与经胸超声心动图敏感性有限有关。行急诊 PCI 时，血栓抽吸后，若能同时行腔内影像学检查，如光学相干断层扫描（OCT）或血管内超声（IVUS），可为我们鉴别本患者血栓形成机制或发病机制提供更多的信息，但遗憾的是患者未行腔内影像学检查。结合患者短期内 2 次急性心肌梗死病史，同时患者 INR 不达标，我们更倾向于冠状动脉栓塞（CE）可能。在后期的抗凝治疗达标后，患者未再发生急性心肌梗死，也支持我们的诊断。

国外流行病学显示，冠状动脉栓塞占急性心肌梗死的 2.93%，在急性 ST 段抬高型心肌梗死（STEMI）患者中占 4.3%，而尸检结果则表明冠状动脉栓塞在非动脉粥样硬化性急性心肌梗死约占 13%，可见并不是很少见。关于冠状动脉栓塞的诊断，单独依据症状很难和其他引起急性心肌梗死的疾病相鉴别。但对相对年轻的有心房颤动、心内膜炎、瓣膜置换术或静脉血栓病史，且冠状动脉粥样硬化相关危险因素比较少的患者，需要考虑 CE 可能。有些特殊的症状可能提示冠状动脉栓塞，如突发的心绞痛伴有神经系统症状和体征或腹部以及肢体的疼痛，还有胸痛伴有发热，都需要考虑冠状动脉栓塞可能。经胸和食管超声可以帮助确定血栓来源，腔内影像学如血管内超声（IVUS）、OCT 可能对鉴别心肌梗死的发病机制或是否为动脉粥样硬化性疾病有重要的意义。目前常用的诊断标准是日本心脑血管中心提出的 NCVC 标准（表 18-2），分为 3 个主要标准和 3 个次要标准，我们本例患者符合其中的 1 项主要标准，2 项次要标准，可以确诊冠状动脉栓塞。冠状动脉栓塞的治疗包括血栓抽吸、支架置入、球囊扩张成形、药物抗凝、抗感染，血栓抽吸是最常用的方法；但对于远端血栓，无论血栓抽吸还是支架置入的效果都有限，如果远端血栓抽吸存在困难，这时候药物治疗可能产生满意的效果。所以治疗决策取决于栓塞的病因和位置，后期的治疗重点为抗凝或抗感染治疗预防再发栓塞。

　　本例患者在第一次 AMI 时当作动脉粥样硬化的斑块破裂行 PCI 术，效果较差。目前冠状动脉栓塞多建议积极及时的血栓抽吸尽量避免置入支架。有报道称，在急性冠状动脉血栓栓塞所致的 ST 段抬高型心肌梗死患者缓慢（6 小时）使用低剂量的组织纤溶酶激活剂可有效消除血栓栓塞。

表 18-2　**冠状动脉栓塞的诊断标准**

主要标准	冠状动脉造影显示血栓栓塞，但无动脉粥样硬化证据
	冠状动脉多处栓塞
	伴系统性栓塞，但无急性心肌梗死所致的左心室血栓
次要标准	冠状动脉造影其余血管狭窄 < 25%
	发现血栓来源（经胸心脏超声、食管心脏超声、CT 或 MRI）
	存在栓塞危险因素：心房颤动、心内膜炎、风湿性心脏病、人工心脏瓣膜、卵圆孔未闭、房间隔缺损、心外科手术史、感染性心内膜炎或高凝状态
确诊 CE：≥ 2 个主要标准；1 个主要标准 +2 个次要标准；3 个次要标准	
可疑 CE：1 个主要标准 +1 个次要标准；2 个次要标准	
CE 排除标准：血栓病理发现斑块成分；冠状动脉血运重建史；冠状动脉瘤样扩张、血栓近端血管 IVUS 或 OCT 发现斑块破裂或侵蚀	

　　心脏瓣膜病合并冠状动脉疾病进行 PCI 术的患者抗栓方案，2017 年《欧洲心脏瓣膜病指南》给出了推荐，重要的依然是平衡出血和缺血风险。本例患者是以缺血为主，出血风险低危，所以其治疗方案为双联抗血小板 + 华法林至少 1 个月，必要时可延长至 6 个月，然后再单联抗血小板 + 华法林治疗至 12 个月，1 年后可单独使用华法林。关于抗栓的强度，该指南也做出了推荐，需考虑瓣膜因素和患者因素，本例患者瓣膜为 Sorin Bicarbon 瓣膜为中危血栓形成风险，而本例患者自身危险因素包括双瓣置换术、既往心房扑动病史，故综合考虑患者的 INR 目标值为 3.5 左右。

经 验 总 结

　　冠状动脉粥样硬化斑块破裂、斑块侵蚀和钙化小结诱发血栓形成，完全或不完全堵塞冠状动脉血管是引起急性心肌缺血、心肌坏死最常见的原因。然而，临床上有 10% 的急性冠脉综合征患者并无严重的冠状动脉狭窄。本例患者，短期内二次心肌梗死，冠状动脉造影显示血栓栓塞，但无动脉粥样硬化证据；冠状动脉造影其余血管狭窄 < 25%，同时该患

者存在栓塞危险因素——瓣膜置换术病史，且在INR未达标时短期内发生二次急性心肌梗死，血栓负荷重，后期抗凝治疗充分、INR达标后患者未再发生心肌坏死的血栓事件，虽然经胸超声心动图未发现瓣膜血栓，参照日本心脑血管中心提出的冠状动脉栓塞标准，考虑此患者为冠状动脉栓塞所致的急性心肌梗死。

（陈国洪　易　东　鄢　华）

参考文献

[1]　Lacey MJ, Raza S, Rehman H, et al. Coronary Embolism: A Systematic Review[J]. Cardiovasc Revasc Med, 2020, 21(3): 367-374

[2]　Kariyanna PT, Ramalanjaona B, Al-Sadawi M , et al. Coronary Embolism and Myocardial Infarction: A Scoping Study[J]. Am J Med Case Rep, 2020, 8(2): 31-43

[3]　Shibata T, Kawakami S, Noguchi T, et al. Prevalence, Clinical Features, and Prognosis of Acute Myocardial Infarction Attributable to Coronary Artery Embolism[J]. Circulation, 2015, 132(4): 241-250

[4]　Helmut B, Volkmar F, Jeroen J B, et al. 2017 ESC/EACTS Guidelines for the management of valvular heart disease[J]. Eur Heart J, 2017, 38(36): 2739-2791

病例 19 超滤在顽固性心力衰竭患者中的应用

导　读

顽固性心力衰竭患者常反复住院，临床上常规药物治疗效果有限，药物相关副作用愈来愈突出，住院时间不断延长，经济负担逐渐加重。本文报道了一例顽固性右心衰竭患者，多种常规药物治疗效果差，经超滤治疗后临床心功能快速恢复，极大缩短了心力衰竭患者住院时间，也体现了心力衰竭超滤专用设备治疗心力衰竭的疗效和安全性。

病 史 资 料

【基本信息】患者男，91 岁，身高 165m，体重 77.2kg，退休，2021 年 4 月 30 日入院。

【主诉】水肿、气喘半个月。

【病史简介】患者于 2021 年 4 月 15 日开始无诱因出现双下肢及阴囊水肿，伴气喘，无胸痛、黑矇、晕厥，夜间可平卧，外院给予强心、利尿等综合治疗效果不佳。4 月 28 日至我院门诊查心脏彩超示左心房扩大、右心扩大，二尖瓣轻 - 中度反流，三尖瓣重度反流，肺动脉高压（重度），右心室收缩功能稍减低（RVEF 30%），心律失常。心电图示心房颤动，低电压，前间壁异常 Q 波，T 波改变。加强利尿治疗，仍然效果欠佳。急诊以"水肿待查"收入院。

【既往史】有高血压病史 10 余年，约 160/90mmHg，具体不详。糖尿病病史 10 余年，平素皮下注射利拉鲁肽、德谷胰岛素联合控制血糖，未监测。发现"贫血""皮疹"病史 1 年。有腰椎间盘突出 10 余年。

【个人史】生长于湖北武汉；无吸烟、饮酒史；否认疫区驻留史；否认药物、毒物及放射接触史。

【婚育史】已婚。

【家族史】否认家族遗传性及传染性疾病。

【体格检查】体温 36.6℃，脉搏 70 次 / 分，呼吸 20 次 / 分，血压 120/62mmHg。神志清楚，颈软，颈静脉充盈，肝 - 颈静脉回流征阳性，甲状腺未触及肿大。双肺呼吸音粗，未闻及干、湿啰音。心界向左扩大，心率 68 次 / 分，心律绝对不齐，各瓣膜听诊区未闻及杂音。腹平软，无压痛及反跳痛，肝脾肋缘下未触及。双下肢严重水肿，阴囊水肿（图 19-1）。

【辅助检查】血常规：白细胞计数 7.3×10⁹/L，中性粒细胞比值 72%，红细胞计数 4.2×10¹²/L，血红蛋白 78g/L，血小板计数 220×10⁹/L；高敏肌钙蛋白 I（cTnI）0.007ng/ml；N 末端 B 型利钠肽原（NT-proBNP）662.4pg/ml；D- 二聚体 0.779μg/ml；肾功能：肌酐 102μmol/L，肾小球滤过率（eGFR）55ml/min；电解质：钠 141.8mmol/L，氯 105.3mmol/L，钾 4.16mmol/L，镁 1.02mmol/L；糖化血红蛋白（NGSP）7.0%；尿常规：尿糖（++++）；低密度脂蛋白胆固醇（LDL-C）1.63mmol/L；甲状腺功能测定：抗甲状腺过氧化物酶抗体 53.16U/ml；肝功能、粪常规、红细胞沉降率、肿瘤基础两项（甲胎蛋白、癌胚抗原）正常。心电图：心房颤动，心前区 R 波递增不良，T 波改变（图 19-2）。X 线胸片：急性肺水肿，胸腔积液，见图 19-1。经胸超声心动图：双房扩大（左心房前后径 4.8cm、左心室前后径 4.8cm、右心房左右径 5.0cm、右心室左右径 4.6cm、LVEF 60%），升主动脉增宽，主动脉瓣轻度反流，二尖瓣中度反流，三尖瓣重度反流，肺动脉高压（中度），室间隔增厚（图 19-3）。

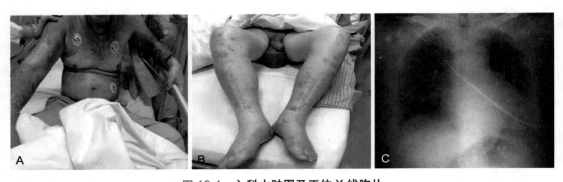

图 19-1　入科水肿图及正位 X 线胸片

患者腹部膨隆，双下肢及阴囊严重水肿（A、B）；正位 X 线胸片显示重度肺瘀血，心影增大（C）

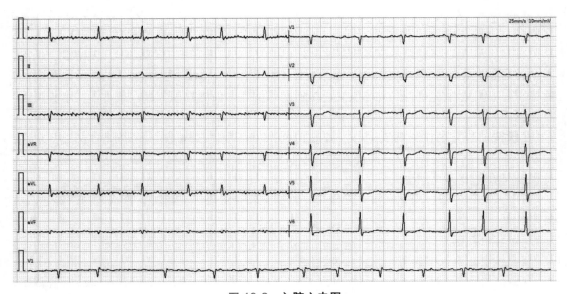

图 19-2　入院心电图

心房颤动，RR 间期绝对不齐，平均心室率 72 次 / 分，rV2 < 0.1mV

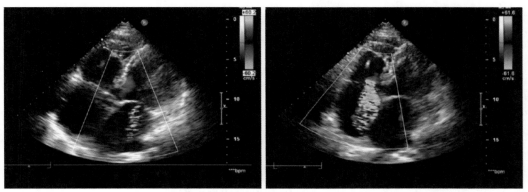

图 19-3　超声心动图

心尖四腔切面显示双房扩大、二尖瓣中度反流、三尖瓣重度反流

【初步诊断】①水肿原因待查，心源性水肿？肾源性水肿？其他？②心律失常，心房颤动；③高血压病；④ 2 型糖尿病；⑤贫血。

诊 断 思 路

老年男性，急性病程，临床上主要表现为水肿（下肢、阴囊为主）、气喘；既往有高血压、糖尿病病史；体格检查见颈静脉充盈，肝 - 颈回流征阳性；房颤节律；下肢、阴囊水肿；NT-proBNP 稍升高；心电图提示心房颤动、肢导低电压；超声心动图示双心房、右心室增大，LVEF 正常，三尖瓣重度反流、肺动脉高压。

患者最突出的特点为下肢及阴囊水肿，常见的水肿原因包括：各种原因（如肝硬化、肾病综合征、营养不良、全身消耗性疾病）引起的低蛋白血症、各种原因引起的心功能不全、结核、结缔组织疾病、肿瘤及其他相对少见疾病（如缩窄性心包炎、甲状腺功能减退、丝虫病、全身淀粉样变等）。该患者肝功能正常，未见明显低蛋白血症，肿瘤标志物监测，甲状腺功能、红细胞沉降率等均未见异常，虽 NT-proBNP 轻度升高，但超声心动图提示心脏结构异常，即 LVEF 正常，双心房大，右心室扩大，三尖瓣重度反流、肺动脉高压，故经初步鉴别诊断患者水肿的原因考虑为心功能不全所致。

心功能不全诊断明确后需进一步判断患者心力衰竭的原因，按 2018 年中国心力衰竭指南的推荐，目前心力衰竭的病因大体分为三大类：心肌病变（缺血性心肌病、心肌毒性损伤、免疫及炎症介导的心肌损害、心肌浸润性病变、内分泌代谢性疾病、遗传异常、应激性心肌病等）、负荷异常（高血压、瓣膜和心脏结构异常、心包和心内膜疾病、高心排血量状态、容量负荷过重肺部疾病）、心律失常（心动过速、心动过缓）。回顾患者超声心动图，患者心脏结构改变以双侧心房明显增大，右心室扩大，三尖瓣重度反流、肺动脉高压，左心室大小在正常范围，收缩功能正常，且患者水肿以体循环淤血（右心功能不全）为主，考虑患者为老年退行性瓣膜疾病、右心功能不全，心肌病待排查，但患者家属仅要求缓解症状，拒绝进一步检查。

诊 治 经 过

患者超声心动图可见右心扩大，左心室收缩能力正常，利尿剂治疗效果差，取得患者同意后行超滤治疗，超滤速度第 1 天约 150ml/h，第 2 天 100ml/h，后根据综合临床情况调整，每日均维持出入量负平衡，见表 19-1。超滤治疗 4d 后患者临床心功能快速恢复，体格检查示下肢及阴囊水肿基本消退（图 19-4A、B）；复查正位 X 线胸片肺淤血较前明显改善（图 19-4C），病情好转出院。

表 19-1　超滤治疗期间患者出入量情况

日期	2021 年 4 月 30 日	2021 年 5 月 1 日	2021 年 5 月 2 日	2021 年 5 月 3 日
入量（ml）	636	1320	1120	1649
超滤量（ml）	700	3000	2000	1500
出量（ml）	2930	4475	4532	3200

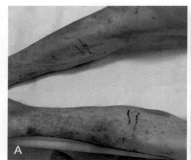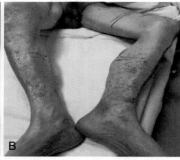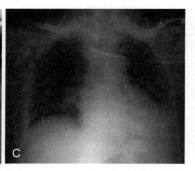

图 19-4　超滤治疗后水肿消退图及 X 线胸片
超滤治疗后下肢水肿明显消退（A，B）；超滤治疗后复查 X 线胸片显示肺淤血较前明显改善（C）

【更正诊断】①老年退行性心脏瓣膜病，三尖瓣重度关闭不全，肺动脉高压，右心衰竭，心功能Ⅲ级（NYHA）；②心律失常，心房颤动；③高血压病；④ 2 型糖尿病；⑤中度贫血；⑥心肌病待排。

学 习 讨 论

我国心血管病患病率处于持续上升阶段，住院心力衰竭患者的死亡率达 4.1%。对于慢性心力衰竭急性发作的治疗，国内外指南均推荐采用综合治疗方法，利尿剂的使用贯穿于各类心力衰竭及心力衰竭的各个阶段。但是，在临床实践中，无论短期或长期使用利尿剂，均有可能出现利尿效果不佳，即利尿剂抵抗。研究显示，2067 例心力衰竭患者在治疗过程中有 21% 出现了利尿剂抵抗。因此，心力衰竭的晚期阶段或终末期心力衰竭，常在药物治疗的同时辅以相关器械治疗，超滤治疗就是最近兴起的一项治疗顽固性心力衰竭行之有效的治疗手段。

　　超滤是通过半透膜利用跨膜压力差把血浆中的水分滤出来，滤出的等张液与血浆渗透压相同，超滤可通过机械性等渗性脱水改善钠水潴留。我国第一台心力衰竭专用超滤设备于 2013 年正式应用于临床。至此，心力衰竭血液超滤这种新兴治疗方法，对有明显淤血症状、液体潴留和（或）对利尿药抵抗的心力衰竭患者治疗有效，是利尿药治疗无效后的重要替代疗法。

　　2016 年中国心力衰竭超滤治疗专家组给出具体的超滤治疗适应证为：①心力衰竭伴利尿剂抵抗或利尿剂缓解淤血症状效果不满意的患者；②心力衰竭伴明显液体潴留的患者，即有下肢或身体下垂部位指凹性水肿同时具备以下 2 项或 2 项以上的患者：劳力性呼吸困难，阵发性夜间呼吸困难或端坐呼吸，肺部湿啰音，淤血性肝大或腹水，颈静脉怒张＞10cm，X 线胸片显示肺淤血、肺水肿或胸腔积液；③因近期液体负荷明显增加，导致心力衰竭症状加重的患者。同时专家组指出超滤治疗的禁忌证：①收缩压≤ 90mmHg （1mmHg = 0.133kPa），且末梢循环不良；②肝素抗凝禁忌证；③严重二尖瓣或主动脉瓣狭窄；④急性右心室心肌梗死；⑤需要透析或血液滤过治疗；⑥全身性感染。

　　有研究表明与血液净化相比，心力衰竭超滤治疗的优势在于，心力衰竭专用超滤设备通过机械治疗等渗脱水，可有效缓解钠水潴留，减轻心力衰竭患者呼吸困难、降低体重、改善 6 分钟步行距离，同时可保持血压、心率、血尿素氮、血肌酐、血钠钾离子浓度、血pH、血 HCO_3^- 、血红蛋白和血小板计数等内环境相对稳定。

病 例 点 评

　　本例患者为 91 岁高龄男性，心源性水肿、右心衰竭患者，给予强心、利尿等药物治疗，疗效欠佳，其心力衰竭症状不能缓解，活动耐量明显下降。鉴于其利尿剂已使用半个月余，水肿仍未改善，有利尿剂抵抗。经评估后，给予超滤治疗，经超滤治疗 4 天后，水肿明显消退，肺淤血较前改善，且其肝肾功能、钠、氯、钾、镁等电解质与治疗前无异常改变，血压平稳，症状改善迅速，住院 4 天即平稳出院，佐证了心力衰竭超滤专用设备治疗心力衰竭的疗效和安全性，极大缩短了心力衰竭患者住院时间。

（刘成伟　胡　柳　赵运海）

参考文献

[1]　Trullàs JC, Casado J, Morales-Rull JL, et al. Prevalence and outcome of diuretic resistance in heart failure[J]. Intern Emerg Med, 2019, 14(4): 529-537

[2]　心力衰竭超滤治疗专家组. 心力衰竭超滤治疗建议[J]. 中华心血管病杂志, 2016, 44(6): 477-482

[3]　姜述斌, 沈祥礼, 祖丽比娅, 等. 新型超滤装置治疗难治性心力衰竭的有效性及安全性评价[J]. 中华心血管病杂志, 2016, 44(6): 489-493

[4]　沈祥礼, 祖丽比娅, 李岚, 等. 心力衰竭专用超滤设备治疗心力衰竭有效性和安全性的随机对照研究[J]. 中华心血管病杂志, 2017, 45(7): 608-612

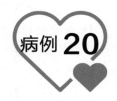

病例 **20** 心房颤动患者行 PCI 术后抗栓治疗策略

导 读

　　心房颤动增加缺血性脑卒中及体循环动脉栓塞的风险，其年发生率分别为 1.92% 和 0.24%。缺血性脑卒中导致近 20% 致死率及近 60% 致残率。无论是否抗凝治疗，亚裔心房颤动患者均较非亚裔患者更易发生缺血性脑卒中，同时出血性脑卒中风险亦高。冠心病是心房颤动最常见的合并症之一，临床上 20% ～ 30% 的心房颤动患者合并冠心病。ACS 或行 PCI 患者合并心房颤动的抗栓方案需要同时兼顾抗血小板和抗凝，但三联抗栓治疗不可避免会增加出血风险，如何保证抗栓治疗的疗效同时减少出血风险，对临床医师极具挑战性。

病 史 资 料

　　【基本信息】患者男，63 岁，身高 169m，体重 72kg，BMI 25.21kg/m²，退休，2018 年 8 月 3 日初次入院，2019 年 6 月 28 日再次入院。

　　【主诉】胸痛 1 年余，PCI 术后 10 月。

　　【病史简介】患者 1 年前反复在活动、劳累、饱餐时出现剑突下绞痛，范围横贯前胸，不向他处放射，持续 20 ～ 30 分钟后可缓解，自行口服护胃药物，效果一般，活动耐量逐渐下降。2018 年 8 月 2 日在外院就诊，行冠状动脉造影提示三支病变（前降支近段狭窄 95%，中远段狭窄 50%；回旋支近段狭窄 80%，中段狭窄 75%；右冠状动脉近段完全闭塞），行 PCI 术，于 LAD 病变处置入 1 枚药膜支架（Firehawk 3.0mm×38mm），给予药物治疗好转出院，RCA 闭塞病变建议择期行 PCI 术。出院后患者无劳力性胸闷、胸痛不适，目前口服"利伐沙班、波立维、瑞舒伐他汀、美托洛尔、缬沙坦/氨氯地平、依折麦布"，为开通右冠状动脉闭塞病变来我院就诊。

　　【既往史】高血压病史 10 余年，血压最高 220/140mmHg，平时服用"缬沙坦/氨氯地平"治疗，血压控制可；既往多次头颅 CT 检查提示脑梗死；发现心房颤动伴 RR 长间歇 10 个月，目前口服"美托洛尔、达比加群"；发现肾功能不全 10 个月；发现肥厚型心肌病 10 个月。否认糖尿病、消化道出血、支气管哮喘、肝炎、肾炎、结核、青光眼病史，无药物过敏史，无手术及外伤史。

【个人史】吸烟史 40 年，60 支 / 天，已戒烟 10 个月；饮酒史 30 年，间断饮酒；否认疫区驻留史；否认药物、毒物及放射接触史。

【婚育史】已婚。

【家族史】否认家族遗传性及传染性疾病。

【体格检查】体温 36.4℃，脉搏 70 次 / 分，呼吸 20 次 / 分，血压 140/86mmHg。神志清楚，口唇无发绀，咽无充血，颈软，颈静脉无怒张，双肺呼吸音清，未闻及干、湿啰音。心界无扩大，心率 76 次 / 分，心律绝对不齐，各瓣膜听诊区未闻及杂音。腹软，无压痛，肝脾肋下未触及，双下肢无水肿。脉搏短促。

【初步检查结果】血常规、粪便分析 + 隐血试验、尿液分析、肝功能、电解质、D- 二聚体、甲状腺功能、红细胞沉降率基本正常。NT-proBNP：1207pg/ml。肾功能：肾小球滤过率 59ml/min，尿酸 439μmol/L。

【入院心电图】见图 20-1。

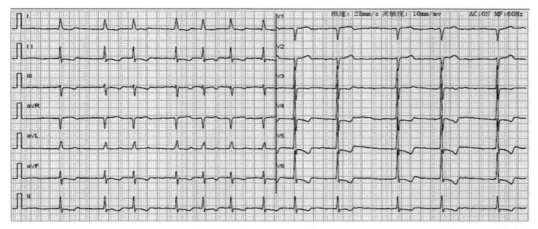

图 20-1　入院心电图

心房颤动，心前区 R 波递增不良，ST-T 改变

【入院 X 线胸片】见图 20-2。

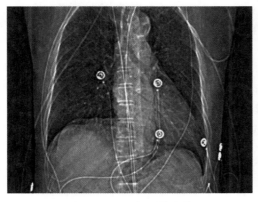

图 20-2　入院 X 线胸片

左肺上叶尖段少许条片状稍高密度影，余肺纹理清晰

【超声心动图】见图 20-3。

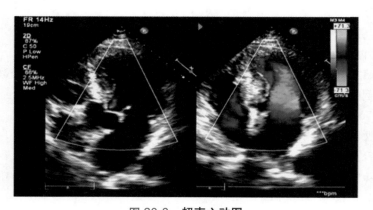

图 20-3　超声心动图
室间隔、左心室壁肥厚，静息状态左心室流出道血流速度不快

【头颅 CT】双侧基底节区腔隙性脑梗死，陈旧性病灶可能，请结合临床考虑。

【动态心电图】①心房颤动伴长间歇 （最长间歇 3.6 秒）；②偶发室性期前收缩；③前间壁异常 Q 波；④ ST-T 改变。

【外院 CAG+PCI 术】　患者外院行冠状动脉造影，前降支近段狭窄 95%，中远段狭窄 50%；回旋支近段狭窄 80%，中段狭窄 75%；右冠状动脉近段完全闭塞。2018 年 8 月 7 日行介入治疗，于前降支狭窄处置入 1 枚支架，（Firehawk 3.0mm×38mm），右冠状动脉未开通（图 20-4）。

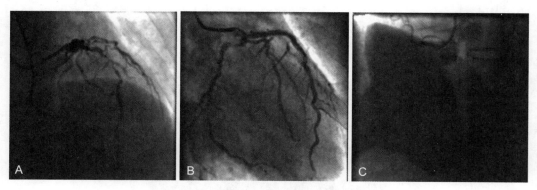

图 20-4　外院冠状动脉造影及 PCI 资料
A. 前降支近段重度狭窄；B. 前降支狭窄处置入药物支架 1 枚；C. 右冠状动脉闭塞未能开通

【初步诊断】①冠状动脉粥样硬化性心脏病，稳定型心绞痛，PCI 术后；②心律失常，持续性心房颤动；③高血压病 3 级，极高危组；④陈旧性脑梗死。

【入院后术前用药】

1. 抗血小板聚集　氯吡格雷 75mg 每日 1 次；拜阿司匹林 100mg 每日 1 次。

2. 抗凝　达比加群 110mg 每日 2 次（术前 1 天下午开始停用）。

3. 降脂　瑞舒伐他汀 10mg 每晚 1 次；依折麦布 10mg 每晚 1 次。

4. 抑酸护胃　泮托拉唑 40mg 每日 1 次。

【本院 CAG+PCI 术】2019 年 7 月 1 日行冠状动脉造影，左主干末段 50% 狭窄，前降支开口至近段偏心性狭窄 80%，回旋支近段偏心性狭窄 80%，右冠状动脉近段完全闭塞。

在 IVUS 指导下行左主干前三叉介入治疗，分别评估 LCX、LAD 及 LM 病变，可见偏心、脂质、钙化斑块，斑块负荷重，评估后考虑需干预，前三叉采用 T 支架术式，于回旋支置入 1 枚支架（Firebird 3.0mm×18mm），LM-LAD 置入 1 枚支架（Firebird 3.5mm×18mm）；右冠状动脉闭塞病变开通过程中 IVUS 导管评估病变并寻找真腔指导导丝穿刺（海利欧斯 3.0mm×38mm，2 枚，SYNERGY 2.25mm×38mm）（图 20-5）。

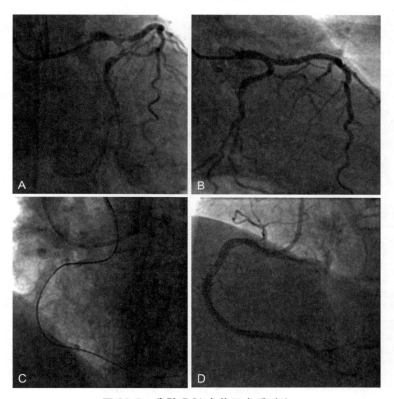

图 20-5　我院 PCI 术前及术后对比

A. LM 末段中度狭窄；回旋支、前降支开口及近端重度狭窄；B. 前三叉置入双支架（T 支架术式）；C、D. 开通闭塞右冠状动脉置入 3 枚支架

诊 断 思 路

【病史小结】①老年男性，慢性病程，PCI 支架置入后状态，但冠状动脉造影显示为左主干及三支病变，RCA-CTO，提示患者无症状心肌缺血。②既往有高血压病史；有烟酒史。③查体：心房颤动节律，脉搏短绌。④ NT-proBNP 升高，肾功能轻度异常（eGFR：59ml/min）。⑤ ECG 示心房颤动、左心室肥厚；超声心动图示室间隔、左心室壁肥厚。⑥头颅 CT 可见腔隙性脑梗死。

【诊疗经过】患者为左主干＋三支病变（左冠状动脉为前三叉真叉口病变，右冠状动脉为慢性闭塞性病变），介入治疗难度大，风险高，应首选外科旁路移植手术，但患者拒绝。术中尝试正向开通右冠状动脉未成功，为创造逆向治疗机会，转而行左冠状动脉前三叉 PCI

（为手术安全，采取了 T 支架技术），左主干成功 PCI 后（于左主干 - 前降支置入 1 枚支架，回旋支 1 枚支架），逆向开通右冠状动脉后置入 3 枚支架；另患者还合并持续性心房颤动。入院对患者进行相关风险评估：GRACE 评分 160 分。院内死亡风险＞ 3%；CRUSADE 评分 39 分，很低危，出血率 8.6%。CHA2DS2-VASC 评分 4 分（高血压 1 分，卒中 2 分，心血管疾病 1 分），高危组，年卒中发生率 3.67%；HAS-BLED 评分 4 分（高血压 1 分，肾功能异常 1 分，卒中史 1 分，药物 1 分），高危组，建议患者抗凝治疗。患者为冠状动脉血栓形成高危人群，CHA2DS2-VASC 评分有抗凝指征，HAS-BLED 评分为出血高危人群。

患者从 2018 年开始一直口服达比加群酯抗凝治疗，本次入院为行冠状动脉介入治疗就诊，入院完善各项血栓和风险评估，于术前给予"拜阿司匹林 100mg 每日 1 次、氯吡格雷 75mg 每日 1 次，达比加群 110mg 每日 2 次"口服三联抗栓治疗，考虑患者肾功能轻度下降（eGFR 59ml/min）及口服达比加群主要经肾脏代谢，故于术前停服达比加群 48h[依据《2018 EHRA 房颤患者使用 NOACs 临床实践指导更新》中关于 ACS 或血运重建管理（图 20-6）]；术后就恢复达比加群口服；出院时测血小板聚集率：ADP 最大聚集率 59.7%，AA 最大聚集率 17.5%，出院 1 个月后调整为氯吡格雷（波立维）联合达比加群抗栓治疗。

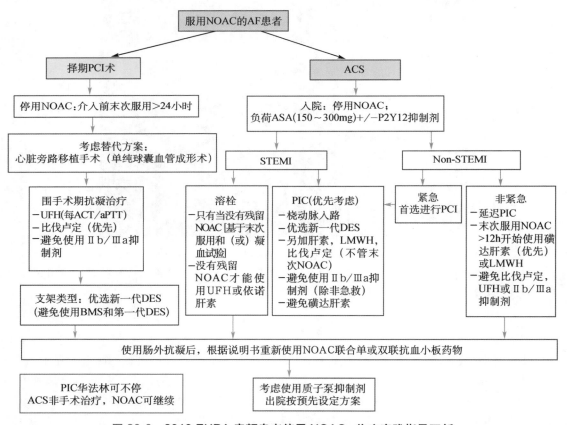

图 20-6   2018 EHRA 房颤患者使用 NOACs 临床实践指导更新

【最终诊断】①冠状动脉粥样硬化性心脏病，左主干＋三支病变，心绞痛 PCI 术后；②心律失常，持续性心房颤动；③肥厚型心肌病；④高血压病 3 级，极高危组；⑤陈旧性脑梗死；⑥慢性肾功能不全。

学 习 讨 论

　　针对心房颤动患者 PCI 术后的抗栓治疗策略的推荐主要基于以下 4 点：①冠心病类型（ACS 或稳定型心绞痛）；②治疗方式：冠状动脉介入治疗或单纯药物非手术治疗；③置入支架的类型（药物洗脱支架 vs. 金属裸支架）；④心房颤动风险评估血栓和出血风险。在预防心房颤动相关的缺血性和栓塞性事件方面，口服抗凝血药虽然比双联抗血小板更加有效，但是在减少支架内血栓形成风险方面，抗凝药却不如双联抗血小板治疗。本病案以《2018 EHRA 房颤患者使用 NOACs 临床实践指导更新》（图 20-7）关于心房颤动患者行 PCI 术后长期抗栓治疗策略为依据，制订相应的抗栓策略。

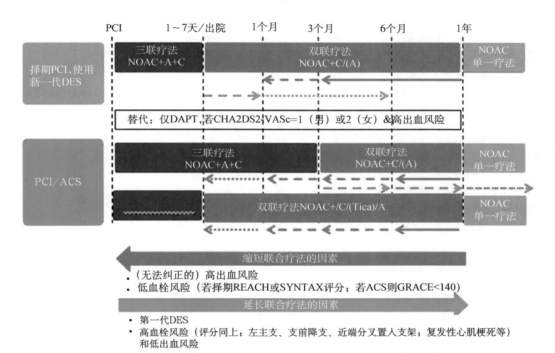

图 20-7　2018 EHRA 房颤患者使用 NOACs 临床实践指导更新
A. 阿司匹林 75 ～ 100mg 每日 1 次；C. 氯吡格雷 75mg 每日 1 次；Tica，替格瑞洛

　　患者为复杂冠状动脉病变，左主干＋三支病变（前三叉真性分叉病变和右冠状动脉慢性闭塞病变），行择期 PCI，非急性冠脉综合征患者，但其冠状动脉病变系多支合并心房颤动，介入手术方案较复杂，属于冠状动脉血栓形成高风险人群（左冠前三叉实施双支架置入策略，右冠状动脉为慢性闭塞病变开通后置入 3 枚支架）。同时从 CHA2DS2-VASC 评分为 4 分，患者有明确抗凝指征。因此不论从冠状动脉病变还是心房颤动来看患者都应积极抗栓治疗，故该患者从介入操作前至介入术后选用三联（"拜阿司匹林＋氯吡格雷 75mg＋达比加群 110mg，每日 2 次"）抗栓治疗，术后继续三联抗栓 1 个月，同时其 HAS-BLED 评分为 4 分，可见患者为出血高危；故介入操作入径选用右侧桡动脉，选用达比加群酯 110mg 每日 2 次（低剂量）作为抗凝选择（依据 2020 年《冠心病合并心房颤动患者抗栓管理中国专家共识》，图 20-8）。而且联合使用泮托拉唑降低消化道出血风险。为了降低 PCI 术后冠状动脉血栓事件，该患者三联抗栓治疗持续了 1 个月，之后改为"氯吡格雷＋达比加群"双抗治疗 1 年，1 年

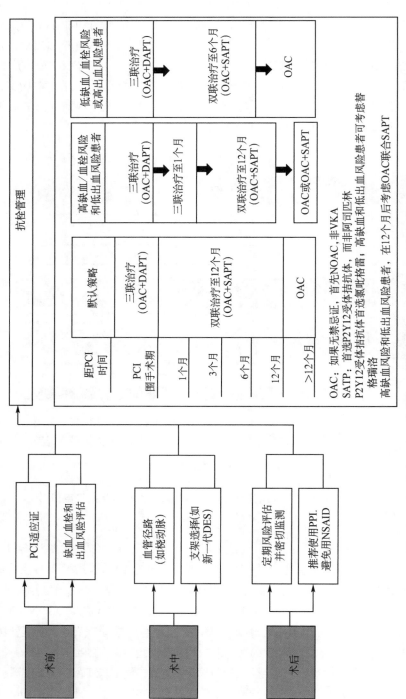

图 20-8　2020 年《冠心病合并心房颤动患者抗栓管理中国专家共识》推荐

后单用达比加群酯抗凝治疗。

经 验 总 结

　　为了保证抗栓治疗的获益同时减少出血风险，在启动抗栓治疗前应对患者的冠状动脉缺血风险、心房颤动血栓栓塞和出血风险进行充分而科学的评估。目前推荐对所有非瓣膜性心房颤动患者采用 CHA2DS2-VASC 进行血栓栓塞风险评估，用 HAS-BLED 进行出血风险评估。以上因素可动态变化，所以对患者风险评估也是动态的。该例患者从心房颤动角度需要有清晰的血栓栓塞风险和出血风险评估。

　　2020 年发布的《冠心病合并心房颤动患者抗栓管理中国专家共识》中建议对行 PCI 的心房颤动患者可采用 SYNTAX、SYNTAX Ⅱ 或 GRACE 评分，以期对这类患者的冠状动脉缺血事件风险和死亡风险有更清晰地评估预测。共识中指出：针对心脏缺血 / 血栓形成风险评估，近 1 年内发生过缺血事件是心脏缺血事件最强的预测因素，有 ACS 病史的患者缺血事件风险远高于稳定性冠心病患者，对于支架置入的患者同样适用。高龄、糖尿病、慢性肾脏病、弥漫性冠状动脉病变、左心室射血分数低、支架选择不合理等均是缺血事件的重要危险因素（表 20-1）。可采用，对合并房颤患者进行缺血事件风险评估（表 20-2）。

表 20-1　增加缺血（包括支架内血栓）或出血风险的因素

增加缺血 / 支架内血栓风险因素		增加出血风险的因素
增加缺血风险	增加支架内血栓风险	
高龄	ACS 表现	既往出血史
ACS 表现	糖尿病	联用多种抗栓药物
既往多次心肌梗死史	左心室射血分数 < 40%	高龄
弥漫性冠状动脉病变	第一代药物洗脱支架	低体重
糖尿病	支架型号偏小	慢性肾脏病（透析或肌酐清除率 < 15ml/min）
慢性肾脏病（肌酐清除率 15 ～ 59ml/min）	支架扩张不充分	糖尿病
	支架血管直径小	贫血
	支架长度偏长	长期使用类固醇或非甾体抗炎药
	分叉支架	既往有脑出血、缺血性卒中或其他颅内疾病史
	支架内再狭窄	

　　引自袁祖贻，吴书林，韩雅玲，等 . 冠心病合并心房颤动患者抗栓管理中国专家共识 [J]. 中华心血管病杂志，2020，48（7）：552-564

表 20-2　择期 PCI 患者的 SYNTAX 和 SYNTAX II 评分

评分标准	评估危险因素的变量数（项）		具体量变	危险分层
	临床因素	CAG 因素		
SYNTAX	0	1	CAG 因素：冠状动脉分布类型、狭窄部位、是否完全闭塞、三分叉病变、双分叉病变、主动脉相关开口病变、严重扭曲、病变长度 > 20mm、严重钙化、血栓、弥漫病变 / 小血管病变	低危：0 ～ 22 分 中危：23 ～ 32 分 高危：≥ 33 分
SYNTAX II	6	1	CAG 因素：除 SYNTAX 评分的为 11 项因素外，还包括无保护左主干病变 临床因素：年龄、性别、肌酐清除率、左心室射血分数、外周血管疾病和慢性阻塞性肺病	低危：0 ～ 21 分 中危：22 ～ 28 分 高危：≥ 29 分

引自袁祖贻，吴书林，韩雅玲，等 . 冠心病合并心房颤动患者抗栓管理中国专家共识 [J]. 中华心血管病杂志 2020，48（7）：552-564

结合本例患者其复杂冠状动脉病变特点和介入治疗策略，应用表 20-1 和表 20-2 的风险评估，可见该患者为冠状动脉缺血事件高风险人群，PCI 术后双联抗血小板治疗持续了 1 个月，之后选用波立维联合 NOAC 满 12 个月才停药；有鉴于该患者同时出血风险高，因此选用达比加群的低剂量进行抗凝，在 PCI 术后 12 个月后单独使用。对于心房颤动行 PCI 术的患者，我们一定要充分应用上述评分体系，依据缺血 / 栓塞和出血风险来确定三联、二联以及单一抗栓药物策略及时限。故抗栓治疗策略应慎重选择、个体化选择，使栓塞事件发生和出血风险最小化，以期为患者带来最大获益。

（杜微微　孙梦琪）

参考文献

[1] Cannon CP, Bhatt DL, Oldgren J, et al. Dual antithrombotic therapy with dabigatran after PCI in atrial fibrillation[J]. N Engl J Med, 2017, 377(16): 1513-1524

[2] Steffel J, Verhamme P, Potpara TS, et al. The 2018 European Heart Rhythm Association Practical Guide on the use of non-vitamin K antagonist oral anticoagulants in patients with atrial fibrillation [J]. Eur Heart J, 2018, 39(31): 2847-2850

[3] Chao TF, Lip GYH, Lin YJ, et al. Incident risk factors and major bleeding in patients with atrial fibrillation treated with oral anticoagulants: a comparison of baseline, follow-up and delta HASBLED scores with an approach focused on modifiable bleeding risk factors[J]. Thromb Haemost, 2018, 118: 768-777

[4] 袁祖贻, 吴书林, 韩雅玲, 等 . 冠心病合并心房颤动患者抗栓管理中国专家共识[J]. 中华心血管病杂志, 2020, 48(7): 552-564

病例 21 多策略不断转换 PCI 开通前降支 CTO 病变

▶ 视频目录

图 21-3　不同体位显示前向指引导丝

图 21-5　逆向微导管造影寻找逆向通道

图 21-6　逆向导丝尝试寻找合适侧支通道未成功

图 21-7　前后平行导丝技术未成功

图 21-9　SION 导丝逆向进入 LAD 近段，邻近 LAD-CTO 病变远端纤维帽

图 21-10　逆向导丝及微导管进入前向指引导管内

图 21-11　小球囊扩张 LAD-CTO 病变

图 21-12　双腔微导管操控导丝至 LAD，对侧造影证实 LAD 导丝远段位于真腔内

图 21-13　对角支放置导丝，球囊扩张 LAD 闭塞段，然后前向造影

图 21-14　IVUS 评估 LAD 病变节段

图 21-15　微导管调节导丝自左主干重新前进入 LAD 远段

图 21-16　重新调节导丝后 IVUS 评估结果

图 21-17　前降支置入药物洗脱支架 1，乳突球囊扩张前降支近中段造影

图 21-18　前降支置入药物洗脱支架 2，药物洗脱支架 3

图 21-19　前降支置入药物洗脱支架后不同体位造影评估结果

图 21-20　非顺应性球囊扩张成型支架

图 21-21　IVUS 评价左主干及前降支近段

图 21-22　术后最终影像评估

导　读

　　冠状动脉慢性完全闭塞病变（CTO）被称为"待以攻克的堡垒"，CTO 病变开通过程复杂，手术耗时长，X 线曝光量、造影剂用量大；复杂 CTO 病变成功率低、并发症发生率高。为提高 CTO-PCI 成功率，推动 CTO-PCI 的规范化治疗技术，目前国内外在 CTO 开通介入治疗路径有以欧美"杂交策略"技术流程图（hybrid algorithm）、亚太 CTO 俱乐部 CTO-PCI 流程图和中国冠状动脉慢性完全闭塞病变介入治疗俱乐部（CTOCC）CTO-PCI 推荐路径流程图。近期 CTOCC 基于近年来的研究进展和新技术理念变化，更新了中国冠状动脉 CTO 介入推荐路径。临床实践中，CTO-PCI 治疗策略的选择具有非常鲜明的个性化，同一 CTO 病变，不同的术者可能会选择迥然不同的治疗策略。在手术过程中，对多种技术的掌握和熟练应用，策略及时转换和调整是成功开通 CTO 的重要因素。

病 史 资 料

【基本信息】患者男，65 岁，身高 172cm，体重 70.0kg，离退，2021 年 7 月 26 日入院。

【主诉】间断胸闷、胸痛 2 年。

【现病史】2 年前开始间断于活动、情绪激动时出现胸闷，胸痛，位于心前区，呈闷痛，每次休息几分钟缓解，无静息发作。于 2020 年 8 月当地医院行冠状动脉造影提示"前降支近段闭塞，右冠状动脉后降支开口 50% 狭窄"，诊断"冠状动脉粥样硬化性心脏病，不稳定型心绞痛"，给予"拜阿司匹林、美托洛尔缓释片、福辛普利、阿托伐他汀"等药物治疗，仍间断于活动时出现上述症状。

【既往史】发现高血压 2 年，最高 167/115mmHg，目前服用"福辛普利"降压治疗，血压控制良好；有"高脂血症"病史，服用"阿托伐他汀钙"，血脂控制良好；有"慢性结肠炎"病史 5 年。有"慢性支气管炎、肾囊肿、亚临床甲状腺功能减退"病史。

【家族史】否认家族遗传性及传染性疾病。

【体格检查】体温 36.6℃，脉搏 70 次 / 分，呼吸 18 次 / 分，血压 153/85mmHg（1mmHg=0.133kPa），神志清楚，口唇无发绀，咽无充血，颈软，颈静脉无怒张，双肺呼吸音粗，未闻及干、湿啰音，心界正常，心率 70 次 / 分，各瓣膜听诊区未闻及杂音，腹软，无压痛，肝脾肋下未触及，双下肢无水肿。

【初步检查结果】高敏肌钙蛋白 I（c-TnI）0.006ng/ml（0 ~ 0.016ng/ml）；低密度脂蛋白胆固醇 2.90mmol/L；全血细胞计数、尿常规、粪便常规 + 隐血、肝功能、肾功能、空腹血糖、餐后 2h 血糖、糖化血红蛋白、N 末端 B 型利钠肽原、D- 二聚体、凝血功能、电解质均正常。

入院心电图示窦性心律，左心房异常，见图 21-1。超声心动图示左心房扩大，升主动脉增宽，室间隔明显增厚，左心室舒张功能减退，左心室射血分数正常。头部 CT 平扫示双侧基底节区、双侧额叶多发腔隙性脑梗死。肺部 CT 平扫：右肺中叶支气管扩张并慢性陈旧性改变，两肺下叶间质性改变，升主动脉增宽，胸主动脉粥样硬化。

【入院诊断】①冠状动脉粥样硬化性心脏病，稳定劳力型心绞痛；②高血压病；③高脂血症。

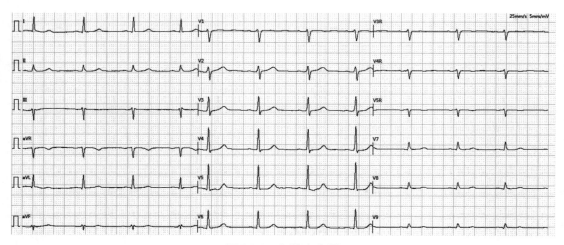

图 21-1　入院心电图

窦性心律，64 次 / 分

诊 断 思 路

　　老年男性，胸闷、胸痛 2 年，症状与活动、情绪激动相关，休息数分钟可缓解，1 年前曾在外院行冠状动脉造影检查提示"冠状动脉粥样硬化性心脏病"，其中前降支为近段闭塞病变，予以药物治疗，仍有劳力性胸痛发作，合并高血压病、高脂血症，查体无心功能不全体征，超声心动图未提示节段性室壁运动异常及室壁瘤等，左心室腔大小及左心室射血分数正常。考虑患者前降支近段闭塞，供血范围大，劳力后胸痛提示心肌有缺血，开通前降支近段闭塞病变对患者获益较大，下一步考虑尝试开通前降支闭塞血管，如介入治疗不成功，则考虑外科微创冠状动脉旁路移植。距患者上次冠状动脉造影 1 年，本次术中同时评估回旋支及右冠状动脉血管情况。

诊 疗 过 程

　　2020 年 8 月当地医院行冠状动脉造影结果显示：前降支（left anterior descending branch，LAD）中段慢性完全闭塞病变（chronic total occlusion，CTO），回旋支（left circumflex，LCX）及右冠状动脉（right coronary artery，RCA）未见严重狭窄病变，可见右冠状动脉至前降支侧支循环，见图 21-2。

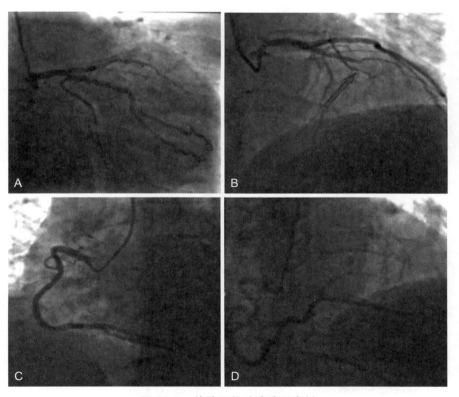

图 21-2　外院冠状动脉造影资料

肝位投照显示 LCX 未见严重狭窄（A），右肩位投照显示 LAD 中段 CTO 病变（B，红色箭头所示），左前斜体位投照显示 RCA 未见明显狭窄（C），头位投照显示 RCA 至 LAD 侧支循环（D）

　　患者存在劳力性胸痛症状，超声心动图未提示节段性室壁运动分析异常、室壁瘤等，考虑存在心肌缺血，建议尝试经皮冠状动脉介入（percutaneous coronary artery intervention，PCI）治疗开通 LAD CTO 病变。该患者 J-CTO 评分 3 分（穿刺点不明确、钝头，钙化，小于 20 mm，叉口处成角迂曲，无既往 LAD-PCI 失败史）。

　　2021 年 7 月 30 日行 PCI 治疗，双桡动脉穿刺，左侧桡动脉置入 6F 动脉鞘管，右侧桡动脉植入 7F 动脉薄壁鞘管。经右侧桡动脉鞘送入 7F EBU4.0 指引导管至左冠状动脉（left coronary artery，LCA）开口，经左侧桡动脉鞘送入 6F JL3.5 指引导管至 RCA 开口，冠状动脉造影结果较 1 年前无明显变化。行双侧造影（图 21-3），经前向指引导管（7F EBU4.0）操控 Corsair 135 微导管及 XT-A 导丝不能前向进入 LAD 远段，更换指引导丝 Gaia Second、Progress 80 仍不能前向进入 LAD 远段，对侧造影显示与远段血管床偏离（图 21-3），前向微导管造影（图 21-4）后操控前向导丝仍不能通过 CTO 病变。

　　策略转换 1：启动逆向介入治疗，更换 6F AL1.0 指引导管至右冠状动脉开口，经埃普特 170 cm 微导管操控 SION 寻找 PD- 间隔支 - 前降支侧支循环，逆向微导管造影（图 21-5），反复尝试不能找到合适的侧支进入导丝（图 21-6）。

　　策略转换 2：前向平行导丝技术，保留 Gaia Second 位于 LAD 近段，经 Corsair135 微导管、后更换双腔微导管分别操控 Conquest Pro12 尝试前向通过 LAD CTO 病变未成功（图 21-7）。

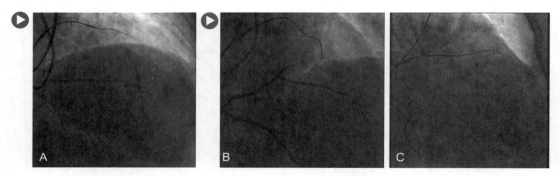

图 21-3　**不同体位显示前向指引导丝**
XT-A、Gaia Second、Progress 80 不能进入远端血管真腔

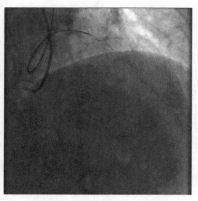

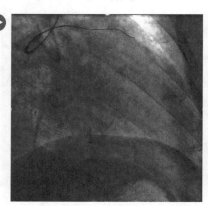

图 21-4　**前向微导管造影观察前向微通道**　　　图 21-5　**逆向微导管造影寻找逆向通道**

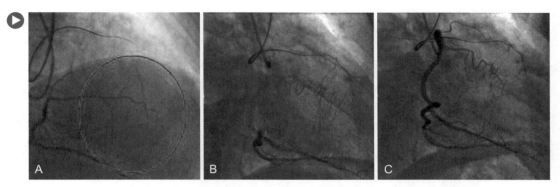

图 21-6　逆向导丝多次尝试寻找合适侧支通道未成功

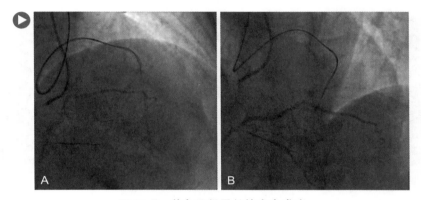

图 21-7　前向平行导丝技术未成功

策略转换 3：再次考虑逆向介入治疗，逆向微导管造影找寻合适侧支循环（图 21-8A），微导管显示连续间隔支（图 21-8B）。经逆向微导管操控 SION 导丝至 LAD 闭塞段，更换 Gaia First 导丝顺利进入 LAD 近段（图 21-9）。操控 Gaia First 导丝顺利进入前向指引导管，顺利推送逆向微导管进入前向指引导管内（图 21-10）。退出逆向导丝，前向导丝 SION 进入逆向微导管，至间隔支远段，应用 Emerge 1.2mm×12mm 球囊扩张前降支闭塞段，并前向造影（图 21-11）。

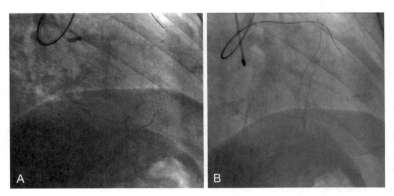

图 21-8　逆向微导管造影

逆向微导管造影寻找逆向通道（A），微导管显示连续间隔支（B），红线显示间隔支走行

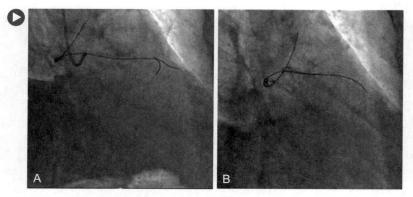

图 21-9   SION 导丝逆向进入 LAD 近段，邻近 LAD-CTO 病变远端纤维帽

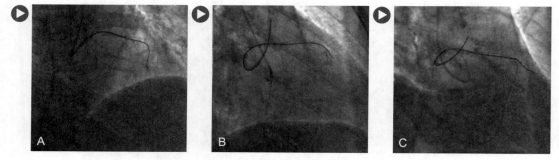

图 21-10   逆向导丝及微导管进入前向指引导管内

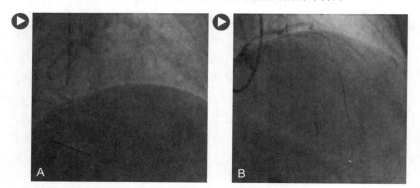

图 21-11   小球囊扩张 LAD-CTO 病变

Emerge 1.2mm × 12mm 球囊 8 atm 扩张 LAD CTO 病变，然后行前向造影

经双腔微导管操控 Runthrough 导丝至前降支，对侧造影证实前降支导丝远段位于真腔内（图 21-12），对角支放置导丝 SION，沿 Runthrough 导丝送入 Emerge 2.0mm×20mm 球囊扩张前降支闭塞段，并前向造影（图 21-13）。

应用血管内超声（intravascular ultrasound，IVUS）检查指导 LAD PCI 治疗。IVUS 评估结果显示 LAD 远段导丝位于血管腔内（图 21-14A），LAD 中远段可见血肿，导丝位于真腔（图 21-14B），LAD 中段 IVUS 导管位于假腔（图 21-14C），对角支导丝汇入（图 21-14D），LAD 近段可见 IVUS 导管位于假腔，真腔位于 1 点钟至 5 点钟方向，真腔内重度钙化病变（图 21-14E），LCX 汇入、LAD 汇入左主干（图 21-14F），左主干导丝在真腔内（图 21-14G）。依据 IVUS 检查结果提示逆向导丝在 LAD 中段逆向经内膜下进入左主干。

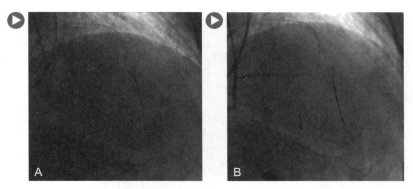

图 21-12　双腔微导管操控导丝至 LAD，对侧造影证实 LAD 导丝远段位于真腔内

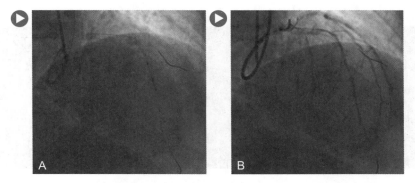

图 21-13　对角支放置导丝，球囊扩张 LAD 闭塞段，然后前向造影

策略转换 4：应用双腔微导管调节 SION 导丝自左主干重新前进入 LAD 远段（图 21-14），再次 IVUS 检查判断导丝的位置关系（图 21-15），IVUS 确认导丝自真腔进入前降支远段，闭塞段可见 180°钙化。重新调节导丝后 IVUS 评估结果显示沿前向指引导丝的 IVUS 导管位于真腔内，可 180°钙化（图 21-16A），LAD 近段前向指引导丝位于真腔内（图 21-16B），LAD 开口 IVUS 导管位于真腔内（图 21-16C）。

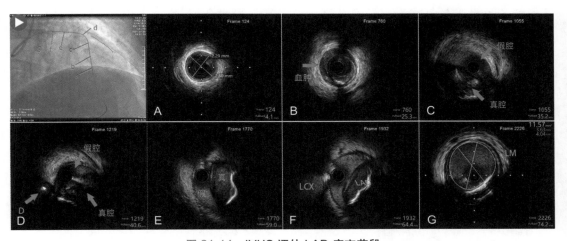

图 21-14　IVUS 评估 LAD 病变节段

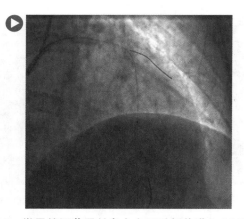

图 21-15　微导管调节导丝自左主干重新前进入 LAD 远段

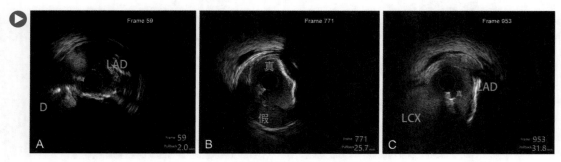

图 21-16　重新调节导丝后 IVUS 评估结果

IVUS 显示指引导丝、IVUS 导管位于真腔内，可见近 180°钙化（A），LAD 近段前向指引导丝位于真腔内（B），LAD 开口 IVUS 导管及指引导丝位于真腔内（C）

前降支远段置入药物洗脱支架 1：RSINT 2.25mm×30mm，后再次 IVUS 测量，前降支近中段应用乳突球囊 2.5mm×16mm 扩张病变（图 21-17），随后置入支架 2：Firebird 3.0mm×33mm 和支架 3：Firebird 3.5mm×18mm（图 21-18），不同体位造影评估效果（图 21-19）。

应用非顺应性球囊 1（Quantum 2.5mm×15mm）、球囊 2（Quantum 3.50mm×15mm）扩张前降支支架（图 21-20）。IVUS 评价左主干情况及前降支近段支架贴壁、膨胀良好，无并发症（图 21-21，A：LAD 支架内；B：LM 支架），并造影评价效果（图 21-22）。手术耗时 273 分钟，应用对比剂使用量 350ml，术中每 30 分钟监测 ACT 1 次，维持 ACT 在 300 ~ 350s，术中累计应用肝素 14 000U。应用术后病情稳定，超声心动图未提示心包积液。

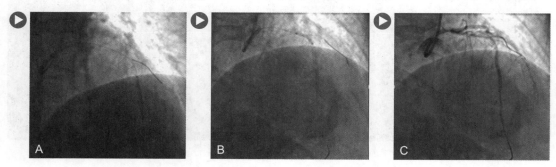

图 21-17　前降支置入药物洗脱支架 1，乳突球囊扩张前降支近中段造影

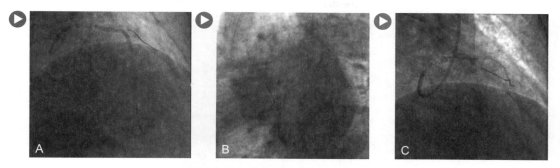

图 21-18　前降支置入药物洗脱支架 2，药物洗脱支架 3

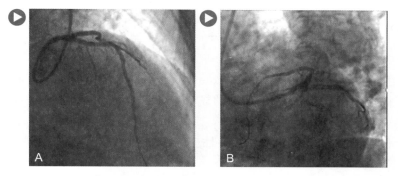

图 21-19　前降支置入药物洗脱支架后不同体位造影评估效果

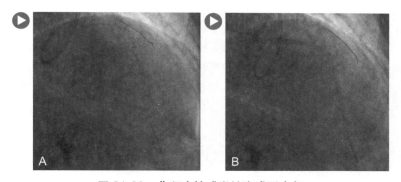

图 21-20　非顺应性球囊扩张成形支架

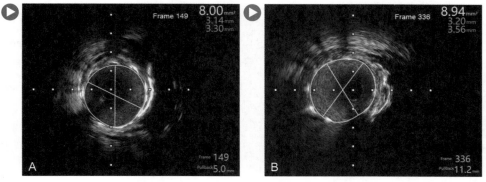

图 21-21　IVUS 评价左主干及前降支近段

LAD-MSA 为 8.00mm²；LM-MSA 为 8.94mm²

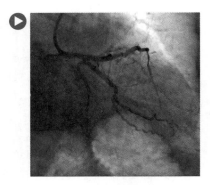

图 21-22　术后最终影像评估

学 习 讨 论

日本多中心 CTO 注册研究（the Japanese Multicenter CTO Registry，J-CTO）评分最初由 Morino 等提出，用于预测导丝 30min 内成功通过 CTO 的可能性。根据评分结果将 CTO 病变分为容易（0 分）、中等难度（1 分）、困难（2 分）和非常困难（≥ 3 分）。此后，J-CTO 评分被用作预测 CTO 病变 PCI 成功的可能性。目前研究认为 J-CTO 评分越高，正向内膜下重回真腔技术和逆向技术使用率越高，在尝试逆向开通 CTO 的患者中，J-CTO 评分 ≥ 3 分不仅与 PCI 失败相关，而且还是心血管长期预后更差的独立预测因素之一。对于 J-CTO 评分为困难和非常困难的 CTO 病变，推荐及时转换闭塞病变的开通策略以避免不必要的时间耽搁，并减少手术失败和并发症发生。

正向入口不明的 CTO 病变是 CTO 病变中的一大难点。血管在发出分支后闭塞（造影上无残端）将会大大增加开通闭塞血管的难度。这往往意味着闭塞段近端纤维帽较硬，难以穿透。更重要的是很难判断闭塞的具体位置（进入点）和闭塞血管走行的方向。在操控导引导丝扎入伴有钙化、成角闭塞段时，导丝很容易滑入闭塞段近端的分支血管或进入主支内膜下。

正向入口不明的 CTO 病变应当优先尝试正向途径，IVUS 从邻近的分支回撤可帮助寻找正向导丝穿刺点，将逆向途径作为正向失败后的补救策略。如果术者精通逆向操作技术，且存在较好的逆向条件，也可首先尝试逆向技术。在正向反复尝试、逐级更换导引钢丝仍然失败，如果存在较好的侧支提供逆向条件，可以果断尝试逆向途径开通血管。侧支血管的选择在逆向开通技术中至关重要。

侧支血管的 Werner 分级根据不同侧支血管的解剖特征将侧支血管分为 CC（collateral connection）0 ～ 2 级。为提高手术成功率，首选可视、连续、迂曲度较小的 CC1 级和 CC2 级的间隔支侧支血管，直径较大、迂曲度较小的心外膜侧支也可作为选择。在逆向途径开通 CTO 病变的过程中，利用冲浪技术通过间隔支侧支达到闭塞段远端，可以不考虑 Werner 分级，也是一种安全、高成功率的技术。逆向导丝技术时操控逆向导丝通过闭塞病变进入前向指引导管内，使用长导引钢丝（330 cm RG3 导丝）完成指引导丝体外化，如无长指引导丝，也可通过微导管对吻技术完成手术。

IVUS 在 CTO 的 PCI 治疗中扮演着重要作用。IVUS 可以指导 CTO 的前向介入治疗，同时 IVUS 可以在指引导丝到达远段血管腔后，判断指引导丝的位置，指导支架选择及术后的并发症判断等。本例中 IVUS 的一个关键性作用就是发现逆向导丝及微导管实际是经内膜下进入左主干，需要重新调整导丝，这样避免了 LAD 口部及近段置入支架，而封闭了 LCX 的"灾难性"后果。

　　处理正向入口不明的 CTO 病变，找到入口、准确穿刺，避免导丝滑入分支血管，尽量扎进闭塞段血管真腔，即便进入假腔，利用各种技术重回真腔到达闭塞段远端血管真腔完成 PCI。正向路径不行果断启动逆向路径，切不可盲目地一条路走到底。随着新导丝技术和新器械的发展，CTO 的开通成功率较之前大大提高。无论是新器械还是新技术，都有各自适合的病变，也有各自的弊端，以上任何策略都不是孤立存在的，单单通过使用一种策略就想完成 CTO 的开通是不灵活的，高手心中无定式，各种策略的融会贯通，各种技术及器械的协作使用，博采众长、扬长避短，以最小的风险换取最大的获益。

病 例 点 评

　　本病例间隔支侧支血管 CCS 分级 1 级，首先选择前向导丝技术开通，没有成功的情况下转换为尝试逆向介入治疗，但反复寻找侧支，没有找到理想的侧支血管。再次策略转换，尝试前向平行导丝技术，失败后再次启动逆向介入治疗，尝试考虑闭塞段附近分出的间隔支，微导管造影证实闭塞段附近分出的间隔支侧支血管连续，但是由于侧支血管接近闭塞段，为逆向导丝通过闭塞段增加一定难度。本病例最终选择闭塞段附近的侧支血管，操控逆向导丝及微导管进入前向指引导管内，完成了本病例 CTO-PCI 成功的关键环节。前向导丝经过微导管对吻技术进入间隔支后应用双腔微导管操控导丝进入 LAD 远段，IVUS 评估发现逆向导丝及微导管实际是经内膜下进入左主干。再次前向操控另外一根导丝前向进入 LAD 远段，经 IVUS 证实指引导丝在 LAD 近段位于真腔内，在 IVUS 指导下依次球囊扩张、支架置入及应用非顺应性球囊扩张支架，最终完成此例 PCI 治疗。

（刘华云　鄢　华　袁　超　宋　丹　熊　岗）

参考文献

[1] 中国冠状动脉慢性闭塞病变介入治疗俱乐部.中国冠状动脉慢性完全闭塞病变介入治疗推荐路径[J].中国介入心脏病学杂志, 2018, 26(3): 121-128

[2] 葛均波, 葛雷, 霍勇, 等.中国冠状动脉慢性完全闭塞病变介入治疗推荐路径更新[J].中国介入心脏病学杂志, 2021, 29(6): 302-305

[3] 田新利.慢性完全性闭塞病变经皮冠状动脉介入指导原则——全球专家共识解读[J].中国循证心血管医学杂志, 2019, 11(10): 1153-1156, 1161

[4] Tajti P, Karmpaliotis D, Alaswad K, et al. The Hybrid Approach to Chronic Total Occlusion Percutaneous Coronary Intervention: Update From the PROGRESS CTO Registry[J]. JACC Cardiovasc Interv, 2018; 11(14): 1325-1335

[5] Berkhout T, Claessen BE, Dirksen MT. Advances in percutaneous coronary intervention for chronic total occlusions: current antegrade dissection and reentry techniques and updated algorithm[J]. Neth Heart J, 2021;29(1): 52-59

[6] Tanaka H, Tsuchikane E, Muramatsu T, et al. A Novel Algorithm for Treating Chronic Total Coronary Artery Occlusion[J]. J Am Coll Cardiol, 2019;74(19): 2392-2404

[7] Chan CY, Wu EB, Yan BP, et al. Procedure failure of chronic total occlusion percutaneous coronary

intervention in an algorithm driven contemporary Asia-Pacific Chronic Total Occlusion Club (APCTO Club) multicenter registry[J]. Catheter Cardiovasc Interv, 2019, 93(6): 1033-1038

[8] Dedovic V, Stankovic G. Contemporary techniques for coronary CTO revascularization[J]. Panminerva Med, 2017;59(1): 47-66

[9] Abe M, Morimoto T, Morino Y, et al. Association between J-CTO score and long‑term target lesion revascularization rate after successful chronic total coronary occlusion angioplasty (from the J‑CTO Registry)[J]. Catheter Cardiovasc Interv, 2019, 93(6): 1025-1032

[10] Koelbl CO, Nedeljkovic ZS, Jacobs AK. Coronary Chronic Total Occlusion (CTO): A Review[J]. Rev Cardiovasc Med, 2018;19(1): 33-39

[11] Harding SA, Wu EB, Lo S, et al. A New Algorithm for Crossing Chronic Total Occlusions From the Asia Pacific Chronic Total Occlusion Club[J]. JACC Cardiovasc Interv, 2017; 10(21): 2135-2143

[12] Morino Y, Abe M, Morimoto T, et al. Predicting successful guidewire crossing through chronic total occlusion of native coronary lesions within 30 minutes: the J-CTO (Multicenter CTO Registry in Japan) score as a difficulty grading and time assessment tool[J]. JACC Cardiovasc Interv, 2011, 4(2): 213-221

[13] Christopoulos G, Wyman RM, Alaswad K, et al. Clinical Utility of the Japan-Chronic Total Occlusion Score in Coronary Chronic Total Occlusion Interventions: Results from a Multicenter Registry[J]. Circ Cardiovasc Interv, 2015, 8(7): e002171

[14] Galassi AR, Sianos G, Werner GS, et al. Retrograde Recanalization of Chronic Total Occlusions in Europe: Procedural, In-Hospital, and Long-Term Outcomes From the Multicenter ERCTO Registry[J]. J Am Coll Cardiol 2015, 65(2): 2388-2400

[15] Werner GS, Ferrari M, Heinke S, et al. Angiographic assessment of collateral connections in comparison with invasively determined collateral function in chronic coronary occlusions[J]. Circulation, 2003, 107(15): 1972-1977

[16] 杨跃进, 宋雷, 李向东, 等. 血管内超声指导前向主动真腔寻径(IVUS-ATS): 一种开通复杂冠状动脉慢性完全闭塞病变的创新技术[J]. 中国循环杂志, 2019, 34(5): 417-421

[17] 胡光欣, 李奔, 赵停婷, 等. 逆向技术用于冠状动脉慢性完全闭塞病变治疗的回顾性分析[J]. 中国介入心脏病学杂志, 2019, 27(9): 517-521

[18] 李成祥. 冠状动脉慢性闭塞病变的逆向技术[J].中国介入心脏病学志, 2014(10): 675-680

[19] 玮璐, 廖洪涛, 张斌, 等. 穿微导管技术在逆向经皮冠状动脉介入治疗中的应用[J]. 中国介入心脏病学杂志, 2015, 23(9): 500-503

[20] 葛雷, 吴轶喆, 葛均波.逆向导引钢丝技术在慢性完全闭塞病变介入治疗中的应用[J]. 中国介入心脏病学杂志, 2014, 22(6): 395-400

[21] 马剑英, 葛均波, 葛雷, 等. 经微导管导丝交接技术在逆向开通冠状动脉完全闭塞病变中的应用及体会[J]. 中国介入心脏病学杂志, 2013, 21(3): 188-191

[22] 韩雅玲, 张剑, 荆全民, 等. 1433例慢性完全闭塞病变的冠状动脉支架术治疗[J]. 中华心血管病杂志, 2004, 32(z1): 159-162

[23] Lembo NJ, Karmpaliotis D, Kandzari DE. CTO PCI Procedural Planning[J]. Interv Cardiol Clin, 2012, 1(3): 299-308

病例22 IVUS 指导下处理医源性左主干夹层

▶ 视频目录

图 22-3　RCA 介入治疗后最终影像
图 22-5　自 OM 自动回撤 IVUS 影像
图 22-6　自对角支自动回撤 IVUS 影像
图 22-7　自 LAD 远段回撤 IVUS 影像
图 22-8　LAD 预处理及支架置入
图 22-9　自 LCX 远段回撤 IVUS 影像
图 22-10　自 LAD 回撤评价 LAD-LM 支架置入后效果

<blockquote>

导　读

　　医源性左主干夹层是指在行冠状动脉造影或冠状动脉介入治疗术中由于造影导管或指引导管损伤左主干开口致左主干夹层形成，后果极其严重。多为术中导管操作不当、开口部位合并病变，或导管不同轴时粗暴推注对比剂等所致。左主干开口夹层一旦形成，因为存在左主干急性闭塞和左冠状窦撕裂的危险，是需要快速处理的临床急症。但此时行 PCI 补救应尽量避免造影，因继续造影可加重夹层沿内膜下腔前向扩展至冠状动脉中远段和（或）逆行扩展至主动脉根部、弓部，严重者可迅速导致广泛冠状动脉夹层、急性闭塞甚至死亡。本病例是一例由指引导管引起的左主干夹层，迅速延展至前降支及回旋支中段，患者剧烈胸痛，在不能进行对比剂造影的情况下采用 IVUS 指导 PCI 治疗，明确支架置入策略，确保指引导丝进入远段血管真腔内，成功置入支架封闭夹层。

</blockquote>

病 史 资 料

　　【基本信息】患者男，56 岁，身高 173cm，体重 67.0kg，BMI 22.4kg/m^2，公司职员，2020 年 12 月 5 日入院。

　　【主诉】活动后胸闷 2 年。

　　【病史简介】患者近 2 年来反复于活动时（一般速度步行 20min 或上 3 层楼梯）出现胸闷、喘气症状，休息后逐渐缓解，无发热、咳嗽、头痛、眩晕、黑矇、无胸痛、腹胀等症，无双下肢水肿，无夜间阵发性呼吸困难。曾到当地医院就诊，2020 年 12 月 2 日在该院行冠状动脉造影后诊断为冠心病，为进一步诊治转入我院。

　　【既往史】发现"高血压"1 个月，最高血压 170/110mmHg，服用"施慧达"，血压控制理想。

【个人史】生长于湖北孝感；无吸烟、饮酒病史；否认疫区驻留史。

【家族史】否认家族遗传性及传染性疾病。

【体格检查】体温 36.6℃，脉搏 72 次 / 分，呼吸 19 次 / 分，血压 113/69mmHg（1mmHg=0.133kPa），神志清楚，颈软，甲状腺不大，颈静脉无怒张，双肺呼吸音清，未闻及干、湿啰音，心界无扩大，心率 72 次 / 分，律齐，各瓣膜听诊区未闻及杂音，腹平软，无压痛及反跳痛，肝脾肋下未及，双下肢无水肿。

【初步检查结果】血清总胆固醇 3.21mmol/L，低密度脂蛋白 C 2.1mmol/L；糖化血红蛋白 7.42%；空腹血糖 9.2mmol/L；早餐、中餐、晚餐后 2h 血糖分别为 11.6mmol/L、15.2mmol/L、18.3mmol/L；全血细胞计数、肝功能、肾功能、电解质、肌钙蛋白 I、D- 二聚体、凝血功能、NT-proBNP 均正常。入院心电图示窦性心律，ST-T 改变（图 22-1）。超声心动图示室间隔增厚，左心室舒张功能减退，左心室射血分数正常。

【入院诊断】①冠状动脉粥样硬化性心脏病，心绞痛；②高血压病；③ 2 型糖尿病。

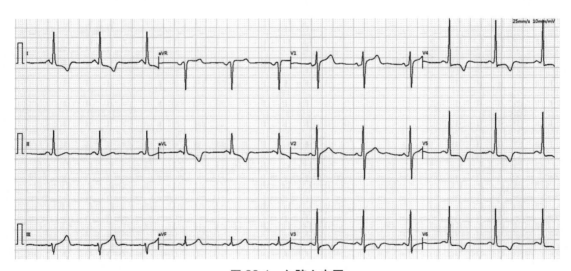

图 22-1　入院心电图

窦性心律，64 次 / 分，Ⅰ、aVL、V3 ～ V6 导联 ST 段压低 0.05 ～ 0.1mV 伴 T 波倒置

诊 疗 经 过

入院后患者提供当地医院 2020 年 12 月 2 日冠状动脉造影光盘资料，提示右冠状动脉（right coronary artery，RCA）中段至远段弥漫、重度狭窄病变，前降支（left anterior descending branch，LAD）及回旋支（left circumflex，LCX）狭窄病变（图 22-2）。

2020 年 12 月 8 日行介入治疗，右桡动脉穿刺，置入 6F 动脉鞘管，先行 RCA 介入治疗，于 RCA 置入 3 枚药物洗脱支架（Firehawk 3.0mm×38mm、Firebird 3.0mm×33mm、Firebird 3.5mm×18mm）（图 22-3）。

拟对左冠状动脉行 FFR 评估：选择 6F EBU3.75 指引导管，EBU 指引导管到位后造影显示左主干（left main coronary artery，LM）-LAD、LCX 近段螺旋撕裂（图 22-4），同时患者诉剧烈胸痛，但循环尚稳定，立即停止一切推注造影剂操作。沿指引导管操控

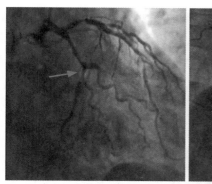
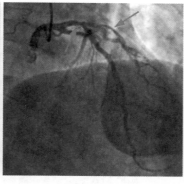
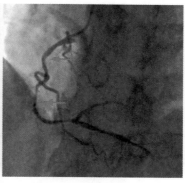

图 22-2　当地医院冠状动脉造影资料

LAD 近段、LCX 中段狭窄病变，RCA 中段至远段弥漫、重度狭窄病变（红色箭头）

Runthrough NS 至对角支远段，操控 Versaturn-HC 导丝进入 LAD 近中段，因导丝输送不顺利，遂调整进入另一对角支，操控 Sion blue 至钝缘支（OM）远段。送入 IVUS 导管先由 OM 自动回撤至 LM 开口，再由对角支（D）回撤 IVUS 导管至 LM 开口评估，显示两根 OM、对角支导丝远端均位于血管真腔，LAD 指引导丝位于内膜下（图 22-5，图 22-6）。沿指引导管重新调整 Versaturn-HC 导丝进入 LAD 远段，导丝可进入不同的远段分支，自 LAD 远段回撤 IVUS 导管对 LAD 成像（图 22-7），确认 LAD 远段 -LM 全程导丝位于真腔内，LM 至 LAD 近中段螺旋

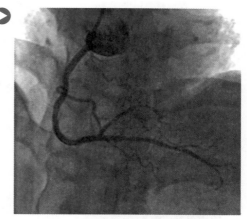

图 22-3　RCA 介入治疗后最终影像

夹层伴壁内血肿，巨大血肿压迫 LM-LAD 近段血管腔致管腔变窄。遂对 LAD 进行预处理，并在 LAD 中段置入第一枚支架（图 22-8）。

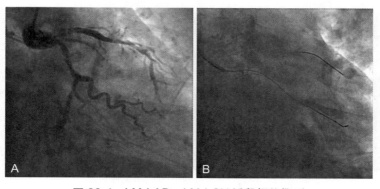

图 22-4　LM-LAD、LM-LCX 近段螺旋撕裂

LM-LAD 近段、LM-LCX 近段螺旋夹层，远端血流 TIMI 2 级（A），经指引导管操控 Runthrough NS 指引导丝至对角支远段，操控 Sion blue 至 OM 远段（B），操控 Versaturn-HC 导丝进入 LAD 近中段，因导丝输送不顺利，遂调整进入另一对角支

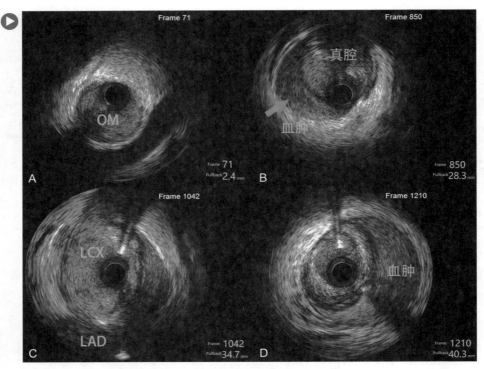

图 22-5 自 OM 自动回撤 IVUS 影像

IVUS 显示指引导丝全程位于血管真腔内，A. 显示 IVUS 导管及指引导丝位于 OM 血管真腔，远段无血肿；B. 示回旋支近段壁内血肿，IVUS 导管位于真腔；C. 示前降支自 5 点至 7 点钟方向汇入，1 点至 6 点钟可见壁内血肿；D. 示左主干体部大的血肿压迫左主干，左主干管腔变小，LM 内可见少量纤维斑块

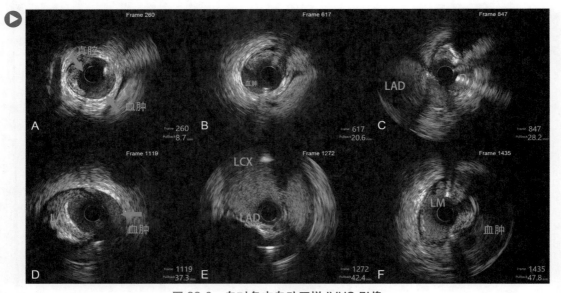

图 22-6 自对角支自动回撤 IVUS 影像

结果显示对角支指引导丝、IVUS 导管位于血管真腔（A）；对角支可见偏心纤维、致密斑块，近中段可见血肿；由 LAD 进入对角支另一导丝（6 点钟）位于内膜下（B）；LAD 汇入（C）；LAD 近段血肿，随着 IVUS 导管回撤，血肿延至 LM 开口（D、E、F）；IVUS 导管及对角支导丝位于血管真腔，LAD 指引导丝位于内膜下（从 LAD 近段至 LM 末段），IVUS 回撤至 LM 起始处，LAD 指引导丝位于血管真腔；LCX 自 11 点至 12 点钟汇入（E）；LM 体部及开口大血肿压迫管腔变窄，此处 LAD、LCX 指引导丝和 IVUS 导管位于血管真腔内（F）

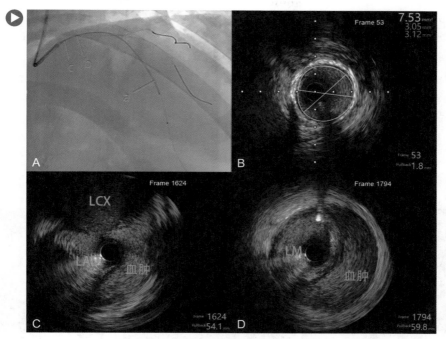

图 22-7　自 LAD 远段回撤 IVUS 影像

LAD 中段指引导丝位于血管真腔内，无壁内血肿（B）；LCX 自 11 点至 1 点钟方向汇入（C）；LM 体部大血肿压迫 LM 管腔变窄（D），确认再次调整后的 LAD 指引导丝全程位于血管真腔

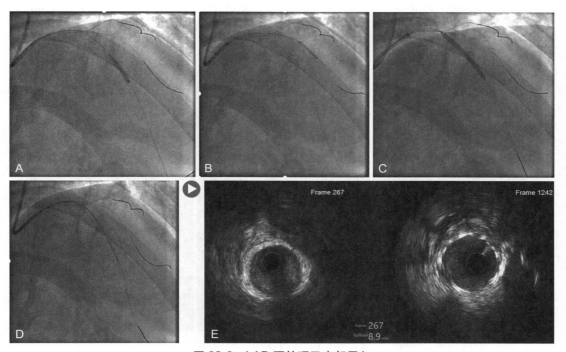

图 22-8　LAD 预处理及支架置入

Quantum 3.0mm×15mm 球囊自 LAD 中段至 LM 以 12～16atm 预扩张（A）；Quantum 2.5mm×15mm 球囊以 12atm 预扩张对角支病变（B）；LAD 中段置入 BUMA 3.0mm×35mm 药物洗脱支架（C）；IVUS 评估 LAD 中段支架（D），支架远端位于血管真腔内，支架膨胀充分，贴壁良好（E）

根据 IVUS 自 LCX 回撤图像（图 22-9）显示 LCX 远段未见壁内血肿，血肿终止于 LCX/OM 叉口前，指引导丝及 IVUS 导管位于 LCX 远段真腔内，Quantum 3.0mm×15mm 球囊自 LCX 远段至 LM 近段，以 12～14atm 依次扩张 LCX-LM 病变，将 LCX 血肿向近段挤压。LM 开口-LAD 近段置入 BUMA 3.5mm×30mm 药物洗脱支架，选择 NC-TREK 3.75mm×12mm 球囊以 18atm 后扩张行近端优化（POT），IVUS 评价支架贴壁良好，无膨胀不全，支架远端血管良好，夹层封闭。重复冠状动脉造影结果满意（图 22-10）。处理医源性左主干夹层手术总时间 76 分钟，造影剂用量 15ml。术中患者循环稳定，未置入 IABP，未行气管插管等有创抢救措施。术后肌钙蛋白 I 峰值 0.855 ng/ml（参考值 0～0.03ng/ml）。术后 48 小时内两次查心包超声探查未见心包积液。2020 年 12 月 12 日带药出院，门诊随诊，无胸痛、气促不适症状。

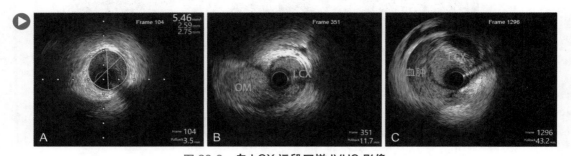

图 22-9　自 LCX 远段回撤 IVUS 影像

回旋支远段指引导丝及 IVUS 位于血管真腔，无血肿（A），OM 汇入（B），LCX 近段血肿（C）

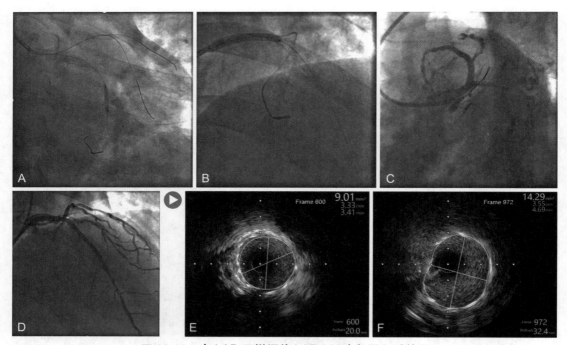

图 22-10　自 LAD 回撤评价 LAD-LM 支架置入后效果

Quantum 3.0mm×15mm 球囊自 LCX 远段至 LM，以 12～14atm 依次扩张 LCX-LM 病变，将 LCX 血肿向近段挤压（A）。LM 开口-LAD 近段置入 BUMA 3.5mm×30mm 药物洗脱支架（B），NC-TREK 3.75mm×12mm 球囊以 18atm 后扩张行近端优化（POT），重复造影评估（C、D）及 IVUS 评价支架膨胀充分、贴壁良好，夹层封闭（E、F）

学 习 讨 论

医源性左主干夹层是指在行冠状动脉造影或冠状动脉介入治疗术中由于造影导管或指引导管损伤左主干开口致左主干夹层形成，后果极其严重。左主干开口夹层一旦形成，因为存在左主干急性闭塞和主动脉窦撕裂的危险，是需要快速处理的临床急症。

医源性左主干夹层发生原因包括以下方面。

（1）组织、病理及解剖因素：①主动脉中层发生退行性改变，如老年人、高血压、马方综合征、先天性二叶瓣、动脉瘤、主动脉囊性扩张、主动脉根部钙化等。② 冠状动脉开口存在病变或开口变异。

（2）器械及操作因素：①术中导管操作不当（Amplatz 导管，XB 导管等）；②使用导管深插技术；③使用硬导丝或者操控导丝出指引导管口时暴力操作引起夹层；④造影剂：导管与冠状动脉不同轴时用力推注大量造影剂极易造成冠状动脉开口的夹层。

医源性左主干夹层的发生率低于 1%。Devlin 等报道的单中心 9 年共计 42 345 例心导管术中，共有 30 例 LM 夹层（0.071%）在 24h 内死亡，20 例（67%）是行诊断性冠状动脉造影所致。Cheng 等的 18 400 例冠状动脉造影或血管成形术中，有 13 例医源性左主干夹层，其发生率为 0.071%。英国 CECCC（Confidential Enquiry into Cardiac Catheter Complications）的资料显示，在 112 941 例（诊断性 100 072 例，血管成形术 12 849 例）患者中，共发生 61 例左主干夹层（0.054%），其中 57 例为严重夹层。Eshtehardi 等的 51 452 例冠状动脉造影或 PCI 中，共有 38 例（0.07%）发生医源性 LM 夹层。

根据 LM 夹层扩展的范围，Eshtehardi 等将 LM 开口夹层分为 3 型（图 22-11）：Ⅰ型，指局限于 LM 开口的夹层，对血流动力学无影响或无不良后果；Ⅱ型，指夹层扩展至 LAD 和 LCX，可导致血流动力学不稳定甚至需要心肺复苏治疗；Ⅲ型，指夹层扩展至主动脉根部，导致主动脉夹层，多伴有血流动力学不稳定，其院内死亡率极高。Eshtehardi 等通过 38 例

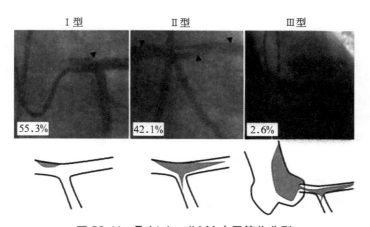

图 22-11　Eshtehardi LM 夹层简化分型

箭头所指处为夹层，Ⅰ型局限于 LM 开口；Ⅱ型扩展至主要分支（LAD 和 LCX），呈"拉链"表现；Ⅲ型扩展至主动脉根部。引自 Eshtehardi P, Adorjan P, Togni M, et al. Iatrogenic left main coronary artery dissection：incidence, classification, management, and long-term follow-up. Am Heart J, 2010, 159（6）：1147-1153

LM 夹层的分析显示，血流动力学不稳定、心肺复苏和住院死亡的发生率在 I 型均为 0%，在 II 型分别为 38%、25% 和 0%；在 III 型均为 100%。

LM 夹层的处理应掌握以下原则。

1. 发现左主干夹层，立即终止造影，避免因反复造影所导致夹层前向或逆向扩展，可在腔内影像指导下不使用对比剂观察夹层累及的范围、指引导丝是否位于真腔，确定支架置入部位及介入治疗策略。

2. 尽快送入指引导丝到达血管远端，是抢救成功的关键，优先选用损伤小的软头导丝，导丝操控时应轻柔，不易通过时回撤再探真腔，向有对比剂滞留的区域推动导丝会造成夹层加重，正确的导丝行进方向为可见的畅通腔隙和有分支正常显影的部分。多体位观察导丝头端与真假腔的关系可能帮助判断走行方向正确与否。导丝到达远端送入 IVUS 观察是否位于血管真腔。

3. 判断原指引导管建立的轨道可否继续使用，若指引导丝已到达远端血管腔，不要轻易放弃已建立的轨道，应注意确保其稳定，防止患者因意识障碍抽搐而导致导管系统弹出，一旦贻误处理时机，导致严重后果。

4. 若考虑原指引导管建立的轨道不合适且不能继续使用时，应该迅速换用与导致夹层指引导管形态不同的指引导管，避免使用强支撑力导管，多建议选用提供主动支撑力的 Judkins 导管，在操作过程中比较容易控制导管头端位置且造成的损伤较小。

5. 如果没有冠状动脉窦撕裂／夹层，原则上首先在夹层远端置入支架，支架应跨过夹层到达正常血管段，然后再在左主干开口置入支架。

6. 如果冠状动脉窦发生撕裂／夹层，可考虑先在冠状动脉开口置入支架（以较低压力释放），再通过开口支架处理夹层远端。其目的是防止夹层进一步逆向扩展。

7. 在确认导丝已经进入真腔后，应尽可能选用长支架覆盖远端及近端夹层，以免血肿挤压远端，尽量选择简单的术式。

文献报道因左冠状动脉开口夹层而行急诊 CABG 的死亡率高达 40%，而支架置入的即刻成功率在 80% 以上，因此选择介入治疗是可行的治疗方式。

病 例 点 评

LM 夹层病情凶险，易导致血管闭塞或造成血流动力学障碍，患者死亡率极高，因此重在预防。一旦发生，尽快呼叫其他医务人员协助，准备临时起搏、电复律、气管插管与心肺复苏等，积极采用药物稳定血流动力学，准备置入 IABP 或心肺循环辅助装置（ECOM）等，与夹层"赛跑"应分秒必争，最好赶在"循环崩溃"前置入支架封闭夹层入口。对多数患者而言，在"第一时间"行补救性支架术是挽救生命的最佳选择。如果反复尝试导丝不能进入真腔内，需要考虑外科手术。

（刘华云　杨红丽　鄢　华　田　芳　宋　丹）

参考文献

[1] Dunning DW, Kahn JK, et al. Iatrogenic coronary artery dissections extending into and involving the aortic root[J]. Catheter Cardiovasc Interv, 2000, 51(4):387-393

[2] Gómez-Moreno S, Sabaté M, Jiménez-Quevedo P, et al. Iatrogenic dissection of the ascending aorta following heart catheterisation:incidence, management and outcome[J]. EuroIntervention, 2006, 2(2):197-202

[3] 李成祥, 袁铭, 郭文怡, 等. 导管引起冠状动脉开口夹层形成及其处理[J].中国介入心脏病学杂志, 2010, 18(4):219-221

[4] Yip HK, Wu CJ, Yeh KH, et al. Unusual complication of retrograde dissection to the coronary sinus of valsalva during percutaneous revascularization:a single-center experience and literature review[J]. Chest, 2001, 119(2):493-501

[5] Devlin G, Lazzam L, Schwartz L. Mortality related to diagnostic cardiac catheterization. The importance of left main coronary disease and catheter induced trauma[J]. Int J Card Imaging, 1997, 13(5):379-384

[6] Cheng CI, Wu CJ, Hsieh YK, et al. Percutaneous coronary intervention for iatrogenic left main coronary artery dissection[J]. Int J Cardiol, 2008, 126(2):177-182

[7] Kovac JD, de Bono DP. Cardiac catheter complications related to left main stem disease[J]. Heart, 1996, 76(1):76-78

[8] Eshtehardi P, Adorjan P, Togni M, et al. Iatrogenic left main coronary artery dissection:incidence, classification, management, and long-term follow-up[J]. Am Heart J, 2010, 159(6):1147-1153

[9] Kim JY, Yoon J, Jung HS, et al. Percutaneous coronary stenting in guide-induced aortocoronary dissection:angiographic and CT findings[J]. Int J Cardiovasc Imaging, 2005, 21(4): 375-378

[10] Goldstein JA, Casserly IP, Katsiyiannis WT, et al. Aortocoronary dissection complicating a percutaneous coronary intervention[J]. J Invasive Cardiol, 2003, 15(2):89-92

[11] Spittell PC, Spittell JA Jr, Joyce JW, et al. Clinical features and differential diagnosis of aortic dissection:experience with 236 cases(1980 through 1990)[J]. Mayo Clin Proc, 1993, 68(7):642-651

[12] Curtis MJ, Traboulsi M, Knudtson ML, et al. Left main coronary artery dissection during cardiac catheterization[J]. Can J Cardiol, 1992, 8(7):725-728

[13] Hung J, Giblett JP. Iatrogenic Aortocoronary Dissection During Percutaneous Coronary Intervention:Investigation and Management[J]. JACC Case Rep, 2021, 3(1):1-5

[14] Shuto T, Anai H, Hirota J, et al. Perioperative management for iatrogenic aortocoronary dissection during percutaneous coronary intervention[J]. Cardiovasc Interv Ther, 2017, 32(4):440-444

[15] Tang L, Hu XQ, Tang JJ, et al. Percutaneous Management of Iatrogenic Aortocoronary Dissection Complicating Diagnostic Angiography or Percutaneous Coronary Intervention[J]. Arq Bras Cardiol. 2017, 109(3):259-263

[16] Dandale R, Krapivsky A, Niroomand F. Management of iatrogenic aortal dissection as a complication of coronary intervention:wait and watch[J]. Future Cardiol, 2017, 13(2):125-129

[17] Abdou SM, Wu CJ. Treatment of aortocoronary dissection complicating anomalous origin right coronary artery and chronic total intervention with intravascular ultrasound guided stenting[J]. Catheter Cardiovasc Interv, 2011, 78(6):914-919

[18] Murthy A, Singh A, Tuohy ER 4th. Iatrogenic Aorto-Coronary Dissection Successfully Treated With IVUS Guided Unprotected Left Main Stenting:Case Report and Review of Literature[J]. Cardiol Res, 2014, 5(2):75-79

[19] Kassimis G, Raina T.A Practical Approach to the Percutaneous Treatment of Iatrogenic Aorto-coronary Dissection[J]. Open Cardiovasc Med J, 2018, 12:50-54

[20] Lao EP, Nie SP, Ma CS. Immediate bail-out TAP-stenting for the treatment of iatrogenic aortocoronary dissection involving left main bifurcation. J Geriatr Cardiol, 2013, 10(2):202-204

[21] Kuriyama N, Kobayashi Y, Shibata Y. Intravascular ultrasound-guided bailout for left main dissection[J]. J Cardiol Cases, 2012, 5(3):e137-e139

[22] Cereda AF, Toselli M, Khokhar A, et al. Iatrogenic aorta-coronary dissection:Case report and systematic review[J]. Catheter Cardiovasc Interv, 2021, 97(7):E900-E910

病例 23 起源于右心耳附近的心外膜局灶性房性心动过速

导 读

　　心律失常性心肌病是一种特殊类型的心肌疾病，其发病机制主要是由于出现快速或缓慢性心律失常导致血流动力学发生改变，其病理变化首先出现心肌电重构，继而出现心肌机械重构。房性心动过速（简称房速）常起源于界嵴、房间隔、Koch 三角、肺静脉开口及瓣环附近，但右心耳房速发生率较低，仅占房速中比例的 3.8%。而有关心外膜房速导管消融，文献报道极少。本病例即报道 1 例因起源于右心耳附近的心外膜局灶性房性心动过速所致心律失常性心肌病。

病 史 资 料

　　【基本信息】患者女，33 岁，身高 156cm，体重 42kg，待业，2020 年 12 月 16 日入院。

　　【主诉】间断心悸 1 年，加重 2 个月，晕厥 1 次。

　　【现病史】患者 1 年前开始于情绪不佳及活动时出现心悸，自觉心跳快而不齐，渐发渐止，伴胸闷、气短，持续 30 分钟左右自行缓解。近 2 个月患者心悸发作频繁，2020 年 10 月 31 日 17 时无明显诱因再发心悸，伴全身乏力，随即晕厥，持续时间约 2 分钟自行清醒，就诊当地医院行头颅 CT、心电图未见明显异常。2020 年 12 月 12 日患者再次出现心慌，就诊天门市某医院查心脏超声示左心室扩大（左心室舒张末内径 5.9cm），左心室收缩功能减退（LVEF 38%），诊断为"扩张型心肌病，阵发性房速"，给予沙库巴曲缬沙坦、普萘洛尔、地高辛等药物治疗后症状稍好转，为进一步诊治来我院。

　　【既往史】既往有慢性胃炎；剖宫产术 2 次，最后一次剖宫产为 2020 年。

　　【个人史】生长于湖北省天门市；否认吸烟饮酒史；否认疫区驻留史；否认药物、毒物及放射接触史。

　　【婚育史】已婚已育，育有 2 孩，体健，2010 年和 2020 年行剖宫产术。

　　【家族史】否认家族遗传性及传染性疾病。

　　【体格检查】体温 36.8 ℃，脉搏 73 次 / 分，呼吸 19 次 / 分，血压 137/92mmHg（1mmHg=0.133kPa）。神志清楚，颈软，颈静脉无怒张。双肺呼吸音清，双肺未闻及干、湿啰音。心界稍大，律齐，各瓣膜听诊区未闻及杂音。腹平软，无压痛及反跳痛，肝脾肋下未及，双下肢无水肿。

【辅助检查】

尿常规：尿胆原（+），尿白细胞（+）；凝血常规：血浆凝血酶原时间 12.3s，血浆抗凝血酶活性 70.8 %；传染病筛查：乙肝表面抗原（发光法）1013.00COI，乙肝 e 抗体（发光法）0.002COI，乙肝核心抗体（发光法）0.007 COI；N 末端 B 型利钠肽原 935pg/ml；空腹葡萄糖 3.89mmol/L；促甲状腺激素 4.920μU/ml；风湿性疾病抗体全套：PM-Scl 抗体（+）；血常规：血红蛋白 161g/L；肌钙蛋白 I、肝功能、肾功能、电解质、血脂、D- 二聚体、心肌炎病毒抗体均未见异常。

入院心电图（图 23-1）示窦性心律，双房异常，PR 间期延长，心前区 R 波递增不良，ST-T 改变。经食管电生理检查（图 23-2）示房性心动过速伴文氏传导可能性大，不排除窦性心动过速。动态心电图提示窦性心律，无休止房性心动过速（99.9%），偶发室性期前收缩，ST-T 改变（图 23-3）。头颅 CT 扫描未见异常。

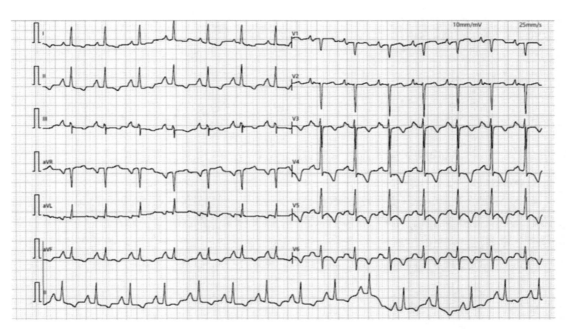

图 23-1　入院心电图

窦性心律，P 波时限 > 0.12s，Ⅱ 导联 P 波振幅 > 0.25mV，PR 间期 204ms，Ⅰ、Ⅱ、Ⅲ、aVF、V4 ～ V6 导联 ST 段压低 0.05 ～ 0.1mV，Ⅱ、Ⅲ、aVF、V3 ～ V6 导联 T 波倒置

超声心动图示：左心室饱满（左心室舒张末期内径 5.4cm），室间隔、左心室壁运动幅度普遍明显减低，二尖瓣轻 - 中度反流，三尖瓣轻度反流，左心室收缩功能明显减低，左心室射血分数 28%（图 23-4）。

心脏磁共振：左心室扩大 5.5/5.0cm，室间隔及左室壁整体收缩运动幅度明显减低，T_2 压脂及 T_2mapping 序列显示心肌未见明显水肿，心肌灌注增强显示室间隔及左心室壁未见明显缺血，心肌延迟增强显示室间隔及左心室壁各节段心肌未见纤维化，左心室收缩功能极重度减低 LVEF 16%，右心室收缩功能中度减低 RVEF31%，不除外围生期心肌病可能。

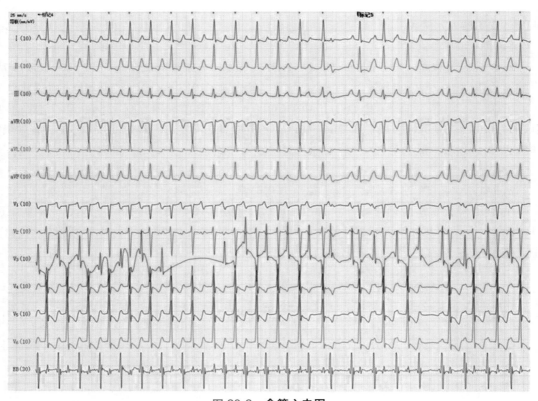

图 23-2　食管心电图

房性心动过速伴文氏传导可能性大，不排除窦性心动过速

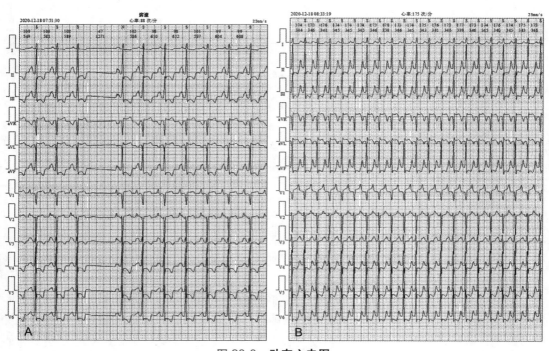

图 23-3　动态心电图

窦性心律，无休止房性心动过速（99.9%），偶发室性期前收缩，ST-T 改变。A. 房性心动过速（平均心室率 99 次 / 分）；B. 房性心动过速（平均心室率 175 次 / 分）

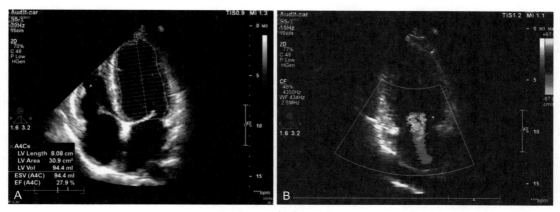

图 23-4　超声心动图

左心室饱满（左心室舒张末期前后径 5.4cm），室间隔、左心室壁运动幅度普遍明显减低，二尖瓣轻 - 中度反流，左心室收缩功能明显减低，左心室射血分数 28%

　　腹部超声：肝脏、胆囊、胰腺、脾脏超声检查未见明显异常，门静脉、肝静脉血流通畅。泌尿系超声示双肾、输尿管及膀胱未见明显异常。子宫附件超声：子宫声像图未见明显异常，双侧附件区未见明显异常。双下肢血管超声：未见异常。

　　【初步诊断】①心律失常，无休止性房性心动过速；②心肌病：心律失常性心肌病？围生期心肌病？扩张型心肌病？

诊 断 思 路

　　【病史小结】①青年女性，慢性病程逐渐加重，临床上主要表现为反复心慌及活动耐量下降伴晕厥 1 次，本次因心慌进行性加重住院；②既往慢性胃炎病史及剖宫产术 2 次，最后一次剖宫产为 2020 年；③入院查体提示心界稍大；④化验提示 NT-proBNP 升高；⑤入院心电图提示窦性心律，PR 间期延长；动态心电图提示无休止性房性心动过速伴温醒现象；食管心电图提示心动过速伴文氏传导，心动过速时 P 波极性与窦性心律时基本一致，考虑起源于窦房结附近的房性心动过速可能性较大，不排除窦性心动过速；⑥超声心动图提示左心室稍大，左心室收缩功能明显减低；心脏磁共振提示室间隔及左心室壁整体收缩运动幅度明显减低，左心室及右心室收缩功能均严重减低。

　　患者最突出的特点为反复无休止发作的心律失常及左、右室收缩功能的严重减低。根据心动过速发作的特点，存在温醒现象及文氏传导，考虑为局灶性房性心动过速，体表心电图Ⅰ、aVL、Ⅱ、Ⅲ、aVF、V2 ～ V6 导联 P 波正相，V1 导联 P 波正负双相向，根据 P 波极性考虑为窦房结附近起源的局灶性房性心动过速，需考虑界嵴、上腔静脉、高位三尖瓣环、右心耳、右上肺静脉等位置起源可能，相比较于其他部位起源房速，心耳房速患者相对年轻，可表现为阵发性或持续性心悸、胸闷气促、呼吸困难等非特异性临床症状。多个临床研究报道心耳房速易发展为心动过速性心肌病，发生率 27% ～ 76%，此为其重要临床特点。房性心动过速具体定位待术中心内电生理检查结果明确。

　　【鉴别诊断】患者左心室稍大，室壁运动幅度明显减低及左、右心室收缩功能严重减低，需同时考虑合并心肌病，结合患者病史及临床特点，心肌病病因需考虑心律失常性心肌病 /

围生期心肌病／扩张型心肌病，故做出以下鉴别诊断。

1. 心律失常性心肌病　因心律失常（心动过速、节律不规整、收缩不同步）引起左心室结构、功能的受损，经心室率控制或转复心律后（最快数天、大多数 4 周至 3 个月、最长≤ 6 个月），心功能可以全部或部分逆转者称为心律失常性心肌病。临床表现主要是合并心律失常的心功能不全，影像学检查可发现扩张型心肌病的表现，多为一种回顾性诊断。本例患者符合上述诊断，但仍需心律失常复律后随访才能确诊。

2. 围生期心肌病　患者多于妊娠末期和分娩后的几个月内表现为继发于左心室收缩功能障碍的心力衰竭，典型症状以呼吸困难为主要表现，包括劳力性呼吸困难、端坐呼吸、夜间阵发性呼吸困难等。部分患者还可出现心源性休克、血栓栓塞及心律失常。超声心动图多提示左心室扩大或正常，但 LVEF 通常小于 45%。该患者于 2020 年有生育史，但主要临床表现为心律失常相关症状，同时合并轻度心功能不全，非首选诊断，但仍不能排除。

3. 扩张型心肌病　是一种异质性心肌病，以心室扩大和心肌收缩功能降低为特征，主要临床表现为劳力性呼吸困难、活动耐量下降、夜间阵发性呼吸困难，可伴食欲缺乏、腹胀、下肢水肿等右心功能不全症状，或同时合并心律失常及持续性顽固性低血压，诊断需除外高血压、心脏瓣膜病、先天性心脏病或缺血性心脏病等。本例患者需排除其他心肌疾病才能诊断。

【诊疗经过】经初步鉴别诊断考虑患者无休止房性心动过速所致心律失常性心肌病可能性较大，不排除其他心肌病所致心律失常。同时根据房性心动过速发作的特点及 P 波极性考虑为起源于右心耳附近的房性心动过速，亦不排除心耳附近心外膜起源。治疗上首选行房速射频消融术，制订手术计划如下：患者在 CARTO（Biosense Webster）三维标测系统指导下进行手术，采用全身麻醉、呼吸机辅助呼吸，持续心电及有创血压监测。在房速发作时先行右心房激动标测；如为心外膜起源，则术中需行干性心包穿刺。

2020 年 12 月 22 日患者在全身麻醉、呼吸机辅助呼吸下行心内电生理检查＋射频消融术。穿刺左锁骨下静脉及右股静脉，置入 CS 十级电极至 CS 内。电生理检查示（图 23-5）AA 间期 140 ～ 190 次／分，大多呈 2 ∶ 1 下传，可呈不等比例下传，AA 间期及 VA 间期均可发生变化，因 CS 放置较深，A 波激动呈 CS1 ～ 2 最早。

经右股静脉置入 pentaray 电极至右心房，行右心房建模及激动标测，激动标测提示右心耳与上腔静脉交界处局灶性起源，局部 A 波比 CS1 ～ 2 提前 84ms（图 23-6），并行右心耳造影提示靶点位于右心耳根部（图 23-7）。于上述靶点处以 25 ～ 35W，43℃，盐水灌注 30ml/min 放电消融，房性心动过速可被终止，停止放电后再次发作房性心动过速（图 23-8）。遂重新对右心房行激动标测（图 23-9），显示靶点仍为右心耳与上腔静脉交界处，在此放电有效但不能彻底终止心动过速发作，考虑很可能为右心耳附近心外膜起源的房性心动过速，遂行干性心包穿刺，送 pentaray 电极至心外膜右心耳附近建模及激动标测（图 23-10），右心房及心外膜激动图确定为心外膜起源的房性心动过速（图 23-11），心外膜靶点处局部 A 波明显提前，比 CS1 ～ 2 提前 92ms（图 23-12），于心外膜靶点处以 20 ～ 30W，43℃，盐水灌注 30ml/min 放电消融，房性心动过速终止（图 23-13），未再发作心动过速，行心内电生理检查后未再诱发心动过速，静脉滴注异丙肾上腺素后行心内电生理检查仍未诱发心动过速。术毕对右心房行基质标测（图 23-14），右心房未见明显低电压及瘢痕区域。

综上所述，患者目前临床诊断考虑：①起源于右心耳附近的心外膜局灶性房性心动过速；

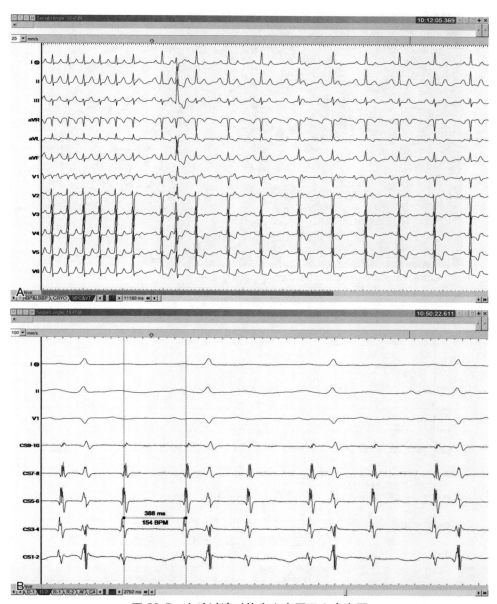

图 23-5　心动过速时体表心电图及心内电图

②心肌病，心律失常性心肌病可能性大。因心律失常性心肌病为回顾性诊断，尚需结合术后随访结果进一步确诊。出院时患者心脏收缩功能仍减低，故出院时给予抗心力衰竭及改善心室重构等治疗。

【最终诊断】①心律失常，起源于右心耳附近的心外膜局灶性房性心动过速；②心肌病：心律失常性心肌病可能性大。

【出院药物治疗方案】呋塞米 20mg，每日 1 次；螺内酯 20mg，每日 1 次；沙库巴曲缬沙坦钠 25mg，每日 2 次；琥珀酸美托洛尔缓释片 23.75mg，每日 1 次。

【随访】①患者术后心慌、气短、乏力症状明显缓解，1 个月及 3 个月随访时均无明显不适。

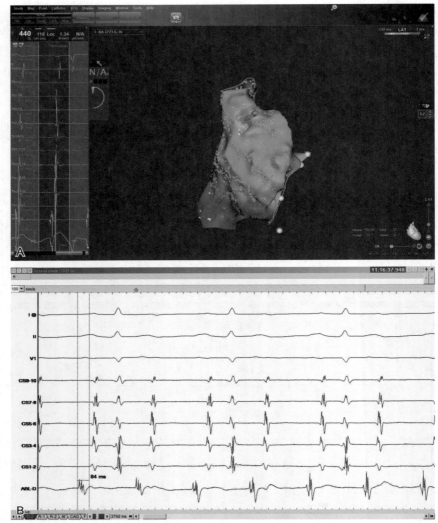

图 23-6 **右心房三维重建、激动标测及心耳靶点电图**

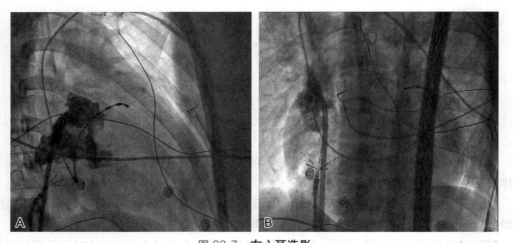

图 23-7 **右心耳造影**

右前斜 30° （A）和左前斜 45° （B）右心耳造影

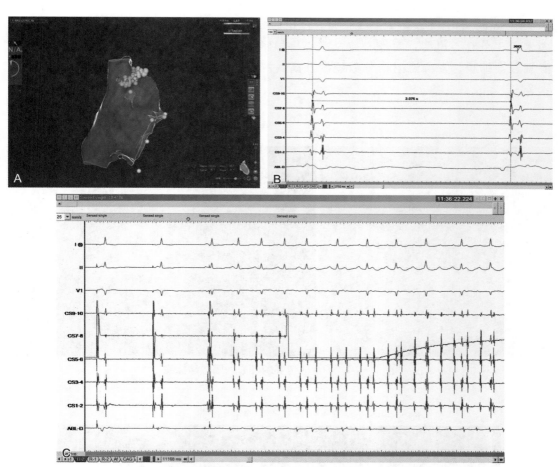

图 23-8　消融有效靶点，放电房速终止及再次自行发作

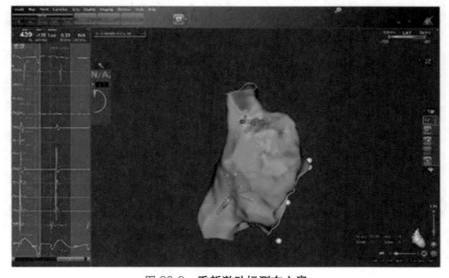

图 23-9　重新激动标测右心房

②随访用药：术后 1 个月，沙库巴曲缬沙坦钠 25mg，每日 2 次；琥珀酸美托洛尔缓释片 23.75mg，每日 1 次；术后 3 个月：停用沙库巴曲缬沙坦钠及琥珀酸美托洛尔缓释片。③术后 3 个月心电图：窦性心律，左心房异常（图 23-15）。④随访超声心动图可见左心室逐渐缩小，左心室射血分数逐渐升高（术前、出院前、术后 1 个月及术后 3 个月，表 23-1）。

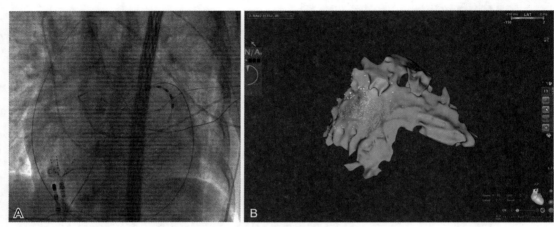

图 23-10　干性心包穿刺及心外膜激动标测

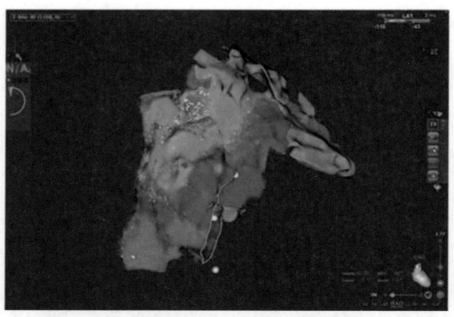

图 23-11　右心房及心外膜激动标测确定为心外膜起源的局灶性房速

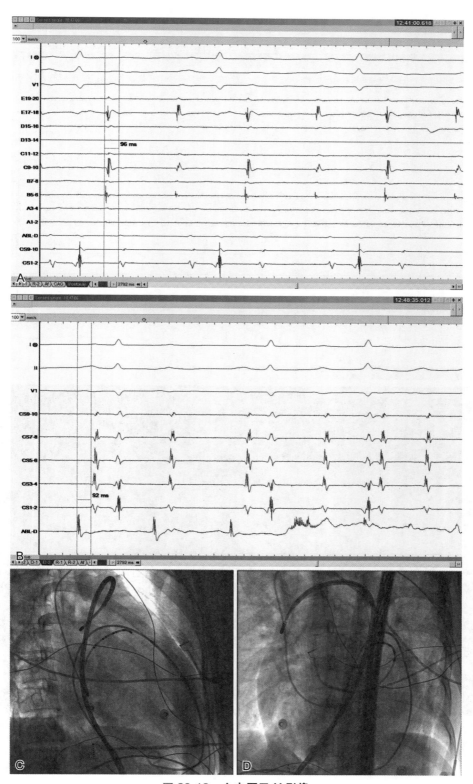

图 23-12　心电图及 X 影像

心外膜靶点（A、B）电图及 X 影像右前斜 30°（C）和左前斜 45°（D）

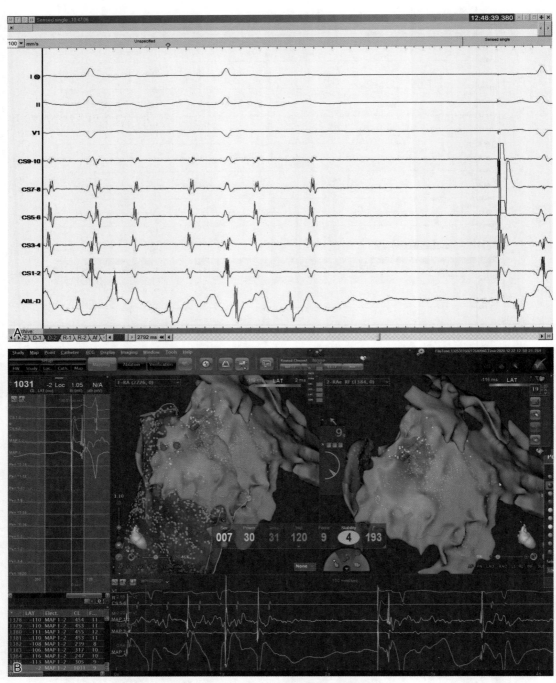

图 23-13　放电消融 5 秒心动过速终止

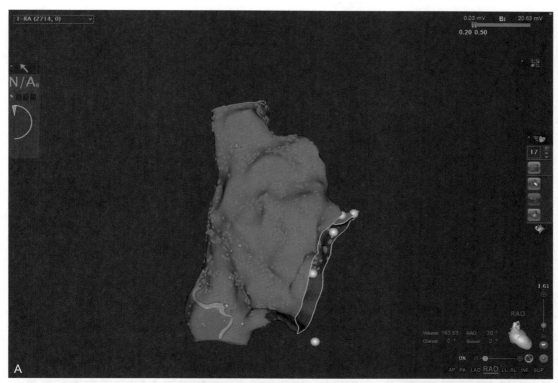

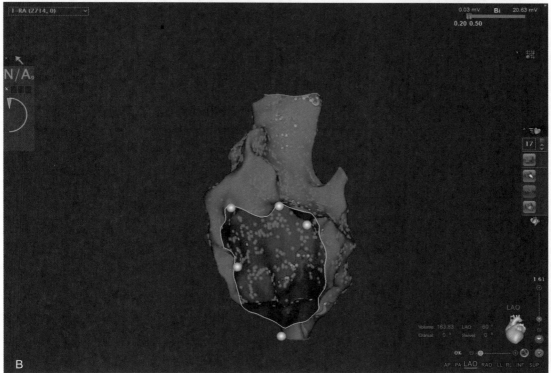

图 23-14　右心房基质标测右前斜 30° 和左前斜 45°

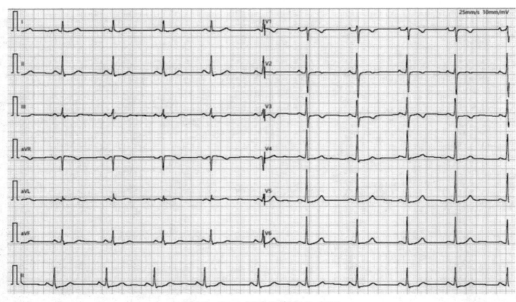

图 23-15　术后 3 个月心电图

窦性心律，左心房异常

表 23-1　手术前后超声心动图检查结果对比

	入院	出院前	随访 （术后 1 个月）	随访 （术后 3 个月）
左心房收缩末期前后径（cm）	3.6	3.3	3.3	3.2
右心房收缩末期横径（cm）	2.9	3.2	3.7	3.0
左心室舒张末期前后径（cm）	5.4	5.3	5.3	5.2
右心室舒张末期横径（cm）	2.6	2.9	4.0	3.1
左心室射血分数（%）	28	30	42	66
室壁运动	明显减低	普遍减低	稍减低	正常
二尖瓣反流	轻 - 中度	轻度	无	无
三尖瓣反流	轻度	轻度	无	无

学 习 讨 论

　　结合随访结果，可确诊该患者为局灶性无休止房速引起的心律失常性心肌病。1913 年 Gossage 等报道了第 1 例心房颤动所致的扩张型心肌病。此后，Whipple 等率先构建了心动过速心肌病的绵羊动物模型，证实快速的心房或心室起搏可损伤心功能。1985 年 Gallagher 首次提出心动过速性心肌病的定义，即长期存在的心动过速可引起左心室功能受损，而经心室率控制或节律转复后，受损的心功能可全部或部分逆转时，称为心动过速性心肌病。随着心电生理研究的进一步深入，发现心室收缩不同步（如真性左束支阻滞、右心室起搏），心律的不规整（如心房颤动、室性期前收缩）及缓慢性心律失常等均可导致心脏出现扩张型心肌病样表现。因此，对于心脏扩大、心力衰竭的患者，如长期存在频繁发作的（10%～15%/天）心律失常，如无休止性室上速、房扑、房颤、无休止性室速等，就应考虑心力衰竭患者存在心律失常性心肌病的可能。

右心耳起源房速心电图有特征性 P 波形态特点：V1 导联为负向波（几乎所有患者），符合右心房起源房速的特点，部分有切迹，于胸前导联逐渐移行为正向，但移行程度各异，常见于 V2～V3 导联；下壁导联表现为低振幅正向波（绝大多数）；Ⅰ 导联可为正向、等电位线；aVR 导联可为负向、等电位线；aVL 导联 P 波形态各异。既往的研究结果表明毗邻解剖位置起源局灶房速的 P 波形态十分相近，因此单纯通过分析 P 波形态来区分房速起源十分困难。临床上 P 波对房速起源的判断，其目的不是为了替代腔内标测，而是提醒电生理医师必须对毗邻解剖位置的心房激动进行系统性标测或在心房激动明显领先的靶点尝试消融失败时，需怀疑到邻近解剖位置起源的可能性。Teppei 等在对 49 例局灶性非折返性房速的电生理特征分析中有 6 例（12%）出现在心外膜部位，病灶集中在胸腔静脉周围，包括富含神经节状神经丛的心外膜脂肪组织所在的 Marshall 静脉区域，心外膜房速患者心外膜脂肪组织体积明显大于非心外膜房速患者。

经 验 总 结

临床房速射频消融术时应对毗邻解剖位置的心房激动进行系统性标测，而在心房激动明显领先的靶点尝试消融失败时，需怀疑到邻近解剖位置。心肌病合并无休止心律失常发作、收缩不同步、缓慢性心律失常的患者，除考虑心肌病为原发疾病外，尚需考虑心律失常性心肌病。

（江晶晶　唐　成　黄克强）

参考文献

[1] Gallagher JJ. Tachycardia and cardiomyopathy:the chicken-egg dilemma revisited[J]. J Am Coll Cardiol, 1985, 6(5):1172-1173

[2] Roberts-Thomson KC, Kistler PM, Haqqani HM, et al. Focal atrial tachycardias arising from the right atrial appendage:electrocardiographic and electrophysiologic characteristics and radiofrequency ablation[J]. J Cardiovasc Electrophysiol, 2007, 18(4):367-372

[3] Kalman JM, Olgin JE, Karch MR, et al. "Cristal tachycardias":origin of right atrial tachycardias from the crista terminalis identified by intracardiac echocardiography[J]. J Am Coll Cardiol, 1998, 31(2):451-459

[4] Yamamoto T, Iwasaki YK, Fujimoto Y, et al. The characteristics and efficacy of catheter ablation of focal atrial tachycardia arising from an epicardial site[J]. Clin Cardiol. 2021, 44(4):563-572

病例 24 Glenn+Fontan 术后复杂房室结双径路射频消融

> **导　读**
>
> 　　Glenn 及 Fontan 术式为复杂先天性心脏病的常用外科治疗方案，术后患者心律失常发生率较高，常见房性期前收缩、房性心动过速、心房扑动、阵发性室上性心动过速等。本文报道 1 例 Glenn+Fontan 术后房室结双径路并房室交界区折返性心动过速，供临床参考。

病史资料

　　【基本信息】患者男，19 岁，身高 179cm，体重 54kg，BMI 16.85kg/m²，学生，2021 年 7 月 21 日入院。

　　【主诉】先天性心脏病术后 11 年，心悸 1 年。

　　【病史简介】患者于 2010 年因复杂先天性心脏病于北京某医院行"格林"术（Glenn），2015 年于武汉亚洲心脏病医院行"全腔 - 肺动脉术"（Fontan），1 年前开始患者无明显诱因反复发作心悸，自觉心跳快，无明显胸痛、大汗、呼吸困难、恶心、黑矇，有突发突止规律，多次于当地医院就诊，诊断为"室上速"，静脉给予普罗帕酮后方能转为窦性心律。为行"室上速射频消融术"于我院就诊。

　　【既往史】无特殊。

　　【个人史】生长于湖北荆州市监利县；无吸烟及饮酒史；否认疫区驻留史；否认药物、毒物及放射接触史。

　　【婚育史】未婚。

　　【家族史】否认家族遗传性及传染性疾病。

　　【体格检查】体温 36.6℃，脉搏 78 次 / 分，呼吸 19 次 / 分，血压 110/76mmHg（1mmHg=0.133kPa），神志清楚，颈软，双肺呼吸音清，未闻及干、湿啰音。心界不大，心率 78 次 / 分，律齐，胸骨左缘第 2 肋间可闻及 2/6 级收缩期吹风样杂音，传导局限。腹软，无压痛及反跳痛，肝脾肋下未及，双下肢无水肿。生理反射存在，病理反射未引出。

　　【辅助检查结果】尿常规：尿胆原（++），肝功能；血清直接胆红素 9.5μmol/L，γ- 谷氨酰基转移酶 75U/L；肾功能：血清尿酸 502μmol/L；血常规：红细胞计数 6.21×10⁹/L，血红蛋白 192g/L，血细胞比容 56.2%；动脉血气：pH 7.412，氧分压 63.1mmHg，二氧化碳分压 34.7mmHg，组织间液剩余碱 − 3.0mmol/L，去氧血红蛋白 5.9%，氧合血红蛋白 91.9%，总血红蛋白浓度 191.7g/L，血气乳酸 1.98mmol/L，血气血糖 6.41mmol/L，血气血压积 57%；传染病筛查、凝血功能、电解质、N 末端 B 型利钠肽原、肌钙蛋白 I、甲状腺功能、血脂化验结果正常。

【入院心电图】入院心电图示窦性心律，室内传导延迟，左心室肥厚，T 波改变（图 24-1）。

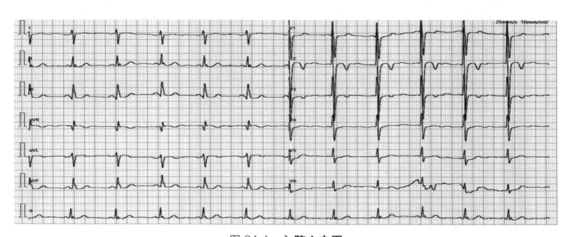

图 24-1　入院心电图

窦性心律，室内传导延迟，左心室肥厚，T 波改变

【超声心动图】超声心动图示复杂先天性心脏病，内脏、心房反位、左位心、房室连接不一致、心室右袢，右心室双出口，室间隔缺损（主动脉瓣下），右位主动脉弓，三尖瓣轻度反流，LVEF50%，格林术后、全腔 - 肺动脉术后（图 24-2）。

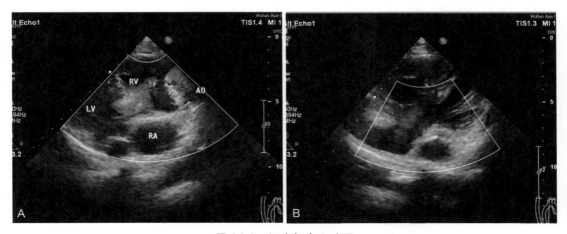

图 24-2　经胸超声心动图

复杂先天性心脏病，内脏、心房反位、左位心、房室连接不一致、心室右袢（LA 3.1cm，RA 3.1cm，LV 3.6cm，RV 3.8cm），右心室双出口，室间隔缺损（主动脉瓣下），右位主动脉弓，三尖瓣轻度反流，LVEF 50%，格林术后、全腔 - 肺动脉术后

【心脏增强 CTA】示先天性心脏病：内脏、心房反位，左位心。格林术后、全腔 - 肺动脉术后改变，左心室发育可。室间隔缺损（主动脉瓣下）。右位主动脉弓。单冠畸形（图 24-3）。

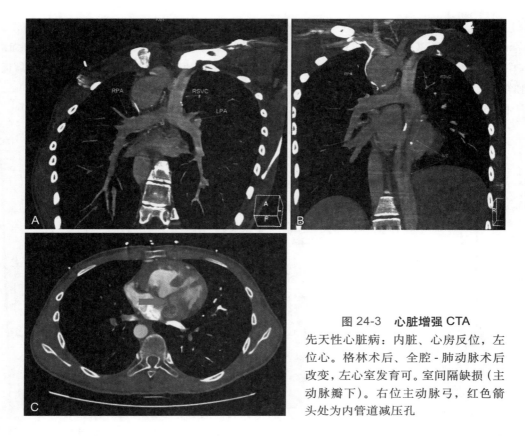

图 24-3　心脏增强 CTA
先天性心脏病：内脏、心房反位，左位心。格林术后、全腔-肺动脉术后改变，左心室发育可。室间隔缺损（主动脉瓣下）。右位主动脉弓，红色箭头处为内管道减压孔

【心脏磁共振】示外院先天性心脏病全腔-肺动脉连接术后：心肌灌注增强显示解剖左心室及右心室壁心肌未见缺血，心肌延迟增强显示解剖右心室插入点处见斑片状纤维化形成（非特异性）、解剖左心室收缩功能轻度减低、解剖右心室收缩功能轻度减低（图 24-4）。

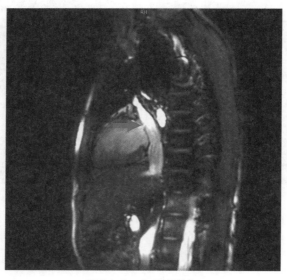

图 24-4　心脏磁共振
复杂先天性心脏病外科术后，红色箭头处为内管道减压孔

【动态心电图】动态心电图示①窦性心律不齐；②短阵性房性心动过速；③加速性交界性心律；④偶发室性期前收缩；⑤室内传导延迟；⑥ T 波改变；⑦心率变异性分析结果：正常。

【经食管电生理检查】示①窦房结恢复时间正常；②房室结传导功能正常；③阵发性室上性心动过速。

【初步诊断】心律失常，阵发性室上性心动过速，复杂先天性心脏病术后。

诊 断 思 路

【病史小结】①青年男性，慢性病程，因复杂先天性心脏病两次行心脏外科手术，临床上主要表现为心悸，自觉心动过速，有突发突止规律，本次为行射频消融手术入住我院。②既往复杂先天性心脏病术后。③查体发现胸骨左缘第 2 肋间可闻及 2/6 级收缩期吹风样杂音，传导局限。④实验室检查结果血常规提示血红蛋白、红细胞计数增高；动脉血气提示血氧饱和度偏低，考虑因心脏输出为动静脉混合血，长期慢性缺氧所致。⑤心脏增强 CTA 及磁共振检查均提示为复杂先天性心脏病术后，内脏反位、心房反位。位于左侧上腔静脉连接至左侧肺动脉，左侧的下腔静脉通过解剖右心房内管道连接至肺动脉主干，肺动脉主干与心室离断。解剖左心房及右心房中间以房间隔缺损相通，解剖左心室及右心室以室间隔缺损相通，为事实上的单心房及单心室。

复杂先天性心脏病外科"格林"（Glenn）或"全腔 - 肺动脉"（Fontan）术后出现心动过速较为常见，其原因一方面是解剖结构异常存在致心律失常作用；另一方面心脏外科术后，患者心房长期处于高压状态，有导致各类心律失常的基质。此类患者室上性心动过速、房性心动过速、心房扑动均有可能发生，甚至部分患者可同时存在多种类型心动过速，术中交替发作，反复转换，给鉴别及消融治疗带来较大困扰。有研究发现 Fontan 术后患者存在双房室结，并且房室结折返性心动过速可累及两个房室结。亦有专家报道心动过速可利用两个房室结之间的"Mockeberg 吊索"进行折返。另外，患者内脏反位，心房反位，上下腔静脉均已封闭，心脏电生理检查所需的右心室电极及冠状静脉窦电极均无法放置到常规位置；房室结双径路消融需在解剖右心房的间隔部进行，因下腔静脉封闭，故消融导管亦无法通过常规路径放置到位。

经过全院多学科讨论，进一步明确了患者的心脏解剖结构，制订手术计划如下：患者在 CARTO（Biosense Webster）三维标测系统指导下进行手术，采用全身麻醉、呼吸机辅助呼吸。下食管超声探头。从既往外科手术记录及心脏 CT、磁共振检查结果得知，患者下腔静脉通过右心房内管道连接至肺动脉，内管道有一减压孔与右心房相通，但通道指向三尖瓣环。消融大头导管可以通过两种方式进入右心房，一种是通过内管道→减压孔→右心房；另一种是在内管道上利用房间隔穿刺针进行穿刺进入右心房。如果采用减压孔，因其朝向瓣环，导管需要反弯才能进入心房，操作会异常困难；如果通过穿刺的方法，关键在于穿刺位点的选择，一旦穿刺不慎，误伤动脉系统，会造成灾难性后果。患者已经两次开胸，心脏周围组织粘连严重，再次开胸风险极高，另外内管道的材质问题，加上体内钙化，也会导致穿刺通过会非常困难，故穿刺必须在食管超声的指引下进行。两种方式具体采用哪种，可以在术中视情况来定。

【术中经过】2021 年 7 月 28 日患者采用全身麻醉、呼吸机辅助呼吸。下食管超声探头，采用 DECA NAV（Biosense Webster）可控弯十级标测电极，自右侧股动脉，跨越主动脉瓣进入解剖右心室，尝试放置于三尖瓣环，但未能成功，最终将电极头端跨越三尖瓣环进入解剖左心房，CS1-2 及 CS3-4 可记录到大 A 大 V，CS5-6 至 CS9-10 可记录到大 V，并可稳定起搏心室。先行下腔静脉及内管道造影（图 24-5）。送入 ThermoCool-D（Biosense Webster）消融导管，进行下腔静脉、内管道 FAM 建模，寻找到减压孔并建模（图 24-6）。心内电生理检查，心室起搏见 VA 分离，可诱发出窄 QRS 波心动过速，房室可呈 2：1 或 1：1 传导，VA 间期变化。心室起搏未能拖带心动过速（图 24-7）。自左侧股静脉送入 8F 心腔内超声导管（Biosense Webster），经下腔静脉进入内管道，行心脏结构三维解剖重建（图 24-8）。自内管道减压孔送 ABL 至解剖右心房，在低位 HIS 及高位 HIS 附近以 25W，43℃，盐水灌注 30ml/min 放电消融，可见良好缓慢交界区反应，但停止放电后仍能诱发出心动过速。遂在心动过速时行心房激动标测，在右心房间隔部邻近高位 HIS 附近，可标记到最早 A 波，呈碎裂电位（图 24-9）。在该处以 15W，43℃放电消融，可见快速交界区反应，向下微调靶点，以 25W 放电消融共 200 秒，反复刺激均不再诱发心动过速，结合病史及术中情况，确定为房室结双径路并房室交界区折返性心动过速（图 24-10）。

【最终诊断】①心律失常，房室结双径路并房室交界区折返性心动过速；②复杂先天性心脏病术后。

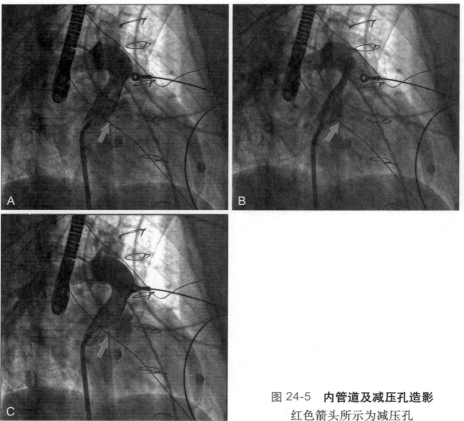

图 24-5　内管道及减压孔造影

红色箭头所示为减压孔

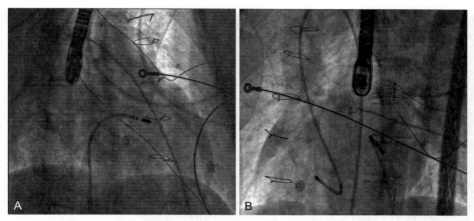

图 24-6　A. 右前斜位；B. 前斜位示 ABL 至减压孔进入解剖右心房；DECA 电极自主动脉逆行进入解剖右心室，横跨三尖瓣环，头端进入解剖左心房

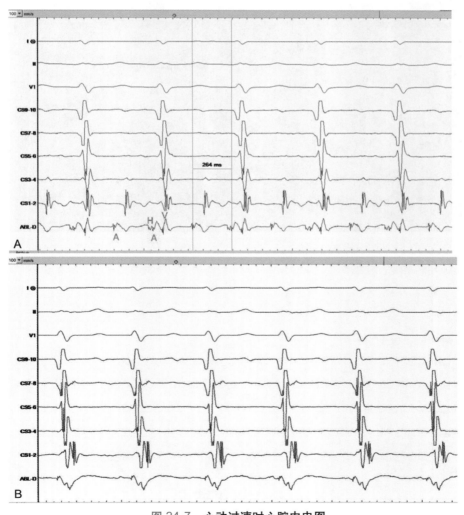

图 24-7　心动过速时心腔内电图

房室可呈 2：1 或 1：1 传导，VA 间期变化

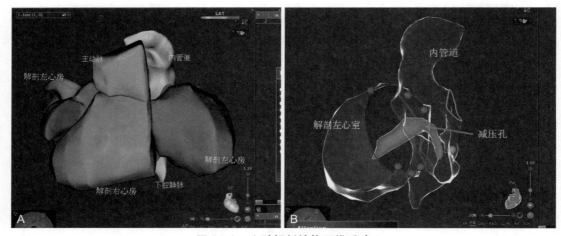

图 24-8 心脏解剖结构三维重建

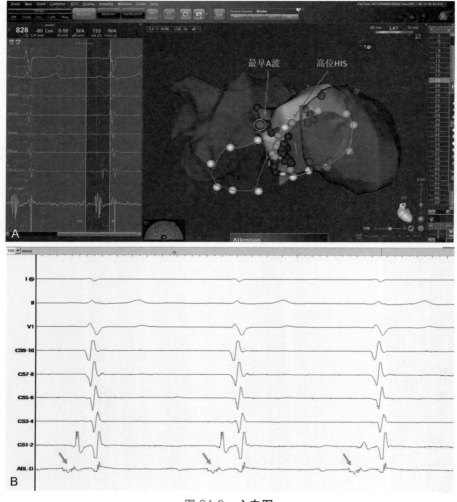

图 24-9 心电图

A.心动过速时激动标测示解剖右心房间隔部之 A 波最早,邻近高位 HIS;B.红色箭头指示窦律时该处 A 波呈碎裂电位

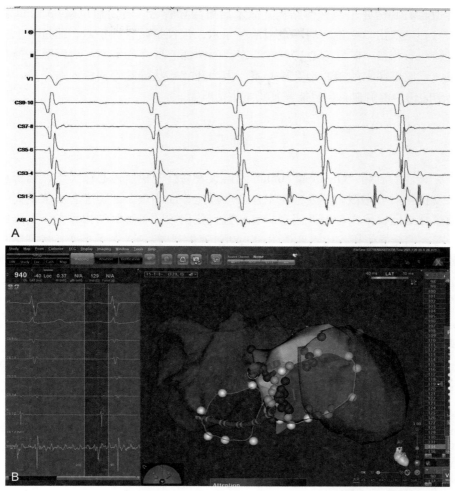

图 24-10　A. 示消融时可见快速交界区反应；B. 示消融导管所在部位为有效靶点

学 习 讨 论

　　复杂先天性心脏病右心室双出口，其外科手术方式常选择"格林"（Glenn）或"全腔-肺动脉"（Fontan）术式。Glenn 术式是将患者上腔静脉与右心房离断，远心端与右肺动脉行端-端或端-侧吻合。Fontan 术式除此以外，还将下腔静脉与右心房离断，肺动脉主干与右心室离断，下腔静脉远心端通过人工管道与肺动脉远心端行端-端吻合。其中人工管道有两种方式走行，第一种为内管道：从右心房中间走行，因为肺循环动力全靠静脉系统压力，所以术后出现胸腔积液、腹水概率很高，为了缓解此种情况，常在内管道上开一减压孔，直径＜5mm，直接与右心房相通。故电生理手术时可以通过此减压孔直接进入右心房；第二种为外管道：从右心房外面走行，没有减压孔与心房相通。电生理手术时，需在外管道利用房间隔穿刺针行穿刺操作，然后才能进入右心房。但因外管道材质问题，穿刺往往比较艰难，穿刺成功后还需利用 PCI 球囊扩张穿刺点，便于消融大头导管及支撑长鞘进出。另外，由于外管道与右心房并不是一体结构，故术后撤除导管后，有出血风险。Glenn 和 Fontan 术式对于右心室双出口来说，均不是根治性手术，仅仅是姑息性手术，通过将上、下腔静脉直接与肺动脉相接，旷置右心房及右心室。而两侧心房及心室通过房间隔缺损及室间隔缺损相通，形成事实上的单心房及单心室。因为还有冠状静脉等回流入右心房，故患者动脉系统排出的仍为混合血，但已能满足正常生活所需。

经 验 总 结

　　复杂先天性心脏病，Glenn 或 Fontan 术后患者易合并快速性心律失常，结合病史、发病特点及发作当时心电图，阵发性室上性心动过速诊断不难。此类患者难度最大的在于：①常规通道被封闭，术中标测及消融导管放置到位困难；②解剖结构异常，只能通过减压孔进入心房，消融导管操作困难；③术中心动过速发作时，VA 关系多变，房室结双径路并房室交界区心动过速、房性心动过速、心房扑动鉴别诊断困难。故手术之前需详细了解既往外科手术经过，并结合超声心动图、心脏磁共振、心脏增强 CT 的结果，明确心脏解剖、制订相应的手术计划。文献报道此类患者消融成功靶点多位于高位 HIS 附近，与本病例结果一致。手术历经 6.5 小时，术中需要极好的耐心和充足的信心，加上熟练的导管操作技术，方获成功。

（唐　成　张劲林　黄克强　江晶晶）

参考文献

[1]　Xiao-Gang Guo, et al. Mapping and ablation of anteroseptal atrial tachycardia in patients with congenitally corrected transposition of the great arteries:implication of pulmonary sinus cusps[J]. Europace, 2017, 19(12):2015-2022

[2]　张石江.Glenn术、Fontan术及改良Fontan术[J].医学研究生学报, 2000, 13(5):335-343

[3]　Timothy M H, David M B, Gil W, et al. Postoperative junctional ectopic tachycardia in children:incidence, risk factors, and treatment [J].Ann Thorac Surg, 2002, 74(5):1607-1611

[4]　M R Epstein, J P Saul, S N Weindling, et al. Atrioventricular reciprocating tachycardia involving twin atrioventricular nodes in patients with complex congenital heart disease [J].J Cardiovasc Electrophysiol, 2001, 12(6):671-679

[5]　H Tada, A Nogami, S Naito, et al. Selected slow pathway ablation in a patient with corrected transposition of the great arteries and atrioventricular nodal reentrant tachycardia [J].J Cardiovasc Electrophysiol, 1998, 9(4):436-440

病例 25 迷走神经节导管消融及 Micra 起搏器治疗血管迷走性晕厥

导 读

　　血管迷走性晕厥是神经反射性晕厥中的一类，在各类晕厥中发病率最高，具有十分复杂的神经反射机制，而防止晕厥再发的方式是限制该反射环内的各个环节。临床上常用的各种治疗方法中，口服药物治疗或健康教育、生活方式管理等，很难达到预期结果；置入永久性心脏起搏器治疗仅对心脏抑制型患者有效，且年轻患者接受程度低。随着导管消融技术的发展，临床上开始尝试消融自主神经节去迷走神经化，阻断迷走神经的信号传出，从而治疗血管迷走性晕厥。本文对心脏自主神经节导管消融术治疗血管迷走性晕厥 1 例进行报道，对临床类似病例的诊疗具有一定借鉴意义。

病 史 资 料

　　【基本信息】患者女，59 岁，体重 55kg，身高 166cm，退休人员，2021 年 7 年 20 日入院。

　　【主诉】间断晕厥 20 个月余。

　　【病史简介】患者于 2019 年 10 月某日在闷热天气状态下感憋闷后随即出现晕厥，时间持续数分钟，伴大汗，无头痛、恶心呕吐，无胸痛、心慌，无黑矇，无大小便失禁，无口吐白沫，无四肢抽搐及口角歪斜，家属自行掐按人中穴及休息后症状有所缓解，未予以系统诊治。2021 年 7 月 15 日天气闷热情况下，患者左手肘部撞到冰箱后出现手臂疼痛，麻木感向胸前区放射，伴出汗，随即出现晕厥，持续数秒，家属自行掐按人中穴后患者意识恢复，约 5 秒后患者再次出现晕厥，时间持续约 1 分钟，家属自行掐按人中穴及休息后症状有所缓解，醒后伴气短，全身乏力及出汗，伴恶心呕吐，无大小便失禁，无口吐白沫，无四肢抽搐，未予以系统诊治。2021 年 7 月 20 日就诊我院门诊，门诊以"晕厥"收入我科。

　　【既往史】高尿酸血症病史 2 年余，未服药治疗。青霉素过敏史，海鲜、芒果、尘螨及大豆过敏史，过敏表现为双下肢起红疹伴瘙痒。

　　【个人史】生长于湖北武汉市汉南区；无吸烟及饮酒史；否认疫区驻留史；否认毒物及放射接触史。

　　【婚育史】已婚。

　　【家族史】否认家族遗传性及传染性疾病。

【体格检查】体温 36.3 ℃，脉搏 75 次 / 分，呼吸 19 次 / 分，血压 120/74mmHg（1mmHg=0.133kPa）。神志清楚，颈软，颈静脉无怒张。双肺呼吸音清晰，双肺未闻及干、湿啰音。心界不大，律齐，各瓣膜听诊区未闻及杂音。腹平软，无压痛及反跳痛，肝脾肋下未触及，双下肢无水肿。生理反射存在，病理反射未引出。

【初步检查结果】

尿常规：尿白细胞（+）；粪便常规 + 隐血试验正常，血红蛋白（免疫法）阴性；血浆 D- 二聚体 0.62mg/L；N 末端 B 型利钠肽原 41pg/ml；血钾 3.69mmol/L；肝功能：血清丙氨酸氨基转移酶 47U/L，血清直接胆红素 5.8μmol/L，天冬氨酸氨基转移酶 48U/L；肾功能：血清尿酸 623μmol/L，肾小球滤过率 85ml/min，血清尿素 5.85mmol/L；血脂：血清甘油三酯 2.27mmol/L，血清总胆固醇 3.64mmol/L，高密度脂蛋白胆固醇 0.73mmol/L，低密度脂蛋白胆固醇 2.25mmol/L，葡萄糖 7.79mmol/L；血肌钙蛋白 T 3.80ng/L；甲状腺功能三项：促甲状腺激素 1.490μU/ml，游离甲状腺素 17.70pmol/L，游离三碘甲状原氨酸 3.62pmol/L。

入院心电图（2021 年 7 月 20 日）示窦性心律，正常范围心电图（图 25-1）。入院肺部 CT 示左肺及右肺下叶少许纤维条索灶。经胸超声心动图示左心室舒张功能减退（左房耳未见血栓）。

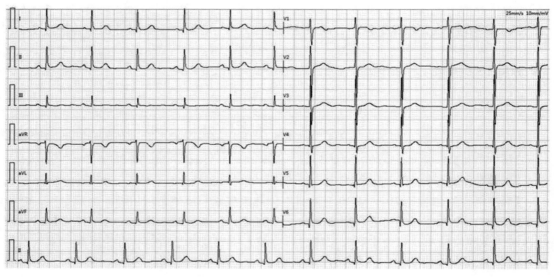

图 25-1　入院心电图

窦性心律，正常范围心电图

【冠状动脉 + 肺动脉增强 CT】冠状动脉粥样硬化（前降支近段管腔狭窄 20% ～ 30%）；肺动脉 CTA 未见栓塞。双肺下叶少许条索灶。主动脉及左锁骨下动脉粥样硬化。

【动态心电图】①窦性心律（最慢 51 次 / 分，最快 113 次 / 分，总心搏 95 319 次 /24 小时）；②房性期前收缩（4 次）；③ T 波改变（心室率快时 V3 ～ V5 T 波低平或双向）；④心率变异性分析结果正常。

【初步诊断】①晕厥原因待查；②冠状动脉粥样硬化；③高脂血症；④高尿酸血症；⑤空腹血糖受损；⑥肝功能不全。

诊 断 思 路

【病史小结】①患者老年女性，2019 年 10 月某日第一次晕厥时天气闷热，2021 年 7 月 15 日再次因天气闷热，疼痛刺激后连续晕厥两次，伴有出汗、全身乏力、恶心等，本次为进一步诊治入住我院；②既往史仅有尿酸偏高；③查体未发现心脏杂音、肺部啰音、双下肢水肿及双下肢静脉曲张等阳性体征；④实验室检查结果仅 D- 二聚体轻度增高，血脂、血糖轻度增高；⑤超声心动图仅提示左心室舒张功能减退（LVEF 60%）。

【鉴别诊断】晕厥（syncope）是指突然发生的、可逆的、短暂意识丧失的一种综合征。患者两次晕厥当天均为天气闷热情况下出现，连续两次意识丧失前有疼痛刺激，入院后未再出现晕厥，需进一步排器质性心脏疾病及神经系统疾病，心源性与非心源性晕厥的临床特点见表 25-1。鉴别如下。

表 25-1　心源性与非心源性晕厥鉴别诊断

临床特点	心源性晕厥	非心源性晕厥
年龄	年龄 > 60 岁	年轻
性别	男性多见	女性多见
有无基础心脏疾病	有	无
前驱症状	短促的前期如心悸，或意识丧失而无前驱表现	常有前驱症状，如：恶心、呕吐、发热感等
与运动的关系	运动中发生	运动后发生
与体位的关系	无关，卧位可发	仅发生于站立位；或从卧位、坐位到站立位的体位改变时发生
频率	发生次数少	发作频繁，有长期晕厥发作时的病史且临床特征相似
环境因素	无	咳嗽、大笑、排尿、排便、吞咽时发生
遗传性疾病或早发（< 50 岁）有心脏猝死家族史	有	无
心脏体格检查	异常	正常

（一）心源性晕厥

心源性晕厥包括心律失常或器质性心血管疾病所致晕厥，为第二位常见原因，危险性最高、预后较差。

1. 心律失常所致晕厥　是最常见的心源性晕厥类型，心律失常发作时伴血流动力学障碍，心排血量和脑血流量明显下降引起晕厥。影响发作的因素有心率的快慢、心律失常类型、左心室功能、体位和血管代偿能力，尤其是压力感受器对低血压的反应性高低。有待症状发作时可行心电图或者心电监护明确。

2. 器质性心脏病所致晕厥　多见于老年患者，当大脑需要的供血量超过心脏的供血能力，如果相应的心排血量增加不足则可引起晕厥。部分患者可同时存在反射机制，如阵发性房性心动过速、病态窦房结综合征、肥厚型心肌病、下壁心肌梗死和主动脉瓣狭窄患者可同时存在神经反射机制、心排血量减少和心律失常。完善超声心动图、冠状动脉 CTA、肺动脉 CTA 检查明确诊断。

(二) 非心源性晕厥

1. 血管迷走性　声音、景象和气味刺激、情绪激动、疼痛、疲劳、长时间站立、温暖环境等均可引起晕厥，该患者晕厥前有天气闷热及疼痛感刺激，需考虑此类疾病可能，必要时完善直立倾斜试验。

2. 情境性　晕厥的发作与特定的动作有关，如咳嗽、大笑、排便、排尿等，此患者症状不相符，不考虑情境性晕厥。

3. 颈动脉窦过敏性　多发生在转颈或按摩颈动脉窦时，该患者发病无类似诱因，不考虑。

4. 心理疾病　频繁发作，躯体症状突出，但未发现器质性疾病，心理治疗有效。为排他性诊断。

5. 药物　降压药物、负性肌力和负性变时药物、利尿剂等，该患者有长期利尿剂服用史，不能除外药物源性诱因。

6. 神经系统疾病　偏头痛、癫痫、脑血管疾病等，患者已行头部 CT 检查，未见明显脑部疾病征象，神经系统疾病可能性小，必要时完善头部 MRI 检查。

患者需高度怀疑血管迷走性晕厥 (vasovagal syncope, VVS)，好发于年轻女性，其发生机制尚不完全明确，主要认为是 Bezold-Jarisch 反射所致。在 VVS 患者中，当由于外周化学或机械感受器受到刺激，冲动传入髓质的心血管调节中枢，引起神经血管反射，患者从交感神经兴奋突然转为抑制，而迷走神经过度激活时，传出纤维分别作用于血管和心脏，导致外周血管张力突然降低引起低血压，由于心脏起搏传导系统受抑制，引起窦性心率突然骤降，造成大脑缺血缺氧从而导致短暂的意识丧失、晕厥发生。

2015 年 5 月，美国心律学会 (HRS) 首发自主神经系统相关心律失常管理专家共识，其中对血管迷走性晕厥的定义为：①直立站立 30 秒以上，或因情绪紧张、疼痛及应用某些药物而出现系列症状；②特征性症状为出汗、发热、恶心、面色苍白；③症状表现与低血压和心动过缓相关；④发病后全身乏力。直立倾斜试验是目前诊断 VVS 的最可靠和最常选用的方法，适用于对频发晕厥、无明显诱因晕厥、无明显迷走前驱症状晕厥、引起严重身体损伤晕厥和极度焦虑的晕厥患者应选择倾斜试验。试验前应停用 β 受体阻滞剂和 α 受体激动剂，空腹 4 小时以上。患者平卧于特制的检查床上至少 10 分钟，然后将床面抬高 60°～ 70°，基础直立倾斜持续时间随阳性反应随时停止，如果未出现阳性反应，应持续到最长时间 45 分钟 (被动试验)。如被动试验呈阴性，也可静脉注射异丙肾上腺素或舌下含服硝酸甘油行药物激发试验，观察时间为 15 ～ 20 分钟。阳性反应分类如下。

1 型 (混合型)：晕厥时心率减慢，但心率不低于 40 次 / 分，或低于 40 次 / 分的时间短于 10 秒伴或不伴有时间短于 3 秒的心脏停搏，心率减慢之前出现血压下降。

2A 型 (不伴有心脏停搏的心脏抑制型)：心率减慢，心率低于 40 次 / 分，时间超过 10 秒，但无超过 3 秒的心脏停搏，心率减慢之前出现血压下降。

2B 型 (伴有心脏停搏的心脏抑制型)：心脏停搏超过 3 秒，血压下降在心率减慢之前出现或与之同时出现。

3 型（血管抑制型）：收缩压在 60 ～ 80mmHg 以下或收缩压或平均血压降低 20 ～ 30mmHg 以上，晕厥时心率减慢幅度不超过 10%。

患者入院后于 2021 年 7 月 23 日 10：00 左右行直立倾斜试验（图 25-2），基础直立倾斜试验时未诉不适，药物激发倾斜试验复位即刻血压未测出，意识丧失，心脏骤停约 7.6 秒，立即胸外按压及补液后症状逐渐好转恢复；患者 10 分钟后准备回病房时再次晕厥，心搏骤停时间具体不详，约 10 秒，再次给予吸氧、胸外按压后好转送入病房，入科后精神差，间断有头晕、乏力、恶心症状，血压稳定在 120/70mmHg 左右，心率在 55 ～ 65 次 / 分，给予氯化钠、葡萄糖等静脉补液好转，夜间精神好转，未诉头晕、乏力、恶心不适。

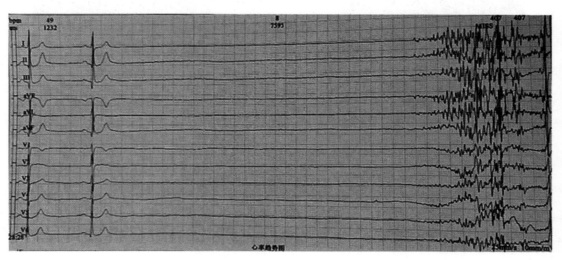

图 25-2　直立倾斜试验

心脏停搏，阳性（混合型）

【直立倾斜试验】基础直立倾斜试验（-），药物激发倾斜试验（+）表现：混合型。

【最终诊断】①血管迷走性晕厥；②冠状动脉粥样硬化；③高脂血症；④高尿酸血症；⑤空腹血糖受损；⑥肝功能不全。

【诊疗经过】由于 VVS 的发病机制尚未完全明确，目前的治疗方法都未能针对病因治疗，亦无法彻底根治 VVS。根据 2015 年美国心律学会专家共识及 2018 年晕厥诊断与治疗中国专家共识，起搏器治疗用于反复晕厥发作伴有心脏停搏（> 4 秒）或心肺复苏幸存者。对那些混合型及心脏抑制型的血管迷走性晕厥病例，可明显改善和防止晕厥的发生。

近来的研究表明，对左心房壁中存在着一些富含迷走神经丛的区域进行射频消融，可能成为治疗 VVS 的有效方法。VVS 发作是反射性交感神经活动减弱和迷走神经活性增强共同作用的结果，据研究左心房脂肪垫中存在着一些富含迷走神经丛的区域，主要包括左上肺静脉根部与左心房及左心耳交界区、右上肺静脉前部、左下肺静脉底部，在这些区域行高频率刺激可出现心脏迷走神经活性升高表现（如短暂的窦性停搏、房室传导阻滞、严重窦性心动过缓等），利用三维 CARTO 系统对这些区域进行精确解剖定位，采用冷盐水灌注导管以高能量（60W）对这些区域进行消融，可有效阻断 Bezold-Jarisch 反射的传出通路，从而阻止心脏抑制及血管抑制反应的发生，防止 VVS 的发作，可以明显减少迷走反应导致的心动过缓及晕厥。

经我院电生理组团队反复商讨后，制订以下手术方案：永久起搏器置入术 + 迷走神经消融术，推荐优选置入有频率骤降应答功能的传统双腔起搏器，但患者拒绝置入传统起搏器，要求置入无导线起搏器，告知无导线起搏器无频率骤降功能，但患者仍要求行无导线起搏器置入术 + 迷走神经消融术。术前行肺静脉及左心房三维重建（图 25-3）。

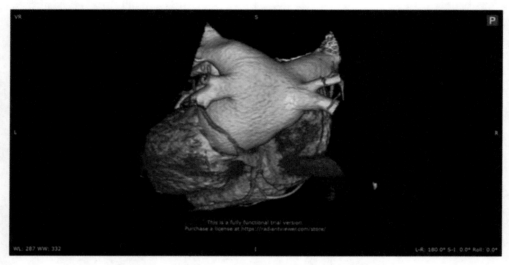

图 25-3　后前位，肺静脉及左心房三维重建图像

【手术经过】2021 年 7 月 26 日 10：40 ～ 14：45，患者采用全身麻醉，呼吸机辅助呼吸，送入预装美敦力 Micra 无导线起搏器的可控弯递送系统，跨三尖瓣入右心室，经鞘内造影显示无导线起搏器头端与中低位室间隔面紧密贴靠，逐级释放后程控参数：感知 8mV、阈值 0.75V、阻抗 1400Ω。牵拉试验结果经复核无误后分离递送系统和无导线起搏器，再次程控参数同前，退出传送鞘管和可控弯递送系统。然后继续行心脏迷走神经消融术：行房间隔穿刺，左心房内造影显示左、右上肺静脉及左、右下肺静脉开口（共使用造影剂100ml），送入 ST 冷盐水灌注大头电极导管，在 CARTO（Biosense Webster）三维标测系统指导下，进行左心房三维解剖重建。分别环绕左侧上下肺静脉及右侧上下肺静脉以 45W 依次放电消融（图 25-4 中红色圆点部位），在心房内逐点高频刺激（图 25-4 中白色圆点部位为无迷走反应部位），于有迷走反应部位（图 25-4 中蓝色圆点部位）消融，在左下肺静脉前壁、右上肺静脉前壁消融时出现心率增快，由 50 次 / 分上升至 70 次 / 分，血压由 130/80mmHg上升至 160/90mmHg。但随时间心率及血压逐渐下降，再次到原部位消融无反应。左心房内高频刺激几乎无迷走反应。消融结束后复测窦房结恢复时间，房室结文氏点等均改善（图25-5、图 25-6）。

【术后情况及随访】

1. 症状及体征　无头晕、乏力、黑矇、晕厥等不适，血压在 120/70mmHg，心率在 70次 / 分左右。

2. 术后心电图 2021 年 7 月 26 日（图 25-7）。

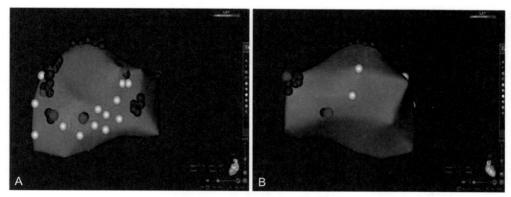

图 25-4　左心房三维解剖重构

CARTO 三维标测系统指导下，左心房三维解剖重构，消融点 A 后前位；B 前后位；红色圆点部位为消融部位，白色圆点部位为无迷走反应部位，蓝色圆点部位为有迷走反应部位

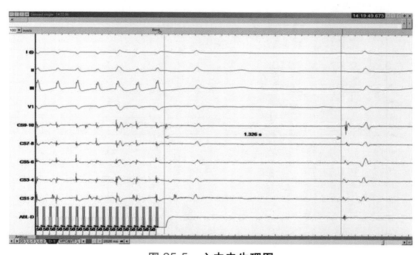

图 25-5　心内电生理图

左心房内高频刺激时窦房结恢复时间 1.326 秒

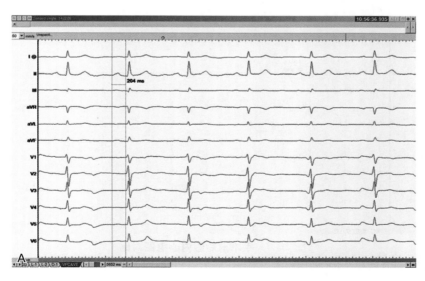

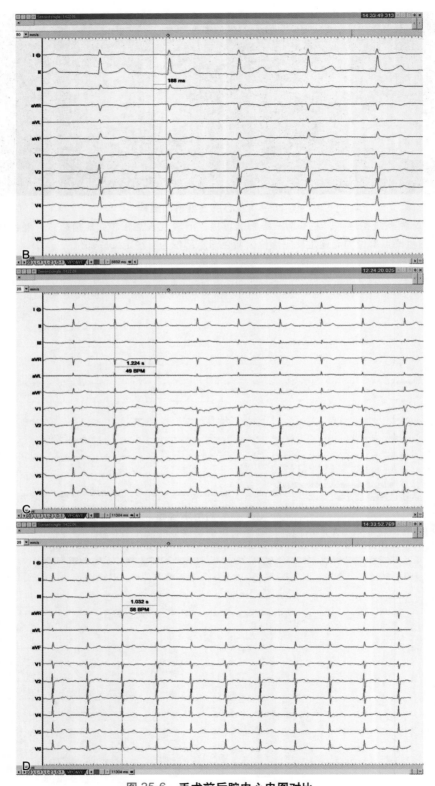

图 25-6 **手术前后腔内心电图对比**

迷走神经消融后 PR 间期及 RR 间期较术前缩短；A. 术前 PR 间期 204 秒；B. 术后 PR 间期 188 秒；C. 术前 RR 间期 1.224 秒；D. 术后 RR 间期 1.032 秒

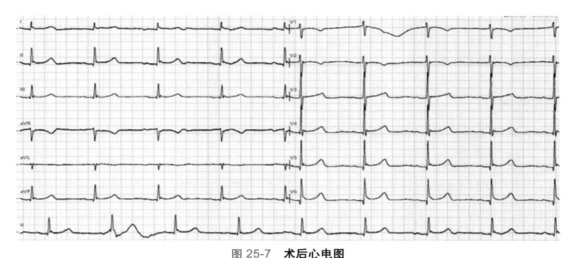

图 25-7　术后心电图
窦性心律，PR 间期延长，室内传导延迟，左心室肥厚

3. 起搏器程控参数：感知 18mV、阈值 0.25V、阻抗 1440Ω。

4. 患者术后 1 个月、3 个月来我院门诊随访，术后 9 个月电话随访，均无头晕、黑矇、晕厥等不适。

经 验 总 结

血管迷走性晕厥患者首先需详细采集病史及体格检查，其次直立倾斜试验是目前诊断 VVS 最可靠和最常选用的方法。治疗目的是预防复发，避免造成外伤及猝死，改善生活质量。起搏器治疗用于反复血管迷走性晕厥患者可降低晕厥发生率，但疗效仍不确定；对心房迷走神经节丛进行消融，可有效阻断 Bezold-Jarisch 反射的传出通路，从而阻止心脏抑制及血管抑制反应的发生，防止 VVS 的发作，可以明显减少迷走反应导致的心动过缓及晕厥。Pachon 等对 43 例 VVS 进行了心房神经节丛消融术，在平均 45 个月的随访期间，93% 的患者未再复发晕厥。2018 年，Debruyne 等对 12 例诊断为 VVS 且直立倾斜试验阳性的患者行右心房 GP 导管消融术，观察其疗效。12 例患者在术前 3 个月内共发生 107 次晕厥事件，术前 6 个月内共发生 128 次晕厥事件，术前 12 个月内共发生了 167 次晕厥事件。心脏神经节导管消融术后 3 个月内仅发生了 3 次晕厥事件，6 个月内发生了 7 次晕厥事件，且 9 例患者在治疗后 6 个月内没有再复发晕厥。3 例复发晕厥的患者晕厥次数减少，生活质量得到了显著改善。观察发现心脏神经节导管消融术可以明显减少 VVS 患者的晕厥次数。由此证明左心房去迷走化消融对多数患者是有效的。

左心房迷走神经节丛消融手术方式类似房颤导管射频消融，而房颤导管射频消融技术已在临床开展多年，技术已经非常成熟，手术并发症低，左心房迷走神经节丛消融给 VVS 的治疗提供新的方法，可能给频繁发作、症状严重的 VVS、经传统治疗方法无效的患者带来新的希望，其具有广阔的临床应用前景。但目前的研究数据显示心脏神经节导管消融术对于以心脏抑制型为主的患者有效，不同位置的心脏神经节导管消融术对血管迷走性晕厥患者预后的影响还需要更多的临床研究来验证。是否能完全消融心脏神经节达到去迷走神经化是影响预后的一个因素，心脏神经节经消融后是否会恢复功能也需要更长时间的随访观察，心脏神经节导管消融术治疗血管迷走性晕厥的有效性和安全性仍需要多中心随机对照试验来进一步证实。

（闫　宝　黄克强　江晶晶　唐　成）

参考文献

[1] 颜如玉, 朱世杰, 赵海玉, 等.射频导管消融术治疗血管迷走性晕厥的进展[J].心血管病学进展, 2020, 41(12):1231-1233, 1263

[2] Pachon JC, Pachon EI, Cunha Pachon MZ, et al.Catheter ablation of severe neurally meditated reflex(neurocardiogenic or vasovagal)syncope:cardioneuroablation long-term results[J]. Europace, 2011, Sep, 13(9):1231-1242

[3] Yao Y, Shi R, Wong T, et al.Endocardial autonomic denervation of the left atrium to treat vasovagal syncope:an early experience in humans[J]. Circ Arrhythm Electrophysiol, 2012 A, 5(2):279-286

[4] 郑黎晖, 孙巍, 刘尚雨, 等.左心房去神经化导管消融治疗对血管迷走性晕厥患者心脏自主神经功能的影响[J].中国循环杂志, 2018, 33(12):1203-1207

[5] 马少雯, 冯冲, 柳俊, 等.血管迷走性晕厥射频消融一例[J].中国心脏起搏与心电生理杂志, 2015, 29(02):183-184

[6] 孙巍, 郑黎晖, 姚焰, 等.左心房心内膜去神经化射频消融治疗难治性血管迷走性晕厥的安全性和有效性研究[J].中国循环杂志, 2016, 31(3):254-258

[7] Debruyne P, Rossenbacker T, Collienne C, et al. Unifocal rightsided ablation treatment for neurally mediated syncope and functional sinus node dysfunction under computed tomographic guidance[J]. Circ Arrhythm Electrophysiol, 2018, 11(9):e006604

病例 26 左束支起搏在小儿三度房室传导阻滞伴左心室扩大中的应用

导　读

患儿心肌炎后遗留持续性三度房室传导阻滞伴心室扩大在考虑行永久性起搏器置入时，通常选择右心室心尖部或右心室流出道起搏，然而这种长期非生理起搏可能造成心脏泵功能下降及房性心律失常发生。本例对 1 例 2 岁 5 个月的患儿选择左束支起搏方式，术后 QRS 时限仅 82ms，经过近 4 年的随访，患儿左心室大小恢复、生活质量提高。本病例给需行永久起搏器的患儿提供了一个新的有前景的起搏方式。

病 史 资 料

【基本信息】患儿女，2 岁 5 个月，身高 93cm，体重 13kg。

【主诉】发现心电图异常 2 年余，乏力 2 周。

【现病史】患儿 2 年前（约 3 月龄）因"感冒"症状在外院行心电图检查提示"一度房室传导阻滞、间歇性二度房室传导阻滞"，查肌钙蛋白升高，按"病毒性心肌炎"进行治疗。患儿约 1 岁开始多次心电图检查提示"三度房室传导阻滞"，父母因患儿年龄小、生长发育与同龄人相同拒绝起搏器置入。近 2 周患儿开始感乏力不适，偶有心前区不适（具体描述不清），在家观察 10 天后症状仍持续存在，为进一步诊治来我院门诊，行心电图检查提示"三度房室传导阻滞"（图 26-1），遂收入院拟行起搏器置入治疗。

【既往史】否认支气管炎、支气管哮喘、肾炎等病史，无手术、外伤、输血史，无药物过敏史。

【家族史】否认家族遗传性及传染性疾病。

【体格检查】体温 36.8℃，呼吸 20 次 / 分，脉搏 44 次 / 分，血压 96/50mmHg（1mmHg=0.133kPa），查体配合，神志清楚，颈软，双肺呼吸音清，未闻及干、湿啰音，心室率 44 次 / 分，心律齐，各瓣膜听诊区未闻及杂音。腹平软，无压痛及反跳痛，肝脾肋下未触及，双下肢不肿。

【辅助检查】N 末端 B 型利钠肽原（NT-pro BNP）501.30pg/ml；肌钙蛋白 I、血常规、电解质、肝功能、肾功能、凝血功能均正常。

动态心电图：① 24 小时总心搏 58 331 次，心室率范围 27 ～ 63 次 / 分，白天平均心室率 47 次 / 分，夜间平均心室率 35 次 / 分；②窦性心律；③三度房室传导阻滞；④交界性心律；⑤偶发室性期前收缩。12 导联心电图（图 26-1）：窦性心律，三度房室传导阻滞，交界性逸搏心律。X 线胸片：心胸比例 0.64（图 26-2）。超声心动图：左心室扩大（左心室舒张末期前后径 3.5cm，卵圆孔未闭（图 26-3），左心室射血分数 50%。

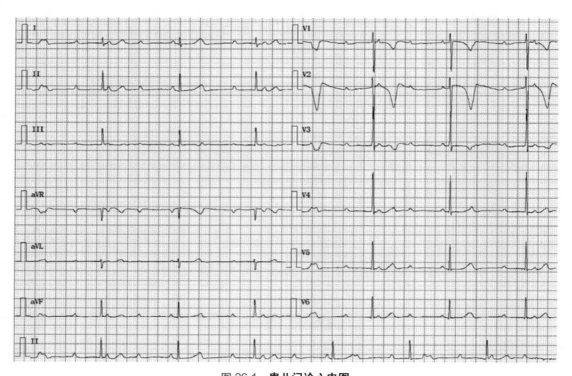

图 26-1　患儿门诊心电图

P 波与 QRS 波无关，心室率 40 次 / 分，三度房室传导阻滞，交界性逸搏心律

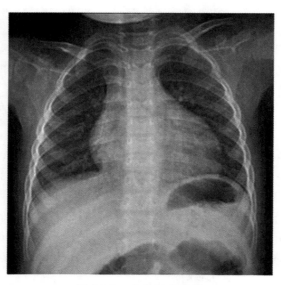

图 26-2　术前 X 线胸片

心影增大，心胸比例 0.64

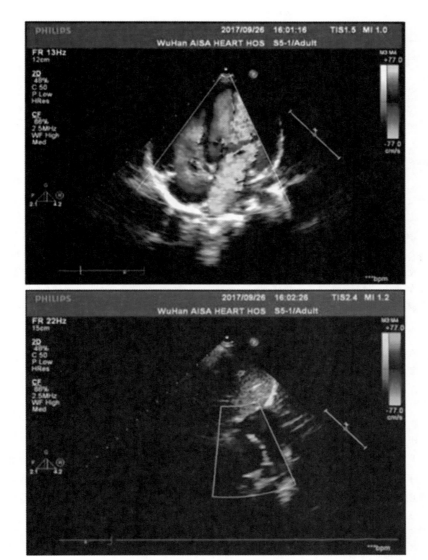

图 26-3　超声心动图

左心室扩大（左心室舒张末期前后径 3.5cm），卵圆孔未闭

【入院诊断】①病毒性心肌炎（后遗症期），三度房室传导阻滞，心脏扩大，心功能Ⅱ级（NYHA 分级）；②卵圆孔未闭。

诊 治 思 路

【病史小结】患儿 3 月龄时"感冒"后出现一度和间歇性二度房室传导阻滞，之后进展为持续性三度房室传导阻滞，合并心脏扩大及心功能不全，依据儿童心肌炎的诊断建议，该患儿至少符合三项主要临床诊断依据：①心脏扩大；②曾在外院查肌钙蛋白升高；③显著心电图改变。因此考虑该患儿心肌炎临床诊断成立，结合患者有前驱"感冒"，参照小儿心肌炎诊断标准（表 26-1），可临床诊断心肌炎。

表 26-1　心肌炎的临床诊断

主要临床诊断依据	1. 心功能不全、心源性休克或心脑综合征 2. 心脏扩大 3. 血清心肌肌钙蛋白 T 或 I（cardiac troponin T or I，cTnI 或 cTnT）或血清肌酸激酶同工酶（creatine kinase-MB，CK-MB）升高，伴动态变化 4. 显著心电图改变（心电图或 24 小时动态心电图） 5. 心脏磁共振（cardiac magnetic resonance，CMR）呈现典型心肌炎症表现 在上述心肌炎主要临床诊断依据 "4" 中，"显著心电图改变" 包括：以 R 波为主的 2 个或 2 个以上主要导联（Ⅰ、Ⅱ、aVF、V5）的 ST-T 改变持续 4d 以上伴动态变化，新近发现的窦房、房室传导阻滞，完全性右或左束支传导阻滞，窦性停搏，成联律、成对、多形性或多源性期前收缩，非房室结及房室折返引起的异位性心动过速，心房扑动、心房颤动，心室扑动、心室颤动，QRS 低电压（新生儿除外），异常 Q 波等 在上述心肌炎主要临床诊断依据 "5" 中，"CMR 呈现典型心肌炎症表现" 指具备以下 3 项中至少 2 项：①提示心肌水肿：T_2 加权像显示局限性或弥漫性高信号；②提示心肌充血及毛细血管渗漏：T_1 加权像显示早期钆增强；③提示心肌坏死和纤维化：T_1 加权像显示至少一处非缺血区域分布的局限性晚期延迟钆增强
次要临床诊断依据	1. 前驱感染史，如发病前 1 ～ 3 周有上呼吸道或胃肠道病毒感染史 2. 胸闷、胸痛、心悸、乏力、头晕、面色苍白、面色发灰、腹痛等症状（至少 2 项），小婴儿可有拒乳、发绀、四肢凉等 3. 血清乳酸脱氢酶（LDH）、α- 羟丁酸脱氢酶（α-HBDH）或天冬氨酸转氨酶（AST）升高 4. 心电图轻度异常 5. 抗心肌抗体阳性 在上述心肌炎次要临床诊断依据 "3" 中，若在血清 LDH、α-HBDH 或 AST 升高的同时，亦有 cTnI、cTnT 或 CK-MB 升高，则只计为主要指标，该项次要指标不重复计算 在上述心肌炎次要临床诊断依据 "4" 中，"心电图轻度异常" 指未达到心肌炎主要临床诊断依据中 "显著心电图改变" 标准的 ST-T 改变
心肌炎临床诊断标准	1. 心肌炎：符合心肌炎主要临床诊断依据 ≥ 3 条，或主要临床诊断依据 2 条加次要临床诊断依据 ≥ 3 条，并除外其他疾病，可以临床诊断心肌炎 2. 疑似心肌炎：符合心肌炎主要临床诊断依据 2 条，或主要临床诊断依据 1 条加次要临床诊断依据 2 条，或次要临床诊断依据 ≥ 3 条，并除外其他疾病，可以临床诊断疑似心肌炎 凡未达到诊断标准者，应给予必要的治疗或随诊，根据病情变化，确诊或除外心肌炎 在诊断标准中，应除外的其他疾病包括冠状动脉疾病、先天性心脏病、高原性心脏病及代谢性疾病（如甲状腺功能亢进症及其他遗传代谢病等）、心肌病、先天性房室传导阻滞、先天性完全性右或左束支传导阻滞、离子通道病、直立不耐受、β 受体功能亢进及药物引起的心电图改变等

引自儿童心肌炎诊断建议（2018 年版）. 中华儿科杂志，2019，57（2）：87-89

严重的心动过缓可导致心排血量降低，引起乏力的症状，故考虑该患儿乏力症状为心动过缓所致，小儿心肌炎遗留的持续性三度房室传导阻滞有行永久起搏器置入指征（表 26-2）。

表 26-2　房室传导阻滞的永久起搏治疗适应证

Ⅰ 类	(1) 非可逆性二度Ⅱ型、高度及三度房室传导阻滞，不论有无症状，均推荐永久起搏（证据水平：B-NR） (2) 对于神经肌肉疾病（包括肌营养不良、Kearns-Sayre 综合征等）所致二度、三度房室传导阻滞或 HV（His-ventricular）间期 > 70ms 患者，不论有无症状，均推荐永久起搏（证据水平：B-NR） (3) 持续性房颤合并症状性心动过缓患者，推荐永久起搏（证据水平：C-LD） (4) 对于需药物治疗心律失常或其他疾病所致症状性房室传导阻滞患者，若无可替代治疗方案，推荐永久起搏（证据水平：C-LD）
Ⅱ a 类	(1) 炎症性心肌病（如心脏结节病或淀粉样变）所致二度Ⅱ型、高度及三度房室传导阻滞，应永久起搏（证据水平：B-NR） (2) 层粘连蛋白 A/C 基因突变患者（包括肢带和 Emery-Dreifuss 肌营养不良患者），若 PR 间期 > 240ms 合并 LBBB，应永久起搏（证据水平：B-NR） (3) 一度或二度Ⅰ型房室传导阻滞合并相关心动过缓症状，应永久起搏（证据水平：C-LD）
Ⅱ b 类	对于神经肌肉疾病患者，若 PR 间期 > 240 ms，QRS 间期 > 120ms 或存在分支传导阻滞，可考虑永久性起搏（证据水平：C-LD）
Ⅲ 类	对于一度、二度Ⅰ型及 2 ∶ 1 房室传导阻滞患者，若无相关心动过缓症状或阻滞部位在房室结，不建议永久起搏（证据水平：C-LD）

摘自心动过缓和传导异常患者的评估与管理中国专家共识 2020. 中华心律失常杂志，2021，25（3）：185-211

【诊疗经过】患儿入院后第 3 天在全身麻醉下行永久起搏器置入术（SESR01，美国美敦力公司），经左锁骨下静脉途径将主动固定导线（3830，美国美敦力公司）先固定于希氏束处，因起搏阈值较高而放弃，遂改固定于左束支处并在心室盘成圈预留一定的长度，术中测量 QRS 时限 82ms（图 26-4），程控下限频率 80 次 / 分、上限频率 130 次 / 分、夜间频率 75 次 / 分。术后心电图为全心室起搏（图 26-5）。

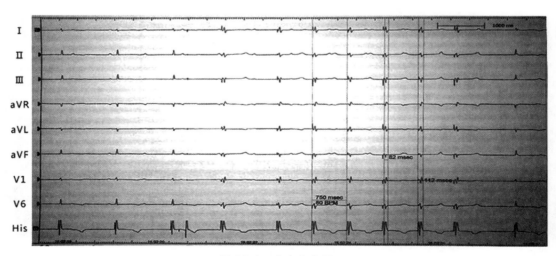

图 26-4　术中心电图

术中测量起搏 QRS 波间期 82ms，起搏信号至 QRS 波末间期 112ms

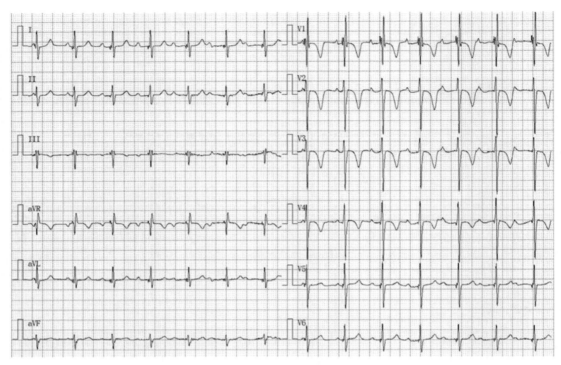

图 26-5　起搏器术后心电图

窦性心律，90 次 / 分，P 波与 QRS 波无关，QRS 波前均可见起搏信号，QRS 时限 112 秒，图示起搏间期 760ms，呈 VVI 方式起搏

【术后情况及随访】术后第 10 个月复查 X 线胸片示心影较前进一步缩小，心胸比例为 0.54（图 26-6A），超声心动图检查示左心室舒张末期前后径 3.3cm，左心室射血分数 60%，较术前改善。之后定期随防，患儿乏力症状消失，生长发育与同龄人无异。多次复查 X 线胸片，心胸比例均正常（图 26-6B）。

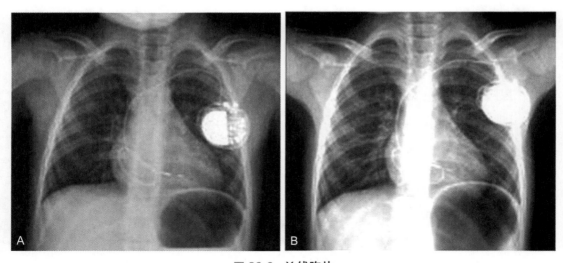

图 26-6　X 线胸片

A. 术后 1 年 X 线胸片显示心影缩小，心胸比例 0.54；B. 术后 2 年 X 线胸片显示心影正常

【最终诊断】①心肌炎（慢性期），三度房室传导阻滞，永久性单腔起搏器置入术后（左束支起搏），心功能Ⅱ级（NYHA分级）；②卵圆孔未闭。

学 习 讨 论

儿童起搏器置入除了考虑适应证以外，还有很多与成人不同之处需慎重考虑。此类患儿行永久起搏器置入术需要注意以下几点：①虽然房室顺序起搏为最符合生理的起搏方式，但小儿锁骨下静脉细、可能难以容纳2根导线且会增加静脉闭塞概率，因此，对小儿而言目前的通用做法是置入单腔起搏器，并使电极导线在心腔内预留一定长度以适应小儿的生长发育，文献报道小儿于右心室置入单腔起搏电极导线安全有效。②小儿因生长发育需要较高的心室率，故右心室单腔起搏器置入后心室起搏率接近100%，而长期异位心室起搏显著影响心脏的收缩性与同步性，因此，选择最佳起搏部位对小儿而言显得尤为重要。小儿永久起搏器导线目前主流置入部位是右心室心尖部，其次是右心室流出道。前者由于改变了心室激动顺序，左、右心室长期收缩不同步可导致心脏泵功能下降及房性心律失常；后者心室除极向量趋于生理性，理论上优于前者，但临床实践存在争议，部分学者考虑可能与导线置入位置不当造成起搏阈值增加、感知不良甚至心室收缩不同步现象增加有关。近期研究表明，若能精准定位以尽可能减少起搏的QRS时限，则可显著保护心脏功能。目前希氏束起搏与左束支起搏是当前发展较为迅速且被公认最为接近生理的起搏方式。前者可最大程度改善双室收缩同步，有助于改善心功能不全，缺点在于置入难度高、操作时间长、起搏阈值高造成起搏器电池提前耗竭；而后者具有操作时间短、起搏阈值低、安全性好等优点，在前者无法获得满意即时效果时可作为很好的备选。当然，左束支起搏也存在潜在风险，包括主动脉窦损伤、室间隔内血肿或穿孔等，另外左束支起搏远期疗效及患者获益如何还有待验证。③小儿生长发育快、活动量大，易发生起搏器及导线相关并发症，导线置入时需要考虑以后拔除方便。螺旋主动固定导线（3830）顶端靠螺旋丝旋转固定于心肌内，较翼状被动电极拔除容易且安全性高，且较一般电极导线细，顶端为1.8 mm的螺旋丝，心肌纤维包裹的面积小，理论上更易拔除；但其无中心腔，拔除时不能使用锁定钢丝可能会为拔除带来不便，不过随着拔除工具的改进与技术的提高，锁定钢丝已不是必须使用的工具，在有经验中心可高效拔除并可重新置入希氏束或左束支导线。

本例中，我们同样采取右心室单腔起搏策略并在心腔内预留一定长度导线。不同的是，我们没有采用传统的右心室心尖起搏和流出道起搏，尽管该方法估计也能改善患儿心脏扩大。我们的顾虑是，患儿太小，预计起搏器依赖的时间过于漫长，心脏已扩大，加上大量文献报道长期异位起搏对患儿的不利影响，以及起搏治疗最新的进展，我们遂采用主动固定导线（3830）＋希氏-浦肯野系统起搏方式。术中先定位于希氏束，因起搏阈值较高而改为左束支起搏。左束支呈扁带状，扇形分布于心内膜下，该处纤维包裹少容易定位，而该导线是实芯主动固定导线，可穿行室间隔旋至左束支区域，左束支的解剖特点与该导线特性使左束支起搏操作相对简单，且电学参数好，不容易发生脱位。术后心电图为全心室起搏，QRS时限仅82 ms，如此可有效减少心室间的非同步性并尽可能保护心功能，经过近4年的随访，该患儿左心室大小恢复、生活质量提高。

经 验 总 结

　　左束支起搏可维持左心室电与机械同步性，可作为生理性起搏的替代，同时还能实现心脏再同步化，对伴有完全性左束支传导阻滞的心力衰竭患者表现出较好的治疗效果。本病例证实了左束支起搏在缩小患儿左心室大小和改善心功能中的有效性，也为左束支起搏在小儿三度房室传导阻滞中应用的有效性和安全性提供了真实的病例证据，给需行永久起搏器的患儿提供了一个新的思路。但其作为一项新的技术，目前仍处于起步阶段，其远期安全性和有效性尚没有得到大规模前瞻性临床研究证实。对于相似的病例，在有经验中心，可在多方面权衡获益与风险情况下谨慎选择左束支起搏。

（易宏伟　韩宏伟）

参考文献

[1] 吴铁吉.小儿病毒性心肌炎诊断标准[J].中华儿科杂志, 2000, 38(2):75

[2] 中华医学会儿科学分会心血管学组, 中华医学会儿科学分会心血管学组心肌炎协作组, 中华儿科杂志编辑委员会, 中国医师协会心血管医师分会儿童心血管专业委员会.儿童心肌炎诊断建议(2018年版)[J].中华儿科杂志, 2019, 57(2):87-89

[3] 张澍, 华伟, 等.植入性心脏起搏器治疗——目前认识和建议(2010年修订版)[J].中华心律失常学杂志, 2010, 14(4):245-254

[4] 中华医学会心电生理和起搏分会, 中国医师协会心律学专业委员会.心动过缓和传导异常患者的评估与管理中国专家共识2020[J].中华心律失常学杂志, 2021, 25(3):185-211

[5] Lotfy W, Hegazy R, AbdElAziz O, et al. Permanent cardiac pacing in pediatric patients[J]. Pediatr Cardiol, 2013, 34(2):273-280

[6] Janoušek J, van Geldorp IE, Krupičková S, et al. Permanent cardiac pacing in children:choosing the optimal pacing site:a multicenter study[J]. Circulation, 2013, 127(5):613-623

[7] Vanerio G, Vidal JL, Fernández Banizi P, et al. Medium- and long-term survival after pacemaker implant:Improved survival with right ventricular outflow tract pacing[J]. J Interv Card Electrophysiol, 2008, 21(3):195-201

[8] Mond HG, Hillock RJ, Stevenson IH, et al. The right ventricular outflow tract:the road to septal pacing[J]. Pacing Clin Electrophysiol, 2007, 30(4):482-491

[9] Silvetti MS, Battipaglia I, Pazzano V, et al. Electroanatomic mapping-guided localization of alternative right ventricular septal pacing sites in children[J]. Pacing Clin Electrophysiol, 2018, 41(9):1204-1211

[10] Deshmukh P, Casavant D A, Romanyshyn M, et al.Permanent, direct His-bundle pacing:a novel approach to cardiac pacing in patients with normal His-Purkinje activation [J]. Circulation, 2000, 101:869-877

[11] 陈柯萍, 张澍. 希氏-浦肯野系统起搏的现状及存在问题[J]. 中华心律失常学杂志, 2019, 23(2):93-95

[12] Vijayaraman P, Subzposh FA, Naperkowski A. Extraction of the permanent His bundle pacing lead:Safety outcomes and feasibility of reimplantation[J]. Heart Rhythm, 2019, 16(8):1196-1203

病例 27 床旁肺部超声辅助诊断高危急性肺栓塞

▶ **视频目录**

图 27-2 床旁超声心动图、肺部超声和肺血管 CTA 评估

导 读

　　肺栓塞是心血管疾病死亡的第三大原因，其中高危急性肺栓塞患者若不及时诊治，死亡率极高。本文报道了一例表现为极度呼吸困难、梗阻性休克的男性患者，利用床旁肺部超声辅助血气分析、心电图、超声心动图快速诊断高危肺栓塞并采取阿替普酶静脉溶栓治疗，最终成功挽救患者生命。

病 史 资 料

【基本信息】患者男，48 岁，身高 171cm，体重 72kg，2021 年 1 月 12 日入院。

【主诉】突发喘气 2 天。

【病史简介】患者 2 天前出现活动时喘气，休息后可稍缓解，可耐受，未行特殊诊治，无胸痛、无咯血、晕厥等。后病情逐渐加重，静息状态下即有喘气不适，为进一步诊治急来我院。入院时静息下感极度呼吸困难，测血压、血氧饱和度明显下降，遂急诊收入院。

【既往史】"痛风"病史多年，长期服用"秋水仙碱"治疗。

【个人史】无吸烟史，偶尔饮酒；否认疫区驻留史；否认药物、毒物及放射接触史。

【婚育史】已婚。

【家族史】否认家族遗传性及传染性疾病。

【体格检查】体温 36.6℃，脉搏 114 次 / 分，呼吸 40 次 / 分，血压 87/67mmHg，指脉氧饱和度 78%（未吸氧）。急性病容，呼吸急促，四肢湿冷，神志清楚，口唇无发绀，颈软，颈静脉充盈；双肺呼吸音低，双下肺可闻及少许湿啰音。心界扩大，心率 114 次 / 分，律齐，心脏各瓣膜听诊区未闻及杂音。腹软，无压痛、反跳痛，肝脾肋下未触及，双下肢无水肿，双下肢静脉显露，双侧足背动脉搏动对称。

【初步检查结果】

血常规：白细胞计数 14.5×10^9/L，中性粒细胞百分比 81%，血红蛋白 114g/L，红细胞计数 4.8×10^{12}/L，血小板计数 143×10^9/L；D- 二聚体 4.809μg/ml；高敏肌钙蛋白 I（hs-cTnI）0.07ng/ml；N 末端 B 型利钠肽原（NT-proBNP）13 070pg/ml；肾功能：肌酐 194μmol/

L，肾小球滤过率 34ml/min；肝功能：谷丙转氨酶 549U/L，谷草转氨酶 660.8U/L，总胆红素 40.0μmol/L；凝血因子、蛋白 C、蛋白 S、抗磷脂综合征、易栓症、肿瘤标志物筛查阴性；血气分析提示：pH 7.11，PaO_2 40mmHg，$PaCO_2$ 51mmHg，乳酸 11.5mmol/L，剩余碱 −13.6mmol/L。心电图：窦性心动过速，115 次 / 分，QRS 时限 > 0.11s，V1 呈 qR 型，余导终末传导延迟，提示不完全性右束支传导阻滞波形，$S_IQ_{III}T_{III}$，$ST_{V1 \sim V2}$ 呈弓背型改变，$T_{III, V1 \sim V3}$ 双向或倒置，见图 27-1A。

【初步诊断】急性肺栓塞，梗阻性休克，多脏器衰竭。

诊 断 思 路

中年男性，急性病程；临床上主要表现为活动时喘气，进展迅速，发展为入院时静息下极度呼吸困难；入院体格检查见急性病容，呼吸急促，四肢湿冷，心率增快，血压低；NT-proBNP、D- 二聚体显著升高；心电图示窦性心动过速、不完全性右束支阻滞波形、$S_IQ_{III}T_{III}$ 征；结合患者血气分析，诊断要首先考虑急性肺栓塞。此外，简化 Wells 评分 ≥ 2 分，Geneva 评分 ≥ 3 分，肺栓塞诊断高度可疑。患者急性起病，D- 二聚体显著升高，鉴别诊断需排除主动脉夹层，尤其是夹层累及主动脉瓣造成重度主动脉瓣关闭不全。结合病情及超声心动图检查结果，基本排除该诊断。

患者入院立即给予高流量吸氧并严格卧床休息，床旁心脏超声显示肺动脉增宽(3.03cm)，右心扩大（右心房横径 4.9cm，右心室横径 5.3cm，左心室前后径 3.3cm），三尖瓣重度反流，肺动脉高压 89mmHg（静息下），右心室扩大，室间隔偏移，下腔静脉增宽；床旁肺部超声显示胸壁多个区域探查见 A 线增多，肺滑动征明显，B 线未见明显增多，无液体暗区，未见其他肺部实质性病变，见图 27-2 （A-D）。患者休克诊断明确，目前高度怀疑急性肺栓塞，鉴于肺血管 CTA 检查风险高，遵循指南，立即给予普通肝素 5000U 静脉推注，阿替普酶 50 mg 静脉溶栓治疗（2 小时持续静脉泵完），并持续肝素 16U/min 抗凝治疗，监测并维持 APTT 在基线值 1.5 ～ 2.5 倍。静脉溶栓 2 小时后呼吸困难改善，呼吸频率降至 30 次 / 分，说话成句，复查心电图显示心率较前减慢，无不完全性右束支传导阻滞，见图 27-1B。复查血气分析：pH 7.44，PaO_2 55mmHg，$PaCO_2$ 40mmHg，乳酸 1.7mmol/L，BE 2.8mmol/L。

病情稳定后完善肺动脉 CTA 提示双侧、急性、大面积肺栓塞，肺栓塞指数 45%，见图 27-2 （E-F），右肺尖小片状实变，考虑肺梗死。双下肢静脉血管超声可见少许血栓。普通肝素静脉抗凝 5 天后改为口服利伐沙班 15mg 每日 2 次，于 2021 年 1 月 18 日病情好转出院，门诊调整抗凝血药物方案；3 个月后随访，复查肺动脉血管 CTA 显示肺血管血栓完全吸收，下肢静脉血栓完全吸收。

【更正诊断】急性肺栓塞（高危），梗阻性休克；多脏器功能衰竭，双下肢静脉血栓。

学 习 讨 论

当前报道的肺栓塞发生率为 0.5% ～ 5%，其中高危急性肺栓塞发病所占比率约 5%。高危肺栓塞 30 天病死率约 30%。高危肺栓塞首选静脉溶栓治疗，使肺部组织恢复灌注。肺栓塞的确诊依据为肺血管检查，但病情不稳定的高危肺栓塞患者，推荐血气分析、心电图、

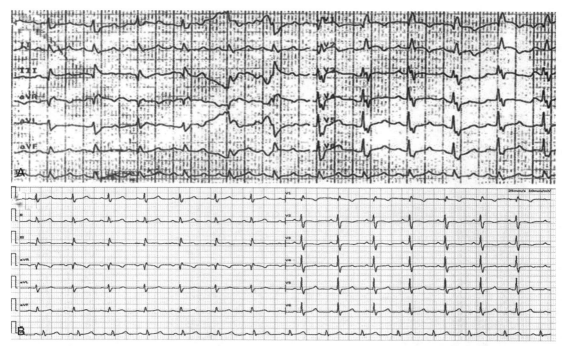

图 27-1　心电图资料

入院心电图显示窦性心动过速，115 次 / 分，QRS 时限＞ 110ms，V1 呈 qR 型，其余导联终末传导延迟，提示不完全性右束支传导阻滞波形，$S_I Q_{III} T_{III}$，$ST_{V_1 \sim V_2}$ 呈弓背型改变，T_{III}，$_{V_1 \sim V_3}$ 双向或倒置（图 27-1A）；溶栓 2 小时后复查心电图，结果显示窦性心律，心率 89 次 / 分，QRS 时限 92ms，$S_I Q_{III} T_{III}$，T_{III}，$_{V_1 \sim V_4}$ 双向或倒置（图 27-1B）

床旁超声心动图作为一种重要辅助诊断方式。目前床旁肺部超声在急性肺栓塞的诊断中应用有限，本例中床旁肺部超声为肺栓塞的诊断起到极大辅助作用。

　　肺栓塞的确诊有赖于肺血管相关检查，病情不稳定时，肺血管影像学检查受限，引起呼吸困难的肺部疾患需进一步排除，如气胸、大量胸腔积液、严重肺部感染、广泛肺纤维化、肺部实体肿物等肺部疾病。肺部超声的应用对于肺部疾病鉴别诊断具有一定价值。床旁肺超声（bedside lung ultrasound examination，BLUE）方案是 Lichtenstein 开发作为一种诊断呼吸困难病因的系统检查方法，BLUE 方案检查流程的应用需要掌握肺部超声的 10 个基本征象，如正常肺脏的征象（蝙蝠征，肺滑动征，A 线），胸腔积液的征象（四边形征，正弦征），肺实变的征象（碎片征，组织样征），间质综合征的征象（肺火箭征），以及气胸的征象（平流层征，肺点）。上述所有肺部超声征象在成人中的诊断准确率为 90% ～ 100%，因此，可以考虑将肺部超声作为一种床旁诊断的金标准。在 BLUE 方案诊断流程中，定义了几种主要疾病（肺炎，充血性心力衰竭，COPD，哮喘，肺栓塞，气胸）的超声特异表现形式，根据这些肺部超声表现形式进行疾病诊断的准确率可达 90% 以上。据报道，重症肺炎、液体过度正平衡、左心功能不全、脓毒症、肺挫伤、急性肺损伤、高降钙素原均可能形成 B 线；气胸、肺栓塞则主要表现为 A 线增多，二者最大区别在于肺栓塞肺滑动征明显；肺部超声对胸腔积液、肺炎、肺水肿、气胸具有极高的敏感性及特异性，与 X 线、CT 准确度上无差异。本例患者床旁肺部超声胸壁多个区域探查见 A 线增多，肺滑动征明显，B 线未见明显

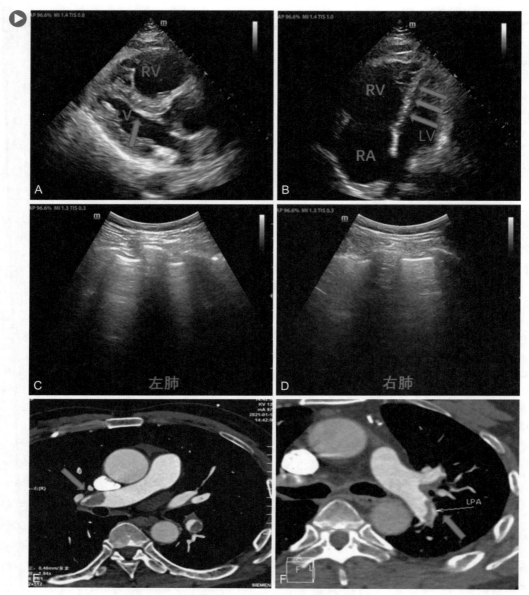

图 27-2　床旁超声心动图、肺部超声和肺血管 CTA 评估

超声心动图胸骨旁长轴切面显示右心室明显增大，室间隔严重偏向左心室（箭头所示），左心室明显受压缩小（A）；超声心动图心尖四腔切面显示右心明显增大，室间隔偏向左心室（B）。肺部超声显示 A 线增多，肺滑动征明显，B 线未见明显增多（C、D）；静脉溶栓后肺血管 CTA 显示左、右肺动脉残留的血栓（E、F，箭头所示）

增多，无液体暗区、无实变、无肺不张等异常征象。无液体暗区、无实变、无肺不张等征象，排除胸腔积液、肺部实质性病变；B 线未见明显增多，排除肺水肿；见 A 线增多，提示肺部气体增多，肺血减少；肺滑动征明显，排除气胸。床旁肺部超声为急性肺栓塞与其他肺部疾患的鉴别提供重要依据。据 Bekgoz 等国外学者报道，BLUE 方案对辅助肺栓塞诊断特异性高达 100%。

本例采用 BLUE 方案结合心电图、血气分析、超声心动图等，快速做出鉴别诊断，最终诊断急性肺栓塞。同时患者入院时极度呼吸困难、休克、肝肾等脏器已经出现早期功能障碍，危险分层明确为高危风险，病情危重，排除溶栓禁忌证后紧急给予普通肝素负荷下阿替普酶静脉溶栓后病情好转。

病 例 点 评

　　对于病情不稳定的高危急性肺栓塞患者，情况紧急，无法即刻完成肺血管 CT 明确诊断，若诊断及救治不及时，病情进展，一旦进行器械辅助或心肺复苏，可能丧失溶栓救治机会，甚至造成严重后果。本例患者病情高危，休克症状明显，血流动力学不稳定，在高度疑诊"急性肺栓塞"情况下，床旁肺部超声检查可以作为肺栓塞鉴别诊断的重要替代手段，采用 BLUE 方案规范床旁肺部超声检查，超声显示 A 线增多，肺滑动征明显，B 线未见明显增多，既排除大部分其他肺部疾病，又为"急性肺栓塞"的诊断提供重要证据支持，最终结合病史、体征、血气分析、心电图、超声心动图等完成高危肺栓塞的快速准确诊断，并指导制订及时救治方案。床旁肺部超声作为急性呼吸困难病因筛查的重要方法，对辅助肺栓塞诊断具有较高特异性。肺栓塞的快速准确诊断，可为高危患者赢得宝贵治疗时间。

（刘道权　赵运海　李　磊）

参考文献

[1]　Hobohm L and Lankeit M. Pulmonary Embolism[J]. Dtsch Med Wochenschr, 2019, 144(18):1286-1300

[2]　Giri J, Sista AK, Weinberg I, et al. Interventional Therapies for Acute Pulmonary Embolism:Current Status and Principles for the Development of Novel Evidence:A Scientific Statement From the American Heart Association[J]. Circulation, 2019, 140(20):774-801

[3]　Martinez Licha CR, McCurdy CM, Maldonado SM, et al. Current Management of Acute Pulmonary Embolism[J]. Ann Thorac Cardiovasc Surg, 2020, 26(2):65-71

[4]　Konstantinide SV, Meyer G, Becattini C, et al. 2019 ESC Guidelines for the diagnosis and management of acute pulmonary embolism developed in collaboration with the European Respiratory Society(ERS):The Task Force for the diagnosis and management of acute pulmonary embolism of the European Society of Cardiology(ESC)[J]. Eur Respir J, 2019, 54(3):220-211

[5]　Zanobetti M, Poggioni C and Pini R. Can chest ultrasonography replace standard chest radiography for evaluation of acute dyspnea in the ED?[J]. Chest, 2011, 139(5):1140-1147

[6]　Fei Q, Lin Y, and Yuan TM. Lung Ultrasound, a Better Choice for Neonatal Pneumothorax:A Systematic Review and Meta-analysis[J]. Ultrasound Med Biol, 2021, 47(3):359-369

[7]　Bekgoz B, Kilicaslan I, Bildik F, et al. BLUE protocol ultrasonography in Emergency Department patients presenting with acute dyspnea[J]. Am J Emerg Med, 2019, 37(11):2020-2027

病例 28　OCT 指导冠状动脉钙化病变旋磨治疗

▶ **视频目录**

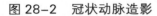

图 28-2　冠状动脉造影

图 28-3　OCT 评估 LAD 钙化病变

图 28-4　1.5mm 旋磨头旋磨 LAD 钙化病变

图 28-6　更换 1.75mm 旋磨头旋磨及旋磨后造影评估

图 28-7　药物洗脱支架置入过程

图 28-8　支架置入后最终 CAG 结果

图 28-9　OCT 评估支架效果

> **导　读**
>
> 　　冠状动脉介入治疗中，钙化病变并不少见，中重度钙化病变约占 30%。冠状动脉钙化随年龄增长而增加，冠状动脉钙化病变的存在，尤其是严重内膜钙化病变和钙化结节，显著增加了经皮冠状动脉介入治疗（PCI）的难度和风险。本病例报道一例前降支弥漫狭窄、严重钙化、成角的复杂冠状动脉病变，在光学相干断层显像（OCT）指导下对冠状动脉钙化病变进行旋磨治疗的复杂高危 PCI 病例。

病 史 资 料

【基本信息】患者男，67 岁，身高 152cm，体重 53kg，BMI 22.94kg/m²，农民，2021 年 6 月 11 日入院。

【主诉】间断胸闷、胸痛 1 个月。

【病史简介】患者近 1 个月来间断出现胸闷、胸痛，部位位于心前区，程度不重，与活动有关，伴心慌、喘气，持续数分钟症状可逐渐缓解。2021 年 5 月 25 日到安徽省某市人民医院行冠状动脉 CTA 提示"左前降支重度狭窄，回旋支轻度狭窄，右冠状动脉重度狭窄"，遂转到我院。

【既往史】有高血压病 10 余年，最高血压 180/90mmHg，服用"氨氯地平、美托洛尔"血压控制，血压控制不详。

【个人史】吸烟史 30 余年，20～30 支 / 日，未戒；饮酒史 30 余年，250ml/d，未戒；否认疫区居留史；否认药物、毒物及放射接触史。

【婚育史】已婚已育，子女体健。

【家族史】否认家族遗传性及传染性疾病。

【体格检查】体温 36.7℃，脉搏 53 次 / 分，呼吸 18 次 / 分，血压 134/60mmHg（1mmHg=0.133kPa），双肺呼吸音清晰，未闻及啰音，心率 53 次 / 分，律齐，心脏各瓣膜听诊区未闻及杂音，余未见阳性体征。

【辅助检查】

血常规：白细胞计数 8.5×10^9/L，中性粒细胞百分率 52%；血钾 3.53mmol/L；肾功能：血清尿素 6.60mmol/L，肾小球滤过率 106ml/min，血清肌酐 50μmol/L，血糖 7.12mmol/L；血脂、血肌钙蛋白 I（cTnI）、D- 二聚体未见异常。心电图：窦性心动过缓，左心房异常（图 28-1）。2021 年 5 月安徽省某市人民医院冠状动脉 CTA 提示：左前降支重度狭窄，回旋支轻度狭窄，右冠状动脉重度狭窄。

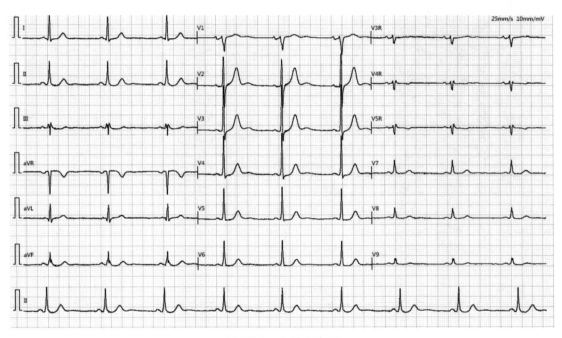

图 28-1　入院心电图

窦性心动过缓，53 次 / 分，$PtfV_1 < -0.04mm \cdot s$

【超声心动图】三尖瓣轻度反流，室间隔增厚，左心室舒张功能减退，左心室射血分数（left ventricular ejection fraction，LVEF）56%。

【动态心电图】窦性心动过缓，偶发房性期前收缩，偶发室性期前收缩并见连跳，ST 段改变，心率变异性分析结果正常。

【初步诊断】①冠状动脉粥样硬化性心脏病，不稳定型心绞痛；②高血压病 3 级，极高危组。

诊 治 经 过

【病史小结】老年男性患者，既往有高血压病病史 10 余年，吸烟史饮酒史 30 余年，临床症状为胸闷、胸痛，活动加重，外院冠状动脉 CTA 提示左前降支重度狭窄，此次为行冠状动脉造影及介入治疗就诊我院；查体未见阳性体征；超声心动图提示左心室舒张功能减退；结合外院冠状动脉 CTA 考虑当前诊断。

【诊疗过程】2021 年 6 月 12 日行冠状动脉造影（coronary angiography，CAG）示右冠状动脉中段弥漫、严重钙化性狭窄 60%，远段斑块浸润 40%，后降支狭窄 70%，右冠状动脉的后侧支狭窄 80%，左前降支（left anterior descending coronary artery，LAD）近段、中远段弥漫、严重钙化性狭窄 85%，累及分支，第一对角支狭窄 95%，第二对角支开口狭窄 85%，回旋支远段偏心性狭窄 85%，钝缘支狭窄 80%（图 28-2）。

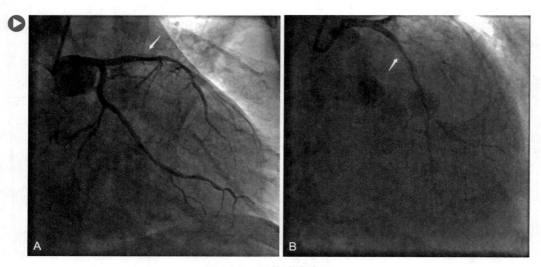

图 28-2　冠状动脉造影

前降支近中段严重钙化伴管腔重度狭窄。A. 肝位可见前降支偏心性病变；B. 头位可见前降支近段、中远段弥漫病变、重度狭窄、钙化、成角，累及对角支开口

【介入治疗经过】2021 年 6 月 15 日术前常规准备，备光学相干断层成像（optical coherence tomography，OCT），患者平卧位，常规术野消毒，铺无菌巾，选右侧桡动脉为穿刺点，1% 利多卡因 4ml 局部麻醉，Seldinger 法穿刺送入 7F 薄壁血管鞘，经鞘管送指引导管（7F EBU 3.5）至 LM 开口处，经指引导管操控指引导丝 1（SION blue）至 LAD 远段，沿指引导丝 1 送 OCT 导管至病变远端后回撤 OCT 导管（图 28-3），OCT 图像钙化积分评分为 4 分（表 28-1）。

表 28-1　OCT 钙化积分系统

指标	量化	积分
最大钙化角度	> 180°	2 分
	≤ 180°	0 分
钙化厚度	> 0.5mm	1 分
	≤ 0.5mm	0 分
钙化长度	≤ 5mm	0 分
	> 5mm	1 分

引自王伟民，霍勇，葛均波 . 冠状动脉钙化病变诊治中国专家共识 . 中国介入心脏病学杂志，2021，29(5):251-259

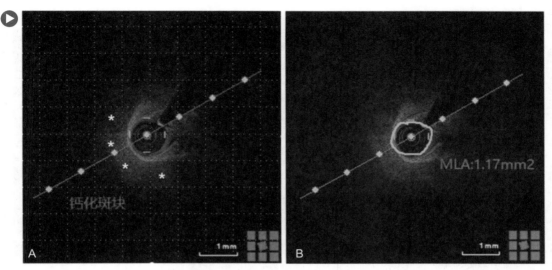

图 28-3　OCT 评估 LAD 钙化病变

钙化角 180°～360°，厚度超过 1mm，长度大于 5mm

沿指引导丝 1 操控微导管至 LAD 远段，退出指引导丝 1，送旋磨导丝（Rotawire，Boston）至 LAD 远端，沿旋磨导丝以 60 000～80 000 转 / 分低速送 1.5mm 旋磨头至病变近段，先以 180 000 转 / 分，继以 140 000～15 000 转 / 分高速进行多次旋磨，旋磨后再次行 OCT 评估效果（图 28-4，图 28-5）。1.5mm 旋磨头旋磨后及 OCT 评价发现部分节段钙化斑块厚度仍大于 0.5mm，钙化角度仍大于 180°，更换 1.75mm 旋磨头再次进行旋磨，随后冠状动脉造影评估（图 28-6）。

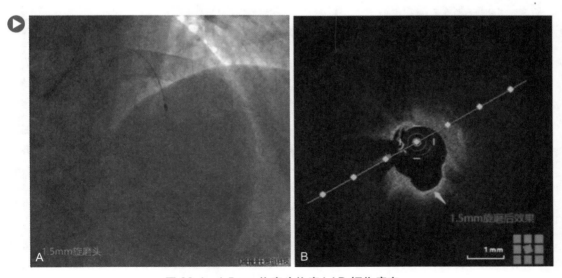

图 28-4　1.5mm 旋磨头旋磨 LAD 钙化病变

1.5mm 旋磨头旋磨过程（图 A）及旋磨后 OCT 评价旋磨效果。图 B 黄色箭头所指为旋磨头旋磨后留下的旋磨切迹

操控指引导丝 1 至 LAD 远端，退出旋磨导丝；操控指引导丝 2（Runthrough NS）至第二对角

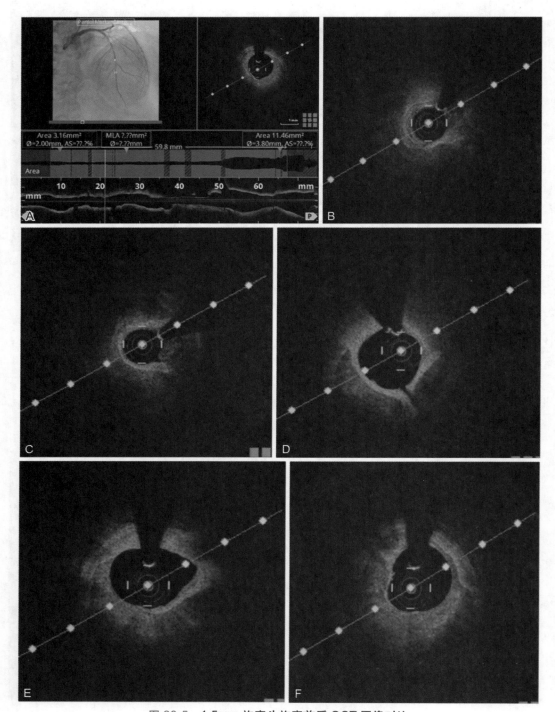

图 28-5　1.5mm 旋磨头旋磨前后 OCT 图像对比

A. 新一代的 OCT OPTIS Mobile 系统，具有 ACR 造影融合功能（Angio-OCT），方便读图、快速精准定位；旋磨前 270°钙化，厚度超过 1mm（B），旋磨后管腔变大，并可见旋磨切迹（E）；旋磨前 360°钙化，厚度超过 1mm（C），旋磨后管腔变大，厚度变薄，并可见旋磨切迹（F）；D 图为旋磨头旋磨后钙化环打开

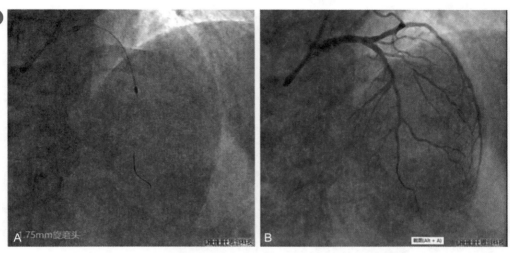

图 28-6　更换 1.75mm 旋磨头旋磨及旋磨后造影评估

支远端，沿指引导丝 1 送球囊 1（2.5mm×12mm）至 LAD 病变处，以（8 ～ 16）atm×（5 ～ 7）s 扩张病变（图 28-7A）；沿指引导丝 2 送球囊 2（2.75mm×12mm）至第二对角支近端，以 6atm×15s 扩张病变（图 28-7B）；沿导丝 1 送支架 1（2.5mm×33mm）至 LAD 远段病变处，以（9 ～ 10）atm×10s 扩张置入支架 1（图 28-7C）；操控指引导丝 2 至第一对角支远端，沿指引导丝 1 送支架 2（2.75mm×29mm）至 LAD 近段病变处，以 10atm×15s 扩张置入支架 2（图 28-7D）。

　　沿指引导丝 1 分别送非顺应球囊 1[2.5mm×12mm，（12 ～ 14）atm×12s]、球囊 3[2.75mm×12mm，（12 ～ 18）atm×（8 ～ 12）s]、球囊 4[3.25mm×15mm，（12 ～ 20）atm×（8 ～ 15）s] 至 LAD 支架内后扩张成形支架，最终造影结果见图 28-8。再次送入 OCT 导管至 LAD 支架远段，行 OCT 成像，显示支架膨胀完全，贴壁良好，无边缘夹层、血肿等即刻并发症（图 28-9）。

　　【患者术后随访】术后拜阿司匹林＋替格瑞洛双联抗血小板、瑞舒伐他汀降脂、美托洛尔等药物治疗，1 个月电话随访，无不适，未再次入院。

学 习 讨 论

　　流行病学资料显示，冠状动脉钙化随年龄增长而增加，在 40 ～ 49 岁人群中的发生率约为 50%，在 60 ～ 69 岁人群中的发生率约 80%。冠状动脉钙化病变的存在，尤其是严重内膜钙化病变和钙化结节，明显增加了经皮冠状动脉介入治疗（percutaneous coronary intervention，PCI）的难度和风险。从造影上看本例患者的 LAD 病变弥漫、钙化严重、血管成角、重度狭窄，是一例复杂高危 PCI。

　　冠状动脉造影是临床诊断钙化病变最常用的手段。其诊断钙化病变的特异性高达 89%，对严重钙化病变诊断的特异性可达 98%；但受设备分辨率、解剖结构重叠、心脏瓣膜、椎体钙化的影响，以及非磷酸盐钙化在冠状动脉造影中并不能显影，其敏感度仅 48%。冠状动脉钙化病变在 X 线透视下的特征性表现是沿血管走行的密度不均的高密度影像，但不能

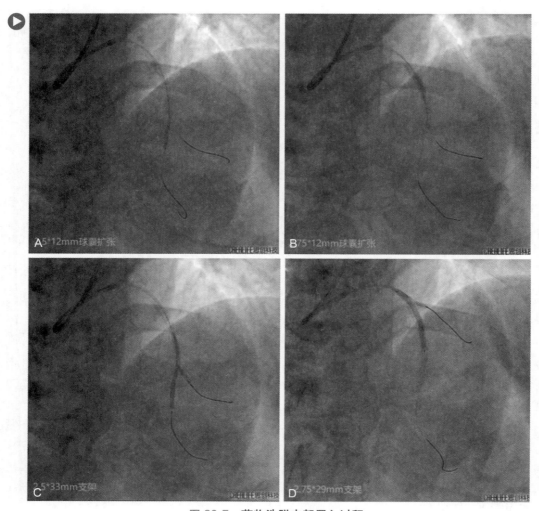

图 28-7　药物洗脱支架置入过程

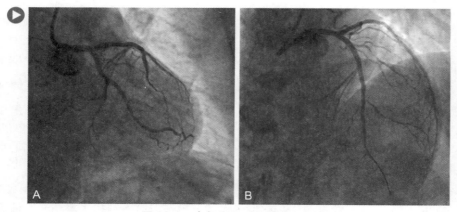

图 28-8　支架置入后最终 CAG 结果

经过 2.5mm × 12mm、2.75mm × 12mm、3.25mm × 15mm 非顺应性球囊扩张后最终造影结果（A、B）

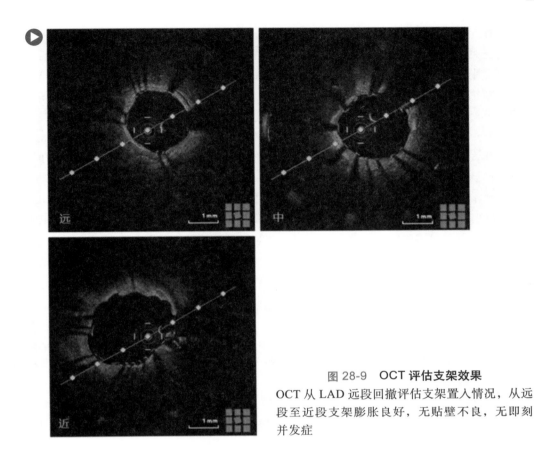

图 28-9　**OCT 评估支架效果**

OCT 从 LAD 远段回撤评估支架置入情况，从远段至近段支架膨胀良好，无贴壁不良，无即刻并发症

判断钙化与管腔的关系。

OCT 是一种新的高分辨率断层成像模式，其诊断钙化病变的敏感度为 96%，特异度为 97%。OCT 可获得清晰的血管壁结构及管腔平面图，钙化斑块在 OCT 图像上具有低背反射和低衰减特性，通常表现为边缘锐利的低信号或不均匀区域。OCT 能够精确测量钙化病变角度、病变长度及钙化厚度等，应用 OCT 钙化积分系统（表 28-1），可预测 PCI 术后的支架膨胀率。如果 OCT 提示最大钙化角度＞ 180°、病变长度＞ 5mm、最大钙化厚度＞ 0.5mm，即钙化积分为 4 分时，则存在较高的支架膨胀不全风险，建议在支架置入前行冠状动脉斑块旋磨术进行充分的斑块预处理，同时在冠状动脉斑块旋磨术后，进行 OCT 检查来评估旋磨治疗的效果及指导下一步治疗。国内汤喆等研究显示，旋磨后钙化环断裂和最小残余管腔面积是影响支架膨胀的主要因素，也有研究显示，钙化厚度和钙化发生断裂是支架良好膨胀的主要预测因素，当钙化厚度＜ 670μm 时能够被球囊扩张出现钙化环断裂。研究表明，OCT 指导下的旋磨术可以获得更高的支架膨胀率。从该例患者的 OCT 影像分析来看，钙化角 180°～ 360°，深度达 1mm，长度＞ 5mm，钙化积分达 4 分，术者借助 OCT 的评估启动直接旋磨扩大狭窄管腔、打断钙化环及进行斑块修饰也是该例手术成功不可或缺的重要一环。

本例患者为 67 岁男性患者，高血压病史多年，LAD 病变钙化严重、弥漫，多处 360° 钙化，且钙化厚度超过 1mm，OCT 钙化积分为 4 分，建议采用旋磨技术；1.5mm 磨头旋磨处理，虽然血管管腔有一定扩大，但钙化环打开位置少，钙化病变厚度仍然较厚，在 OCT 评估后再次升级更大旋磨头，充分预处理后，最终顺利置入支架取得完美的手术效果；术后 OCT 评价支架膨胀完全、贴壁良好效果较好。从此例病例中我们可以认识到 OCT 支架置入术前能准确判断钙化斑块的深度与面积、通过结合钙化评分有效指导 PCI 策略，术中指导旋磨头的选择及对手术策略进行评估、调整。支架置入术后评估支架膨胀程度、贴壁程度、远近端夹层等，优化整个 PCI 过程。同时在本例手术中，OCT 是采用新一代的 OPTIS Mobile 系统，具有 ACR 造影融合功能（Angio-OCT），方便读图、快速精准定位，缩短 PCI 时间。

冠状动脉钙化病变在冠心病患者中普遍存在，如果存在严重的钙化病变，冠状动脉介入治疗的手术难度增加，手术并发症发生风险增加。对于钙化病变的诊断和治疗，OCT 由于其高分辨率，对冠状动脉腔内识别具有更优的敏感性和特异性，相比 IVUS，OCT 评估钙化病变的优势在于能够评估钙化病变的厚度，这对指导选择恰当的预处理策略有重要意义。

（刘　凡　蔡建华　宋　丹）

参考文献

[1]　王伟民, 霍勇, 葛均波. 冠状动脉钙化病变诊治中国专家共识[J]. 中国介入心脏病学杂志, 2021, 29(5):251-259

[2]　Parviz Y, Shlofmitz E, Fall KN, et al. Utility of intracoronary imaging in the cardiac catheterization laboratory:comprehensive evaluation with intravascular ultrasound and optical coherence tomography[J]. Br Med Bull, 2018, 125(1):79-90

[3]　Fujino A, Mintz GS, Matsumura M, et al. A new optical coherence tomography-based calcium scoring system to predict stent underexpansion[J]. EuroIntervention, 2018, 13(18):e2182-e2189

[4]　汤喆, 白静, 薛令合, 等. 冠状动脉光学相干断层成像观察的重度钙化病变形态特点对支架膨胀不全的影响[J]. 中国介入心脏病学杂志, 2018, 26(10):47-53

[5]　Kobayashi N, Ito Y, Yamawaki M, et al.Optical frequency-domain imaging findings to predict good stent expansion after rotational atherectomy for severely calcified coronary lesions[J].Int J Cardiovasc Imaging, 2018, 34(6):867-874

[6]　Maehima N, Hibi K, Saka K, et al.Relationship between thickness of calcium on optical coherence tomography and crack formation after balloon dilatation in calcified plaque requiring rotational atherectomy[J].Circ J, 2016, 80(6):1413-1419

[7]　Kobayashi N, Ito Y, Yamawaki M, et al. Clinical efficacy of optical coherence tomography-guided versus intravascular ultrasound-guided rotational atherectomy for calcified coronary lesion[J]. EuroIntervention, 2019, 16(4):e313-e321

第二篇 心 外 篇

病例29 罕见的室间隔夹层瘤

导 读

室间隔夹层瘤是临床一种极其罕见的心血管疾病，因为各种原因导致室间隔结构的完整性破坏，室间隔肌层撕裂形成夹层瘤，瘤腔大小随心脏的收缩和舒张发生周期性变化，舒张期瘤腔增大，收缩期缩小，当室间隔夹层瘤足够大时，可向心室腔内突出，引起心室充盈不良、腔内血栓形成及流出道梗阻等情况。本病例报道1例因冠状动脉瘘导致室间隔夹层瘤的罕见病例。

病史资料

【基本信息】患者男，24岁，职员。

【主诉】体检发现心脏病2周。

【现病史】患者2周前单位体检发现心电图异常，建议上级医院检查，遂于浙江省某医院就诊，行超声心动图及冠状动脉CTA提示左冠状动脉室间隔瘘，为求进一步治疗，来我院就诊。

【既往史】6岁时发现癫痫（具体病因不详），药物治疗后控制，10岁以后未再发作。

【个人史】有长期烟酒史，吸烟5年，平均20支/天，长期饮酒5年，平均50ml/d。

【婚育史】已婚，结婚年龄20岁。

【家族史】父亲有癫痫病史（具体病因不详）。

【体格检查】体温36.8℃，脉搏75次/分，呼吸18次/分，血压115/70mmHg。神志清楚，浅表淋巴结未触及肿大，颈软，颈静脉无充盈，甲状腺未触及肿大。双肺呼吸音粗，未闻及干、湿啰音。心界无扩大，心率75次/分，律齐，心尖区可闻及3/6级收缩期杂音，无传导；腹平软，无压痛及反跳痛，肝脾肋缘下未触及，双下肢无水肿。

【辅助检查】血、尿、粪便常规、肝肾功能、肌钙蛋白、D-二聚体、风湿免疫全套及传染病筛查均未见明显异常。

【入院心电图】心电图示窦性心动过缓，心前区R波递增不良，ST-T改变（图29-1）。

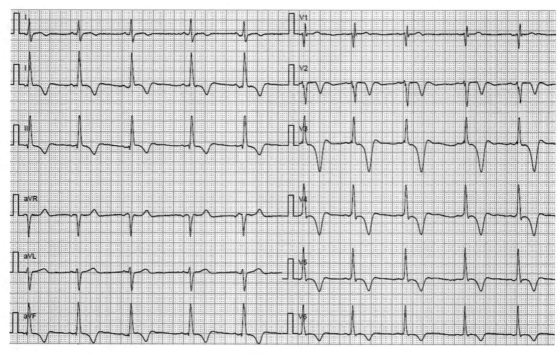

图 29-1   入院心电图

窦性心律，59 次 / 分，V1 呈 rsr's' 型，V2 呈 rS 型，rV2 < 0.1mV，Ⅱ、Ⅲ、aVF 导联 ST 段呈弓背型改变，
V3 ～ V6 导联 ST 段压低约 0.05mV，Ⅱ、Ⅲ、aVF、V2 ～ V6 导联可见深大、倒置 T 波。心电图诊断：
窦性心动过缓，心前区 R 波递增不良，ST-T 改变

【入院 X 线胸片】入院 X 线胸片示双侧肺纹理清晰，肺无实变，双膈光整，心影稍大
（图 29-2）。

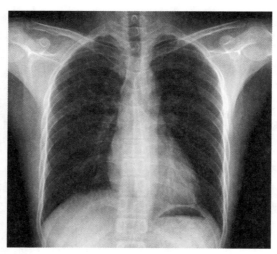

图 29-2   入院 X 线胸片

双侧肺纹理清晰，肺无实变，双膈光整，心影稍大

【超声心动图】①左冠状动脉 - 室间隔瘘；②室间隔夹层瘤形成（图 29-3）。

　　【冠状动脉造影】左冠状动脉（左前降支）瘤样扩张，冠状动脉室间隔瘘并室间隔夹层瘤形成（图 29-4）。

　　【心脏大血管 CTA】心脏大血管 CTA 示室间隔巨大瘤，左前降支瘤样扩张，左前降支 - 室间隔瘘（图 29-5）。

　　【初步诊断】冠状动脉瘘（左前降支 - 室间隔瘘），冠状动脉瘤样扩张，室间隔夹层瘤。

　　【鉴别诊断及诊疗经过】患者入院后完善相关检查，明确患者病情后，考虑患者冠状动脉左前降支 - 室间隔瘘，冠状动脉瘤样扩张，致前降支窃血，心电图为心肌缺血表现，同时巨大室间隔夹层瘤，不仅导致左心室流出道受阻，而且左前降至 - 室间隔瘘致室间隔夹层瘤瘤体不断扩大，易发生机械并发症（室间隔穿孔、心脏破裂等），外科手术可通过结扎冠状动脉瘘，封闭瘤体，重建室间隔的完整性，疏通左心室流出道。经内外科讨论后有明确的外科手术指征，排查相关手术禁忌后，于 2018 年 10 月 9 日在全身麻醉、低温、体外循环

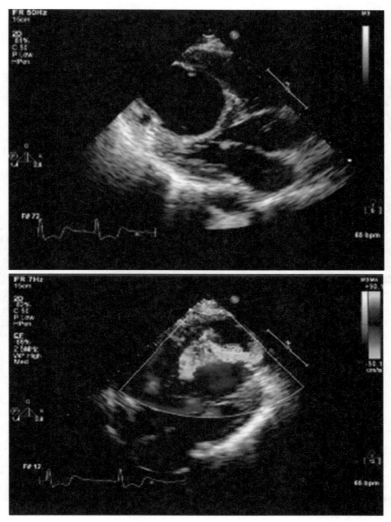

图 29-3　超声心动图

左心室长轴切面二维超声显示室间隔中间段及心尖段分层，形成一巨大囊腔；非标准切面彩色多普勒显示左冠状动脉瘘入室间隔处花色血流

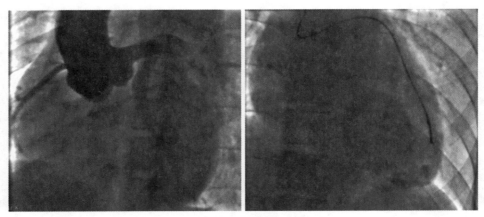

图 29-4　冠状动脉造影

患者左冠状动脉瘤样扩张，6F JL4.0 导管推注对比剂血管无法完全显影，改选用 6F Pigtail 导管，沿导丝送 6F Pigtail 导管至主动脉窦部并行高压非选择性造影，术中见左冠状动脉瘘，为进一步明确冠状动脉瘘位置，遂沿加长导丝送 5F JR4.0 导管至左前降支远端，见冠状动脉室间隔瘘并室间隔夹层瘤形成

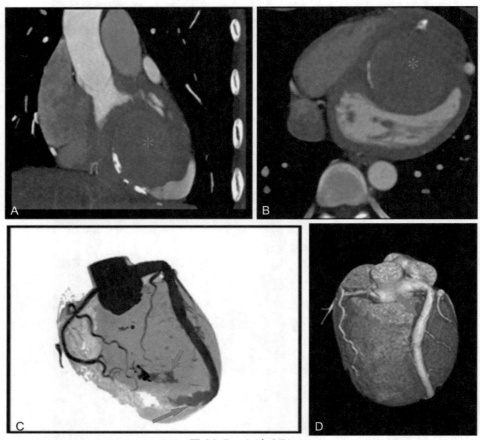

图 29-5　心脏 CTA

A. 心脏冠状面显示室间隔内巨大瘤样低密度灶（星号），病灶右下缘可见钙化；B. 心脏横断面显示室间隔病灶凸向左心室，导致左心室腔变窄；C. 心脏三维显示左前降支远段管腔瘤样增宽、迂曲（长箭头），室间隔内见造影剂池（短箭头）；D. 心脏三维显示左前降支管腔瘤样增宽（箭头）

下行冠状动脉 - 室间隔瘘修补术 + 室间隔重建术，术后恢复良好，于术后第 10 天顺利出院。

【最终诊断】冠状动脉瘘（左前降支至室间隔瘘），冠状动脉动脉瘤，室间隔夹层瘤。

【术后随访】患者基本情况良好，无不适。复查超声心动图、心脏 CTA 见室间隔完整，瘤体消失，心脏结构及功能良好（图 29-6，图 29-7）。

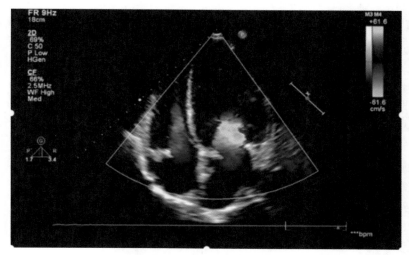

图 29-6　术后复查超声心动图
心尖四腔心切面显示室间隔回声连续完整，瘤体消失

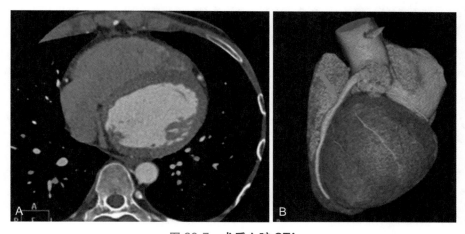

图 29-7　术后心脏 CTA
A. 心脏横断面显示室间隔连续完整（星号），室间隔内未见血流交通；B. 心脏三维显示左前降支管腔较前明显改善（箭头）

学 习 讨 论

室间隔夹层瘤是临床一种极其罕见的心血管疾病，通常作为其他疾病的并发症存在，因为各种原因导致室间隔结构的完整性破坏，室间隔肌层撕裂形成夹层瘤，瘤腔大小随心脏的收缩和舒张发生周期性变化，引起心脏血流动力学变化。因其在临床上极其罕见，目

前文献报道的大多数为个案报道，其发病率尚无人群流行病学统计学研究。通过目前临床报道，其主要病因包括主动脉窦瘤、感染性心内膜炎、外伤、心脏手术后、冠状动脉瘘或先天性心肌发育异常等。

1. 主动脉窦瘤破裂 主动脉窦瘤破裂是目前国内外文献外报道中，导致室间隔夹层瘤最主要的病因，其中以右冠窦瘤的破裂，破入室间隔引起室间隔夹层瘤最常见。主动脉窦瘤是比较常见的主动脉异常，其发病率为 0.14%～1.5%，主动脉窦瘤可为先天性或后天获得性，主动脉窦壁中层弹性纤维缺失是目前研究认为最主要的先天性因素，后天因素包括动脉粥样硬化、感染性心内膜炎、梅毒性大动脉炎、外伤及白塞病、医源性损伤等。主动脉窦瘤最常见破入右心房或右心室，目前报道破入室间隔极其罕见。目前关于主动脉窦瘤破裂引起室间隔夹层瘤的发病机制尚不明确，可能与主动脉根部中层弹性纤维发育缺陷致该处组织薄弱有关。既往有研究认为，主动脉瓣环及室间隔心肌本身发育缺陷也是导致室间隔夹层瘤的重要因素。

2. 感染性心内膜炎 感染性心内膜炎也是目前报道中引起室间隔夹层瘤的常见病因之一，其引起室间隔夹层瘤的致病机制主要分为直接作用和间接作用，感染可累及主动脉瓣膜或瓣周导致脓肿形成，从而直接向室间隔扩散，导致室间隔感染坏死引发室间隔结构破坏，导致夹层瘤形成。同时感染也可间接导致主动脉瓣穿孔及窦瘤形成等作用机制，导致室间隔夹层瘤形成。

3. 主动脉瓣置换术后 主动脉瓣置换术后，因主动脉根部结构破坏，同时合并心肌致密化发育不全或有结缔组织病等因素存在，可导致室间隔夹层瘤形成，通常可视为瓣膜置换术后的远期并发症之一，其病程缓慢且预后不佳。目前单纯主动脉瓣机械瓣置换术后，引起室间隔夹层瘤的病例极为罕见。主动脉瓣置换术后，人工瓣膜相关性血流动力学改变，术后血流冲击室间隔与主动脉瓣膜之间的薄弱部位可能是该类型室间隔夹层瘤的致病原因。

4. 心肌梗死后并发 室间隔夹层瘤可视为心肌梗死后的一种并发症，可作为心肌梗死后室间隔穿孔或心脏破裂的前兆，目前研究认为，其发生机制可能为前降支的急性闭塞性病变，引起室间隔缺血坏死且尚未形成穿孔，室间隔结构破坏从而导致室间隔肌层撕裂、分层，引起室间隔夹层瘤，其致死率较高。Mariscalco 等曾在 2006 年报道过 1 例因急性心肌梗死导致室间隔夹层瘤的病例。

5. 冠状动脉瘘 冠状动脉至室间隔瘘也是目前临床上导致室间隔夹层瘤形成的重要原因之一。本病例即是笔者中心收治的患者，由冠状动脉瘘引起室间隔夹层瘤。冠状动脉造影是诊断冠状动脉瘘的金标准，当冠状动脉瘘入室间隔形成夹层瘤，因冠状动脉的持续血流冲击，可导致瘤体逐渐增大，导致心室引起充盈不良，左、右心室流出道梗阻及传导阻滞等情况；同时由于冠状动脉瘘的窃血现象，可导致远端的冠状动脉出现缺血引起心绞痛及心肌梗死等；持续的冠状动脉内血流冲击及瘤体的增大，可出现冠状动脉内径极度扩张，导致冠状动脉破裂或机械并发症等引起灾难性后果。由于瘘口无法自行闭合，其预后较差，一经发现应尽早治疗。

室间隔夹层瘤目前文献报道无特异性的临床表现及体征，因室间隔夹层瘤的病因不同而表现各异，一般在其原发病就诊过程中被发现。对于巨大室间隔夹层瘤的患者可出现因瘤体向室间隔两侧膨出，导致心室流出道狭窄而出现收缩期杂音。

目前对于室间隔夹层的首选诊断方法是超声心动图，可以明确夹层瘤破口的位置、大小、累及心脏的结构、心动周期的形态及血流交通等情况，对夹层瘤的病因进行初步诊断，同时可以评估室间隔夹层瘤对心脏血流动力学的影响。

经 验 总 结

　　室间隔夹层瘤是临床罕见疾病，可引起心脏结构及血流动力学改变，导致心室充盈不良、心室流出道梗阻、心律失常、室间隔交通甚至心力衰竭等表现，病程常进行性加重且预后不良。因此，一经发现应积极治疗原发病的同时重建室间隔的完整性，其治疗方法包括外科手术及导管室介入封堵治疗。

（曹劲松　宋来春　冯学国）

参考文献

[1] 栾姝蓉, 李治安, 刘永愉, 等.室间隔夹层瘤的超声诊断(附4例报告)[J]. 中华胸心血管外科杂志, 2006, 22(3):174-176

[2] 李岩密, 李越. 超声诊断主动脉窦瘤破裂形成室间隔夹层瘤1例[J]. 中华超声影像学杂志, 2005, 14(8):639-640

[3] Mayer ED, Ruffmann K, Saggau W, et al. Ruptured aneurysms of the sinus of Valsalva[J]. Ann Thorac Surg, 1986, 42(1):81-85

[4] Gallet B, Coabe E, Saudemont JP, et al. Aneurysm of the left aortic sinus causing coronary compression and unstable angina:successful repair by isolated closure of the aneurysm[J]. Am Heart J, 1988, 115(6):1308-1310

[5] Wu Q, Xu J, Shen X, et al. Surgical treatment of dissecting aneurysm of the interventricular septum[J]. Eur J Cardiotho-rac Surg, 2002, 22(4):517-520

[6] Swyer AJ, Mauss IH, Rosenblatt P. Congenital diverticulosis of left ventricle[J]. Am J Dis Child, 1995, 79(1):111-114

[7] Kutay V, Yakut C. Aortic root replacement for reoperation of dissecting aneurysm of the interventricular septum[J]. Tex Heart Inst J, 2005, 32(4):573-575

[8] Park KH, Shin DG, Son CW, et al. Aneurysm of sinus of valsalva dissecting into the interventricular septum after aortic valve replacemenl:diagnosis by echocafdiography and magnetic resonance imaging and treatment with surgical sealant[J]. Korean Circ J, 2011, 41(8):464-468

[9] Mariscalco G, Blanzola C, Leva C, et al. Unruptured ventricular septal wall dissection. A case report[J]. J Cardiovasc Surg(Torino), 2006, 47(3):349-352

[10] Gowda RM. Vasavada BC, Khan IA.Coronary artery fistula:clinical and therapeutic considerations[J]. Int J Cardiol, 2006, 107(1):7-10

[11] 夏杰, 胡型锑, 赵琦峰, 等. 小儿先天性冠状动脉瘘的诊断和外科治疗[J]. 中华小儿外科杂志, 2013, 34(8):636-637

病例 30 白塞病合并心脏瓣膜病行 Bentall 术后再发巨大假性动脉瘤

导 读

白塞病（Behet's disease，BD）又称贝赫切特病、口 - 眼 - 生殖器三联征等，是一种慢性全身性血管炎症性疾病，由白塞病导致的心脏主动脉瓣病变者十分罕见。外科手术治疗白塞病所累及的主动脉瓣膜病变十分困难，机械瓣直接缝合在炎性改变的瓣环上，由于瓣环炎性水肿，组织脆弱，故术后易发生瓣膜松动、瓣周漏和假性动脉瘤形成而需要再次手术。本篇报道 1 例白塞病合并心脏瓣膜病行 Bentall 术后再发巨大假性动脉瘤的病例。

病 史 资 料

【基本信息】患者男，34 岁，工人，2018 年 8 月 30 日入院。

【主诉】心脏手术后 1 年，再发胸痛、胸闷半个月余。

【现病史】患者 1 年前因"主动脉瓣关闭不全，白塞病"于 2017 年 11 月 15 日在我院行"Bentall+ 二尖瓣成形 + 三尖瓣成形术"，术后患者恢复良好顺利出院，并规律服用抗凝、糖皮质激素及免疫抑制剂等相关药物。半个月前，患者无明显诱因开始出现间断胸闷、胸痛等不适，同时伴有心慌、乏力，休息后稍好转，到当地医院行胸部 CT 检查后，提示"胸主动脉瘤"，今为求进一步治疗来我院。

【既往史】患者从 2009 年开始出现口腔溃疡，每年夏天 2 ~ 3 次，发作时间长，有时 1 个月左右，冬天 1 ~ 2 次，2009 年开始出现生殖器溃疡，3 年来全身皮肤反复出现多处脓疮。目前口服泼尼松、白芍总苷调节免疫治疗，现无口腔溃疡及外阴溃疡；2017 年 11 月 15 日在我院行 Bentall+MVP+TVP 手术治疗，有输血史；发现乙型肝炎病史 1 年余；否认高血压、冠心病、糖尿病等病史；否认外伤史；否认食物及药物过敏史；否认家族遗传史。

【入院查体】体温 36.6℃，脉搏 101 次 / 分，呼吸 19 次 / 分。四肢血压：左上肢 122/54mmHg；左下肢 136/36mmHg；右上肢 135/49mmHg；右下肢 139/37mmHg。神志清楚，颈静脉充盈，胸部正中可见陈旧性手术瘢痕。双肺呼吸音粗，双侧对称，未闻及明显干、湿啰音及痰鸣音。心率 101 次 / 分，律齐，第二心音减弱，主动脉瓣第一、二听诊区可闻及中度舒张期叹气样杂音，向心尖部传导。腹平软，无压痛及反跳痛，肝脾肋下未触及。周围血管征阴性，双下肢无水肿。

【实验室检查】

血常规：白细胞计数 15.97×10^9/L，中性粒细胞百分率 66.62%，血红蛋白 120.7g/L，血小板 232.0×10^9/L；凝血功能：血浆凝血酶原时间 21.0s，国际标准化比值 1.90，血浆 D- 二聚体 9.607μg/ml，纤维蛋白（原）降解产物＞18.85μg/ml；C 反应蛋白：35.70mg/L；红细胞沉降率 16mm/h；甲状腺功能：游离甲状腺素 1.30ng/dl；N 末端 B 型利钠肽原 4743.00pg/ml；血浆 D- 二聚体 9.607μg/ml；血肌钙蛋白Ⅰ 0.088ng/ml；尿常规、肝肾功能、糖化血红蛋白、血脂、降钙素原（PCT）等结果基本正常。

【辅助检查】入院后行心电图示窦性心动过速，ST-T 改变（图 30-1），X 线胸片（图 30-2），超声心动图（图 30-3），大血管 CTA（图 30-4）等辅助检查。

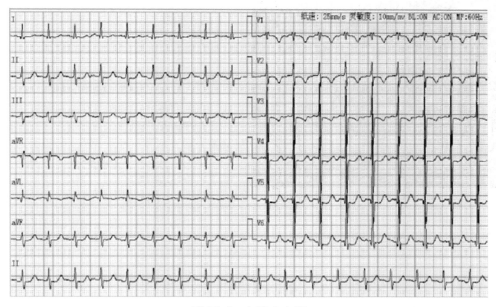

图 30-1　入院心电图

窦性心律，106 次 / 分，ST$_{V4 \sim V6}$ 压低 0.05 ～ 0.1mV，T$_{V3 \sim V5}$ 倒置或双向。心电图诊断：窦性心动过速，ST-T 改变

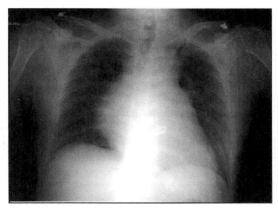

图 30-2　X 线胸片

双肺膨胀好，胸腔未见明确渗出

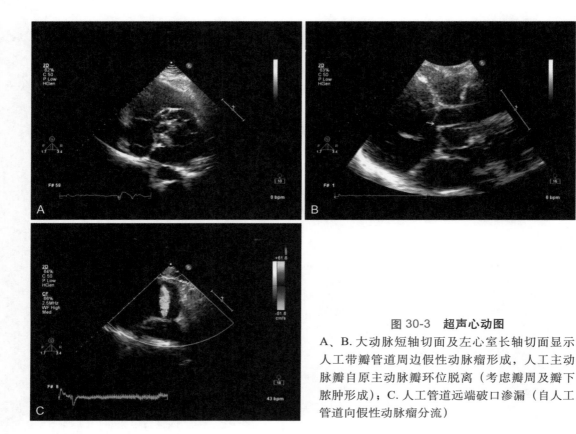

图 30-3　超声心动图
A、B. 大动脉短轴切面及左心室长轴切面显示人工带瓣管道周边假性动脉瘤形成，人工主动脉瓣自原主动脉瓣环位脱离（考虑瓣周及瓣下脓肿形成）；C. 人工管道远端破口渗漏（自人工管道向假性动脉瘤分流）

【初步诊断】①心脏瓣膜病 BENTALL 术后，冠状动脉吻合口漏，升主动脉远端吻合口漏，假性动脉瘤；②白塞病。

诊 疗 经 过

【手术记录】于 2018 年 9 月 11 日全身麻醉体外循环下行 Redo-Bentall，术中游离右股动、静脉、右锁骨下动脉备用。原切口开胸，全身肝素化，右股动脉及右锁骨下动脉建立动脉通道，股静脉插管，转机，降温，摆锯劈开部分胸骨。锯开胸骨过程中，动脉瘤破裂，按压止血，迅速降温至肛温 32℃，心脏逐渐停跳，停循环，迅速锯开胸骨游离胸骨后组织，见巨大假性动脉瘤形成，胸骨成为假性动脉瘤瘤壁组成部分，假性动脉瘤内大量血栓形成，左冠吻合口漏约 7mm，远端吻合口漏两处分别为 6mm 和 7mm。人工瓣膜与自体主动脉瓣环脱离，重度反流。阻断升主动脉远端，恢复循环，时间约 4 分钟。切开升主动脉，经左、右冠状动脉直接灌注含血停跳液。分离主动脉根部，拆除原瓣膜，游离左、右冠状动脉。以 4-0Prolene 线缝合 St.Jude 27# 瓣膜和 30# 人工血管呈"烟囱"带瓣管道。待肛温 25℃，鼻咽温 22℃，停循环，拆除远端吻合血管，游离自体主动脉，30# 人工血管吻合远端吻合口，4-0Prolene 线 2 针连续缝合，阻断人工血管后恢复循环。修剪并重建主动脉根部，以 3 针 4-0Prolene 连续缝合自制带瓣管道至新建主动脉瓣环处，下瓣打结固定。分别以 5-0Prolene 线及 4-0Prolene 线缝合根部组织至人工血管上，形成两道加固。以 5-0Prolene 将左、右冠

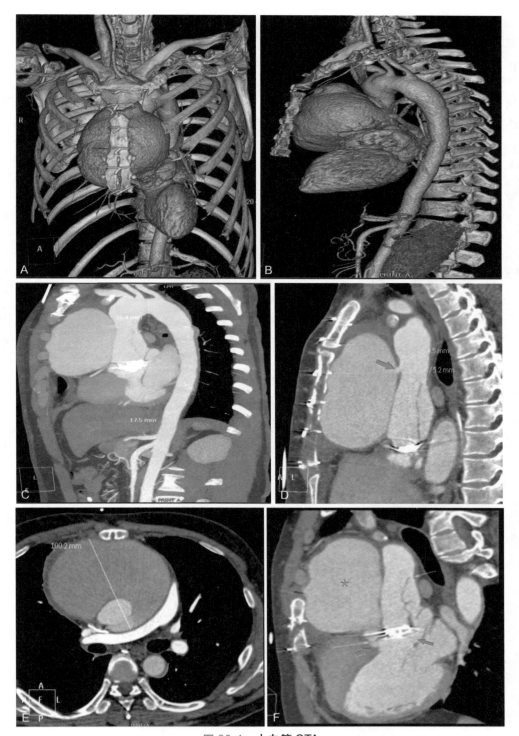

图 30-4　大血管 CTA

A、B. CT VR 图，显示前纵隔内巨大瘤样结构；C. CT 斜矢状面 MIP 显示前纵隔内巨大瘤样结构，与升主动脉关系密切；D. CT 斜矢状面 MIP，显示升主动脉远段前壁小破口（箭头），与前纵隔瘤体相通；E. 升主动脉横断面，显示瘤体呈类椭圆形；F. 斜矢状面，显示主动脉根部、瓣周可见大量造影剂池（箭头），与前纵隔巨大瘤体（星号）相连

注：VR. 容积再现；MIP. 最大密度投影

状动脉开口吻合至人工血管,切除多余的人工血管,用 4-0Prolene 将近远端人工血管相吻合,开放后心脏自动复跳,逐步复温。TEE 示:未见瓣周漏,冠状动脉血流好,二尖瓣轻度反流。

【术后转归】术后给予维护心功能、调整血容量、稳定内环境、抗感染等治疗,术后恢复可。术后复查心电图(图 30-5)、X 线胸片(图 30-6)、超声心动图(图 30-7):REDO-BENTALL 术后:带瓣人工管道机能未见明显异常。出院后继续醋酸泼尼松片 20mg 每日 1 次口服。

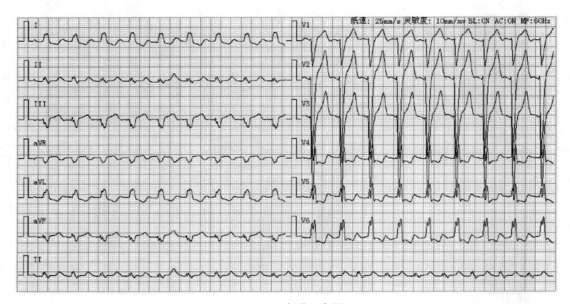

图 30-5 **术后心电图**
窦性心律,107 次 / 分,QRS 时限 166ms,V6 呈宽 R 型,呈左束支传导阻滞波形。心电图诊断:窦性心动过速,左束支传导阻滞

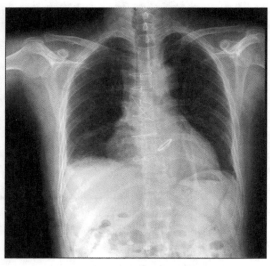

图 30-6 **术后复查 X 线胸片**
双肺膨胀良好,右侧膈面轻度膨升

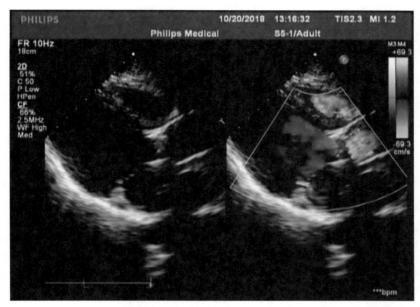

图 30-7　术后超声心动图
左心室长轴切面显示带瓣人工管道血流通畅，未见瓣周漏

学 习 讨 论

白塞病（Behcet's disease，BD）又称贝赫切特病、口 - 眼 - 生殖器三联征等，是一种慢性全身性血管炎症性疾病，主要表现为复发性口腔溃疡、生殖器溃疡、眼炎及皮肤损害，也可累及血管、神经系统、消化道、关节、肺、肾、附睾等器官，大部分患者预后良好，眼、中枢神经系统及大血管受累者预后不佳。

目前心脏主动脉瓣病变的病因主要为风湿性病变、退行性病变、感染性心内膜炎及先天性畸形等。由白塞病导致的心脏主动脉瓣病变十分罕见。由于心脏白塞病临床表现、辅助检查等指标没有特异性，诊断缺乏金标准。此外，由于本病发病率低，心外科医师对心脏白塞病认识不足，容易术前漏诊、误诊，从而手术时机、手术方式的制订出现错误，影响患者的预后。如心脏白塞病的主动脉瓣关闭不全伴瓣膜赘生物的患者，尤其是合并低热，伴红细胞沉降率增快、CRP 异常升高的患者，容易被误诊为感染性心内膜炎（IE）、单纯升主动脉扩张或不典型马方综合征等。本例患者首次入院时因发热和主动脉瓣附加回声曾考虑为 IE。

心脏白塞病累及主动脉瓣病变需行瓣膜手术时，手术对于外科术者是一大挑战，机械瓣直接缝合在炎性改变的瓣环上，由于瓣环炎性水肿，组织脆弱，故术后易发生瓣膜松动、瓣周漏和假性动脉瘤形成等。此例瓣环撕脱、吻合口漏致巨大假性动脉瘤较为罕见。本例患者首次术后 8 个月发现人工瓣环与自体瓣膜脱离，人工血管远端吻合口瘘，形成巨大假性动脉瘤，严重影响患者生命安全。二次手术时考虑到动脉瘤紧贴胸骨，开胸时破裂风险极大，如何选择插管方式及心肌保护策略也极为棘手。最后选择先行股动静脉及腋动脉插管，开胸时出现假性动脉瘤破裂大出血，压迫止血同时转机降温，待心脏停跳后停循环，迅速开胸游离升主动脉并阻断，恢复循环逐渐复温，然后切开升主动脉分别经左、右冠状动脉开口灌注停跳液。这样既避免了难以控制的大出血，又完成了有效的心肌保护，保障了手术的顺利进行。术中应用"烟囱"技术行 Bentall 术，可尽量选择较大型号瓣膜，既保障瓣膜开口面积又可降低根部缝合张力降低再次出现漏的风险。

术后及时使用类固醇激素及免疫抑制剂是术后恢复的关键，并根据红细胞沉降率及 C 反应蛋白等指标调整用药。本例患者术后恢复顺利，康复出院。调查研究发现心血管医师对白塞病诊断标准认知率低（32.6%）；对皮肤病变的认知率，如痤疮样皮疹（41.3%）、结节性红斑（42.0%）、针刺反应（47.8%）等也较低。临床上遇到主动脉瓣关闭不全病患者，除考虑常见病因外，应警惕全身疾病如白塞病累及心血管系统，包括瓣膜、血管、心肌等所致。提高临床医师对白塞病及其心血管病变的认知，对于早期诊断，改善预后，减少术后并发症具有重要意义。

（阳　健　王　波）

参考文献

[1]　邹小明，茹江江，张振，等.心血管白塞氏综合征的外科治疗[J]. 南方医科大学学报，2008，28(12):2274-2276

[2]　Ando M, Kosakai Y, Okita Y, et al. Surgical Treatment for Aortic Regurgitation Caused by Non-Specific Aortitis[J]. Cardiovasc Surg, 1999, 7(4):409-413

[3]　Tsui KL, Lee KW, Chart wIL, et al. Behcet's aortitis and aortic regurgitation:a report of two cases[J]. J Am Soc Echocardiogr 2004, 17(1):83-86

[4]　杨琳，赵蕾，徐超，等.白塞综合征20例临床特征及心血管影像学分析[J].疑难病杂志，2021，20(04):383-385, 390

病例31 继发性肺动脉高压患者妊娠后体力下降、咳嗽咯血

导 读

肺动脉高压（pulmonary hypertension，PH）是指由多种病因和不同发病机制所致肺血管结构或功能改变，引起肺血管阻力和肺动脉压力升高的临床和病理生理综合征，继而发展成右心衰竭甚至死亡。引起肺动脉高压的因素很多，先天性心脏病相关性肺动脉高压是国内肺动脉高压的主要类型。本病例即报道了1例先心病相关性肺动脉高压。

病 史 资 料

【基本信息】患者女，29岁，身高160cm，体重46.7kg，自由职业，2019年3月23日入院。

【主诉】体力下降11月，咳嗽伴痰中带血5天。

【现病史】患者于11月前妊娠后出现进行性体力下降，妊娠6月时上一层楼即感胸闷、气短，妊娠9月时平地步行15m即感喘憋，分娩后上述症状明显减轻。平素体力活动尚可，无双下肢水肿，妊娠期间黑矇3次，不伴意识丧失。5天前于"感冒"后出现咳嗽、咳痰，白色黏痰，痰中见鲜红血丝，偶有小血块。

【既往史】孕1产1，2019年2月24日行剖宫产手术。

【家族史】无特殊。

【体格检查】体温36.8℃，脉搏104次/分，血压98/71mmHg（1mmHg=0.133kPa），呼吸频率20次/分，经皮指脉氧饱和度89%。神志清楚，发育正常。口唇、肢端轻度发绀，无杵状指（趾），双肺呼吸音稍粗，右下肺可闻及细湿啰音。心界扩大，心率104次/分，律齐，P2亢进伴分裂，A2 < P2，心脏各瓣膜区未闻及明显杂音。腹软，肝脾肋下未触及。双下肢无水肿。

【辅助检查】实验室检查：血常规示白细胞计数5.93×10^9/L，中性粒细胞百分率59.66%，淋巴细胞百分率31.44%，红细胞计数4.247×10^{12}/L，血红蛋白136.2g/L，血小板计数155.3×10^9/L；肌钙蛋白I（cTn-I）0.038ng/ml；N末端B型利钠肽原2551pg/ml；超敏C反应蛋白（CRP）41.7mg/L；肝肾功能：丙氨酸转氨酶（ALT）15U/L，天冬氨酸转氨酶（AST）13U/L，血清尿素（BUN）6.08mmol/L，血清尿酸（UA）471μmol/L，血清肌酐（CR）75μmol/L。血浆D-二聚体2.663μg/ml。风湿系列抗体测定、传染病筛查、甲状腺功能检测、血糖血脂检测均未见异常。

心电图、X 线胸片见图 31-1，图 31-2。

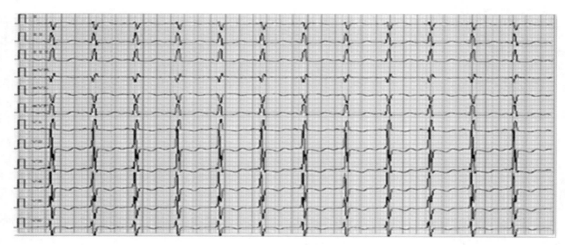

图 31-1　入院心电图

窦性心律，心率 71 次 / 分，QRS 时限 132ms，V1 导联 rsR'型，余导联终末传导延迟，ST $_{II、III、aVF、}$
$_{V2～V6}$ 下斜型压低 0.05 ～ 0.1mV，T $_{I、II、III、aVL、aVF、V2～V6}$ 双向或倒置。心电图诊断：窦性心律，右束
支传导阻滞，ST-T 改变

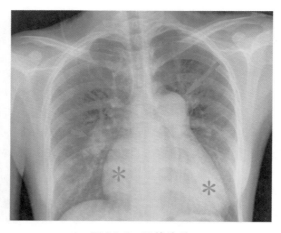

图 31-2　X 线胸片

肺门肺动脉明显增宽（短箭头），呈"残根样"改变，肺动脉段瘤样突出（长箭头），右心增大（星号），
提示重度肺动脉高压

【超声心动图】左心房前后径 3.9cm，左心室前后径 4.2/2.7cm，右心房横径 6.3cm，右
心室横径 7.0cm，主肺动脉 4.5cm，右心室壁整体运动幅度减低，三尖瓣重度反流（流速 4.8m/
s），估测肺动脉收缩压（sPAP）105mmHg，左肺动脉提示有血栓形成。房间隔缺损 3.3cm（自
右向左为主双向分流），部分肺静脉畸形引流，心包腔可见少量积液（图 31-3）。

【心血管 CTA】肺动脉增宽，左、右肺动脉主干栓塞（考虑原位血栓形成），肺动脉栓
塞指数 40%，左肺上叶、右肺中叶可见斑片状影，右心房、右心室增大，房间隔缺损（下腔型），
部分型肺静脉异位引流（图 31-4）。

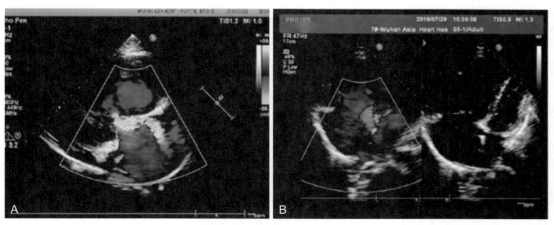

图 31-3　**超声心动图**

A. 右心室流入道切面显示三尖瓣重度反流；B. 胸骨旁斜四腔心切面显示右肺静脉回流入右心房（部分型肺静脉异位引流）

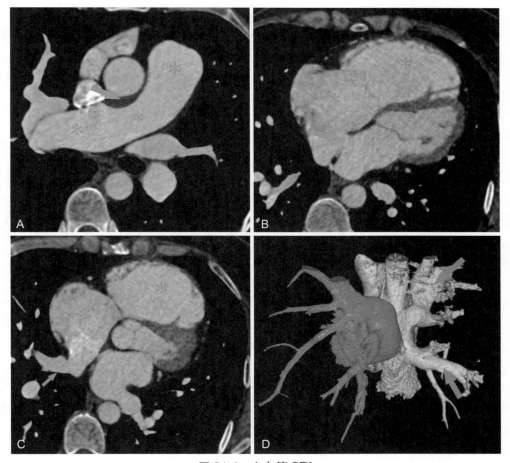

图 31-4　**心血管 CTA**

A. 主肺动脉横断面，显示肺动脉增宽（星号），主肺动脉可见附壁血栓（箭头）；B. 心脏四腔心，显示房间隔缺损（箭头），右心增大（星号）；C. 心脏横断面，显示部分型肺静脉异位引流（右肺静脉汇入右心房）；D. 肺静脉三维图，显示右上肺静脉，右下肺静脉均汇入右心房（箭头），星号为上腔静脉

【初步诊断】先天性心脏畸形，房间隔缺损（混合型，右向左分流为主），部分型肺静脉异位引流，继发性肺动脉高压（重度），肺动脉原位血栓形成，非风湿性三尖瓣关闭不全，心功能Ⅲ级（NYHA 分级），心包积液（少量）。

诊 断 思 路

【诊疗分析】青年女性，患有先天性心脏病：房间隔缺损、部分型肺静脉异位引流，继发重度肺动脉高压，同时妊娠、合并感染等多重因素加重了疾病的进展。从临床表现及体格检查来看，患者处于"艾森曼格状态"，肺血管病变是否已进展为不可逆的状态？是否已经失去手术机会？需要进一步检查、谨慎评估。同时分析肺动脉血栓形成原因：患者双下肢血管超声未见异常，排除肺动脉血栓由下肢深静脉脱离而来，考虑为原位血栓形成：这可能与产褥期血液高凝、血流滞缓及肺高压患者缺氧、炎症因子激活、凝血功能异常、内皮功能异常等一系列因素相关。

【治疗过程】

1. 对症给予强心、利尿、止血（垂体后叶素）、抗感染（舒普深）、镇咳化痰、抗凝（利伐沙班）等治疗。考虑患者为继发性重度肺动脉高压、病情危重，大咯血、肺高压危象等发生风险较高，故给予"安立生坦 10mg 每日 1 次 + 西地那非 25mg 每日 3 次 + 皮下瑞莫杜林 [逐渐增加剂量至 20ng/（kg·min）]"三联靶向降肺压治疗，嘱调整 3 ～ 6 个月后行右心导管检查。

2. 患者于 2019 年 7 月 29 日入院复诊，临床表现、查体均有明显好转，行肺动脉 CTA 示：肺动脉血栓明显吸收。行右心导管检查示：主肺动脉平均压 35mmHg，肺血管阻力 4.36wv，Qp：Qs 为 2.0，风险评估患者为肺高压低危风险人群。综合临床表现、实验室检查、超声心动图、X 线胸片、心电图及右心导管检查结果（PVR ≥ 3WU 且 < 5WU，Qp：Qs > 1.5）进行分析，评估患者有手术机会。遂于 2019 年 8 月 8 日行"ASD 修补 +PAPVC 矫治 + PVP + TVP 术"，术后复查 X 线胸片提示肺动脉段、右心均缩小，肺血较前改善。复查超声心动图：房水平未见分流，三尖瓣轻微反流，对比入院心脏超声，右心明显缩小、左心扩大，肺动脉有所回缩。出院后继续口服"安立生坦 + 西地那非"，嘱定期复查右心导管。

3. 患者于 2021 年 6 月 8 日复查右心导管：主肺动脉压力、肺血管阻力均降至正常。遂停用降肺压药物，嘱定期随访。

学 习 讨 论

肺动脉高压（pulmonary hypertension，PH）是指由多种病因和不同发病机制导致肺血管结构或功能改变，引起肺血管阻力和肺动脉压力升高的临床和病理生理综合征，继而发展成右心衰竭，危及生命甚至死亡。引起肺动脉高压的因素很多，先天性心脏病相关性肺动脉高压是国内肺动脉高压的主要类型。

艾森曼格综合征（Eisenmenger syndrome，ES）是指在各种先天性心血管畸形中，由于血液通过心内或心外异常通道产生左向右分流，并使肺动脉压力逐渐增高：当肺动脉压达到或超过体循环压力时，就产生双向或反向分流的一种病理生理综合征。各种分流性先天性心脏病如房间隔缺损、室间隔缺损、动脉导管未闭等均有可能发展为 ES。ASD-PAH 患者最开始肺动脉压力的升高是由于左向右分流使肺血流量增加，但是随着肺血流量的增加，血管收缩、内膜增生、原位血栓、细胞凋亡受阻、血管重构、炎症反应接踵而来，最终导致不可逆肺动脉压力升高、右心室后负荷增加、右心室重构、右心衰竭。

　　这是一例合并有妊娠、先天性心脏病的肺高压患者。妊娠加重了疾病，但患者肺血管病变还未进展到不可逆的状态。对于这种体、肺循环阻力升高，双向分流的肺高压患者需要谨慎评估手术指征（指南推荐经右心导管检查评估 PVR < 5WU 或 Qp ∶ Qs > 1.5 者考虑手术治疗），通过手术联合药物治疗，部分患者可以获得较好的生活质量及远期预后。

经 验 总 结

　　1. 先天性心脏病并发肺动脉高压如能在肺小动脉病变处于可逆阶段矫治心脏畸形，患者将获得较好的生活质量。

　　2. 严格把控合并肺动脉高压的先天性心脏病患者的手术指征。

　　3. 指南推荐 PH 患者总体治疗目标为达到低危状态，在临床诊治中制订个体化目标。

（李云燕　周红梅）

参考文献

[1] Bian CY, Xu WT, Gu XS. Mechanism of Thromboembolism in Pulmonary Arterial Hypertension[J]. Medical Information, 2019, 32(9):1-14

[2] Lopez BM, Malhamé I, Davies LK, et al. Eisenmenger Syndrome in Pregnancy:A Management Conundrum[J]. J Cardiothorac Vasc Anesth, 2020, 34(10):2813-2822

[3] Dardi F, Palazzini M, Gotti E, et al. Simplified table for risk stratification in patients with different types of pulmonary arterial hypertension[J]. Eur Heart J, 2018, 39(suppl_1):4538

[4] Galiè N, Channick RN, Frantz RP, et al. Risk stratification and medical therapy of pulmonary arterial hypertension[J]. Eur Respir J, 2019, 53(1):180-189

[5] Baumgartner H, De Backer J, Babu-Narayan SV, et al. 2020 ESC Guidelines for the management of adult congenital heart disease[J]. Eur Heart J, 2021, 42(6):563-645

病例 32 育龄期心脏瓣膜病患者的妊娠风险评估

导 读

　　心脏瓣膜病是指单个或多个瓣膜的功能或结构异常，导致瓣膜口狭窄和（或）关闭不全，是患者发生心力衰竭、心律失常、栓塞及猝死的重要原因之一。然而已患心脏瓣膜病的育龄期妇女能否正常妊娠及分娩呢？妊娠能否安全度过及何时是最佳外科手术时机等，都是诊疗过程中亟待解决的问题。本病例即报道 1 例有生育需求的育龄心脏瓣膜病患者，在我院是如何进行妊娠心血管危险评估的。

病 史 资 料

　　【基本信息】患者女，27 岁，身高 168cm，体重 50kg，BMI 17.7kg/m^2，职员。

　　【主诉】发现心脏杂音 4 年余。

　　【现病史】2017 年体检时发现心脏杂音，于当地医院就诊被告知有"心脏瓣膜病，二尖瓣轻度关闭不全"；未行进一步检查及治疗。2019 年自然生产，单胎足月，未做超声心动图检查；无妊娠并发症。2021 年 5 月患者行孕前体检，超声心动图提示二尖瓣重度关闭不全；无喘气、胸闷、胸痛等症状，2021 年 6 月 17 日入院。

　　【家族史】无特殊。

　　【体格检查】阳性体征：心界扩大，心率 89 次 / 分，律齐，心尖部可闻及收缩期 3/6 级吹风样杂音，传导局限。

　　【辅助检查】血常规、肝功能、肾功能、电解质、BNP、心肌标志物、血脂、凝血功能、甲状腺功能、D- 二聚体、风湿标志物、传染病筛查、糖化血红蛋白、易栓症筛查、高血压监测、红细胞沉降率未见异常。

　　心电图示窦性心律，心前区 R 波递增不良（图 32-1）；24h 动态心电图示窦性心律，偶发房性期前收缩（单发 4 个），偶发室性期前收缩（单发 27 个），心率变异性分析结果：正常。腹部彩超示肝、胆、脾、胰腺未见异常。子宫、附件未见明显异常，陶氏腔少量积液(深约 1.1cm)。超声心动图示见二尖瓣前叶（A2 区）脱垂并中 - 重度关闭不全，左心扩大（图 32-2）。

　　【初步诊断】心脏瓣膜病，二尖瓣重度关闭不全，窦性心律，心脏扩大，心功能 Ⅰ 级。

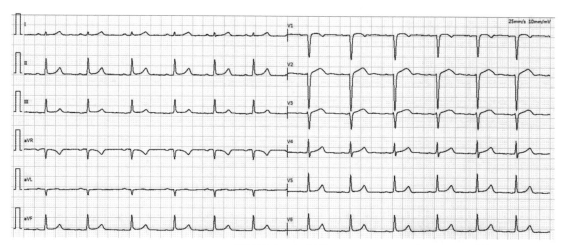

图 32-1　心电图

窦性心律，76 次 / 分，V1 ～ V3 呈 QS 型或 rS 型，r < 0.1mV，心电图诊断：窦性心律，心前区 R 波递增不良

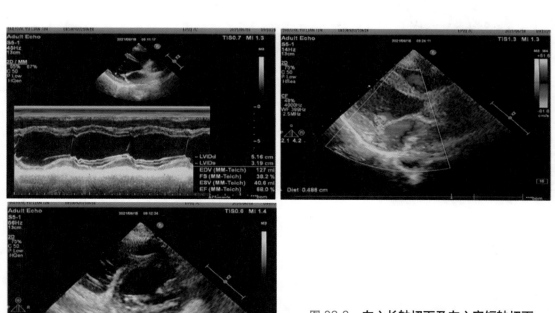

图 32-2　左心长轴切面及左心室短轴切面

二尖瓣前叶（A2 区）脱垂并中 - 重度关闭不全，左心扩大，M 型超声测得左心室射血分数（LVEF）68%

诊 断 思 路

【病例特点】①青年女性，发现心脏杂音 4 年，已确诊心脏瓣膜病；目前无胸闷、气促等心力衰竭症状。②无高血压、高血脂、糖尿病等病史；无特殊家族史。③有一次生育史，目前有再次生育的需求，需要评估妊娠心血管风险。④此次超声心动图示二尖瓣前叶脱垂

并中 - 重度关闭不全，左心扩大（LA 4.0cm，LV 5.6cm），LVEF 68%。

【诊疗经过】　心脏瓣膜病患者，此次入院评估妊娠风险，临床需评估以下问题。

1. 27 岁年轻女性，4 年前确诊心脏瓣膜病；既往无高血压、高血脂、糖尿病等病史；无特殊家族史；化验包括甲状腺功能、免疫指标均正常，可排除高血压性心肌病、糖尿病性心肌病及缺血性心肌病等。患者 4 年疾病过程中有一次妊娠史，期间未监测心脏彩超，瓣膜反流从轻度到中 - 重度，是疾病正常发展，还是围生期心肌病？需要行心脏磁共振进一步评估患者心肌状况，心脏 MR 示左心房、左心室增大，于收缩期可见二尖瓣重度反流（图 32-3）。综合考虑为心脏瓣膜病，可排除围生期心肌病。妊娠风险分级：Ⅲ级。

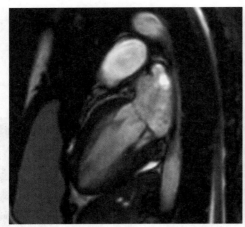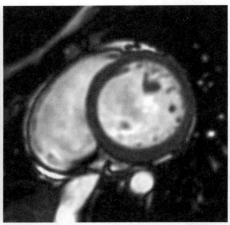

图 32-3　心脏 MR

左心房、左心室增大，于收缩期可见二尖瓣重度反流；延迟期左心室心肌未见强化；左心室心肌平均 T_1 mapping 值与肝脏 T_1 mapping 值近似，左室心肌细胞外容积指数 32%

2. 患者目前为无症状二尖瓣关闭不全，左心室舒张功能不全 [LVESD ⩾ 45mm 和（或）LVEF ⩽ 60%] 达到手术指征。

3. 若患者手术诊疗，面临人工瓣膜置换所带来的系列问题。①机械瓣：长期抗凝治疗，抗凝血药物致畸可能，妊娠期及围生期药物调整困难；②生物瓣：可减免药物影响，但生物瓣使用寿命 10 ～ 15 年，患者现 27 岁，面临 2 ～ 3 次瓣膜置换可能，再次的手术风险增加。患者有生育需求，目前手术时机是否合适？能否妊娠生育后考虑外科手术治疗？

4. 患者能否在瓣膜病未手术情况下安全完成妊娠及生育过程

（1）基础检查：2018 年《ESC 妊娠期心血管疾病诊疗指南》指出妊娠前及妊娠期评估辅助检查包括超声心动图、心电图、胸部 X 线、CT、MRI 检查。其中：经胸超声心动图是妊娠期首选的影像学检查方法；X 线胸片、CT 检查也常用于心脏病的诊断，仅在十分必要的情况下应用；因为钆造影剂在妊娠期使用的安全性有争议，应尽量避免，尤其是在妊娠前 3 个月，仅在其他非侵入性诊断措施不够充分时使用。

（2）风险分级：2016 年《妊娠合并心脏病的诊治共识》提示无症状的二尖瓣脱垂、核磁共振反映左心室收缩功能稍减低的心脏病妇女妊娠风险分级Ⅲ级，可妊娠，建议三级以上综合医院分娩。

（3）除了静态评估结果，根据 2018 年《ESC 妊娠期心血管疾病诊疗指南》建议在心血管疾病患者妊娠前和妊娠早期需要行运动负荷试验。

（4）运动负荷超声、心肺运动负荷试验可模拟妊娠期心肺负担，可间接反映妊娠风险（图 32-4，图 32-5，表 32-1 ～表 32-3）。

【卧式运动负荷超声】见图 32-4。

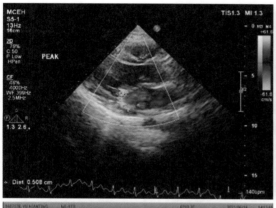

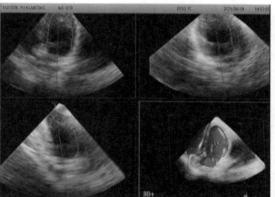

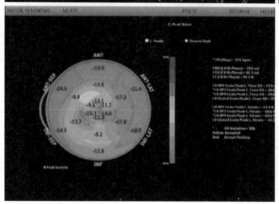

图 32-4　踏板试验至达到最大运动量，二尖瓣反流程度为中 - 重度；三维超声测左心室射血分数（LVEF）71%；16 节段室壁应变分析得出左心室整体纵向应变 - 20.1%

综合分析：运动诱发肺高压，测肺动脉收缩压为 38mmHg。提示此患者运动会诱发出肺高压，妊娠晚期有肺高压风险。2016 年妊娠合并心脏病的诊治专家共识中妊娠危险分级：轻度肺动脉高压（< 50mmHg）为Ⅲ级，可妊娠，需三级妇产科或三级综合医院待产。但需要评估患者肺高压的危险度，遂进行心肺运动负荷试验评估肺动脉高压的影响。

【心肺运动试验】肺动脉高压及基础心脏瓣膜病进行诊断及预后危险分层（表 32-1 ～表 32-3）。

综合结论：① peakVO$_2$/kg 25.0ml/（min·kg），Weber 分级：A 级，提示心功能正常。② peakVO$_2$/ 预计值：68%，提示心肺运动耐量中度减低。③运动期 ST 段未见异常。④运动中收缩压呈升高趋势。⑤ VE/VCO$_2$slope 24.9，提示通气效率正常。⑥运动期氧饱和度 96% ～ 99%，正常范围。⑦运动终止原因为下肢疲劳。⑧运动试验结果阴性。

表 32-1　心肺运动试验检测结果

测试指标	实测	正常范围	测试指标	实测	正常范围
peakVO$_2$/kg [ml/(min·kg)]	25.0	Weber 分级： A 级 20 >正常 B 级 16 ~ 20 轻度↓ C 级 10 ~ 15.9 中度↓ D 级 < 10 重度↓	peakVO$_2$/ 预计值	68%	心肺运动耐量： 85% ≥正常 60% ≥轻度↓ 40% ≥中度↓ 40% <重度↓
VE/VCO$_2$slope	24.9	通气效率： < 30　正常 30 ~ 35.9 轻度↓ 36 ~ 44.9 中度↓ ≥ 45 重度↓	潮气末 CO$_2$ 分压 PETCO$_2$ (mmHg)	静息：33 顶值点：40	静息≥ 33 运动期有 2 ~ 6 的升高

表 32-2　心肺运动试验——肺动脉高压患者诊断及预后分层

标准的运动变量			主要的 CPX 变量		
血流动力学	ECG	脉氧	VE/VCO$_2$ 斜率	peakVO$_2$	运动中 PETCO$_2$
运动时收缩压升高	运动中和（或）恢复期没有持续心律失常、ST 显著改变	SpO$_2$ 较基线无改变	Ventilatory I 级 VE/VCO$_2$ 斜率< 30.0	Werber 分级 A > 20	> 37mmHg
运动时收缩压反应平坦	运动中和（或）恢复期出现心脏节律的改变和 ST 改变，但没有导致运动试验终止		Ventilatory II 级 VE/VCO$_2$ 斜率 30 ~ 35.9	Werber 分级 B 16 ~ 20	36 ~ 30mmHg
		SpO$_2$ 较基线下降> 5%	Ventilatory III 级 VE/VCO$_2$ 斜率 36 ~ 44.9	Werber 分级 C 10 ~ 15.9	29 ~ 20mmHg
运动时收缩压下降	运动中和（或）恢复期出现心脏节律的改变和 ST 改变，导致运动试验终止		Ventilatory IV 级 VE/VCO$_2$ 斜率 ≥ 45	Werber 分级 D < 10	< 20mmHg

引自 Gazzi M, Adams V, et al. EACPR/AHA Scientific Statement. Clinical recommendtions for cardiopulmonary exercise testing data a ssessment in specific patient populations. Circulation, 2012, 126(18):2261-2274

患者各项指标均在绿色区间，提示肺动脉高压对患者远期危险度低

表 32-3　心肺运动负荷试验——心脏瓣膜病患者的及预后分层

标准的运动变量			主要的 CPX 变量		
血流动力学	ECG	试验终止原因	VE/VCO$_2$ 斜率	peakVO$_2$	peakVO$_2$ 占预计值
运动时收缩压升高	运动中和（或）恢复期没有持续心律失常、ST 显著改变	下肢肌肉疲劳	Ventilatory Ⅰ 级 VE/VCO$_2$ 斜率 < 30.0	Werber 分级 A > 20	≥ 100%
运动时收缩压反应平坦	运动中和（或）恢复期出现心脏节律的改变和 ST 改变，但没有导致运动试验终止	心绞痛	Ventilatory Ⅱ 级 VE/VCO$_2$ 斜率 30 ~ 35.9	Werber 分级 B 16 ~ 20	75% ~ 99%
			Ventilatory Ⅲ 级 VE/VCO$_2$ 斜率 36 ~ 44.9	Werber 分级 C 10 ~ 15.9	50% ~ 75%
运动时收缩压下降	运动中和（或）恢复期出现心脏节律的改变和 ST 改变，导致运动试验终止	呼吸困难	Ventilatory Ⅳ 级 VE/VCO$_2$ 斜率 ≥ 45	Werber 分级 D < 10	< 50%

引自 Circulation，2012，126（18）：2261-2274

注：患者 peakVO$_2$ 占预计值 68%，为橙色区间，其余均为绿色区间；提示患者心脏瓣膜危险为中危，疾病以心脏瓣膜病为主；暂时未达高危组，可定期复查，暂无急诊手术指征

【无创运动心排血量连续监测】见图 32-5。

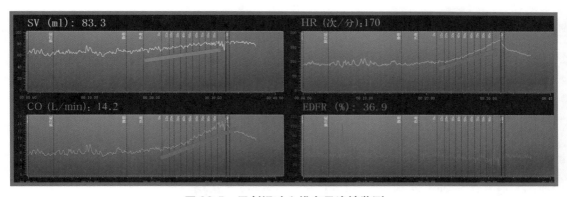

图 32-5　无创运动心排血量连续监测

由于孕期正常的心排血量需求为妊娠前 1.5 倍，此患者 CO（心排血量）从静息时 6 提升至运动最大强度 14.2，提示心排血量储备能耐受妊娠。但运动期 CO 上升趋势以 HR（心率）代偿为主，SV（每搏输出量）反应平坦，提示危险度增加，妊娠期需监测心率、心排血量

【评估结论】患者二尖瓣脱垂伴中 - 重度反流达到手术指征，但患者有妊娠需求，暂未到合适手术时机；目前妊娠危险分层 III 级，运动诱发轻度肺动脉高压对患者远期影响小；运动后心排血量上升达 2 倍，但以心率代偿为主，需定期监测。根据指南建议及检查结论评估可妊娠，孕妇死亡率中度增加或者心血管疾病发病率中、重度增加，妊娠期最低随访次数：每 2 个月 1 次，需三级妇产科或三级综合医院孕检及待产。

学 习 讨 论

妊娠期心血管系统生理变化：血容量较非妊娠期增加 35% ～ 40%，且血红蛋白生成速率低于血容量增加速率，故易发生妊娠期生理性贫血；心排血量增加，但血压并无明显升高，肾脏和子宫血流量增加。妊娠期呼吸系统的生理变化：氧耗量的增加主要是满足胎儿、子宫、胎盘的生长需要，伴随孕妇基础代谢率增加 15%，机体氧耗量明显增加，到妊娠晚期时氧耗量较非妊娠期增加 20% ～ 33%。

妊娠期心血管疾病严重危害孕产妇健康，是导致孕产妇死亡的重要原因之一。自 2011 年欧洲心脏病学会（ESC）发布《妊娠期心血管疾病的管理指南》以来，近年来在诊断技术、风险评估及心血管药物使用等方面又涌现了较多新的证据。《2018 ESC 妊娠期心血管疾病管理指南》综合了近年来的进展，对妊娠期心血管疾病的妊娠前咨询、风险评估、妊娠期管理及诊治、妊娠期药物使用等方面进行了详细阐述，同时更加强调妊娠期风险评估。但因目前前瞻性或随机试验证据相对较少，该指南多数建议仅为 C 级；在诊疗中仍有许多悬而未决的问题。此病例即一例育龄期瓣膜疾病患者，为评估妊娠安全性，遂增加精准评估检查（心肺运动试验、运动负荷超声、心脏磁共振、心脏负荷超声检查等），将妊娠风险分级更加精准地细分，评估远期预后及随访周期，同时为已患心血管疾病的育龄女性风险评估提供国内的参考。

经 验 总 结

笔者医院心脏康复中心近年来开展了对已确诊或疑似先天性或获得性心脏病的育龄期妇女（尽可能在孕前）进行妊娠风险咨询和评估，已积累初步的经验。由于妊娠期孕妇的心血管系统、呼吸系统生理均会发生生理改变，因此采用心肺运动试验及负荷超声检查是在增加负荷情况下，模拟妊娠期生理改变，评估心肺能力，能进一步精准诊断及评估危险分层，了解已患心血管疾病的育龄女性远期预后及随访周期，指导妊娠安全及风险管理。

（王文渊　李　颖）

参考文献

[1] Zhang H F, Zhang J.Interpretation of 2018 ESC Guidelines for Management of Cardiovascular Diseases duringPregnancy[J]. Chinese General Practice, 2018, 21(36):4415-4423

[2] 鄢华, 苏晞.2018年欧洲心脏病学会妊娠期心血管疾病管理指南解读[J].中国介入心脏病学杂志, 2018, 26(9):481-487

[3] 林建华, 张卫社.妊娠合并心脏病的诊治专家共识(2016)[J].中国妇产科杂志, 2016, 51(6):401-409

[4] Baumgartner H, Falk V, Bax JJ, et al. 2017 ESC/EACTS Guidelines for the Management of Valvular Heart Disease[J]. Rev Esp Cardiol(Engl Ed). 2018, 71(2):110

[5] Gazzi M, Adams V, Conraads V, et al. EACPR/AHA scientific statement. clinical recommendations for cardiopulmonary exercise testing data assessment in specific patient populations[J]. Circulation, 2012, 126(18):2261-2274

[6] Sun YL, Han HG, Huang DF, et al. Construction of tissue-engineered heart valves:Status and Prospects[J]. ZhongguoZuzhiGongchengYanjiu. 2013, 17(50):8775-8780

病例 33 左主干受压综合征

▶ **视频目录**

图 33-4　冠状动脉造影及主动脉根部非选择性造影

> **导　读**
>
> 　　肺动脉高压患者常有胸痛表现，当肺动脉压力显著增高出现心绞痛时，除考虑肺动脉高压导致的右心劳损、缺血或冠状动脉有效灌注减少，还需考虑左主干受压综合征，即左主干被显著扩张的肺动脉外压导致狭窄，此类病例报道非常少，是心绞痛的一种可逆病因。

病 史 资 料

【基本信息】患者男，51 岁，体重 163cm，体重 59kg，无业，2016 年 10 月 18 日入院。

【主诉】活动后气促 4 年，胸痛 10 天。

【病史简介】患者 4 年前重体力活动后气促，未重视。2 年前气促较前明显，爬 3 层楼即气促，并双下肢水肿，超声心动图提示"先天性心脏病，房间隔缺损（双向分流），二尖瓣轻度反流，三尖瓣重度反流，重度肺动脉高压，左心室射血分数 25%，心包腔少量积液，考虑艾森曼格综合征"。给予血栓通、呋塞米及螺内酯、贝那普利（洛汀新）等治疗，体力较前稍改善，水肿消退后出院，出院后坚持服用上述药物。1 年前复查超声心动图提示"左心室射血分数 57%，无心包积液"，心电图提示心房扑动，加用美托洛尔控制心室率，体力逐渐下降，现爬 1 楼即气促。10 天前左侧卧位时压榨性胸痛，平躺疼痛缓解。平时出汗多，无黑矇、晕厥、缺氧发作史。今为进一步诊治来我院。

【既往史】有高血压病史，两年前疑因"高血压危象"抢救，当时意识模糊，具体情况不详。曾化验示肝功能损害，表现为转氨酶、胆红素升高。无手术、输血、外伤史，无药物、食物过敏史，否认家族遗传病史。

【个人史】吸烟 20 年，平均 10 支 / 日，已戒烟 3 年。饮酒 20 年，平均 3 两 / 日，已戒酒 3 年。无毒品接触史。

【婚育史】未婚。

【家族史】父母健在，家族史无特殊。

【体格检查】体温 36.5℃，呼吸 23 次 / 分，血压 114/77mmHg（1mmHg=0.133kPa），

经皮血氧饱和度 95%。双肺呼吸音粗，无啰音；心界扩大，心率 115 次 / 分，律齐，肺动脉第二心音亢进，胸骨左缘第 3 肋间中度双期杂音，未见双下肢水肿。

【初步检查结果】D- 二聚体 0.72μg/ml；肌钙蛋白 I 0.066ng/ml；N 末端 B 型利钠肽原 8515pg/ml；肝功能：总胆红素 38μmol/L；C 反应蛋白 105 mg/L。血、尿、粪常规、电解质、肾功能、甲状腺功能、风湿全套、红细胞沉降率、血脂正常。急诊心电图提示心房扑动。

【入院心电图】2016 年 10 月 19 日（图 33-1）。

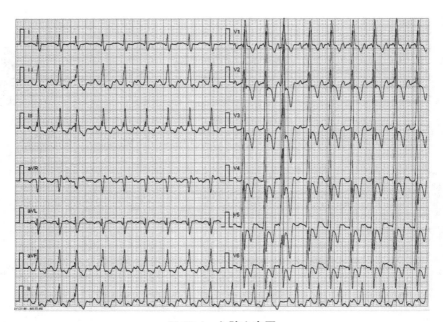

图 33-1　入院心电图

窦性心律，114 次 / 分，PtfV1 ＜ － 0.04mm·s，$P_{V1, V2}$ ＞ 0.15mV，QRS 时限 168ms，V1 呈 rsR'型，余导联终末传导延迟，$ST_{II, III, aVF, V2 \sim V6}$ 压低 0.05 ～ 0.35mV，$T_{II, III, aVF, V2-6}$ 倒置或双向。心电图诊断：窦性心动过速，双房异常，室性期前收缩，右束支传导阻滞，ST-T 改变

【入院 X 线胸片】2016 年 10 月 18 日（图 33-2）。

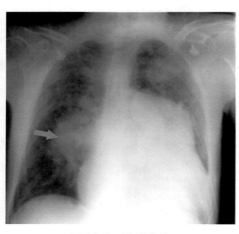

图 33-2　X 线胸片

示双侧肺血增多，二尖瓣型心，主动脉结小，右下肺动脉干显著增宽（箭头），肺动脉段突出，右心房、右心室增大，双肺小片絮状密度增高影

【急诊床旁超声心动图】2016 年 10 月 18 日：先天性心脏病：房间隔缺损（混合型，双向分流，缺损口径 4.3cm×3.6cm），二尖瓣轻度反流，三尖瓣重度反流，肺动脉及分支显著增宽，肺动脉高压（重度），左心室射血分数 35%，心包腔少量积液（考虑艾森曼格综合征）。右心房、右心室明显扩大：左右径分别约 7.0cm、6.7cm，右心室壁稍厚。左心房扩大：前后径 5.9cm，左心室不大：前后径 5.3cm。

【腹部超声】2016 年 11 月 3 日：肝、胆、脾、胰腺及双肾声像图未见异常。

【初步诊断】①先天性心脏病，房间隔缺损，继发性肺动脉高压，心功能Ⅲ级；②心律失常，房性期前收缩，心房扑动。

诊 断 思 路

【病史小结】①中年男性，慢性病程急性发作，临床上主要表现为气促进行性加重 5 年，近期加重并出现左侧压榨性胸痛；②既往有烟酒史 20 年，已戒 3 年；高血压病史；曾诊断先天性心脏病，艾森门格综合征；心房扑动；③查体见呼吸急促，P2 亢进，心界扩大，胸骨左缘双期杂音；④ N 末端 B 型利钠肽原升高，D- 二聚体及肌钙蛋白 I 轻微升高；⑤心电图见室性心律失常，ST-T 改变；X 线胸片心影明显增大，肺动脉显著增宽；超声心动图提示先天性房间隔缺损，重度肺动脉高压，心包积液，右心明显增大，左心不大，二尖瓣轻度反流，三尖瓣重度反流，左心室射血分数减低。

患者最突出的特点为活动后气促，逐渐加重和近 10 天出现的左侧胸痛，胸痛的病因较多，结合患者病史特点，需要考虑的原因包括：①循环系统疾病，冠心病、急性心包炎、肺栓塞、主动脉夹层等；②呼吸系统疾病，胸膜炎、肺炎等；③骨科疾病，非化脓性肋软骨炎、肋间神经炎、肋骨骨折等。涵盖范围比较广泛，为缩小鉴别诊断范围，遂行冠状动脉＋肺血管 CT：左主干偏心狭窄＞70%；肺动脉附壁血栓并多处点状钙化，双肺感染性病变，房间隔缺损（下腔型）（图 33-3、图 33-4 及图 33-5）。为进一步明确冠状动脉、肺动脉高压及肺动脉血栓情况，2016 年 10 月 26 日行冠状动脉造影＋心导管＋肺血管造影术：①主肺动脉压 85/37（53）mmHg，肺 - 体动脉收缩压比值 1.06，肺 - 体循环流量比值 2.57，全肺阻

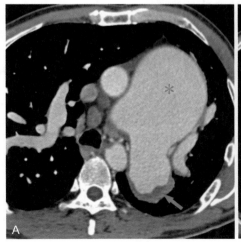
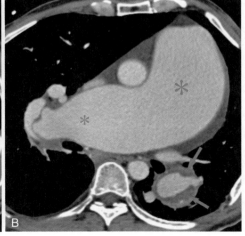

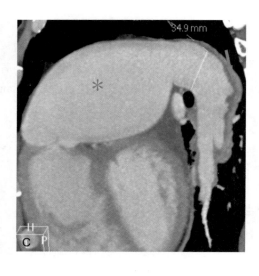

图 33-3　肺动脉 CT 血管增强
A.横断面显示主肺动脉瘤样增宽（星号），
左下肺动脉增宽伴附壁血栓（箭头）；B.横
断面显示肺动脉瘤样增宽（星号），伴左
下肺动脉附壁血栓（箭头）；C.斜冠状面
显示主肺动脉瘤样增宽（星号），伴左下
肺动脉弥漫性附壁血栓（箭头）

力 447Dyn·s·cm-5；②肺动脉原位血栓，左肺上舌叶及下叶各段动脉开口及近中段可见
狭窄程度不等的充盈缺损，以后基底段、前基底段、下叶背段狭窄病变最重，呈串珠状改变；
③左主干次全闭塞，前降支 40% 狭窄，右冠状动脉 40% 狭窄（图 33-4）。

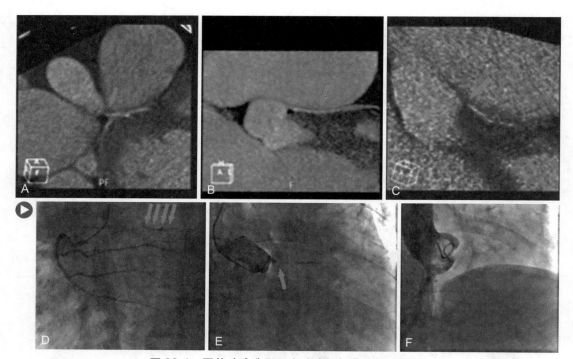

图 33-4　冠状动脉造影及主动脉根部非选择性造影
冠状动脉 CT 血管成像（A、B、C）及冠状动脉造影（D、E、F）。A.显示冠状动脉左主干及左前降支受压
（箭头）；B.显示左前降支受压（箭头）；C.显示左主干管腔重度狭窄（箭头）；D.冠状动脉造影示右
冠状动脉起源于右冠窦，未见狭窄，可见右冠状动脉至左冠状动脉侧支循环（箭头）；E.造影导管至
左冠状动脉开口，造影可见左主干重度狭窄，左前降支 TIMI 血流 1～2 级，左回旋支 TIMI 血流 0～1
级；F.主动脉根部猪尾（PIG）导管造影，显示右冠状动脉开口，但左冠状动脉开口未见显示

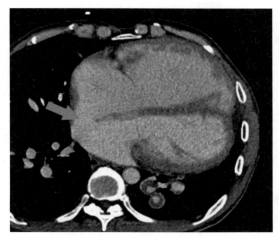

图 33-5　心脏 CT 增强
横断面显示房间隔缺损（箭头），右心房、右心室增大（星号）

学 习 讨 论

根据检查结果，明确患者新发胸痛不适与肺动脉血栓形成及冠状动脉狭窄有关。根据导致冠状动脉狭窄的病因分别做如下鉴别诊断。

1. 冠状动脉粥样硬化性心脏病　冠状动脉粥样硬化是最常见导致冠状动脉狭窄的重要病因，此患者为中年男性，既往有多年吸烟饮酒史，高血压病史多年。需重点鉴别患者冠状动脉狭窄与此病有关。

2. 血管炎　结节性多动脉炎、巨细胞性动脉炎、高安动脉炎、韦格纳肉芽肿、梅毒性主动脉炎等均可累及冠状动脉导致狭窄，较少见。患者无发热、皮损、关节痛、间质性肺炎、反复口腔溃疡、结节红斑等多系统病变，红细胞沉降率及尿检正常，故不考虑冠状动脉狭窄与血管炎相关。

3. 左主干痉挛　痉挛引起管腔短暂而剧烈变细而导致心肌缺血，多发生于表现为凌晨、夜间胸痛，最重要的表现是胸痛发作时心电图 ST 段一过性抬高。痉挛可发生在正常的冠状动脉亦可发生在有病变的冠状动脉，此患者未捕获痉挛心电图表现，胸痛发作特点亦不支持。

4. 左主干受压综合征　明显增粗的肺动脉压迫左主干导致狭窄。此患者先天性心脏病合并肺动脉血栓形成，均可导致肺动脉高压，超声心动图及 CTA 均可见主肺动脉明显增宽，故需考虑冠状动脉狭窄是由增宽的肺动脉压迫所致。

经初步鉴别诊断患者气促及胸痛的原因考虑为冠状动脉粥样硬化或左主干受压综合征，然而现有资料仍无法明确冠状动脉狭窄具体病因，需术中探查。手术方式拟定为：房间隔缺损修补 + 肺动脉剥脱 + 冠状动脉旁路移植术 / 左主干成形术。

【术中所见】心脏重度扩大，以右心房、右心室为著，肺动脉极度扩张，主动脉：肺动脉 = 1 : 3。房间隔缺损为下腔型，直径为 5cm，卵圆孔未闭 0.5cm。三尖瓣环扩大，术前可容 5 指。左主干被增宽的、高压的肺动脉压迫，狭窄 90%，探查未见左主干病变，可顺利通过 2mm 探子至左前降支、左回旋支。左肺动脉内可见大量血栓至段分叉处，二尖瓣瓣尖增厚,轻度反流。

【手术方式】左肺动脉血栓清除＋左肺动脉内膜剥脱＋肺动脉成形＋房间隔缺损组织补片修补＋三尖瓣瓣环成形＋卵圆孔缝闭术。

【最终诊断】①左主干受压综合征;②先天性心脏病,房间隔缺损,卵圆孔未闭,继发性肺动脉高压,心功能Ⅲ级;③肺动脉原位血栓形成;④心律失常,房性期前收缩,心房扑动。

【出院药物治疗方案】

1. 对症支持治疗:地高辛、呋塞米、螺内酯。

2. 靶向肺血管扩张药:波生坦。

3. 抗凝:华法林。

【术后情况及随访】

1. 临床表现及超声心动图:手术后患者胸痛消失,临床心功能及左心室收缩功能较前改善,右心室较前缩小(表33-1)。

表 33-1　治疗前后心脏彩超及心功能对比

	MPA (cm)	LPA (cm)	RV (cm)	LV (cm)	EF (%)	TI (m/s)	WHO-FC
入院	5.40	3.20	6.70	5.30	35	3.50	III
治疗后半年	4.80	2.80	4.30	5.00	45	1.10	II
治疗后一年	4.20	2.30	4.30	4.80	50	1.10	II

MPA. 主动脉内径;LPA. 左肺动脉内径;RV. 右心室舒张末横径;LV. 左心室舒张末前后径;EF. 射血分数;TI. 三尖瓣反流速度;WHO-FC.WHO 心功能分级

2. CT:2017 年 9 月 11 日复查肺动脉管径缩小(图 33-6,图 33-7)。

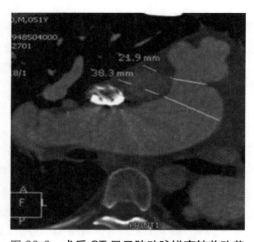

图 33-6　术后 CT 显示肺动脉增宽较前改善

3. 2017 年 11 月 3 日心电图示窦性心动过速,房性期前收缩,左心房异常,右束支阻滞,左心室肥厚,ST-T 改变(图 33-8),心肌缺血表现较前改善。

(1)X 线胸片(图 33-9)示心影及肺动脉均较前缩小。

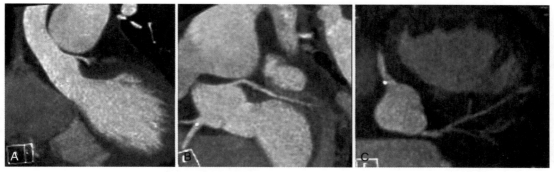

图 33-7　**术后 CT**

左主干管腔恢复正常

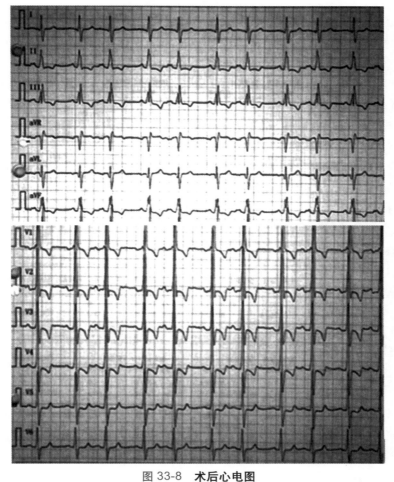

图 33-8　**术后心电图**

窦性心动过速，左房异常，频发房性期前收缩，右束支阻滞，T 波改变

　　（2）心导管检查：主肺动脉压 55/27（36）mmHg，肺 - 体动脉收缩压比值 0.44，全肺阻力 392Dyn.s.cm-5 较术前改善。

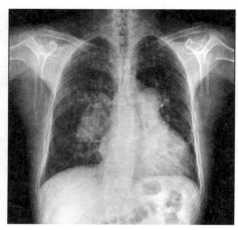

图 33-9　术后 X 线胸片
心影及肺动脉均较术前缩小

经 验 总 结

　　本例患者是一例先天性心脏病，房间隔缺损，继发重度肺动脉高压，病程中突发左侧胸痛，进一步检查发现左肺动脉血栓，左主干几乎闭塞，故胸痛起因于肺栓塞及左主干狭窄，但左主干狭窄病因不明。大多数冠状动脉狭窄为冠状动脉粥样硬化所致，但此患者同时患有先天性心脏病合并肺血栓形成，肺动脉压力高，主肺动脉明显增宽，故需其左主干狭窄不能排除是由显著扩张的肺动脉压迫左主干所致。术中探查证实左主干无粥样硬化，经治疗肺高压原发病并行肺动脉减容后，胸痛缓解、左主干恢复正常。最终确诊左主干受压综合征。左主干受压综合征目前报道非常少，其临床表现没有特异性。肺高压患者如出现心绞痛、左心衰竭、左心室收缩力降低、室性心律失常、胸导联 ST-T 改变、猝死时应考虑到冠状动脉受压可能，并与冠状动脉粥样硬化性心脏病、冠状动脉畸形、痉挛或冠状动脉瘘等相鉴别。高危患者，如发生心绞痛或左心衰竭、先天性心脏病继发肺高压、身材瘦小、肺动脉过宽、肺高压起病年龄小病史时间长者，有筛查冠状动脉造影或冠状动脉 CT 的必要性。

　　冠状动脉造影检查通过造影剂充填来显示管腔狭窄，不能鉴别狭窄的原因是冠状动脉内动脉粥样斑块形成所致还是血管外部受压。腔内影像学检查如血管内超声（IVUS）可用于间接推断左主干受外源性压迫，表现为左主干管壁向腔内突出，管腔呈缝隙样改变，不对称，管壁可伴或不伴有斑块。因此对于无外科手术指征的患者可行光学干涉断层成像（OCT）或 IVUS 检查以鉴别是否存在冠状动脉粥样硬化。左主干受压综合征的治疗主要在于处理原发病，狭窄不重时，无心肌缺血表现时观察；狭窄重时，有心肌缺血表现，予以肺动脉减容术，必要时行冠状动脉成形术；对于原发病无外科手术适应证者，PCI 是首选的治疗方案，而心肺联合移植是治疗此类终末期患者的最终手段。

（李珊珊　宋艳清）

参考文献

[1]　Lee MS, Oyama J, Bhatia R, et al. Left main coronary artery compression from pulmonary artery enlargement due to pulmonary hypertension:a contemporary review and argument for percutaneous

revascularization[J]. Catheter Cardiovasc Interv, 2010, 76(4):543-550

[2]　Vaseghi M, Lee M S, Currier J, et al. Percutaneous intervention of left main coronary artery compression by pulmonary artery aneurysm[J]. Catheter Cardiovasc Interv, 2010, 76(3):352-356

[3]　Galiè N, Humbert M, Vachiery J L, et al. 2015 ESC/ERS Guidelines for the diagnosis and treatment of pulmonary hypertension[J]. Eur Respir J, 2015, 46(4):903-975

[4]　Lindsey J B, Brilakis E S, Banerjee S. Acute coronary syndrome due to extrinsic compression of the left main coronary artery in a patient with severe pulmonary hypertension:successful treatment with percutaneous coronary intervention[J]. Cardiovasc Revasc Med, 2008, 9(1):47-51

病例 34　细丝蛋白 A 基因（*FLNA*）突变导致儿童肺动脉高压

导　读

肺动脉高压是一种少见的高死亡率疾病，其特征是肺小动脉重塑、肺动脉压升高、肺血管阻力增高，并伴有心力衰竭。与成人相比，儿童肺动脉高压有更大的遗传负担，罕见的遗传因素导致至少 35% 的儿童发病。临床工作中，除了目前已知的常见的肺动脉高压基因会导致脉动脉高压之外，儿童尚需警惕染色体畸变和各种罕见遗传综合征导致的肺动脉高压。这里我们报道一例由 *FLNA* 突变导致的儿童肺动脉高压。

病 史 资 料

【基本信息】患儿女，8 月龄，2017 年 8 月 29 日入院。

【主诉】反复咳嗽、气促 6 个月，发现心脏扩大 5 个月余。

【现病史】患儿 2 月龄起反复发作咳嗽、气促，在当地医院诊断为"肺炎"，住院治疗期间行 X 线胸片提示"心脏扩大"，建议进一步诊治。患儿平素汗多，迄今共 9 次"肺炎"病史（每次治疗时间较长），有喂养困难。生长发育、体力较同龄人差，智力与同龄人相比未见明显异常。

【既往史】试管婴儿，龙凤胎之小，足月分娩，出生体重 3.3kg，出生后可见唇腭裂；余无特殊。

【家族史】否认家族遗传性及传染性疾病。

【体格检查】体重 6.2kg，身长 64.5cm，体温 36.9℃，脉搏 144 次 / 分，呼吸 30 次 / 分。四肢血压（1mmHg=0.133kPa）：左上肢 90/50mmHg，左下肢 102/62mmHg，右上肢 88/50mmHg，右下肢 100/60mmHg。四肢经皮血氧饱和度（SpO$_2$）：左上肢 94%，左下肢 93%，右上肢 95%，右下肢 94%。发育偏差，面容特殊（眼距增宽、鼻梁低平），唇腭裂。口唇无发绀，双肺呼吸音粗，未闻及干、湿啰音。胸骨旁未触及震颤，心界向左扩大，A2 < P2，P2 亢进，未闻及明显杂音。腹软，肝脾肋下未触及，双侧足背动脉搏动良好、对称，周围血管征阴性。

【入院实验室检查】氨基末端脑钠肽前体（NT-proBNP）963pg/ml；红细胞沉降率、C 反应蛋白（CRP）等均无异常。

【入院超声心动图】先天性心脏病，房间隔缺损（中央型 0.5cm×0.6cm，左向右分流），三尖瓣中度反流（反流压差 51mmHg），肺动脉高压（中度），右心扩大，肺动脉及其分支增宽（图 34-1）。

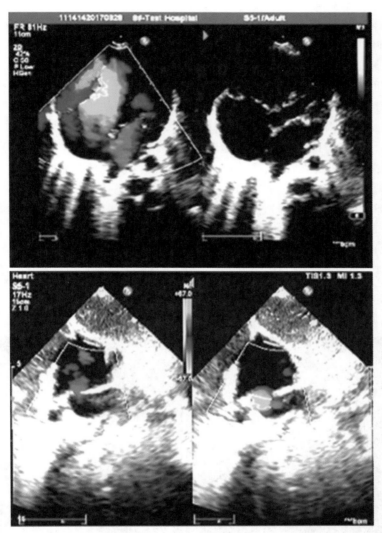

图 34-1　胸骨旁斜四腔心切面及剑突下双房切面显示房间隔缺损、右心扩大

【入院 X 线胸片】肺无实变，肺动脉段饱满，右心房、右心室增大，心胸比率 0.53。

【入院心电图】窦性心动过速（155 次 / 分），左房异常，T 波改变。

【初步诊断】先天性心脏病，房间隔缺损（中央型），三尖瓣中度反流，继发性肺动脉高压（中度）。

诊 断 思 路

【病史特点】① 8 月龄婴儿，反复咳嗽、气促 6 个月，发现心脏扩大 5 个月余；②患儿喂养困难，6个月间9次"肺炎"病史；③查体：四肢血压尚对称，四肢经皮血氧饱和度（SpO$_2$）稍降低；发育偏差，面容特殊（眼距增宽、鼻梁低平），唇腭裂；口唇无发绀，双肺呼吸音粗，未闻及干、湿啰音；胸骨旁未触及震颤，心界向左扩大，A2＜P2，P2亢进；④无特殊家族史；⑤ NT-proBNP 升高；⑥ X线胸片示右心增大，肺动脉段饱满；超声心动图示房间隔缺损（中央型0.5cm×0.6cm，左向右分流），三尖瓣中度反流（反流压差51mmHg），肺动脉高压（中度），右心扩大，肺动脉及其分支增宽。

患儿反复肺部感染，喂养困难，心脏超声提示的先天性心脏病、房间隔缺损大小与病史、症状及体征不匹配，需行心脏CT增强扫描进一步详细明确有无合并其他心脏畸形及肺血管情况。其次，患儿房间隔缺损为小缺损，心脏缺损大小与症状（生长发育差、数次肺炎病史）不相符，超声、X线胸片及体检提示肺动脉高压，需进一步行右心导管检查明确有无肺动脉高压。此外，患儿为试管婴儿，面容特殊、生长发育差、多发畸形（唇腭裂、先天性心脏病、肺动脉高压、肺部发育不良），不能排除遗传因素参与疾病发生可能，遂需行遗传学检测。补充检测结果如下。

【心脏及肺部CT增强扫描】先天性心脏病，动脉导管未闭(3.2mm)，房间隔缺损(7.9mm)，肺动脉增宽（25.1mm），升主动脉（15.4mm），肺动脉高压，肺部发育异常，大血管无异常发现（图34-2）。

【右心导管】肺动脉压力38/17（24）mmHg，肺循环与体循环血流量比值（Qp/Qs）0.94，肺血管阻力17Wood单位，肺血管阻力指数5WU/m^2，心排血量1.13L/min，心指数3.6L/

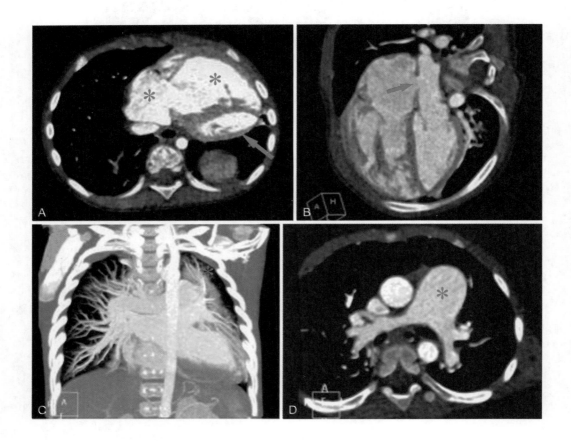

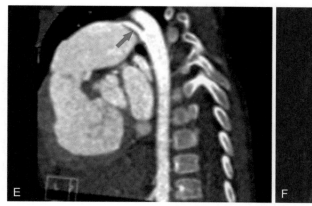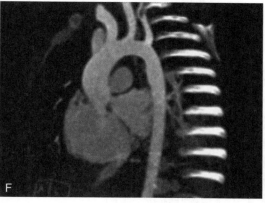

图 34-2　胸部 CT 增强扫描

A. 显示右心房、右心室增大（星号），左心室偏小（箭头）；B. 显示房间隔缺损（箭头）；C. 显示左肺上叶发育不良，肺血管稀疏（星号）；D. 显示主肺动脉明显增宽（星号）；E. 显示管型动脉导管（箭头）；F. 显示正常主动脉

（min·m²）。肺动脉压力处于临界状态，肺血管阻力及阻力指数升高。

　　【基因检测】细丝蛋白 A 基因（*FLNA*）突变，突变评级为致病突变（图 34-3）。

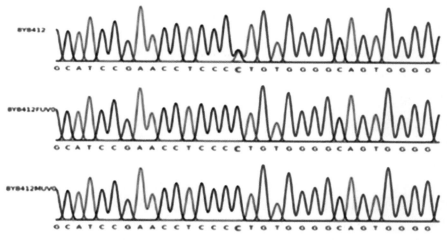

图 34-3　基因检测 FLNA：NM_001110556.1：exon34：c.5417-1G ＞ A；父亲和母亲均未发生突变，为新发突变

　　【最终诊断】① FLNA 突变相关肺动脉高压；②先天性心脏病，房间隔缺损，动脉导管未闭；③肺部发育不良。

　　【转归】患儿反复肺部感染、心力衰竭。随访时（1 岁 11 个月）复查右心导管：肺动脉压力 100/50（67）mmHg，肺循环与体循环血流量比值（Qp/Qs）0.8，肺血管阻力 42Wood 单位，肺血管阻力指数 19WU/m²，心排血量 1.85L/min，心指数 4.07L/（min·m²）。肺动脉压力、肺血管阻力及阻力指数急剧升高。因经济原因未考虑肺移植，2.5 岁时于家中去世。

学习讨论

FLNA 是一种广泛表达的肌动蛋白结合蛋白，参与细胞骨架形成，从而影响细胞功能，在细胞的生理生化活动中发挥重要作用。*FLNA* 突变与多种遗传性疾病有关，可导致多种畸形综合征。与 *FLNA* 突变相关的表型复杂多样，如面容可疑、多发畸形（心血管、骨骼、脑、肠道、肺部等）、反复肺部感染、严重低氧、生长发育落后，但引起不同表型差异的机制目前尚不清楚。*FLNA* 突变导致的肺动脉高压目前机制不明，可能与肺泡缺氧、肺部发育异常等相关。*FLNA* 突变引起的肺动脉高压在治疗上强调吸氧和呼吸机的重要性，同时给予肺血管扩张剂，最终需考虑肺移植。对于合并有先天性心脏畸形患者，矫治先天性心脏病并不能阻止或减缓肺动脉高压的进展。

本病例中患儿右心导管检查提示压力较正常值升高、阻力指数明显升高，当前研究提示 *FLNA* 突变会导致肺动脉高压，故患儿肺动脉高压情况需动态随访，远期可能会进一步加重，需给予肺动脉高压靶向药物治疗。但因患儿反复肺炎，考虑大剂量靶向药物会加重肺炎可能，故给予了小剂量靶向药物，并建议多吸氧，加强营养、避免感染。

患儿心脏缺损为小缺损，不是引起患儿目前症状的病因，患儿目前肺动脉阻力增高且不排除持续进展可能，其先天性心脏病不符合手术指征，暂不考虑手术治疗。

经验总结

1. 肺动脉高压是一种进展性危及生命的疾病，尤其是儿童肺动脉高压进展快、预后差、病因复杂。因此对于儿童肺动脉高压需仔细排查病因，尽早启动治疗，改善预后。

2. 对于同时存在先天性心脏病和肺动脉高压的患者，需仔细鉴别先天性心脏病与肺动脉高压二者之间的相关性，若先天性心脏缺损大小与肺动脉高压不匹配，切勿轻易矫治先天性心脏病。

3. 儿童肺动脉高压更易受到遗传因素的影响，且遗传因素参与疾病发生的儿童肺动脉高压患者具有更差的临床结局，因此对儿童肺动脉高压需重视遗传因素的排查。

4. 值得注意的是，我们报道的这例患儿遗传学提示 *FLNA* 突变，*FLNA* 并不包括在目前世界肺动脉高压大会公布的肺动脉高压相关基因中。儿童肺动脉高压往往与染色体畸变或各种遗传综合征相关。因此，在平时的临床工作中，对于单纯肺动脉高压患者可行肺动脉高压相关基因检测。而对于多系统、多器官受累的肺动脉高压患者需高度警惕遗传综合征可能，遗传学检测方面需选择全外显子检测 / 拷贝数变异，而不是单纯行肺动脉高压相关基因检测以免漏诊。

（邓晓娴　郑　璇）

参考文献

[1] Jenkins ZA, Macharg A, Chang CY, et al. Differential regulation of two FLNA transcripts explains some of the phenotypic heterogeneity in the loss-of-function filaminopathies[J]. Hum Mutat, 2018, 39(1):103-113

[2] Krebs K, Ruusmann A, Simonlatser G, et al. Expression of FLNA in human melanoma cells regulates

the function of integrin α1β1 and phosphorylation and localisation of PKB/AKT/ERK1/2 kinases[J]. Eur J Cell Biol, 2015, 94(12):564-575

[3] Hirashiki A, Adachi S, Nakano Y, et al. Left main coronary artery compression by a dilated main pulmonary artery and left coronary sinus of Valsalva aneurysm in a patient with heritable pulmonary arterial hypertension and FLNA mutation[J]. Pulm Circ, 2017, 7(3):734-740

[4] Burrage LC, Guillerman RP, Das S, et al. Lung transplantation for FLNA-associated progressive lung disease[J]. J Pediatr, 2017, 186:118-123

[5] Sasaki E, Byrne A T, Phelan E, et al. A review of filamin A mutations and associated interstitial lung disease[J]. Eur J Pediatr, 2019, 178(2):121-129

[6] Lau EM, Tamura Y, Mcgoon MD, et al. The 2015 ESC/ERS Guidelines for the diagnosis and treatment of pulmonary hypertension:a practical chronicle of progress[J]. Eur Respir J, 2015, 46(4):879-882

[7] 史建伟, 王贵英. 细丝蛋白A参与调节器官发育的研究进展[J]. 癌变·畸变·突变, 2012, 24(1):78-80

[8] Xiaoxian Deng, Shanshan Li, Qiu Qiu, et al.Where the congenital heart disease meets the pulmonary arterial hypertension, FLNA matters:a case report and literature review[J]. BMC Pediatrics, 2020, 20(1):504

病例 35　急诊手术矫治室间隔完整的完全性大动脉转位

导　读

　　完全性大动脉转位（complete type transposition of great arteries，TGA）是胚胎期圆锥动脉干发育畸形，圆锥部旋转运动和吸收异常所致的一种婴儿期常见的发绀型复杂先天性心脏病。主动脉起自右心室，肺动脉起自左心室，体肺循环呈并列循环状态，肺循环的氧合血不能有效进入体循环。根据临床生理学特点分为三类：室间隔完整型 TGA（TGA/IVS）、室间隔缺损型（TGA/VSD）、TGA/VSD 合并肺动脉狭窄。其中 TGA/IVS 的患儿在上述 3 种类型中死亡率最高，1 个月内的病死率为 50%，90% 的病婴将在 1 岁以内死亡，大动脉调转手术是纠治发育畸形的最佳手术方案，此处即报道 1 例行急诊手术矫治的室间隔完整型完全性大动脉转位。

病 史 资 料

　　【基本信息】患儿男，2 天龄，身长 49cm，体重 3.5kg，2015 年 4 月 9 日入院。

　　【主诉】全身发绀 2 天。

　　【病史简介】患儿系 2015 年 4 月 7 日 9 时足月顺产，无羊水污染，无脐带打结、绕颈，无胎盘老化，出生后发现全身发绀，哭声畅，四肢活动有力，给予氧气吸入数小时后发绀有所好转，但经皮氧饱和度仍维持在 80% 左右。在当地医院立即行超声心动图示"先天性心脏病，大动脉转位"，建议转上级医院行进一步手术治疗，遂急转我院求治。

　　【既往史】无药物过敏史。无外伤、有输血史，无肝炎、结核传染病史。

　　【个人史】患儿系 G_2P_2，足月顺产，出生体重 3.35kg，人工喂养。

　　【家族史】否认家族遗传性病史。

　　【体格检查】体温 37℃，呼吸 43 次 / 分，脉搏 147 次 / 分，四肢血压：左上肢 73/41mmHg；左下肢 78/43mmHg；右上肢 83/57mmHg；右下肢 82/43mmHg：四肢血氧饱和度：左上肢 89%；左下肢 85%；右上肢 86%；右下肢 86%。神志清楚，足月儿貌，全身皮肤未见胎脂，皮肤黄染，口唇及肢端可见轻微发绀，无杵状指（趾）。眼睑水肿，颈软，颈静脉无充盈，气管居中。胸廓无畸形，双肺呼吸音清晰，未闻及干、湿啰音。心前区无隆起，胸骨旁未触及震颤，心率 147 次 / 分，律齐，P2 减弱，A2 ＞ P2，胸骨左缘第 2 肋间可闻及 2/6 级收缩期杂音。腹平软，肝右肋下可触及 2cm，质软，脾肋下未触及。双下肢无水肿，双侧足背动脉搏动减弱。生理反射存在，病理反射未引出，周围血管征阴性。

【入院实验室检查】血常规示：白细胞计数 11.57×10^9/L，中性粒细胞百分率 40.43%，血红蛋白 167.3g/L，血小板计数 262.4×10^{12}/L；肝功能示：总胆红素 172.1μmol/L，直接胆红素 9.5μmol/L，谷丙氨酸转氨酶 12.9U/L，血清总蛋白 49.7g/L，血清白蛋白 32.3g/L；肾功能 Cr 43μmol/L，凝血功能：活化部分凝血活酶时间（APTT）59.5s、电解质均正常。

【辅助检查】入院心电图示：窦性心律，右心室肥厚（图 35-1）；入院 X 线胸片示：双侧肺血稍增多，心影增大（图 35-2）；急诊床旁超声心动图示先天性复杂性心脏病，内脏、心房正位，左位心，心室右袢，房室连接一致，完全性大动脉转位（S，D，A），室间隔完整，房间隔缺损（中央型，双向分流），动脉导管未闭（图 35-3）。

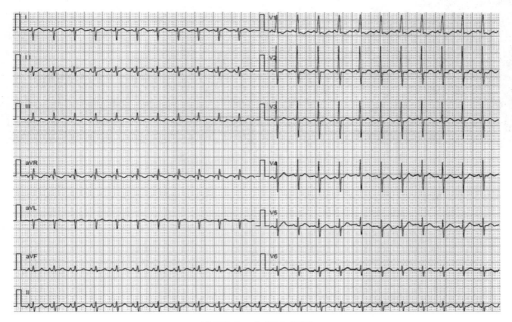

图 35-1　入院心电图

窦性心律，136 次 / 分，V1 呈 R 型，QRS 电轴 140°。心电图诊断：窦性心律，右心室肥厚

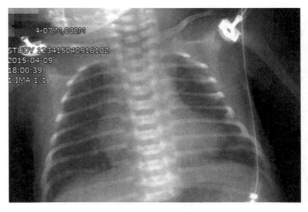

图 35-2　入院 X 线胸片

双侧肺血稍增多，心影增大，心胸比率 0.59

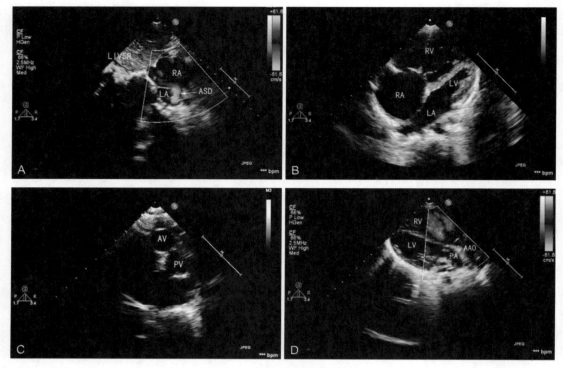

图 35-3　急诊床旁超声心动图

A. 剑突下双房切面显示肝脏位于右上腹，下腔静脉回流入右心房，内脏、心房位置正常，房水平可见右向左穿隔分流信号；B. 胸骨旁斜四腔心切面显示心室右袢，房室连接一致，二尖瓣、左心室位于左侧与左心房连接，三尖瓣、右心室位于右侧与右心房连接，右心扩大；C. 大动脉短轴切面显示主动脉瓣位于肺动脉瓣正前方；D. 左心长轴切面显示位于前方心室是右心室，连接的是主动脉；位于后方的是左心室，连接的是肺动脉，肺动脉瓣及瓣下流出道无明显狭窄，室间隔完整

【初步诊断】先天性心脏病，完全型大动脉转位（TGA/IVS），房间隔缺损（ASD），动脉导管未闭（PDA）。

诊 断 思 路

【病史小结】① 2 天龄新生儿，急性起病，临床上主要表现为低氧血症；本次因复杂先天性心脏病住院；②既往病史无特殊；③查体四肢血氧饱和度：左上肢 89%；左下肢 85%；右上肢 86%；右下肢 86%。全身皮肤黄染，眼睑水肿，P2 减弱，A2 > P2，胸骨左缘第 2 肋间可闻及 2/6 级收缩期杂音；④总胆红素 172.1μmol/L，直接胆红素 9.5μmol/L。

【鉴别诊断】首先与其他发绀先天性心脏病相鉴别，右心室流出道梗阻型先天性心脏病，如肺动脉瓣狭窄（PS）、法洛四联症（TOF）、右心室双出口（DORV）等。

1. 重度 PS 的新生儿可在出生后出现发绀，听诊在胸骨左缘第 2 肋间有响亮喷射性收缩期杂音，传导广泛。X 线胸片肺血减少，右心房、右心室增大，心电图电轴右偏，伴有 P 波高尖，通过杂音的性质及心脏超声很容易鉴别。

2. TOF 以及 TOF 型 DORV，X 线胸片呈现为靴形心，肺血减少，多数患者心电图提示：

电轴右偏及右心室肥厚。这类患儿发绀多发生在出生后 3～6 个月产生，由于右心室漏斗部狭窄为进行性和动力性的，极少出生时产生极其严重的狭窄而出现发绀。

3. 室间隔完整型肺动脉闭锁（PA/IVS），此类患儿类似 TGA/IVS，出生即发绀，程度取决于通过动脉导管未闭和支气管动脉侧支循环到肺的血流的多少，症状、体征、X 线胸片及心电图无法鉴别，需通过心脏超声相鉴别。

4. 完全大动脉转位的两种类型需进行鉴别：TGA/IVS 及 TGA/VSD。前者突出表现为生后早期发绀，X 线胸片表现肺血减少，随着出生后 PDA 的自然闭合病情迅速恶化，很快产生严重的酸中毒并进行性加重直至死亡。后者合并较大室间隔缺损出生后无明显发绀，但在出生后 1 个月左右因肺血管阻力下降，容易出现心力衰竭，随年龄增长逐渐出现肺动脉高压。

【诊疗经过】患者入院后完善相关检查，行心脏 CT 示（图 35-4）：先天性心脏病，室间隔完整的大动脉转位（S，D，A），房间隔缺损，动脉导管未闭。患者入院第 2 天出现氧饱和度下降，给予前列腺素 E1 维持动脉导管开放，入院第 4 天出现心率、氧合下降，紧急抢救气管插管后，心率、氧合恢复，但内环境仍不能改善，代酸明显，乳酸进行性升高，给予积极处理后效果不佳，入院第 5 天急诊外科手术，在全身麻醉、低温、体外循环、改良超滤下行 Switch+ASD 修补 +PDA 切断缝合 + 延迟关胸术，术后转入重症监护室给予呼

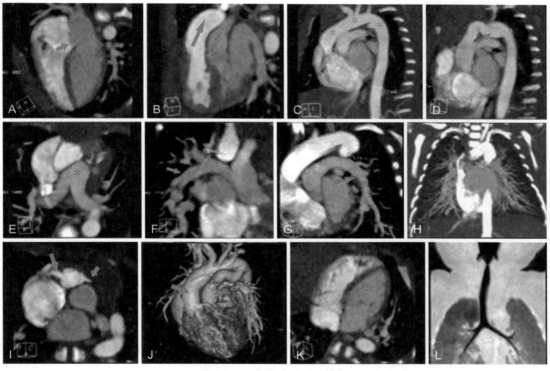

图 35-4　术前心脏 CT 增强

A. 房间隔中央部缺损（箭头）；B. 两条大动脉平行走行（箭头），瓣下肌性流出道无狭窄；C. 主动脉弓降部管腔均匀（星号）；D. 动脉导管未闭（箭头）；E. 中央肺动脉发育好，主肺动脉增宽（星号）；F. 右肺动脉发育良好（箭头）；G. 左肺动脉发育良好（箭头）；H. 肺内血管发育可；I. 冠状动脉起源未见异常（箭头）；J. 三维图像显示两条大血管平行走行（箭头）；K. 左心室发育良好（星号）；L. 气管未见狭窄

吸机辅助、维护心功能、稳定内环境、预防感染等治疗。患者呼吸循环稳定后于术后第 2 天在全身麻醉下行关胸术，关胸术后当晚尿少，行腹腔穿刺腹膜透析术。于术后第 5 天顺利脱机拔管，拔管后序贯无创呼吸机辅助，继续予以心功能支持、稳定内环境、抗感染等治疗，术后第 7 天停无创呼吸机，停无创呼吸机后患者呼吸有力，动脉血气示氧合指数正常，内环境稳定。超声心动图评估示：主动脉腔内血流速度：2.5m/s，压差：25mmHg；右心室流出道至肺动脉内血流速度：2.1m/s，压差：18mmHg；左心室（前后径 1.8cm）不大，二、三尖瓣回声正常，左心室射血分数 60%。患儿术后早期体温升高，感染指标升高明显，微生物培养有阳性结果，使用"美平 + 替考拉宁"联合抗感染，术后第 15 天痊愈出院。

【术前准备】患儿出生即出现发绀，但仍需禁止氧气吸入，吸氧会加速动脉导管的关闭，进一步加重缺氧。入院后发绀进行性加重，考虑 PDA 进行性闭合，给予前列腺素 E1 维持动脉导管开放。TGA/IVS 患儿的左心室壁厚度在出生后正常，但出生后数周随着肺动脉压力下降而左心室厚度变薄，2～4 个月后成为薄壁左心室，因此手术最佳时期在出生后 2 周内。患儿目前仅 3 天，行心脏 CT 增强扫描，完善术前准备。TGA/IVS 手术前 CT 检查意义：手术成功的关键在于冠状动脉移植的效果，因此手术前 CT 检查明确大动脉互相关系，冠状动脉开口的部位和分布，有无合并畸形。

【手术方式】大动脉调转（Switch）+ASD 修补 +PDA 切断缝合 + 延迟关胸术。

【术中所见】心包正常无粘连，心脏扩大。心房正位，心室右袢。大动脉与心室连接反位，主动脉位于肺动脉正前方，主动脉、肺动脉瓣三叶瓣，关闭良好。主动脉：肺动脉 =1：1。房间隔缺损 0.5cm，流出道无狭窄。冠状动脉起源为 1 号窦发出左前降支和左回旋支，2 号窦发出右冠状动脉（1L.CX，2R）。动脉导管未闭，直径约 4mm。

【手术记录】患者仰卧位，常规活力碘消毒。正中开胸，皮肤切口自胸骨角至剑突，切开皮下组织及肌肉，电锯劈开胸骨，进入纵隔，分离次全切除胸腺。纵切心包悬吊，取自体心包片用 0.6% 戊二醛固定备用，心外探查。肝素化，常规建立体外循环。6-0Prolene 缝扎动脉导管并离断。上、下腔静脉套带。降温，阻断升主动脉，并于主动脉根部灌注含血停跳液。心脏停跳满意，心脏空、心肌软，ECG 呈直线。切开右心房，经房间隔缺损置左心引流管。心内探查。于升主动脉瓣环上 1cm 切断升主动脉。纽扣式切取左、右冠状动脉并游离之。于主肺动脉靠分叉处切断主肺动脉。并于主肺动脉根部相应位置切口，移植左、右冠状动脉，以 8-0Prolene 缝。7-0Prolene 缝合心包补片修补新的肺动脉根部缺损。做 Lecompte 操作，将主动脉置于左右肺动脉分叉后方。升主动脉远心端与新的主动脉近心端吻合，以 7-0Prolene 缝合。缝合房间隔缺损。复温，升主动脉根部排气。开放升主动脉阻断钳，心脏自动复跳为窦性心律。7-0Prolene 吻合新的肺动脉近远端。缝合右心房切口。给呼吸，逐渐脱离体外循环，改良超滤，拔除上、下腔静脉管和主动脉根部灌注管。血压平稳。1：1 给予鱼精蛋白。拔除主动脉插管。放置心包、纵隔引流。止血，检查其他部位无活动性出血后，清点器械、纱布无误后延迟关胸（Prolene 缝合人工血管片关闭皮肤切口）。术中麻醉效果满意，无麻醉意外。

【最终诊断】①先天性复杂性心脏病，完全性大动脉转位，室间隔完整，房间隔缺损（中央型、双向分流），动脉导管未闭，心脏扩大，心功能 Ⅱ 级；②高胆红素血症。

学 习 讨 论

完全性大动脉转位是一种心房与心室连接一致和心室与大动脉连接不一致的圆锥动脉干畸形。此畸形分为单纯和复杂两种类型：单纯大动脉转位是指室间隔完整的大动脉转位，复杂大动脉转位则合并室间隔缺损和（或）左心室流出道阻塞。本组病例患儿属于完全性大动脉转位室间隔完整，这类患儿在出生后起初有赖于动脉导管未闭经主动脉和肺动脉之间的分流。应用前列腺素 E1（PGE1）扩张肺小动脉和动脉导管，增加左心房回流血量，从而使左心房压力增加，左心房动脉化的血经卵圆孔或房间隔缺损分流至右心房、右心室，使主动脉血氧饱和度增加，改善低氧血症。同时前列腺素 E1 扩张肺小动脉及未闭的动脉导管，使回流到左心室的血流增加，有助于维持良好的左心室构型及一定的压力，以保证外科手术后左心室能担负起供应全身体循环血流的功能。文献报道使用前列腺素 E1 能提高动脉血氧分压 10～15mmHg，但使用前列腺素 E1 要注意其产生发热、呼吸暂停、血管扩张的不良反应，对于呼吸暂停可以使用无创 / 有创呼吸机来避免不良事件发生。

患儿出生后两心室顺应性差，往往由于肺血流增加导致卵圆孔开放，在右心房进行氧合血和非氧合血的混合。但此种混合仅能维持最低限度的组织供氧，吸氧也得不到改善。除使用前列腺素 E1 保持动脉导管开放外，经心房导管球囊房间隔撑开术，可增加心房内血液混合，改善患者的组织供氧，使患儿能生存至能够接受外科矫治术。因此对于动脉血氧饱和度进行性下降还可采用球囊房间隔撑开术，无论是前者（前列腺素 E1）还是后者（球囊房间隔撑开术）均能够提升严重低氧新生儿的血氧饱和度。但目前在国内，球囊房间隔撑开术开展较少，可能与国内多数中心能开展急诊大动脉调转手术有关。

在正常婴儿出生后 1 个月，左心室的心肌重量明显超过右心室。在完全性大动脉转位室间隔完整的病例，出生后左心室排血至低阻力的肺血管床产生容量超负荷和较低的后负荷，所以左心室心肌重量增加甚少，数周后左心室就不能承担体循环高压高阻力的负荷，而右心室则成为体循环血泵致心肌肥厚。因此 TGA/IVS 患儿的左心室壁厚度在出生后正常，但出生后数周随着肺动脉压力下降而左心室厚度变薄，2～4 个月后成为薄壁左心室，因此手术最佳时期在出生后 2 周内，最多不能超过 1 个月。

一直以来大家普遍认为冠状动脉类型是大动脉转位手术的独立危险因素。冠状动脉的处理不当将导致扭曲、张力形成及弯折，这些将直接导致动脉调转手术的失败。但随着手术技术的成熟，所有类型的冠状动脉都可以完成调转手术，冠状动脉解剖不再是动脉调转手术的独立危险因素，但是手术前仍需要明确冠状动脉的开口、冠状动脉的走行，以便于手术顺利进行。

TA/IVS 突出的症状为出生后早期发绀。有此畸形的新生儿体肺循环并列，两循环间交通少，出生后 1 小时内出现发绀的占 50%，出生后 1 天内出现发绀的占 92%，目前采用的方法是出生后立即行超声明确诊断，采用 PGE1 或经导管进行球囊房间隔撑开术，也可立即行大动脉调转手术。如不治疗，吸入纯氧也得不到改善。出生后 24～48 小时动脉导管闭合后，病情迅速恶化，很快产生酸中毒并进行性加重直至死亡。

经 验 总 结

　　TGA/IVS 生存率在完全性大动脉转位的三种类型中自然生存率最低，生存 1 周者占 80%，生存 2 个月者占 17%，以及生存 1 年者仅占 4%。TGA/IVS 患儿手术最佳时期在出生后 2 周内，随着外科手术水平的提高，5 年生存率高达 95% 以上，故手术成功则预后良好。早期识别，适当的术前处理，及时转诊和早期手术是挽救这类复杂先天性心脏病患儿的关键。

（刘　洋　陶　凉）

参考文献

[1]　丁文祥, 苏肇伉. 小儿心脏外科学[M]. 济南:山东科学技术出版社, 2002:78-80

[2]　Stoicas, carpenterE, CampbellD, et al.Morbidity of the arterial switch operation[J]. Ann Thorac Surg, 2012, 93:1977-1983

[3]　张兴.完全性大动脉转位的治疗进展[J].心血管病学进展, 2015, 36(1):11-15

[4]　汪曾炜, 刘维永, 张宝仁. 心脏外科学[M]. 北京:人民军医出版社, 2003

[5]　丁文虹, 金梅, 霍玉峰, 等. "绿色通道"救治新生儿室间隔完整型完全性大动脉转位[J].心肺血管病杂志, 2013, 32(4):401-404

[6]　刘迎龙. 完全性大动脉转位的外科治疗[J].中国循环杂志, 2005, 20(6):475-476

[7]　沈佳, 徐志伟. 快速二期大动脉转位术[J].中华心胸血管外科杂志, 2007, 23(5):353-355

病例 36 1 月龄婴儿严重发绀、呼吸困难

导　读

　　婴儿发绀是指婴儿皮肤、黏膜等部位出现发绀，由循环缺血、缺氧所致，为儿童患者比较常见的症状，常伴随严重的呼吸困难，往往提示患者病情危重。任何引起氧供应不足或氧消耗增加的疾病都可导致婴儿发绀，包括窒息、肺炎、支气管肺发育不良、呼吸道畸形、先天性心脏病等病因，根据不同病因采取相应的治疗方案才能取得良好的治疗效果，避免因缺氧对患者造成不可逆的损害。本病例即报道 1 例严重发绀、呼吸困难的小室间隔缺损 / 室间隔完整的完全性大动脉转位婴儿诊治经验。

病史资料

　　【基本信息】患儿男，1 月龄，身长 48cm，体重 3.5kg，2018 年 11 月 12 日出生，2018 年 12 月 20 日入院。

　　【主诉】食欲缺乏 5 天，呼吸急促、口唇发绀 4 天。

　　【现病史】患儿系孕 1 产 1 足月顺产娩出，出生时家属未觉患儿发绀，吃奶可，近 5 天无明显诱因出现吃奶减少，4 天前出现呼吸急促，呼吸浅快，发现口唇发绀，患儿偶有咳嗽，吃奶费力、停顿，易呛咳，遂至当地医院救治，在重症监护室入住 3 天，给予无创呼吸机辅助、抗感染治疗，营养心肌、强心及对症治疗，病情无明显改善，行心脏超声提示：先天性心脏病，完全性大动脉转位，室间隔缺损，房间隔缺损，动脉导管未闭，遂转入我院。

　　【既往史】否认肝炎、结核等传染病病史，否认手术、输血史，否认遗传、家族病史，无药物过敏史。

　　【个人史】生长于安徽宿州；患儿母亲围手术期无特殊病史，妊娠期行正规产检，未发现异常。

　　【家族史】否认家族遗传性及传染性疾病。

　　【体格检查】体温 36.9℃，脉搏 145 次 / 分，呼吸 68 次 / 分，血压 87/34 mmHg，SpO$_2$ 65%。发育欠佳，精神、反应差，呼吸浅快，可见吸气"三凹征"，鼻扇及点头呼吸，口唇、指（趾）端发绀明显；双肺可闻及湿啰音、哮鸣音，P2 明显亢进，于胸骨左缘第 2 肋间可闻及 2/6 收缩期杂音，传导局限；腹部膨隆明显，质韧，肝右肋下 3cm，双侧足背动脉搏动强，生理反射存在。

【初步检查结果】血常规：白细胞计数 12.90×10⁹/L，中性粒细胞百分率 58.67%，红
细胞计数 2.988×10¹²/L，血红蛋白 102.6g/L，血细胞比容 30.34%；N 末端 B 型利钠肽原＞
35 000 00pg/ml，血肌钙蛋白 I 0.057ng/ml，降钙素原 0.08ng/ml，超敏 C 反应蛋白 3.20mg/L，
血清乳酸脱氢酶 373U/L，地高辛浓度 0.32ng/ml，钾测定 3.90mmol/L，无机磷测定 1.65mmol/L，
钠测定 132.7mmol/L，氯测定 92.5mmol/L，血清尿素 3.59mmol/L，血清总胆红素 10.9μmol/L；
血清总蛋白 50.0g/L，血清白蛋白 32.8g/L，血清前白蛋白 0.10g/L，血清碱性磷酸酶 181U/L，
血清肌酐 44μmol/L，血浆 D- 二聚体 0.685μg/ml，补体 3 0.70g/L，免疫球蛋白 A ＜ 0.26g/L，
乙肝 e 抗体（发光法）0.642COI，乙肝核心抗体（发光法）0.006COI，部分凝血活酶时间
42.2s，血浆纤维蛋白原 1.83g/L。

【急诊床旁超声心动图】2018 年 12 月 20 日床旁超声心动图示：内脏、心房正位，两
条大动脉呈平行走行。主动脉瓣位于肺动脉瓣右前方，完全起自右侧解剖学右心室，瓣下
流出道未见狭窄，肺动脉瓣位于主动脉瓣左后方，完全起自左侧的解剖学左心室，肺动脉
瓣回声正常，收缩期肺动脉腔内血流速度稍快，肺动脉瓣下见室间隔回声连续中断，缺口
径 0.24cm，室水平可见左向右低速穿隔分流信号。房间隔中央部可见回声连续中断，缺损
径 0.3cm，房水平可见左向右分流信号。主、肺动脉间可见宽约 0.3cm 管状结构，可见低速
主动脉向肺动脉分流信号。提示：先天性复杂性心脏病：完全性大动脉转位（S，D，D），
室间隔小缺损（肺动脉瓣下），房间隔小缺损，动脉导管未闭（图 36-1）。

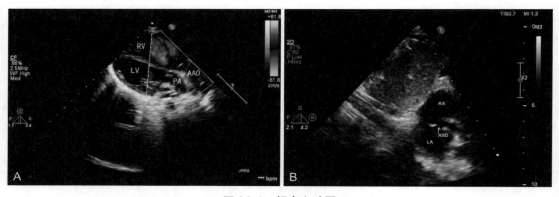

图 36-1　超声心动图

A. 两条大动脉呈平行走行，主动脉瓣位于肺动脉瓣右前方，完全起自右侧解剖学右心室，肺动脉瓣位
于主动脉瓣左后方，完全起自左侧的解剖学左心室；B. 房间隔中央部可见回声连续中断，缺损径约 0.3cm

2018 年 12 月 20 日抢救后床旁 X 线胸片：气管插管下端位于第 4 胸椎上缘。双侧肺血
明显增多，肺无实变。气管无明确狭窄，双膈光整。主动脉结小，肺动脉段饱满，左心增大
（图 36-2）。

【入院心电图】入院心电图示窦性心律，右心室肥厚，室内传导延迟，ST-T 波改变
（图 36-3）。

2018 年 12 月 20 日动脉血气分析，提示严重低氧血症、高碳酸血症、高乳酸血症、代
谢性酸中毒（表 36-1）。

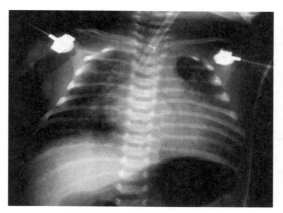

图 36-2　X 线胸片

2018 年 12 月 20 日抢救后床旁 X 线胸片

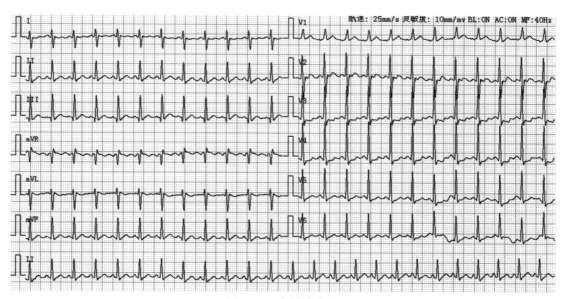

图 36-3　入院心电图

窦性心律，心率 146 次 / 分，QRS 时限 110ms，V1 呈 R 型，$ST_{V3 \sim V6}$ 压低约 0.05mV，$T_{IaVLV3V4}$ 双向。
心电图诊断：窦性心律，室内传导延迟，右心室肥厚，ST-T 改变

表 36-1　2018 年 12 月 20 日动脉血气分析

时间	PH	pO$_2$ (mmHg)	pCO$_2$ (mmHg)	HCO$_3^-$ (mmol/L)	BE (mmol/L)	Lac (mmol/L)	FiO$_2$ (%)
04：46	7.18	7	74	21.1	− 2.1	7.9	21
06：45	7.05	15	70	14.2	− 11.4	14.2	21
08：01	7.22	17	66	22.0	− 1.6	9.8	21

【初步诊断】先天性复杂性心脏病，完全性大动脉转位（S，D，D），室间隔小缺损（肺动脉瓣下），房间隔缺损，动脉导管未闭。

诊 断 思 路

【病史小结】①1月龄幼儿，发病早；②临床上主要表现为呼吸困难、严重发绀，起病急，进展快，抗感染、强心治疗效差；③既往史及家族史无特殊；④查体见严重发绀、呼吸困难征明显，心前区闻及杂音，肝脏增大；⑤超声心动图提示先天性心脏病、X线胸片表现为肺血增多，肺动脉段饱满，心电图提示右心室肥厚，化验N末端B型利钠肽原明显升高。

患者最突出的特点为明显发绀和严重的呼吸困难，常见的原因包括：各种复杂型发绀型先天性心脏病，包括完全性大动脉转位、完全型肺静脉异位引流、右心室双出口、室间隔完整型肺动脉闭锁、各种病原菌引起的重症肺炎、支气管肺发育不良等。

【鉴别诊断】

1. 完全型肺静脉异位引流　与完全性大动脉转位一样，也是出生后不久即出现发绀，为肺血增多的先天性心脏病，病情轻重与是否合并其他畸形、有无肺静脉回流梗阻、房间隔缺损径的大小、肺动脉高压的严重程度相关。无梗阻的患者出生后临床症状轻，随生长逐渐出现呼吸困难、喂养困难、体重不增、反复出现呼吸道感染和心功能不全，而有梗阻者，肺静脉淤血、肺充血，出生后不久即出现呼吸困难、严重的发绀、喂养困难和急性心力衰竭。超声心动图提示右心房、右心室增大，而左心室明显缩小，室间隔矛盾运动，胸骨旁长轴切面可看到左心房后的肺静脉共干或看到冠状静脉窦扩张，心尖和剑突下四腔切面可看到各肺静脉汇入或经冠状静脉窦汇入右心房。X线胸片显示心影大小正常、上纵隔无狭窄、可伴有肺水肿的表现。心电图提示右心室肥厚。本例患者起病急，症状重，但超声心动图提示肺静脉回流正常，X线胸片提示心影明显增大，可基本排除。

2. 右心室双出口　根据查体结果，该例患者P2明显亢进，需重点与右心室双出口合并肺动脉瓣下室间隔缺损（Taussing-Bing综合征）相鉴别。两者临床表现相似，患者往往出生后及出现严重发绀、严重肺充血，早期亦可出现严重的心力衰竭和肺血管病变。X线胸片亦可见心影明显增大，超声心动图主要区别点在于肺动脉骑跨程度，主动脉完全起至右心室，而肺动脉瓣骑跨于室间隔上，骑跨率>50%，合并主动脉瓣下室间隔缺损，无肺动脉狭窄，该例患者超声心动图暂不支持，可初步排除。

3. 室间隔完整型肺动脉闭锁　此类患者亦表现为起病急、症状重，往往在出生后不久即出现进行性加重的发绀、呼吸困难，常伴有心动过速，查体P2消失、第二心音单一，心前区杂音与动脉导管血流和三尖瓣反流程度相关，X线胸片提示右心房增大、肺血明显减少，超声心动图提示右心室明显扩大，三尖瓣反流程度重，右心室流出道远端无法探及肺动脉瓣，可能可探及主肺动脉及左、右肺动脉，该例患者超声心动图亦不支持，可初步排除。

4. 各种病原菌引起的重症肺炎　常见病原菌为细菌、病毒、真菌等，多以支气管肺炎和间质性肺炎为主。患者常表现为呼吸急促、发绀、呼吸暂停甚至呼吸衰竭，肺部可闻及啰音，并伴有全身感染症状，包括体温不升、发热、腹胀、黄疸等，亦可出现神经系统症状如反应低下、肌张力改变、抽动等，可伴有白细胞异常改变，X线胸片可表现为肺纹理增粗、斑片状阴影及肺间质改变的网状影，患者仅38日龄，低龄，仅依据临床表现不足以见辨别，结合X线胸片未出现上述改变可初步鉴别，必要时可完善微生物培养、病原特异性血清抗体等进一步鉴别。

5. 支气管肺发育不良　继发于新生儿肺损伤，如新生儿肺成熟度差、窒息、机械通气、高浓度吸氧等，常表现为呼吸困难、发绀，可发作呼吸暂停，肺部有湿啰音及哮鸣音，需要氧气吸入和机械辅助，动脉血气分析提示低氧血症，可合并高碳酸血症，胸部影像学检查具有重要的鉴别意义，X 线胸片变化分为 4 期：急性期表现为肺透明膜病所见的肺野透亮度减低，支气管、细支气管过度充气的网状影；第二期 4 ~ 10 天出现明显的肺实变，由网点状影变成均匀分布的大片影；第三期在出生后 10 ~ 20 天出现，双肺出现无数小囊样改变；20 天后为慢性期，表现为弥漫性肺气肿和肺不张，该患者临床亦表现为呼吸困难、发绀，肺部亦可闻及湿啰音及哮鸣音，但患者为足月顺产，出生后早期无呼吸困难，无机械通气病史，亦无心力衰竭病史，结合该患者 X 线胸片无肺实变相关表现，且无不规则透亮区，不支持该诊断。

故经初步鉴别诊断患者严重发绀及呼吸困难的原因考虑为复杂型发绀先天性心脏病，依据先天性心脏病的诊断流程，需依据患者病史、体格检查、超声心动图、X 线胸片及心电图等方面来寻找依据，本例患者有食欲缺乏、呼吸困难、明显发绀的症状，中心性发绀、P2 亢进、心前区胸骨左缘第 2 肋间闻及杂音、肝脏增大等体征，超声提示心室与两条大动脉连接不一致、合并室间隔、房间隔小缺损及动脉导管未闭 0.3cm，低速主动脉向肺动脉分流信号，并且不存在肺动脉及肺动脉瓣狭窄，X 线胸片见肺血明显增多，肺动脉段饱满，提示可能为肺血增多的先天性心脏病，心电图亦提示右心室肥厚，化验 N 末端 B 型利钠肽原升高，提示心力衰竭程度重，结合以上病史特点，均符合完全性大动脉转位的诊断要点。当患者不合并肺动脉及肺动脉瓣狭窄时，肺血明显增多，肺充血严重，肺动脉压力高，体循环淤血，患者心力衰竭发生早，患者多表现为起病早、进展快。该患者的房室间隔缺损均较小，分流量小，动脉导管分流量亦不大，故导致严重低氧血症，代谢性酸中毒，故可以考虑患者严重发绀及呼吸困难的原因为完全性大动脉转位。

本例患者术前超声心动图提示室间隔位置居中，提示左心室功能尚未退化，经内外科讨论后评估该患者有急诊手术指征，根据超声心动图结果拟定手术方式为大动脉转换 + 室间隔缺损修补 + 房间隔缺损修补 + 动脉导管缝闭术。

【术中所见】心包无粘连，心脏扩大。心房正位，心室右袢，完全型大动脉转位，主动脉位于肺动脉右前方，冠状动脉为（1R，2L、CX）。主动脉瓣、肺动脉瓣均为三叶瓣，关闭良好。未探查到明显室间隔缺损，房间隔缺损中央型，小约 0.5cm。动脉导管未闭，外径约 5mm。

【最终诊断】先天性心脏畸形：完全性大动脉转位 / 室间隔完整，动脉导管未闭，中央型房间隔缺损（卵圆孔型）。

【手术方式】大血管转换 + 房间隔缺损修补 + 动脉导管缝闭 + 延迟关胸术。

【术后情况】① 2018 年 12 月 22 日顺利行关胸术，复查超声心动图：大动脉与心室连接正常，左、右室流出道未见狭窄，房、室间隔水平及大动脉水平未见分流。② 2019 年 1 月 14 日顺利出院，术后随诊心内畸形矫治满意。

【症状及体征】患者无呼吸困难，活动耐力同正常同龄儿，生长发育已追赶至正常同龄儿，食欲、睡眠正常，较少发生呼吸道感染，未发生心力衰竭，氧饱和度正常，智力发育可，多次复查第二心音正常，心前区无杂音。

【复查超声心动图】2019 年 2 月 11 日超声心动图：大动脉与心室连接正常，左、右室流出道未见狭窄，房、室水平及大动脉水平未见分流（图36-4）。

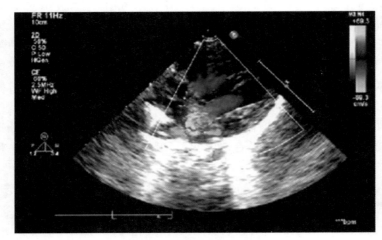

图36-4　**超声心动图**
大动脉与心室连接正常

【复查X线胸片】2019年2月11日X线胸片：两肺纹理清晰，两肺膨胀良好，两肺无实变，双膈光整，心影增大（图36-5）。

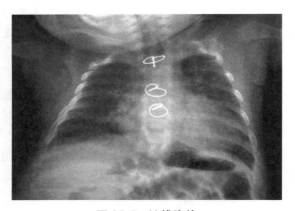

图36-5　**X线胸片**

【复查心电图】2019年2月11日心电图示：PR间期110ms，QRS时限78ms。心电图诊断：窦性心律，正常范围心电图（图36-6）。

学 习 讨 论

复杂型发绀型先天性心脏病作为严重发绀及呼吸困难的病因之一，往往表现为发病早、起病急、进展快，如不积极抢救，患者随时可能因心肌及其他重要器官缺血、缺氧而危及生命，临床常给予氧疗措施提高血氧含量，从而减轻组织器官缺氧而带来的损伤。但对于复杂型发绀型先天性心脏病而言，部分病例依赖动脉导管生存，如盲目吸氧，可能导致动脉导管

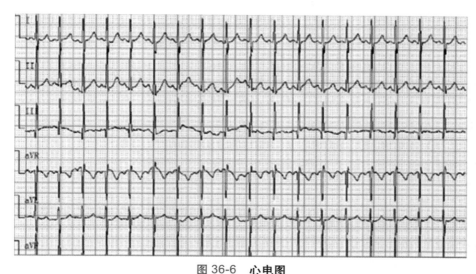

图 36-6　心电图

心电图诊断：窦性心律，正常范围心电图

提前关闭，体循环与肺循环的血液无法混合，发绀进一步加重，组织、器官氧供应不足加重，使得心力衰竭进一步恶化、多器官功能障碍，增加患者死亡风险。由此可见对于此类患者明确诊断才是治疗成功的第一步。

以此病例为例，术前超声心动图除提示心室与两条大动脉连接不一致外，见肺动脉瓣下见室间隔仅缺口径 0.24cm，低速穿隔分流信号，主、肺动脉间可见宽约 0.3cm 管状结构，可见低速主动脉向肺动脉分流信号，表明室间隔缺损分流量小，考虑为依赖动脉导管生存的完全性大动脉转位，当务之急是在维持动脉导管开放的同时尽早手术，所以对于该病例的治疗中采取了禁吸氧、静脉前列地尔的应用维持动脉导管开放，同时给予镇静、有创呼吸机辅助减少氧耗，为患者顺利手术、顺利度过围手术期赢得了宝贵的时间。术中未探查到明显室间隔缺损，表明该患者室间隔缺损已闭合，动脉导管外径维持在 5mm，主、肺动脉血流能得以混合，这也是患者术前患者动脉氧分压改善，代谢性酸中毒、高乳酸血症得以纠正的重要原因。

另外超声心动图对完全性大动脉转位可提供明确诊断，该项检查既可明确主动脉瓣及肺动脉瓣的形态及大小，又可以明确主动脉与肺动脉的解剖位置，另外还可以提供冠状动脉主干的位置。在明确诊断的同时，超声心动图在此类患者手术方式的选择中也占据重要地位。完全性大动脉转位患者出生后的临床症状取决于体循环与肺循环的血液混合程度。如上所述，该患者室间隔缺损、房间隔缺损均较小，近乎于室间隔完整的完全性大动脉转位，考虑动脉导管依赖的完全性大动脉转位。由于动脉导管分流量小，故而心力衰竭出现早、症状重，有绝对手术指征，但该患儿日龄 38 天，可能已出现左心室退化，那么正确评估左心室功能对于手术方式的选择至关重要，这仍然需要超声心动图的支持。

经 验 总 结

完全性大动脉转位是一种比较常见的发绀型先天性心脏病，其发病率仅次于法洛四联症。

患者出生后即出现严重的发绀,绝大部分患者需要及时手术治疗,否则早期即面临死亡风险,尤其是室间隔完整的完全性大动脉转位。大部分患者根据临床表现及超声心动图检查结果即可以明确诊断。对于室间隔完整的完全性大动脉转位而言,误诊或者漏诊可能给患者带来致命危害。室间隔完整的完全性大动脉转位刚出生时由于动脉导管未闭,体循环与肺循环血液得以混合,发绀相对较轻,但随着动脉导管自然关闭或者医源性吸氧导致动脉导管提前关闭,体循环、肺循环血液无法混合,患者发绀进一步加重,加之氧耗增加,患者将无法存活,尽早明确诊断方能为患者争取宝贵的救治时间。

完全性大动脉转位的手术方式选择取决于患者左心室功能,特别是室间隔完整的大动脉转位患者,其左心室在出生后几周即迅速变小,所以室间隔完整的大动脉转位应尽早行手术治疗,以往推荐最佳手术年龄在 2 周以内。随着心脏外科技术的不断提高,最新先天性心脏病外科治疗专家共识推荐此类患者最佳手术时机宜在出生后 3 周内。本病例中,患儿超过 5 周龄,远远超过 3 周龄,患儿术前的小室间隔缺损也起到了一定的作用,所以正确评估左心室功能对手术方式的选择至关重要,直接关系患者术后是否能顺利度过围手术期。在超声心动图中,如果室间隔位置居中,说明左心室压力尚维持在正常范围内,如室间隔弧向左侧,说明左心室压力低于右心室压力,必须进一步检查,在左心室压力超过右心室压力的 60% 前提下,可以考虑行大动脉转位术。随着心室机械辅助的应用,超龄的大动脉转位手术经验积累越来越多,为更多的患者带来福音。但由于肺血管的病变,一般手术年龄不超过 3 月龄。

(王钦清　陶　凉)

参考文献

[1] 董念国,李守军,周诚,等. 先天性心脏病外科治疗中国专家共识(一):大动脉调转术应用[J].中国胸心血管外科临床杂志, 2020, 27(02):16-22

[2] Ahlstrm L, Odermarsky M, Malm T, et al. Surgical Age and Morbidity After Arterial Switch for Transposition of the Great Arteries[J].Ann Thorac Surg, 2019, 108(4):1242-1247

[3] Sarris GE, Balmer C, Bonou P, et al. Clinical guidelines for the management of patients with transposition of the great arteries with intact ventricular septum:The Task Force on Transposition of the Great Arteries of the European Association for Cardio-Thoracic Surgery(EACTS)and the Associ[J]. Eur J Cardiothorac Surg, 2017, 51(1):e1-e32

[4] 张惠丽,李守军,闫军,等. 新生儿复杂先天性心脏病15年治疗分析[J].中华新生儿科杂志(中英文), 2019, 34(6):401-407

[5] 杨丽君,叶莉芬,范勇,等. 小儿先天性心脏病体外膜氧合支持的死亡原因分析[J].中国体外循环杂志, 2019, 17(4):227-230

[6] 孟红,李慧,王剑鹏,等. 分期大动脉调转手术的左室退化定量评估[J].临床超声医学杂志, 2021, 23(4):246-250

[7] 丁文祥,苏肇伉. 现代小儿心脏外科学[M]. 济南:山东科学技术出版社, 2015

病例37 双瓣膜置换术后"人工心脏瓣膜－患者不匹配"现象

▶ 视频目录

图 37-4　二尖瓣瓣上、瓣下血管翳形成伴血栓
图 37-5A　二尖瓣生物瓣置换术（衬裙技术）

导读

心脏瓣膜病是一种常见心脏疾病，严重危害人民的身体健康，人工瓣膜置换是目前治疗心脏瓣膜病的有效手段。随着对人工瓣膜研究的不断深入，"人工心脏瓣膜－患者不匹配"现象日益凸现，成为国内外学者研究的热点。对于这类患者，再次外科手术时手术方式的选择是决定患者近、远期预后的重要一环。此处探讨了1例9年前在我院行双机械瓣膜置换术后出现"人工心脏瓣膜－患者不匹配"现象后的手术治疗方案选择。

病史资料

【基本信息】患者女，53岁，身高155cm，体重65kg，BMI 27.1kg/m²，2021年6月23日入院。

【主诉】双瓣置换术后9年，胸闷、胸痛8个月。

【病史简介】9年前患者在我院诊断为"风心病，二尖瓣及主动脉瓣狭窄伴关闭不全，心功能Ⅱ级"，于全身麻醉下行二尖瓣置换＋主动脉瓣置换术，术后复查未见明显异常，此后长期服用华法林抗凝治疗。8月来步行100m左右或上4层楼时可出现胸闷、胸痛，位于胸前区，休息可缓解，无晕厥，无意识丧失、无咯血。

【既往史】2012年9月27日于全身麻醉、低温、体外循环下行二尖瓣置换＋主动脉瓣置换术。否认高血压病、糖尿病、青光眼，否认吸烟、饮酒史。

【个人史】生长于湖北黄冈；否认吸氧、酗酒病史；否认疫区驻留史；否认药物、毒物及放射接触史。

【婚育史】已婚。孕2产2，平产；初潮15岁，经期3天，周期30天，绝经年龄50岁。

【家族史】否认家族遗传性及传染性疾病。

【体格检查】体温36.2℃，脉搏57次/分，呼吸18次/分，血压109/68mmHg。神志清楚，检查合作。巩膜未见黄染，浅表淋巴结无肿大，口唇无发绀，咽无充血，颈静脉充盈，甲状腺未触及。胸廓对称无畸形，双肺呼吸音清，未闻及干、湿啰音。心前区无隆起，未扪及震颤，心界不大，心率57次/分，心律齐，主动脉瓣第一及第二听诊区均可闻及3/6

级收缩期喷射样杂音，无传导。腹软，无压痛、反跳痛，肝脾肋下未触及，双下肢无水肿。

【实验室检查】血常规：白细胞计数 $4.3 \times 10^9/L$，中性粒细胞百分率 50%；N 末端 B 型利钠肽原 286.70pg/ml；钾测定 3.62mmol/L；葡萄糖测定 5.96mmol/L；肾功能：血清尿酸 393μmol/L，血清尿素 5.65mmol/L，血清肌酐 77μmol/L，肾小球滤过率 76ml/min；肝功能：血清白蛋白 37.8g/L，血清前白蛋白 0.17 g/L，血清总胆红素 9.3μmol/L，血清乳酸脱氢酶 355U/L；传染病筛查：乙肝表面抗原（发光法）539.30 COI，乙肝 e 抗体（发光法）0.002 COI，乙肝核心抗体（发光法）0.007 COI；凝血：血浆凝血酶原时间 23.8 秒，国际标准化比值 2.24，部分凝血活酶时间 42.4 秒，血浆 D- 二聚体 0.139μg/ml，心肌标志物：高敏肌钙蛋白 I 0.004 ng/ml。

【入院心电图】2021 年 6 月 23 日（图 37-1）。

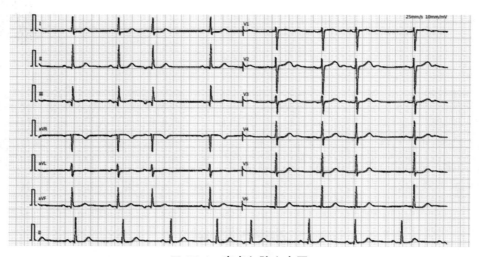

图 37-1　患者入院心电图

QRS 波时限约 99ms，心电图诊断：窦性心动过缓，左房异常，房性期前收缩

【入院 X 线胸片】2021 年 6 月 24 日（图 37-2）。

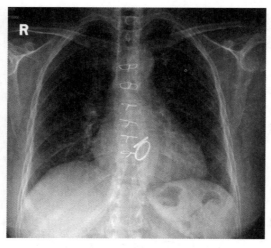

图 37-2　入院 X 线胸片

胸骨呈术后改变，可见两处高密度金属瓣环影与心影重叠，双肺膨胀良好，未见实变，双膈光整，心影稍大

【超声心动图】入院超声心动图示：二尖瓣置换 + 主动脉瓣置换术后，二尖瓣位人工瓣机能正常，主动脉瓣位人工瓣狭窄（图 37-3）。

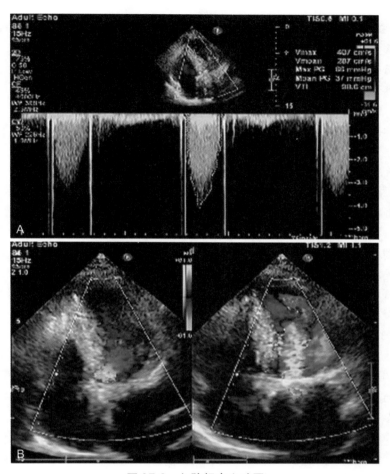

图 37-3　入院超声心动图

A. 连续多普勒测量主动脉瓣位人工瓣前向血流速度增快，峰值速度 4.1m/s，峰值压差 66mmHg，平均速度 2.9m/s，平均压差：37mmHg；B. 彩色多普勒显示主动脉瓣位及二尖瓣位人工瓣前向血流

【初步诊断】主动脉瓣人工瓣狭窄。

诊 断 思 路

【病史小结】①中年女性，劳力性胸闷、胸痛 8 个月入院；②既往外科手术治疗（2012 年 9 月 27 日于全身麻醉、低温、体外循环下行二尖瓣机械瓣置换（St.Jude25# 机械二尖瓣）+ 主动脉瓣机械瓣置换（St.Jude21# 机械主动脉瓣）），术后无特殊不适，一直服用抗凝血药物；③查体主动脉瓣第一及第二听诊区均可闻及 3/6 级收缩期喷射样杂音；④超声心动图：收缩期主动脉瓣位人工瓣前向血流速度增快：峰值流速 4.1m/s，峰值压差 66mmHg，平均速度 2.9m/s，平均压差 37mmHg，提示主动脉瓣位人工瓣狭窄。

【鉴别诊断】患者最突出的症状为胸闷、胸痛不适，常见原因考虑：不稳定型心绞痛、主动脉夹层、肺动脉栓塞、支气管哮喘、肺部感染、梗阻性肥厚型心肌病等，分别做如下鉴别诊断。

1. 不稳定型心绞痛　患者中年女性，已绝经，有活动后胸痛的症状，需鉴别。但该例患者主动脉瓣区可闻及收缩期喷射样粗糙杂音，且超声心动图检查提示：收缩期主动脉瓣位人工瓣前向血流速度增快，需进一步完善冠状动脉检查与之鉴别。

2. 主动脉夹层　患者有突感胸痛的症状，且疼痛剧烈，部位多位于背部。此患者胸痛性质、部位不支持，体检四肢血压对称，超声心动图未提示，基本可排除。

3. 肺动脉栓塞　肺动脉栓塞大多长期双下肢制动史；部分患者超声心动图提示右心增大，三尖瓣反流；血 D- 二聚体明显升高，慢性肺动脉栓塞可长期导致外周水肿。该例患者长期口服华法林抗凝治疗，且活动不受限，末梢氧饱和度正常，基本可排除。

【临床思路】根据目前超声心动图检查可基本诊断患者为人工瓣置换术后主动脉瓣人工瓣再狭窄，因此我们将重点放在该疾病进一步诊治的手术指征、手术方式以及可能带来的获益。

1. 人工瓣膜 - 患者不匹配（prosthesis-patient mismatch，PPM）　由此引入一个概念，即当患者被置入的有效人工瓣膜面积小于正常人瓣膜面积时，可以被认为是人工瓣膜 - 患者不匹配。此概念最早由 Rahimtoola SH 于 1978 年提出，根据患者目前检查及病史，既往行二尖瓣机械瓣置换 + 主动脉瓣机械瓣置换，目前复查心脏超声主动脉跨瓣压差为 66mmHg，根据主动脉瓣狭窄的手术指征：跨瓣压力阶差 > 50mmHg，不论是否有症状，左心功能是否受损，应予手术。根据患者身高与体重，计算目前患者的有效瓣口面积指数为 $0.7cm^2/m^2$，考虑患者为中度人工瓣膜 - 患者不匹配，需进一步行手术治疗再次置换功能障碍的人工瓣膜。

2. 手术方式　对于 PPM 患者，外科医师需慎重考虑再次置换的瓣膜种类、手术方式，以及长期患者的预后及转归情况。

（1）瓣膜种类选择：由于本例患者第一次手术在 9 年前，根据当时的经验及理论，以及患者意愿及年龄考虑，置换了机械瓣膜；本次手术患者 53 岁，可再次置换机械瓣，或者置换生物瓣膜。根据 2020 ACC/AHA 指导原则：50 岁以上可考虑使用生物瓣，65 岁以上建议使用生物瓣，为中年患者选择生物瓣带来了更有力的证据支持。随着置入生物瓣的年轻患者越来越多，要考虑后续介入瓣中瓣的可行性。当然，患者的意愿是瓣膜类型选择的最终决定权。

（2）手术方案：根据本例患者目前检查结果诊断考虑为主动脉瓣人工瓣狭窄，但根据既往的经验，患者二尖瓣人工瓣同样不除外存在功能障碍，如果本次仅单纯置换主动脉瓣，既往人工瓣环会限制了再次置入瓣膜的大小，不能有效解决患者人工瓣膜 - 患者不匹配情况，因此本次手术方式考虑再次行双瓣膜置换，并同期行主动脉瓣瓣环、二尖瓣瓣环扩大术，这样可以置入更大的人工瓣膜，从而获得更大的有效瓣口面积，为患者远期生活质量提供保障，降低再次出现瓣膜 - 患者不匹配概率，同时为后续介入瓣中瓣治疗提供可能。

由于本例手术为二次手术，组织粘连较重，对于二尖瓣位术中可能显露困难，且二尖瓣环可能存在僵硬、钙化情况，有瓣膜置换困难、瓣周漏风险，可考虑应用"衬裙"技术（带人工血管裙边的人工瓣膜）对二尖瓣行瓣膜置换，与原有二尖瓣缝合时使用人工血管，可减少瓣周漏出现风险，且显露充分。

　　经过院内多学科联合讨论，可考虑再次手术治疗，手术方案为 Redo- 二尖瓣生物瓣膜置换术（"衬裙"技术）+ 主动脉瓣生物瓣膜置换术 + 双瓣环扩大术。

　　【诊治经过】术中可见心包广泛粘连。二尖瓣、主动脉瓣机械瓣置换术后，机械瓣功能障碍伴血栓形成。主动脉瓣瓣上、瓣下血管翳形成，主动脉瓣狭窄。二尖瓣瓣上、瓣下血管翳形成伴血栓。术前 TEE 示三尖瓣轻度反流。主动脉根部细小。二尖瓣瓣上、瓣下血管翳形成伴血栓（图 37-4）。

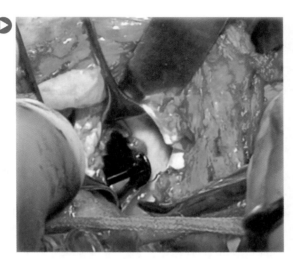

图 37-4　二尖瓣瓣上、瓣下血管翳形成伴血栓

　　手术治疗方案选择二尖瓣生物瓣置换术（衬裙技术）+ 主动脉瓣生物瓣置换术 + 牛心包双瓣环扩大（图 37-5）。

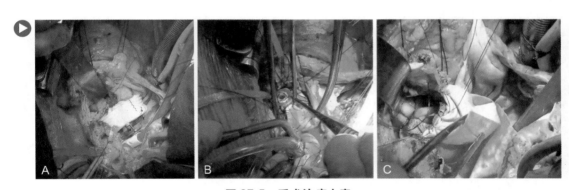

图 37-5　手术治疗方案

A. 二尖瓣生物瓣置换术（衬裙技术）；B. 主动脉瓣生物瓣置换术；C. 牛心包双瓣环扩大

　　【最终诊断】风湿性联合瓣膜病，心脏机械瓣膜置换术后功能障碍，人工心脏瓣膜 - 患者不匹配，主动脉瓣机械瓣置换状态，二尖瓣机械瓣置换状态，心功能 Ⅱ～Ⅲ 级（NYHA 分级）。

　　【术后随访】术后患者胸闷、胸痛不适缓解，术后复查超声心动图：Redo- 二尖瓣生物置换 + 主动脉生物瓣置换术 + 双瓣环扩大术后：人工生物瓣功能正常，主动脉瓣收缩期流速 1.5m/s。活动耐量可；术后 6min 步行试验 358m。术后 2 个月随访期间无不适，复查超声心动图：Redo- 二尖瓣生物瓣置换 + 主动脉瓣生物瓣置换术 + 双瓣环扩大术后：人工生物瓣功能正常。

学 习 讨 论

　　心脏瓣膜病是一种常见心脏疾病，严重危害人民的身体健康，人工瓣膜置换是目前治疗心脏瓣膜病的有效手段。随着对人工瓣膜研究的不断深入，"人工心脏瓣膜 - 患者不匹配"现象日益凸现，成为国内外学者研究的热点。人工心脏瓣膜 - 患者不匹配（prosthesis-patient mismatch，PPM）是指相同瓣环径的人工心脏瓣膜的有效开口面积（EOA）小于正常人体心脏瓣膜 EOA，置入人体后仍然存在瓣膜的相对狭窄而造成一系列的并发症或存在潜在危险的一种情况。对于这类患者，再次外科手术时手术方式的选择是决定患者近、远期预后的重要一环。

　　由于几乎所有瓣膜置换术后都存在人工瓣膜有效面积小于正常人的瓣膜，实际上"人工心脏瓣膜 - 患者不匹配"原始定义已逐步演变为相对于患者体表面积而言的人工瓣膜有效开口面积太小，从而导致术后过高的跨瓣压差。

　　导致人工瓣膜 - 患者不匹配现象的主要因素除了与置入人工瓣膜的类型、大小及体表面积有关外，还受年龄、体型胖瘦、主动脉瓣狭窄或关闭不全的病理改变、是否同期行冠状动脉旁路移植术及是否同期服用 β 受体阻滞剂、血管紧张素转化酶抑制剂等因素影响。严重的主动脉瓣狭窄合并左心室收缩功能受损患者的术后射血分数的改善主要依赖于有效瓣口面积的提高，如果术后人工瓣膜-患者不匹配会增加左心室后负荷，影响左心室功能的恢复。研究表明冠状动脉血流储备也与有效瓣口面积有关。当患者接受主动脉瓣膜置换术后出现异常增高的跨瓣压差，应鉴别人工瓣膜 - 患者不匹配与人工瓣膜功能障碍或其他情况。如果超声心动图提示患者置入的有效瓣口面积与相同品牌、型号瓣膜的正常参考值相比明显降低，且呈进行性降低，则考虑人工瓣膜功能障碍，需外科行二次换瓣手术。如超声心动图提示有效瓣口面积较正常参考值接近，有效瓣口面积指数小于 $0.85cm^2/m^2$，应考虑为患者 - 人工瓣膜不匹配。

　　造成主动脉瓣置换术后 PPM 的原因主要有以下 4 点：①患者的体表面积比较大，瓣环径相对较小或瓣环径自身过小，为了手术安全置入了小型号瓣膜；②随着瓣膜植入时间的延长，瓣环发生增生样改变，进一步造成瓣膜的 EOA 减小；③主动脉瓣病变的患者往往存在主动脉瓣环的钙化或纤维化，并伴有不同程度的左心室肥厚，以上病理改变进一步造成主动脉瓣环径的缩小；④所置入的人工心脏瓣膜有其自身的支撑结构，其开口面积必然小于相同瓣环径的正常瓣膜的瓣口面积；而且人工心脏瓣膜的支撑结构或多或少地影响了左心室流出道的几何结构，并造成左心室流出道的相对狭窄。本病例中患者在瓣膜置换术后，随着时间延长主动脉瓣瓣上、瓣下血管翳形成，导致主动脉瓣狭窄。二尖瓣瓣上、瓣下血管翳形成伴血栓（术中所见，图 37-4），所以此患者不仅存在 AVR 术后 PPM，同时也存在瓣膜功能障碍；我们采用了"双瓣环扩大技术"及双瓣膜置换术，为患者成功地进行了手术。

（李　盼　符　竣）

参考文献

[1]　Rahimtoola SH. The problem of valve prosthesis-patient mismatch[J].Circulation, 1978, 58(1):20-24

[2]　Dahlbacka S, Laakso T, Kinnunen E, et al. Patient-Prosthesis Mismatch Worsens Longterm Survival – Insights From The Finn Valve Registry[J]. Ann Thorac Surg, 2020, 111(4):1284-1290

[3]　Bilkhu R, Jahanagiri M, Otto C. Patient-prosthesis Mismatch Following Aortic Valve Replacement[J]. Heart, 2019, 105:s28-s33

[4]　Mannacio V, Mannacio L, Mango E, et al. Severe prosthesis-patient mismatch after aortic valve replacement for aortic stenosis:analysis of risk factors for early and long-term mortality[J]. J Cardiol, 2017, 69:333-339

[5]　Grubb KJ. Aortic root enlargement during aortic valve replacement:Nicks and Manouguian techniques[J]. Op Tech Thorac Cardiovasc Surg, 2015; 20(3):206-218

病例 38 经皮肺动脉球囊扩张成形术治疗多发性大动脉炎

导 读

多发性大动脉炎是一种少见的、血管非特异性炎性动脉疾病，主要累及主动脉及其主要分支，肺动脉也可受累；多数情况下会造成动脉狭窄甚至闭塞，导致组织器官缺血。此类疾病发病机制不明，许多多发性大动脉炎患者在确诊时血管狭窄已较明显，组织器官缺血严重时需外科或介入治疗重建血供。传统外科手术为开放式手术、创伤较大，手术耗时长、风险高，且不适用于全身多处病变的病例。血管内介入治疗，具有微创优势，适合手术风险较高的患者，可在短期内迅速改善组织器官血供，从而改善临床症状。多发性大动脉炎累及肺动脉者十分罕见，此处即报道 1 例多发性大动脉炎累及冠状动脉、肺动脉，在我院多次行经皮肺动脉球囊扩张成形（PTPA）术治疗受累的肺动脉，目前随访效果较理想。

病 史 资 料

【基本信息】患者男，47 岁，身高 162cm，体重 65.5kg，个体经营者，2019 年 2 月 12 日入院。

【主诉】活动后胸闷、气促 3 个月余，加重 1 个月。

【现病史】患者 3 个月余前无明显诱因开始出现较大活动后胸闷、气促，休息可缓解，夜间可平卧，无胸痛、咯血、晕厥等。1 个月前上述症状加重，出现咳嗽、咳痰、双下肢水肿，在外院予以吸氧、利尿等对症治疗后好转，为进一步诊治今来我院。

【既往史】无特殊。

【家族史】否认家族遗传性及传染性疾病。

【体格检查】体温 37℃，呼吸频率 21 次 / 分，脉搏 104 次 / 分，血压 136/78mmHg（1mmHg=0.133kPa），SpO_2 97%。发育正常，神志清楚，口唇色素沉着，肢端未见发绀，无杵状指（趾）。颈软，颈静脉充盈，甲状腺未触及，气管居中。胸廓无畸形，双肺呼吸音清晰，心前区无隆起，心界扩大，心率 104 次 / 分，律齐，P2 > A2，心前区未闻及明显病理性杂音；腹软，肝、脾肋下未触及，双下肢无水肿，周围血管征阴性，四肢末梢暖。

【辅助检查结果】门诊超声心动图示右心扩大，三尖瓣轻度反流，肺动脉高压（重度），室间隔、左心室壁增厚，冠状静脉窦扩张；心电图示：窦性心动过速，右心房异常，室性期前收缩，室内传导延迟。实验室检查：N 末端 B 型利钠肽原 867.20pg/ml；肌钙蛋白 I 0.064ng/ml；血常规、大小便常规、肝肾功能、电解质、凝血功能均正常。

【入院诊断】胸闷气短原因待查：心肌病？缺血性心脏病？其他？

诊 断 思 路

【病史小结】①中年男性，慢性病程，临床上主要表现为活动后胸闷、气促 3 月，加重 1 月；②既往无特殊病史；无家族史；③查体见呼吸稍快，氧饱和度正常，心率 104 次 / 分，律齐，心界扩大，P2 > A2，双下肢无水肿；④ NT-proBNP 升高，cTnI 轻度升高；⑤心电图示窦性心动过速、右心房异常，室性期前收缩；超声心动图示右心扩大，重度肺动脉高压。

患者最突出的特点为胸闷、气短，与活动相关，常见的原因包括：心源性（如冠心病、心肌病、心肌炎、心力衰竭等），肺源性（如慢性阻塞性肺疾病、支气管哮喘、胸腔积液、气胸等），其他如代谢性疾病、结缔组织病、肿瘤等。行进一步检查患者红细胞沉降率、自身免疫学抗体及易栓症筛查均为阴性；冠状动脉及肺动脉 CTA 示：①冠状动脉粥样硬化，左主干及前降支病变（图 38-1A、B）；②升主动脉管壁增厚、钙化；③肺动脉未见栓塞，肺动脉高压，右心室增大。双侧肺动脉分支管腔多发重度狭窄或闭塞（图 38-1C、D）。双

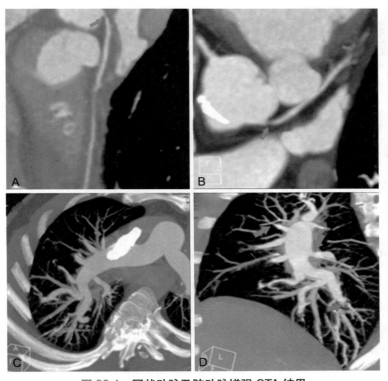

图 38-1　冠状动脉及肺动脉增强 CTA 结果

A. 左冠状动脉前降支 CPR 图，显示左主干开口及前降支中段管腔重度狭窄（箭头）；B. 左冠状动脉前降支 MPR 图，显示左主干、前降支中段管腔重度狭窄；C. 斜横状面 MIP 图，显示右肺动脉多发狭窄、部分闭塞；D. 斜矢状面 MIP，显示左肺动脉多发狭窄、部分闭塞

注：CPR. 曲面重建；MPR. 多平面重建；MIP. 最大密度投影

肺支气管扩张。永存左上腔静脉。患者血管 CTA 提示冠状动脉及肺血管病变重。

【冠状动脉造影及肺动脉造影】①左主干及前降支病变，其中左主干开口及近端狭窄 90%（图 38-2A），前降支狭窄 80%（图 38-2B）。②肺动脉多处狭窄、闭塞病变（图 38-2C、D）；同时行右心导管检查提示肺动脉重度高压（MPAP=69mmHg）、肺血管阻力明显增加（23.5Wood）。

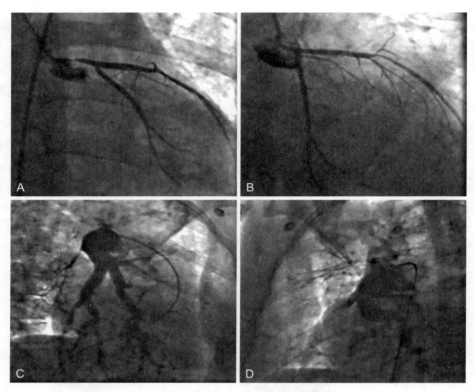

图 38-2　冠状动脉及肺动脉造影结果

A. 左主干开口及近端狭窄 90%；B. 前降支中段狭窄 80%；C. 左肺动脉多处狭窄、闭塞；D. 右肺动脉多处狭窄、闭塞

【鉴别诊断】患者肺动脉多处狭窄、闭塞，肺动脉高压严重合并冠状动脉左主干、前降支严重狭窄，考虑病因如下。

1. **多发性大动脉炎**　多发性大动脉炎患者中冠状动脉受累率为 10%～30%，且大部分均为冠状动脉开口处狭窄，也可累及肺动脉。虽然此次患者红细胞沉降率及自身免疫性抗体常阴性，但患者肺血管及冠状动脉多处狭窄、闭塞，仍需考虑该疾病，需动态复查相关指标。

2. **冠状动脉粥样硬化性心脏病**　患者中年男性，无长期吸烟史，否认高血压、糖尿病及家族相关遗传病史，但入院实验室检查提示高脂血症，颈部血管超声提示双侧颈动脉多发粥样硬化斑块形成，需考虑动脉粥样硬化所致的冠状动脉狭窄病变；但是动脉粥样硬化不能解释肺血管病变。

3. **冠状动脉硬化性心脏病**　患者冠状动脉病变可能有血管炎症影响，也有可能动脉硬化、动脉粥样硬化致冠状动脉病变进展。

4.慢性血栓栓塞性肺高压　患者中年男性，肺血管多处狭窄闭塞，不排除慢性栓塞可能，但肺血管 CTA 及肺血管造影均提示血管壁外膜直接存在狭窄，血管腔内未见明显血栓形成，进一步完善 D- 二聚体检查轻微升高，暂不能支持该诊断。

5.肿瘤性病变　肿瘤形成可能会引发肺动脉狭窄，肺动脉原发肿瘤，尤其要注意肺动脉肉瘤，或肺癌蔓延侵袭肺动脉等情况，完善肿瘤标志物检查阴性，且肺部 CT 未见明显肿瘤病变，故不支持。

【最终诊断】①冠状动脉硬化性心脏病，左主干＋前降支病变，不稳定型心绞痛；②肺动脉狭窄（多发性大动脉炎可能性大），继发性肺动脉高压（重度），心功能Ⅱ级。

【治疗方案】经多学科讨论，患者血管病变重，其中冠状动脉左主干病变及前降支病变重，心肌缺血范围大，风险大，首先行经皮冠状动脉介入治疗（PCI）处理冠状动脉病变，再行经皮肺动脉球囊扩张成形术处理肺血管病变，同时予以扩冠、调脂、靶向降肺动脉压力、抗炎等药物治疗，以改善冠状动脉血流、降低肺动脉压力，从而缓解患者胸闷气短症状。

患者于 2019 年 2 月 19 日成功行 PCI 术，并于 LM 及 LAD 各置入一枚支架。分别于 2019 年 4 月 10 行第一次 PTPA 术（右侧 A10、A9、A8）图 38-4A 和图 38-4B；2019 年 7 月 9 日行第二次 PTPA 术（左侧 A9a，A9b，A5a，A5b）图 38-5A 和图 38-5B；2019 年 7 月 15 日行第三次 PTPA 术（右侧 A4a、A3a、A3b、A1、A10）图 38-6A 和图 38-6B；2019 年 9 月 23 日行第四次 PTPA 术（左侧 A8La、A8Lb、A5 a、A5b、A5c、A6）图 38-7A 和图 38-7B，其中血管造影下不同体位各段肺血管命名见图 38-3。

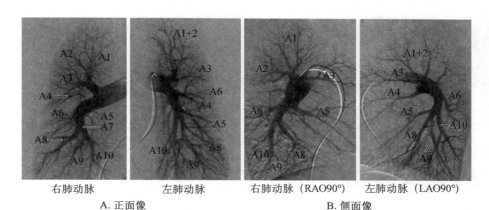

|右肺动脉|左肺动脉|右肺动脉（RAO90°）|左肺动脉（LAO90°）|
|A. 正面像| | B. 侧面像 |

图 38-3　血管造影下不同体位各段肺血管命名

引自（日）佐藤徹，吉野秀朗等，2017. 经皮腔内肺动脉成形术 / 球囊肺动脉成形术实践指南 [M]，张刚成译 .

患者药物治疗分别给予：①抗栓治疗。利伐沙班片 15mg，每日 1 次；（波立维）硫酸氢氯吡格雷片 75mg 口服每日 1 次。②靶向降肺动脉压力治疗。安立生坦片 10mg 口服，每日 1 次；利奥西呱片 0.5mg 口服，每日 3 次。③改善心肺功能。呋塞米片 10mg 口服，每日 1 次；螺内酯片 10mg 口服，每日 1 次；地高辛片 0.125mg 口服，隔日 1 次。④激素治疗。醋酸泼尼松片 15mg 口服，每日 1 次。⑤降脂：阿托伐他汀钙片 20mg 口服，每晚 1 次。

【术后随访】患者第一次 PTPA 术后出现气促、端坐呼吸及咯血，考虑急性肺水肿，积

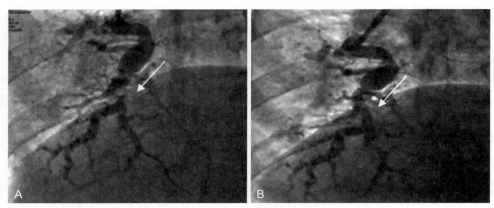

图 38-4　第一次 PTPA 术前后肺血管造影对比

A. 第一次 PTPA 术前造影右侧 A8、A9、A10 起始段明显狭窄；B. 第一次 PTPA 术后造影，狭窄明显改善

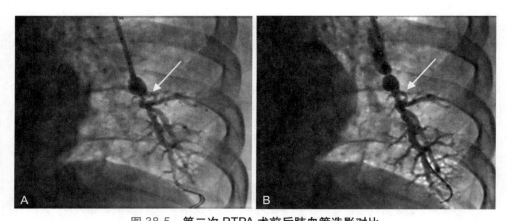

图 38-5　第二次 PTPA 术前后肺血管造影对比

A. 第二次 PTPA 术前造影左侧 A9 起始段明显狭窄；B. 第二次 PTPA 术后造影，狭窄明显改善

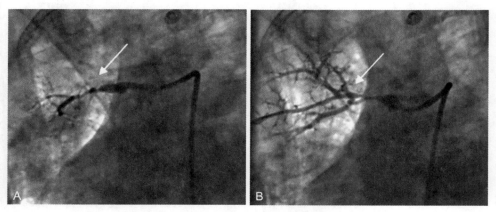

图 38-6　第三次 PTPA 术前后肺血管造影对比

A. 第三次 PTPA 术前造影右侧 A3 起始段明显狭窄部分分支闭塞；B. 第三次 PTPA 术后造影，狭窄明显改善，部分闭塞血管再通

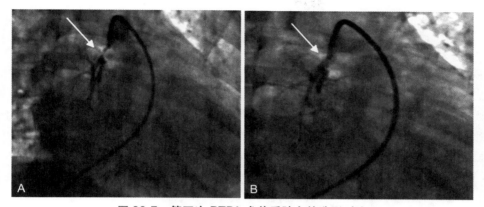

图 38-7　第四次 PTPA 术前后肺血管造影对比

A. 第四次 PTPA 术前造影左侧 A8 起始段明显狭窄；B. 第四次 PTPA 术后造影，狭窄明显改善

极对症治疗后好转。此后患者胸闷，气促症状逐渐改善，目前活动耐量可。随访期间各项辅助检查变化如下：心脏大小及实验室检查变化如下（图 38-8，图 38-9）：右心及肺动脉较前缩小，左心室较前增大，心力衰竭指标较前下降。

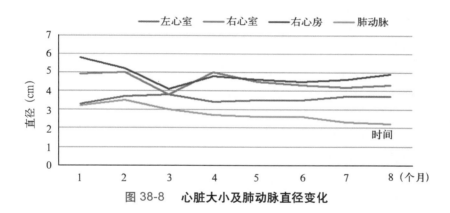

图 38-8　心脏大小及肺动脉直径变化

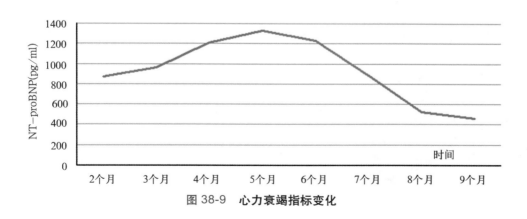

图 38-9　心力衰竭指标变化

学 习 讨 论

多发性大动脉炎（TA）是一种血管非特异性炎性动脉疾病，发病机制未明。起病隐匿，临床症状不典型，不同个体受累血管亦不尽相同，其中累及肺动脉极为罕见，表现为肺动脉高压，往往患者确诊时已伴有较严重的动脉炎症反应和管腔狭窄，诊治难度大。传统药物治疗在抗炎及缓解症状上有一定效果，但长期效果欠佳。开放性外科手术往往对个别狭窄明显的血管效果显著，若血管病变广泛，则效果有限。我院肺动脉高压治疗中心开展的PTPA（经皮肺动脉球囊扩张成形术），创伤小，对弥漫性肺动脉狭窄病变有较好的治疗效果。此病例通过多次选择性PTPA术，开通闭塞肺动脉，减轻肺动脉狭窄，术后肺动脉高压明显缓解，右心结构及功能也逐步改善。

实施PTPA术的基础在于首先对肺动脉解剖有清楚的认识，准确地判定治疗血管。为了对治疗部位准确评价，手术参加者之间需要互相正确传达信息，同时为了提高对段血管/亚段血管认识的精度、可重复度，首先需要掌握基本的肺段编号（图38-3）。其次需准确把握PTPA手术指征及时机。早期的PTPA适应证也以外科治疗指征为参考，若患者心功能分级达纽约心脏病协会（NYHA）分级为Ⅲ级甚至Ⅳ级，肺动脉平均压30mmHg以上，即必须满足这两个条件才可以实施PTPA。但是，近年来随着治疗经验的不断积累，PTPA手术安全性有了巨大提升，我中心经验是心功能Ⅱ级以上，只要有劳力性呼吸困难的症状，就可以行PTPA来减轻症状。PTPA术后应密切关注相关并发症，如肺水肿、肺动脉损伤、再灌注肺水肿等。本例患者在第一次PTPA术后出现了咯血及严重肺水肿，通过积极治理恢复正常，而后的PTPA术中无该并发症发生。有经验的术者可大大减少并发症的发生，术者团队应具备随时应对各种突发事件的能力。PTPA手术次数平均在3～4次，但根据患者基础情况，部分患者也可能需要更多次手术。PTPA手术分次实施不仅能避免再灌注肺水肿，还可以有效改善患者的运动耐力。通常一次住院基本上可进行两次PTPA；对于下一次手术的时间，可综合患者自己的安排和全身状态来决定，原则上尽早进行。

经 验 总 结

经皮肺动脉成形术是继外科手术和药物治疗之后针对各种原因引起肺动脉狭窄的一种全新的治疗方法。PTPA术可有效降低患者肺动脉压力和改善患者临床症状。患者行第一次PTPA术后，若血流动力学指标和心功能分级已得到极大改善，但患者活动耐力仍未恢复到正常状态，或运动负荷右心导管检查发现部分患者在运动后肺动脉压力仍会显著增高；或者患者存在无法用其他疾病可解释的低氧血症，对于这部分患者需要定期随访，可能需要接受多次PTPA治疗。目前我中心已完成的此类患者例数逐年增加，但该手术耗时较长，后期将更多开展PTPA治疗肺动脉病变，积累经验，同时通过术前仔细分析CTA或肺动脉造影图像，积极缩短手术时间，提高手术安全性，造福更多患者。

（余　洁　张刚成）

参考文献

[1]　邢月浩, 郭建明, 谷涌泉.多发性大动脉炎血管内介入治疗和开放手术现状[J].介入放射学杂志, 2019,

28(6):599-602

[2] 韩同磊, 孙羽东.多发性大动脉炎治疗的新进展[J].外科理论与实践, 2020, 25(1):85-88

[3] 吕子超, 蒋鑫, 荆志成.改良经皮腔内肺动脉成形术治疗慢性血栓栓塞性肺动脉高血压的初步疗效分析[J].中国循环杂志, 2017, 32(z1):166

[4] 佐藤徹, 吉野秀朗, 等. 经皮腔内肺动脉成形术/球囊肺动脉成形术实践指南[M], 张刚成, 译, 北京:北京大学医学出版社, 2017

[5] 沈节艳, 庄琦. 2018中国肺高血压诊断和治疗指南解读[J]. 中国循环杂志, 2019, 34(S1):115-119

病例 39 先天性心脏病合并重症腺病毒肺炎的救治体会

导 读

腺病毒肺炎是由腺病毒感染肺部而引起的炎症。重症腺病毒肺炎的发热、咳嗽、喘憋更加严重，还会合并细菌感染、心力衰竭、呼吸衰竭等，死亡率非常高。若先天性心脏病患儿合并重症腺病毒感染，死亡概率成倍增加。在临床工作中，这样的患者异常凶险，本病例报道了我们的成功救治的经过，旨在提高临床工作者对这类患者的认识。

病 史 资 料

【基本信息】患儿男，5 月龄，体重 5.5kg，身高 66cm，体表面积 0.2925cm^2。2019 年 5 月 13 日入院。

【主诉】发现心脏病 7 个月余，咳嗽半个月。

【病史简介】患儿在母亲妊娠 27 周时检查发现患先天性心脏病。患儿平素汗多，哭闹后可见口唇发绀。2019 年 4 月 19 日来我院拟行外科手术住院，因轮状病毒腹泻于 2019 年 4 月 25 日出院。于 2019 年 4 月 27 日往湖北省某保健院住院治疗，给予"头孢哌酮舒巴坦""氟氯西林"抗感染治疗，患儿 2019 年 5 月 6 日开始出现发热，呼吸困难进行性加重，血氧饱和度低难以维持，遂于 2019 年 5 月 10 日予气管插管及呼吸机辅助呼吸，并将抗生素调整为"万古霉素"＋"美罗培南"＋"米卡芬净"＋"奥司他韦"联合抗感染治疗，为进一步心脏手术治疗转入我院，门诊以"先心病，肺炎"收治。

【既往史】患儿母亲妊娠期正常，无特殊病史。

【入院查体】持续有创呼吸机辅助呼吸（呼吸机模式：同步间歇指令通气＋自主调节吸气流量＋辅助自主呼吸压力支持，氧气浓度 50%，潮气量 40ml，设置呼吸频率 40 次 / 分，呼气末正压 10mbar），体温 39℃，脉搏 156 次 / 分，四肢血压：左上肢 85/45mmHg；左下肢 94/56mmHg；右上肢 89/50mmHg；右下肢 98/54mmHg；四肢 SpO$_2$：左上肢 96%；左下肢 94%；右上肢 97%；右下肢 95%。停用镇静药，瞳孔等大等圆，对光反射存在，胃管可见咖啡渣样胃液，口唇及指端轻度发绀；胸廓正常，双肺呼吸音粗，左下肺可闻及湿啰音及哮鸣音；心前区未触及震颤，心界向左扩大，心率 156 次 / 分，律齐，P2 亢进，胸骨左缘第 3 ～ 4 肋间可闻及收缩期 3/6 级粗糙样杂音，无传导；肠鸣音弱，腹平软，肝右肋下

3cm，质韧，脾肋下未触及，周围血管征阴性，末梢凉，四肢动脉搏动弱，皮下脂肪菲薄，肌力 V 级，肌张力正常，病理征阴性。

【辅助检查】2019 年 4 月 19 日我院超声心动图示：先天性心脏病：室间隔缺损（膜周型 10mm，左向右为主的双向分流），房间隔缺损（中央型，左向右为主的双向分流），肺动脉瓣轻度反流，重度肺动脉高压。

【检查结果】血常规：白细胞计数 3.95×10^9/L；中性粒细胞百分率 84.63%；淋巴细胞百分比 11.9%；血红蛋白 81.2g/L，血细胞比容 25.85%，血小板 131×10^9/L；C 反应蛋白 55.39mg/L；降钙素原 8.97ng/ml；肾功能：肌酐 45μmol/L，尿酸 450μmol/L；肝功能：血清前白蛋白 0.04g/L；血清乳酸脱氢酶 2347U/L；血清白蛋白 26.6g/L；血清总胆汁酸 31.1μmol/L；谷草转氨酶 187.4U/L；血肌钙蛋白 I 0.067ng/ml；N 末端 B 型利钠肽原 6525.00pg/ml；免疫功能：补体 3 0.54g/L；免疫球蛋白 G 11.20g/L；凝血功能：活化部分凝血活酶时间 60.8s；纤维蛋白原 1.88g/L；D- 二聚体 6.809μg/ml；电解质、尿常规未见异常；大便常规：红细胞 0 ～ 2/HP；真菌 D- 葡聚糖检测：201.6pg/ml；静脉血气分析示酸碱度 7.37；氧分压 13mmHg；二氧化碳分压 60mmHg；钾测定 3.8mmol/L；血浆乳酸 5.4mmol/L；1 小时后动脉血气：pH 7.43；氧分压 76mmHg；二氧化碳分压 52mmHg；钾测定 3.7mmol/L；血浆乳酸 0.7mmol/L；氧合指数 152。

患儿床边 X 线胸片、院外肺部 CT 及我院超声心动图见图 39-1 ～图 39-3。

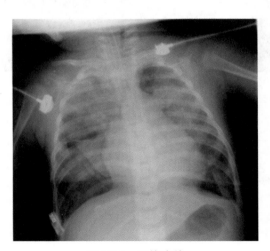

图 39-1　X 线胸片

患者入院后床边 X 线胸片。双侧肺血增多，双肺上叶、右肺下叶片状实变影；心影增大

诊 断 思 路

【病史小结】①低龄患儿，急性起病，病程进展迅速，主要表现为发热、高热、呼吸困难进行性加重，氧合不能维持，院外插管呼吸机辅助呼吸；②既往有轮状病毒感染腹泻病史，免疫力低下；③查体：体温 39℃，双肺呼吸音粗，左下肺可闻及湿啰音及哮鸣音；心界向左扩大，P2 亢进，胸骨左缘第 3 ～ 4 肋间可闻及收缩期 3/6 级粗糙样杂音；④检验：N 末端 B 型利钠肽原高，凝血功能异常、血红蛋白低，肝功能白蛋白低、真菌 D- 葡聚糖检测阳

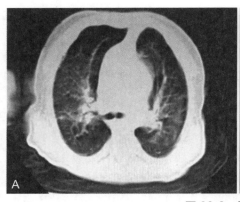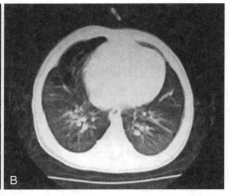

图 39-2　肺部 CT

患者 5 月 12 日院外肺部 CT。示双肺弥漫性、磨玻璃样改变，肺纹理增粗，通气不均匀，呈马赛克征

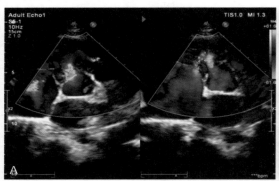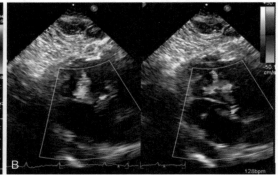

图 39-3　患者超声心动图

A. 大动脉短轴切面显示室间隔缺损（膜周型，左向右为主的双向分流）；B. 剑突下双房切面显示房间隔缺损（中央型，左向右为主的双向分流）

性；⑤胸部 CT：双肺片状影，渗出重，磨玻璃样。⑥超声心动图示室间隔大缺损，大量左向右分流为主的双向分流。

【初步诊断】①呼吸衰竭原因待查：肺部感染：病原菌？肺水肿？其他；②先天性心脏畸形，室间隔缺损，房间隔缺损，肺动脉高压，心功能Ⅳ级；③中度贫血；④消化道出血。

【鉴别诊断】患者最突出的特点是咳嗽、高热、氧饱和度不能维持，呼吸衰竭所致紧急气管插管。呼吸衰竭常见原因有：①肺组织疾病，如肺炎、肺气肿、肺水肿等导致可使有效弥散面积减少，影响氧气弥散，导致缺氧或二氧化碳潴留；②气道阻塞性疾病，如哮喘、先天性气道发育不良、肿瘤、瘢痕等到达肺内进行交换的气体减少，通气不足；③肺血管疾病，肺栓塞、肺血管炎等，导致肺组织通气 / 血流比例失调；④心脏疾病，先天性心脏病导致静脉血直接进入动脉系统或者大量左向右分流、心肌病、心脏瓣膜病、心包疾病，导致通气和换气功能障碍，从而导致呼吸衰竭；⑤胸廓与胸膜病变，胸部外伤导致的连枷胸、急性大量气胸、胸腔积液，严重的脊柱畸形等均限制肺扩张，使通气不足；⑥神经肌肉疾病，脑血管疾病、颅脑外伤、脑炎及镇静剂中毒，可直接抑制呼吸中枢；⑦多发神经炎、重症肌无力、有机磷农药中毒、严重低钾电解质代谢紊乱等均可累及呼吸肌，造成呼吸肌无力、麻痹，使通气减少，导致呼吸衰竭。

患儿 5 月龄，带插管状态，刺激反应正常，心内左向右大量分流，肺部感染存在，但患者胸廓无畸形，气道无外伤史，无异物吸入史、颅脑外伤及大剂量镇静剂使用史，否认有机磷毒物接触史，暂不考虑气道狭窄，气道肿瘤可能性不大，可排除颅脑外伤、脑血管疾病，肺囊性发育不良院外 CT 不支持，入院 X 线胸片排除大量气胸及胸腔积液，实验室检查排除电解质及内环境紊乱。综上所述，患者呼吸衰竭原因，考虑肺部疾病可能性大。

进一步分别做如下鉴别诊断。

1. 真菌性肺炎　患者咳嗽、高热，痰液为拉丝状，肺部 CT 可见磨玻璃状影，入院真菌 D-葡聚糖检测升高，支持目前诊断。

2. 支气管哮喘　典型症状常为咳嗽、喘息及呼吸困难，儿童哮喘表现为持续性咳嗽，患儿多属过敏体质，肺功能检查及支气管激发和扩张试验可以明确诊断。

3. 支原体肺炎　起病缓慢，高热，剧烈咳嗽，痰液黏稠，肺部多无体征，X 线胸片肺部病变多为单侧，以右肺中下肺野多见，网状结节样阴影，游走性浸润。

4. 病毒性脑炎　大多数患儿有发热、反复惊厥、意识障碍和恶心、呕吐等颅内压升高的表现，脑电图和脑脊液检查可明确诊断。

5. 多发神经炎　无咳嗽、发热等症状，主要表现为四肢感觉异常，严重时导致肌萎缩。

6. 重症肌无力　是一种获得性自身免疫疾病，主要表现为骨骼肌收缩无力，患者容易疲劳，活动后加重，可表现为眼睑下垂、吞咽困难，严重时表现为语言及呼吸困难。

7. 支气管异物　有异物吸入史，突然出现呛咳，可伴有肺不张和肺气肿，大气道梗阻，很快患儿出现意识障碍，此患儿症状及辅助检查不支持此诊断。

【诊治经过】

第一阶段：①患者心内左向右大量分流，肺血多，肺部感染和心力衰竭同时存在，治疗必须并驾齐驱。因外院抗生素级别高、广覆盖，患者目前仍高热、大量黄白色黏液痰、真菌 D-葡聚糖检测阳性，故经验使用抗生素"美罗培南＋左氧氟沙星＋伏立康唑＋替考拉宁"（已覆盖阳性菌、阴性菌、支原体、衣原体和真菌等），同时积极留取痰培养、血培养、大便培养寻找病原菌。②患者缺损大、分流多，N 末端 B 型利钠肽原高，给予维护强心（地高辛）、维护心功能（多巴胺）、减少心脏负荷（呋塞米）、稳定内环境、提高免疫力等对症支持治疗。③患者入院查前白蛋白低、血红蛋白低，考虑患者前期腹泻、营养差、医源性化验丢失导致，患者因腹胀牛奶喂养量不足，热量不够，积极给予静脉高营养治疗。④患者院外轮状病毒感染史，考虑免疫力低下，入院实验室免疫功能检查支持诊断，给予丙种球蛋白免疫支持、中和炎性反应（表 39-1）。

表 39-1　治疗两天前后检验对比

日期	体温	白细胞（10^9/L）	血红蛋白（g/L）	C 反应蛋白（mg/L）	降钙素原（ng/ml）	活化部分凝血活酶时间（s）	D- 二聚体（μg/ml）	纤维蛋白原（g/L）	N 末端 B 型利钠肽原（pg/ml）
5 月 13 日	39.0℃	3.95	81.20	55.39	8.97	60.80	6.81	1.88	6525.00
5 月 15 日	39.3℃	1.89	65.60	57.39	11.32	111.30	22.09	1.28	2022.00

第二阶段：治疗两天后患儿 X 线胸片（图 39-4）示双侧肺血增多，通气不均匀，双肺片状实变影较前明显。复查 N 末端 B 型利钠肽原明显下降（表 39-1），心影缩小，血管活性药物多巴胺剂量下调，循环稳定，尿量满意，说明患者心功能明显改善。但是白细胞下降至危急值、降钙素原不降反而快速升高，C 反应蛋白高，持续高热、肺部实变片状影面积更大，感染未有效控制，血红蛋白进一步消耗性下降，D- 二聚体升高、凝血功能紊乱（表 39-1），考虑为重症感染所致，那么病原菌到底示什么呢？

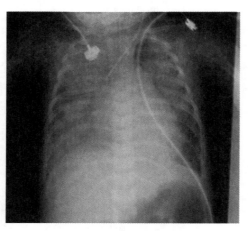

图 39-4　X 线胸片

治疗 2 天后 X 线胸片（5 月 15 日）。示双侧肺血增多，通气不均匀，双肺片状实变影较前明显

【病原微生物检测】血培养阴性；痰培养阴性，痰涂片阴性；大便培养阴性，复查大便常规正常；呼吸道病原菌检查阴性；传染病筛查阴性。5 月 18 日痰液＋血液宏基因二代测序技术（mNGS）检测示：腺病毒 7 型（载量 3000 多）、曲霉菌少量，背景菌多种阳性球菌。

第三阶段：加用利巴韦林抗病毒治疗，抗菌药物治疗降级，同时给予丙种球蛋白抑制和中和炎症因子，中和病毒，提高机体 IgG 功能，胸腺肽免疫调节支持治疗，患者重症腺病毒肺炎，病程长，给予激素预防肺纤维化（图 39-5）。

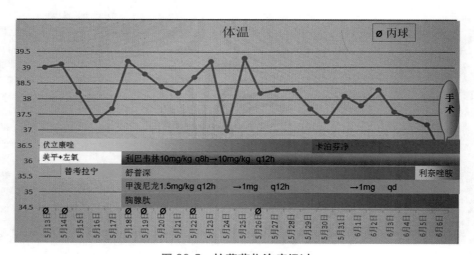

图 39-5　抗菌药物治疗经过

加用利巴韦林、免疫支持等治疗重症腺病毒肺炎，同时抗生素降级治疗

【最终诊断】①重症腺病毒肺炎，曲霉菌肺炎，Ⅱ型呼吸衰竭；②先天性心脏病：室间隔缺损，房间隔缺损，肺动脉高压，心功能Ⅲ级；③重症脓毒症；④多器官功能障碍；⑤低蛋白血症；⑥高乳酸血症；⑦重度营养不良；⑧中度贫血。

【转归】经过 20 余天的治疗，体温下降至正常，感染指标控制，复查 X 线胸片示片状影较前吸收，氧合改善，呼吸机条件下调，腺病毒肺炎得到基本控制。

学 习 讨 论

本例重症腺病毒特点：①患儿合并先天性心脏病基础疾病，起病急、稽留热，呼吸困难始于病后 3d，伴全身中毒症状，精神萎靡，面色发灰、低氧血症，伴有腹胀。②查体：肺底可闻及湿啰音及哮鸣音。③实验室检查：痰液及血液宏基因二代测序技术（mNGS）检测示腺病毒载量高，白细胞明显下降，中度贫血，C 反应蛋白和降钙素原明显升高，白蛋白降低，铁蛋白和乳酸脱氢酶明显升高。④ X 线胸片示双肺多片实变病灶、肺部 CT 可见马赛克征。诊断为重症腺病毒肺炎依据充分，积极按重症腺病毒肺炎治疗方案治疗，效果明显，体温正常已 3 天。患儿目前腺病毒肺炎得到有效控制，但是血气分析目前氧合指数＜ 300，中间多次尝试下调呼吸机参数，患者不能耐受，血气分析示氧合下降。该患儿的下一步治疗方向：继续治疗肺炎？待肺炎完全控制后再评估先天性心脏病的手术时机？

正常人右心室的收缩压是左心室的 1/6 ～ 1/4，肺循环阻力为体循环的 1/10 左右，若存在室缺，左心房血液进入左心室后，一部分从左心室到主动脉至体循环，为有效循环，另一部分则自左心室经室缺分流入右心室到肺动脉至肺循环，为无效循环。此时两个循环血量不再相等，肺循环血流量大于体循环血流量，手术时机取决于分流量的多少，分流量的多少则取决于缺损的大小，大量的分流超过肺血管床的容量限度时，出现容量性肺动脉高压，肺小动脉痉挛，肺小动脉中层和内膜层渐增厚致管腔变小、梗阻，最终发展为不可逆的阻力性肺动脉高压。

室间隔缺损的手术时机是肺动脉压力持续升高超过体循环压的 1/2，肺循环 / 体循环血流量之比大于 2 ∶ 1 时，缺损直径＞ 0.5cm 或缺损面积＞ 0.5cm^2/m^2 和有难以控制的心力衰竭者，或者合并主动脉瓣脱垂或反流应及时手术。结合该患儿室间隔缺损直径达 1cm，缺损面积＞ 1.0cm^2/m^2，目前有心力衰竭症状，已达到手术条件。患者心内左向右分流多，肺血多，本身易患肺部感染。该患儿腺病毒肺炎呼吸机插管已有 27 天，目前无法脱机，插管的时间越长，混合其他细菌感染的风险更大，若再发生一个其他感染，将是致命一击。外科手术虽然风险大，但阻断心内分流，有利于肺部感染的控制。

患者于 6 月 6 日在全身麻醉、低温、体外循环下行室间隔缺损修补 + 房间隔缺损修补术，术中诊断：1cm 室间隔缺损 +2cm 房间隔缺损。6 月 7 日脱机拔管，序贯无创呼吸机辅助 3 天，6 月 27 日恢复出院。出院带药：呋塞米片 5mg 每日 2 次；枸橼酸钾颗粒 0.4g 每日 1 次；地高辛口服液 0.5ml 每日 1 次；阿奇霉素 15mg 每日 1 次（预防肺纤维化）。术后随访：术后 20 天随访，复查肺部 CT 显示双肺渗出性病灶明显减少，双肺下叶少许节段性膨胀不全（图 39-6）。术后 6 个月随访患儿口饮高能量密度奶粉，生长发育良好，术后曾再发喘息性支气管炎 2 次。

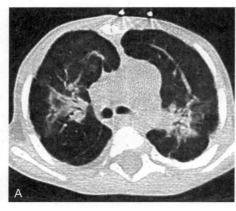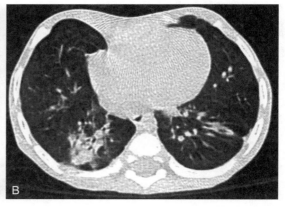

图 39-6　肺部 CT

术后 20 天肺部 CT 复查。A. 双肺渗出性病灶明显减少；B. 双肺下叶少许节段性膨胀不全

经 验 总 结

肺炎是婴幼儿时期的常见病。病毒性肺炎多见于免疫力低下的婴幼儿，其中腺病毒肺炎占儿童病毒性肺炎的 4%～10%，是儿童肺炎中最为严重的类型之一。腺病毒肺炎为腺病毒感染所致，共有 42 种血清型，引起儿童肺炎最常见的为 3 型、7 型。

腺病毒肺炎重症率为 4%～7%，远高于普通肺炎。该病起病急骤，重症患儿高热持续时间长，以稽留热多见，中毒症状重，精神萎靡或烦躁，易激惹，甚至抽搐；呼吸增快，口唇发绀，鼻翼扇动，"三凹征"明显，心率增快，可有心音低钝，意识障碍和肌张力增高。部分患儿有腹泻、呕吐，甚至出现严重腹胀。肺部啰音出现较晚，多于起病后 3 天，可伴有哮鸣音。影像学改变较肺部体征出现早，在儿童重症腺病毒感染早期识别中尤为重要，重症腺病毒肺炎的病理改变为局灶性或融合性坏死性肺浸润和支气管炎，可导致大片肺实变，实变以外的肺组织多有明显的肺气肿，支气管及其周围的肺泡腔内炎症常进展成坏死，渗出物充满管腔，炎症区域的边缘可见支气管或肺泡上皮增生，因此影像学表现为大片实变及间质性炎症，实变向心性分布、边缘模糊、肺气肿、团簇状影。重症腺病毒肺炎死亡率高，可发展为闭塞性细支气管炎，导致反复喘息，严重影响患儿的远期预后及生活质量，本例患儿术后仍有发作喘息性支气管炎。因此，腺病毒感染所致重症肺炎的早期识别、早期诊断尤为重要。

左向右分流先天性心脏病患儿，因肺血多，患儿多生长发育迟缓，体重不增，消瘦、喂养困难，活动后乏力、气短、多汗，免疫力低下，易患反复呼吸道感染。先天性心脏病是儿童重症腺病毒肺炎的独立危险因素。目前随着心外科技术水平的提高，小切口、微创等技术的逐渐成熟，使得更多的小婴儿、极低体重的小婴儿得到救治，避免了生长发育迟缓、反复肺炎、心力衰竭导致的致死、致残。

（周持恒　宋艳清）

参考文献

[1]　中华人民共和国国家卫生健康委员会, 国家中医药管理局. 儿童腺病毒肺炎诊疗规范(2019年版)[J]. 中华临床感染病杂志, 2019, 12(3):161-166

[2] 胡亚美, 江载芳. 诸福棠实用儿科学[M]. 8版. 北京:人民卫生出版社, 2015

[3] 王卫平, 孙锟, 常立文. 儿科学[M]. 9版. 北京:人民卫生出版社, 2018

[4] 杜芳, 黄英, 舒畅, 等.小儿重症腺病毒肺炎混合感染及高危因素分析[J].中国当代儿科杂志, 2013, 15(5):375-378

[5] 崔小文. 小儿重症腺病毒肺炎混合感染特征及高危因素分析[J]. 当代医学, 2017, 23(24):16-18

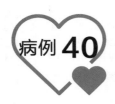

病例 40　35 岁患者右心室双出口双心室矫治

▶ 视频目录

图 40-6　体 - 肺侧支血管封堵术造影

导　读

右心室双出口（double outlet right ventricle，DORV）系一系列先天性复杂心脏畸形，其广义的形态学表现可以从心室间隔缺损（ventricular septal defect，VSD）合并主动脉骑跨，到大动脉转位合并 VSD。其他合并的心脏畸形包括肺动脉狭窄、动脉导管未闭、房间隔缺损、房室间隔缺损、完全型肺静脉异位连接、左心室流出道梗阻、房室瓣畸形（狭窄、骑跨）等。临床表现取决于有无右心室流出道和肺动脉狭窄，以及 VSD 和主肺动脉的位置和关系。

病 史 资 料

【基本信息】患者女，35 岁，BMI 18.8kg/m^2，待业，2021 年 5 月 17 日入院。

【主诉】胸闷、憋气 30 余年。

【现病史】患者 30 余年前于活动及劳累后出现胸闷、憋气不适，伴发绀，蹲踞数分钟后可缓解，平素不易患感冒、肺炎，无胸痛、咯血及晕厥不适。

【既往史】否认高血压、冠心病、糖尿病等病史。无手术、外伤史。家族史无特殊。

【家族史】否认家族遗传性及传染性疾病。

【体格检查】体温 36.7℃，脉搏 73 次 / 分，呼吸 17 次 / 分，血压 98/80mmHg，血氧饱和度 74%，吸氧可至 90%。慢性面容，发育不良，营养中等，神志清楚，口唇发绀，皮肤、巩膜无黄染，杵状指（趾）（图 40-1）。颈软，颈静脉无充盈，肝 - 颈静脉回流征阴性。双肺呼吸音稍粗，未闻及干、湿啰音。心界扩大，心率 73 次 / 分，律齐，胸骨左缘第 2、3 肋间可闻及Ⅲ级收缩期喷射性杂音，肺动脉瓣区 P2 减弱。周围血管征阴性。腹平软，肝脾肋下未触及，无压痛及反跳痛，双下肢无水肿。

【辅助检查】血红蛋白 212g/L，红细胞计数 7.2×10^{12}/L。白细胞计数、尿常规、粪便常规未见异常。肝功能、肾功能、D- 二聚体 19.20μg/ml。凝血功能、C 反应蛋白、肌钙蛋白 I、血脂、甲状腺功能、肿瘤标志物均未见异常。血气分析：氧分压 39mmHg。

入院心电图示窦性心律，右心室肥厚（图 40-2）；X 线胸片见心影增大，双侧肋膈角清晰（图 40-3）。

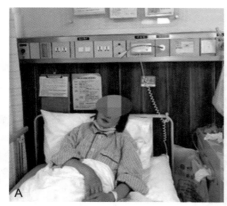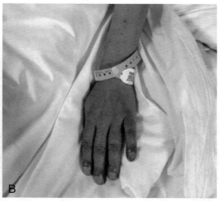

图 40-1　体格检查

患者口唇发绀（A），杵状指趾（B）

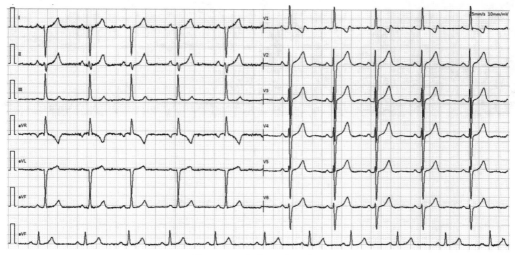

图 40-2　患者入院心电图

窦性心律，心率 66 次 / 分，V_1 呈 R 型，电轴右偏 147°，提示右心室肥厚。心电图诊断：窦性心律，右心室肥厚

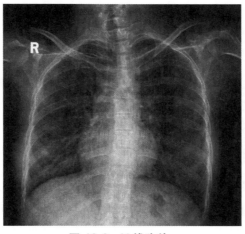

图 40-3　X 线胸片

见双肺无实变，心影增大，双侧肋膈角清晰

【超声心动图】左心室舒张末期内径（LVEDD）3.1cm，左心室射血分数（LVEF50%），考虑先天性复杂性心脏病：内脏、心房正位、左位心，心室右袢，房室连接一致，右心室双出口（S，D，D），室间隔缺损（主动脉瓣下），肺动脉瓣下流出道狭窄，房间隔缺损（下腔型，双向分流），冠状动脉静脉窦扩张（考虑为永存左上腔静脉）（图40-4）。

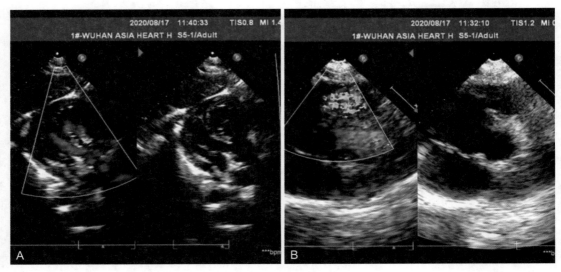

图 40-4　超声心动图

A. 剑突下左心室长轴切面显示升主动脉前移，骑跨于室间隔断端之上，骑跨率约75%，左、右心室血流均流入主动脉；B. 大动脉短轴切面显示肺动脉瓣下右心室流出道狭窄，流经此处血流增快，呈五彩镶嵌花色血流

【初步诊断】先天性心脏畸形，右心室双出口，室间隔缺损，房间隔缺损，永存左上腔静脉。

诊 断 思 路

【病史小结】①青年女性，慢性病程，临床上主要表现为胸闷、憋气；②既往无特殊；③查体见血氧饱和度降低，口唇发绀，杵状指/趾，胸骨左缘第2、3肋间可闻及Ⅲ级收缩期喷射性杂音；④检验无特殊异常。患者最突出的特点为口唇发绀，杵状指/趾，常见的发绀型先天性心脏病包括法洛四联症、完全性大动脉转位、肺静脉异位引流、三尖瓣闭锁及右心室双出口等，本院超声心动图结果已可初步诊断，缩小鉴别诊断范围。

【鉴别诊断】在发病机制上，DORV源自动脉圆锥发育异常。是一种介于法洛四联症和完全性大动脉转位之间的过渡病变，因此临床上应与法洛四联症和完全性大动脉转位相鉴别。

1. **法洛四联症**　法洛四联症的诊断仅限于Fallot所提出的4种病理解剖：①肺动脉狭窄；②高位室间隔缺损；③主动脉骑跨；④右心室肥厚。后经许多专家研究，其病理解剖的内涵得到深化，认为法洛四联症的病理解剖定义为由特征性室间隔缺损和肺动脉狭窄所组成的心脏畸形。室间隔缺损巨大，约等于主动脉开口，位于主动脉下，较常见的单纯性室间隔缺损靠前。肺动脉狭窄常为漏斗部狭窄，还可有其他部位狭窄。主动脉部分起源于右心室，但二尖瓣与主动脉瓣之间有纤维连续，还有右心室肥厚。一般表现为早期出现发绀、呼吸活动耐力差、蹲踞；胸骨左缘有收缩期射血性杂音和肺动脉区第二心音减弱，红细胞计数、血红蛋白和血细胞比容升高，动脉血氧饱和度降低，心脏呈靴状，肺部血管纹理细小，以及超声心动图显示有主动脉骑跨和室间隔缺损等。

2. 完全性大动脉转位　完全性大动脉错位是指两根大动脉位置错换，主动脉接受来自从右心室的体循环静脉血，而肺动脉接受来自左心室的氧合血液，因而形成两个相互隔离的循环系统，即右心房→右心室→主动脉→全身→体静脉→右心房为一个循环；左心房→左心室→肺动脉→肺→肺静脉→左心房为另一个循环系统。多数患者在新生儿期就死亡，存活的患者都伴有其他畸形，包括房间隔缺损、室间隔缺损、动脉导管未闭、肺动脉狭窄、主动脉缩窄等。临床表现以呼吸困难、发绀、进行性心脏扩大和早期出现心力衰竭为主。因合并畸形不同，肺充血程度和体肺循环血液分流量多寡不同，症状及其出现时间也不同。X 线胸片检查表现为明显的心脏增大及肺血增多。主要依靠超声心动图检查诊断，心血管造影仅在疑有多发室缺时或需明确主动脉弓的解剖时应用。

【诊疗经过】考虑右心室双出口病例罕见且鲜有存活至成年病例，同时为了明确大动脉位置关系、室间隔缺损的位置、冠状动脉有无异常及肺动脉发育情况、是否合并肺静脉异位引流等，我们进行了成人先心 CTA（图 40-5）。

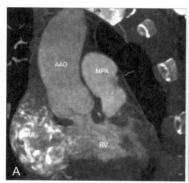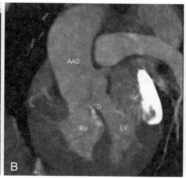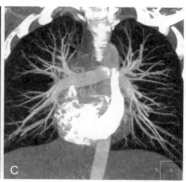

图 40-5　心脏 CTA

心脏 CTA 显示右心室双出口（S.D.D）。A. 肺动脉瓣下流出道狭窄（箭头）；B. 室间隔缺损（主动脉瓣下）（箭头）；C. 肺动脉发育尚可，纵隔内细小体肺侧支血管形成（箭头）；除此之外，该患者还存在房间隔缺损（下腔型）；永存左上腔静脉，头臂静脉缺如，左心室发育不良（左心室容积指数 26.8ml/m²）等异常

【术前诊断】先天性心脏畸形，TOF 型右心室双出口，房间隔缺损，永存左上腔静脉，肺动脉狭窄，体 - 肺侧支形成。

【术前讨论】本例患者属 TOF 型右心室双出口，双侧心室发育相对均衡，肺动脉发育尚可，无严重房室瓣骑跨及阻力型肺动脉高压，室间隔缺损距离主动脉瓣近，满足双心室矫治条件。患者 CT 提示已有体肺侧支形成，既有发绀和低氧血症，同时有肺充血，双心室矫治并解除右心室流出道狭窄后可改善缺氧但造成肺血流更多，最后导致充血性心力衰竭和加重低氧血症，故术前拟先行体肺侧支血管封堵（图 40-6），再行右心室双出口双心室矫治。

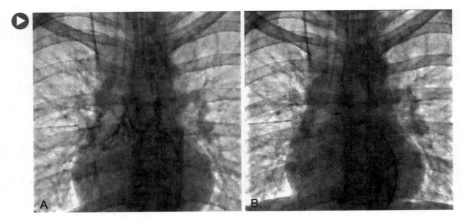

图 40-6　体 - 肺侧支血管封堵术造影
A. 封堵术前；B. 封堵术后

外科矫治术后患者可能出现的并发症：①室间隔缺损残余分流，由于补片偏小、心肌稚嫩造成缝合后张力过大，缝线撕裂心肌，造成明显心内残余分流，当肺循环血流量 / 体循环血流量比值＞ 1.5 或合并明显血红蛋白尿时需再次手术修补；②左心室流出道梗阻。常因隧道较长、成角或者室间隔缺损扩大不足导致，当峰值压力阶差＞ 50mmHg 时需再手术治疗，而改良 Konno 手术是治疗右心室双出口术后左心室流出道梗阻的有效手段；③右心室流出道梗阻：早期残余肺动脉瓣下狭窄，多由于漏斗部肌肉肥厚疏通不彻底或心室内遂到占用右心室空间过大引起。右心室流出道峰值压差＞ 50mmHg 时，建议行右心室流出道疏通或者外管道置换术；④低心排血量综合征：可能是左心室发育相对较小、心肌缺血时间长、心肌损伤等所致，术后可予体外膜肺氧合（ECMO）辅助过渡；⑤完全性房室传导阻滞：发生率 4.3% ～ 18.8%，需安装起搏器，围手术期可放置心表临时起搏导线，连接临时起搏器，作为安装永久起搏器过渡。

【外科术中所见及矫治】心包正常无粘连，右心房、右心室扩大。主动脉完全起自右心室，主动脉瓣位于肺动脉瓣右侧。肺动脉瓣下流出道肌束肥厚、狭窄。肺动脉瓣环、瓣口肌、主肺动脉不窄，左、右肺动脉发育可。室间隔缺损离主动脉近，直径 1.8cm。房间隔缺损，中央型，1.8cm，术前介入封堵。

正中开胸常规建立体外循环心脏停跳后，切开右心室流出道，切除肥厚壁束，疏通右心室流出道。以 4/0 Prolene 连续缝合经处理的自体心包片，将主动脉隔至左心室侧，建立左心室 - 室间隔缺损 - 主动脉瓣口的心内隧道。缝合房间隔缺损后用自体心包补片加宽右心室流出道。

【最终诊断】先天性心脏畸形，右心室双出口（TOF 型），房间隔缺损（中央型），右心室流出道狭窄，永存左上腔静脉，体 - 肺侧支形成。

【术后情况及随访】胸闷、憋气不适缓解，食欲、睡眠正常，术后患者发绀消失（图 40-7），不吸氧血氧饱和度 100%，各瓣膜区未闻及杂音，目前活动耐量可。术后 6 个月随访，复查心电图、全 X 线胸片及超声心动图结果见图 40-8 ～图 40-10。

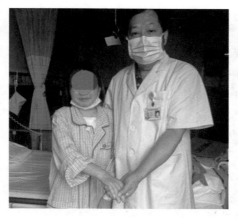

图 40-7　术后患者发绀消失

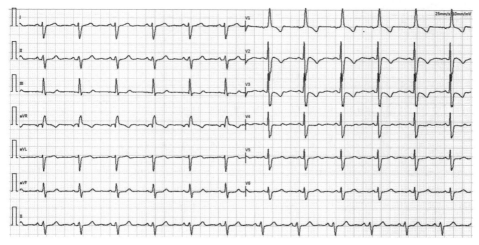

图 40-8　术后随访心电图

窦性心律，心率 74 次 / 分，QRS 时限 121ms，V1 呈 R 型，余导联终末传导延迟，电轴右偏 146°。
心电图诊断：窦性心律，右束支阻滞，电轴右偏

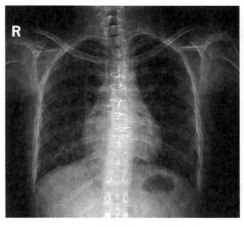

图 40-9　术后随访 X 线胸片

心影较前缩小

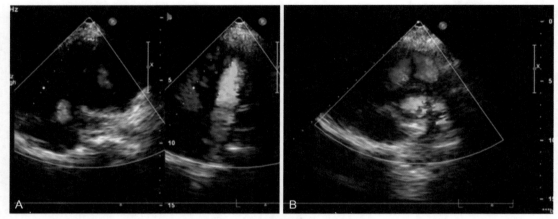

图 40-10　术后随访复查超声心动图

A. 心尖四腔心切面显示三尖瓣轻度反流；B. 大动脉短轴切面显示室水平未见分流，右心室流出道血流速度不快

学 习 讨 论

目前对于右心室双出口（DORV）常用的分型方式是 Lev 等根据 VSD 与两大动脉位置关系来决定的分型，该方式将 DORV 分成 4 类：① 主动脉瓣下 VSD，约占 60%，常见于大动脉位置关系正常和左位型大动脉异位的 DORV 患者；② 肺动脉瓣下 VSD，占 20% ～ 30%，多见于两大动脉左右并列或右位型大动脉异位的 DORV 患者（Taussig-Bing 畸形）；③ 双动脉瓣下 VSD，占 3% ～ 10%，多见于漏斗间隔缺如或发育不良的 DORV 患者；④ 远离型 VSD，占 5% ～ 10%，其 VSD 位于心室肌小梁部位或右心室流入道，后者常见于 DORV 合并房室间隔缺损。

从外科角度来看，对 DORV 分型的主要目的是便于进行手术的分类设计，以及在一定程度上体现手术的复杂与难度。目前 DORV 诊治中最为常用的外科分型方式由国际胸外科医师协会和欧洲胸心外科协会制订；共分为 5 型：① DORV，VSD 型，主动脉瓣下 VSD；② DORV，四联症型，主动脉下或双大动脉下 VSD 合并右心室流出道狭窄；③ DORV，TGA 型，Taussig-Bing 畸形，肺动脉下 VSD，可合并右心室流出道狭窄；④ DORV，VSD 远离型（DORVncVSD），室间隔缺损边缘与两个半月瓣瓣环的最小距离均大于主动脉瓣环直径；室间隔缺损多位于三尖瓣隔瓣下右心室流入道或位于心尖肌部，双动脉下有圆锥存在，主动脉瓣和二尖瓣之间没有纤维连接，是一种少见、复杂的先天性心脏病，发病率占右心室双出口的 10% ～ 20%；⑤ 在上述基础之上，Lacour-Gayet 等提出 DORV 第 5 型，即 DORV，AVSD 型，该型在解剖特点上除合并房室间隔缺损（atrioventricular septal defect，AVSD）外，还常合并右心房异构、无脾、右心室流出道狭窄、完全型肺静脉异位引流、永存左上腔静脉等畸形；病变复杂，手术难度高，预后较差。

右心室双出口一经确诊，原则上均应手术治疗，即诊断本身即是手术适应证，而合并阻力型肺高压应视为手术禁忌。有心力衰竭、肺炎、严重发绀及生长发育迟缓等应尽早手术。外科手术治疗的目的是进行完全解剖矫治，即将左心室与主动脉连接，右心室与肺动脉连接，关闭室间隔缺损并矫治其他畸形。合并下述任意一条者建议行单心室治疗：①双侧心室发育不均衡；②合并严重的房室瓣骑跨或跨越；③合并心尖部室间隔缺损或者奶酪样室间隔缺损；④部分远离型右心室双出口，建立室间隔缺损与半月瓣之间的内隧道或管道连接困难和（或）严重影响三尖瓣功能和引起右心室流入道梗阻。双心室矫治需满足以下条件：①双侧心室发育均衡；②不合并严重的房室瓣骑跨或者跨越；③肺动脉发育良好；④非心尖部室间隔缺损或奶酪样室间隔缺损；⑤不合并阻力型肺高压。

经 验 总 结

右心室双出口（DORV）是指两大动脉完全或大部分起自形态右心室的一类先天性心脏病，发病率占先心病的 1% ～ 3%。DORV 在胚胎发育学上属于圆锥动脉干发育畸形，在形态上是介于法洛四联症（tetralogy of Fallot，TOF）和完全性大动脉转位（transposition of the great arteries，TGA）之间的一系列心室-动脉连接异常。DORV 病理解剖改变非常复杂，一经确诊，原则上均应手术治疗，其手术决策与疾病分型关系密切，个性化与规范化手术理念并存，对复杂病变采取单心室姑息手术且难度大预后差，双心室矫治目前是首选手术治疗方法且效果已得到显著改善。对于左、右心室及房室瓣发育均衡的患者，双心室矫治是 DORV 手术治疗的优选策略。

（周　翔　卢宏彪　肖红艳）

参考文献

[1] Lev M, Bharati S, Meng CC, et al. A concept of double-outlet right ventricle[J]. J Thorac Cardiovasc Surg, 1972, 64(2):271-281

[2] Walters HL 3rd, Mavroudis C, Tchervenkov CI, et al. Congenital Heart Surgery Nomenclature and Database Project:double outlet right ventricle. Ann Thorac Surg, 2000, 69(4 Suppl):S249-S263

[3] Lacour-Gayet F. Biventricular repair of double outlet right ventricle with noncommitted ventricular septal defect. Semin Thorac Cardiovasc Surg Pediatr Card Surg Annu, 2002, 5:163-172

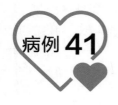

病例 41 左心室占位病变

导 读

原发性心脏肿瘤是指起源于心脏壁或心腔的新生物，十分少见，不足心脏肿瘤总数的 5%；其余 95% 为心脏转移瘤。原发性心脏肿瘤多为良性，良性肿瘤占 70% ～ 75%，可分为黏液瘤或非黏液良性肿瘤。本病例即是 1 例青少年因反复胸痛 1 年，发现心脏占位，最后确诊为原发性心脏非黏液良性肿瘤—脂肪瘤的病例。

病 史 资 料

【基本信息】患者女，15 岁，身高 159cm，体重 50kg，学生，2020 年 5 月 17 日入院。

【主诉】反复胸痛 1 年。

【现病史】患者近 1 年来反复胸痛，无明显诱因，位于左侧胸部，呈刺痛，几乎每日均有发作，持续数十秒至数分钟后可自行缓解，不伴黑矇、心悸、呼吸困难等。入院前 1 个月外院体检胸部 CT，发现"心脏肿物"。2 天前休息时再次发生胸痛，部位、性质、持续时间同前，无发热，无咯血、喘气、呼吸困难、心悸、晕厥。

【既往史】曾行"青霉素、头孢类"药物皮试呈阳性。无其他特殊如慢性炎症、脂肪代谢异常、过量摄入酒精及激素治疗病史。

【家族史】否认遗传性及家族疾病史。

【体格检查】体温 36.5℃，呼吸 18 次 / 分，脉搏 76 次 / 分。血压：左上肢 112/74mmHg，左下肢 132/80mmHg，右上肢 122/71mmHg，右下肢 143/83mmHg，SpO₂ 99%。发育可，神志清楚，口唇无发绀，咽无充血，双侧扁桃体无肿大。双肺呼吸音清晰，未闻及干、湿啰音。胸骨旁未触及震颤。心界向左扩大，心率 76 次 / 分，律齐，胸骨旁及各瓣膜听诊区未闻及杂音。腹软，肝、脾肋下未触及，双侧足背动脉搏动良好、对称，周围血管征阴性。

【辅助检查】肿瘤标志物、红细胞沉降率、超敏 C 反应蛋白、甲状腺功能、血常规、尿常规、粪便常规、肝肾功能、血糖、血脂、凝血常规、电解质、肌钙蛋白 I 均正常。入院心电图示窦性心律，左心室肥厚（图 41-1）；肝胆脾胰腺彩超、泌尿系、子宫附件超声未见异常。

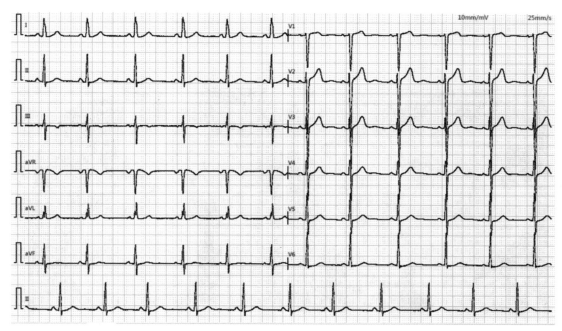

图 41-1　入院当天心电图

窦性心律，心率 69 次 / 分，$R_{aVL}+S_{V_3} > 2.0mV$，心电图诊断：窦性心律，左心室肥厚

【超声心动图】左心室扩大（5.8/4.3cm），左心室腔内见一大小为 7.5cm×4.6cm 的中等回声瘤体反射，回声尚均匀，界线尚清晰，形态欠规整，瘤体大部分附着于左心室侧壁，少许瘤体位于二尖瓣口、深入左心房，左心室侧壁附着面长径约 5.6cm，瘤体附着面的左心室侧壁回声尚均匀，左心室腔内血流细束。左心房不大，右心房不大，右心室不大（图 41-2A）。

二尖瓣前瓣回声正常，后瓣部分瓣体受瘤体阻挡显示欠清，舒张期二尖瓣最大开口径为 1.1cm，经瘤体与二尖瓣间缝隙进入左心室，收缩期二尖瓣关闭不良，左心房侧可见轻度反流信号（图 41-2B）。

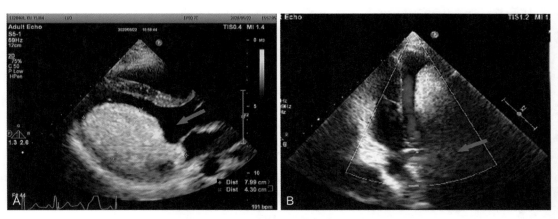

图 41-2　入院当天门诊超声心动图

A. 左心室腔内占位性病变（箭头所示）；B. 二尖瓣轻度关闭不全，左心室腔内细束血流（箭头所示）

【心脏大血管CTA】左心室增大，左心室内可见一低密度占位，大小为61mm×37mm，部分与二尖瓣关系密切，大部分呈脂肪样密度，CT值约－90HU，其内可见少许分隔，分隔呈明显强化（图41-3）。

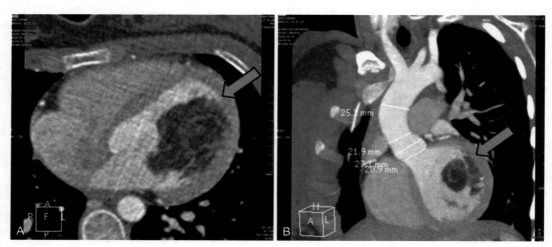

图 41-3　心脏 CTA

左心室内占位，间叶组织来源（脂肪源性肿瘤可能）（箭头）

【初步诊断】原发性心脏肿瘤，脂肪瘤？

诊 断 思 路

【病史小结】①少年女性，慢性病程，反复胸痛1年，为刺痛，持续时间数十秒至数分钟后可自行缓解，无黑矇、晕厥；无心悸、呼吸困难。②既往及家族无特殊病史。③查体：心界扩大，无其他阳性体征。④血常规、红细胞沉降率、超敏C反应蛋白、肿瘤标志物正常。⑤超声心动图提示左心室腔内占位性病变，二尖瓣轻度关闭不全；肝胆脾胰腺彩超、泌尿系、子宫附件超声未见异常。⑥心脏CTA提示左心室内占位，间叶组织来源（脂肪源性肿瘤可能）。综上所述，考虑患者初步诊断原发性心脏肿瘤、脂肪瘤。

【鉴别诊断】

1. 心脏黏液瘤　黏液瘤好发于房间隔卵圆窝处，多发生在左心房，多为单发或多发心腔内肿物，回声均匀，多有蒂，中低回声多见，易发生栓塞。本例病例患者超声心动图提示强回声，心脏CTA提示脂肪样密度改变，可初步排除。

2. 心脏纤维瘤　一般位于心室或室间隔，体积大。儿童常见，由纤维母细胞、胶原及弹性纤维组成。游离壁肿瘤常不突入心腔。本例患者超声心动图及心脏CTA有凸向左心室室内占位性病变，可初步排除。

3. 心脏附壁血栓　可引起栓塞，主要表现为心腔内占位病变，心脏壁正常，且无蒂，多见于心肌梗死、慢性心力衰竭患者。本例患者为少年女性，超声心动图示瘤体大部分附着于左心室侧壁，左心室后壁及侧壁局部室壁增厚，不支持此诊断。

4. 横纹肌瘤　儿童多发，90%在15岁以下，可位于心室内，病变常与周围的正常心肌组织分解不清。本病患者超声心动图及心脏 CTA 示左心室内占位性病变，瘤体与心肌组织界线清晰，可初步排除。

5. 嗜铬细胞瘤　常发生于心包及心脏外膜，患者可因嗜铬细胞产生的大量儿茶酚胺引起严重的高血压。本例患者无严重高血压，可初步排除。

6. 心脏恶性肿瘤　病情发展迅速，肿瘤可浸润和挤压心脏壁，也可凸向心腔，且常与周围组织分界不清。本病例患者心脏超声提示瘤体与心肌组织界线清晰，可初步排除（表41-1）。

表 41-1　超声心动图下左心室良恶性肿瘤鉴别要点

	良性肿瘤	恶性肿瘤
形态	规则	分叶状或不规则
内部回声	均匀	不均匀
基底	窄	宽
蒂	多有	无
蒂附着位置	房间隔	房间隔以外
浸润性	无	有
活动度	幅度大	幅度小或固定不动
长径/基底直径	多＞2	多＜2
心包积液	少数	多数有积液

【诊疗经过】患者入院后完善检查，明确外科手术指征，于住院第 8 天行"左室肿瘤切除术＋二尖瓣机械瓣膜置换术"（衬裙技术 St.Jude 29# 机械二尖瓣）。术后 6 小时清醒，术后第 3 天返回普通病房。术后 1 周复查超声心动图示心功能良好，左心室射血分数 50%，痊愈出院。

【术中所见】心包无粘连，心脏扩大，左心室内有一大小约 7.5cm×3.5cm 肿块，表面为黄色，有包膜覆盖，包裹左心室乳头肌生长，与左心室前侧壁广泛粘连生长，收缩期部分肿块可摆动至左心房。探查二尖瓣及瓣下结构，见肿瘤完全包绕乳头肌生长，二尖瓣瓣叶与肿瘤亦有粘连，切除二尖瓣及瓣下腱索及乳头肌。

【病理结果】

1. 肉眼所见

（1）送检部分二尖瓣瓣膜，其中较大一块宽 3.0cm，高 2.0cm，厚 0.2cm。灰白灰黄色，局部半透明。

（2）送检左心室腔内肿瘤组织，重 51.8g，大小共计 9.0cm×7.5cm×3.5cm，灰白灰黄色。

2. 光镜所见（图 41-4）

（1）二尖瓣海绵层变薄，纤维组织增生。

（2）成熟脂肪细胞浸润心肌生长；部分肌壁内小动脉发育不良，管腔狭窄。

3. 诊断

（1）（二尖瓣）纤维组织增生。

（2）（左心室）肌间脂肪瘤，肌壁内小动脉发育不良（建议进一步做基因检测）。

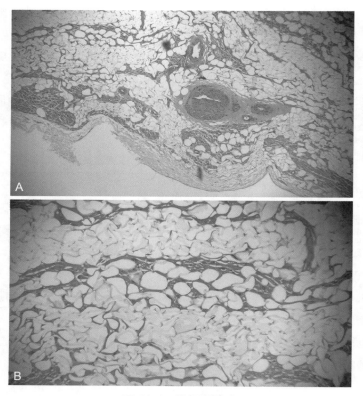

图 41-4　肌间脂肪瘤

A. HE 染色 10×4；B. HE 染色 10×10

【最终诊断】原发性心室良性肿瘤，脂肪瘤，二尖瓣关闭不全。

【术后随访】术后超声心动图复查见左心室腔内未见明显异常回声，二尖瓣位人工瓣功能未见异常（图 41-5）。目前随访 15 个月，患者无明显不适（表 41-2）。

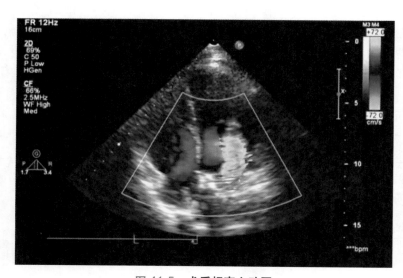

图 41-5　术后超声心动图

心尖四腔心切面示左心室腔内未见明显异常回声，二尖瓣位人工瓣功能未见异常

表 41-2　术后心脏彩超变化

	术后 1 周	术后 2 个月	术后 9 个月
LVd（a-p，cm）	4.4/2.9	4.1/2.6	4.1/2.9
EF（%）	50	54	54
二尖瓣反流	无	无	无

学 习 讨 论

心脏脂肪瘤是一种少见的心脏肿瘤，属于良性肿瘤，约占心脏良性肿瘤的 8.7%，常见的好发部位是右心房、左心室及心包。心脏脂肪瘤可以发生在任何年龄，多发于 40～60 岁。心脏脂肪瘤根据大小、生长部位及对邻近脏器的影响可产生不同的症状，部分患者没有症状偶然体检发现。本例报道一位少年女性的心脏脂肪瘤病例，更为罕见。其主要表现为胸痛，考虑为肿瘤体积较大，阻碍房室瓣口所致。

对于心脏脂肪瘤的无创诊断手段包括超声心动图、心脏 CTA 及磁共振成像（MRI）检查，超声心动图检查简单、便捷，通常用于心脏脂肪瘤的初始诊断评估，但由于超声检查对脂肪组织分辨率不高，因此，特异性不强。CT 检查有较高的分辨率和快速成像的特性，以及特征性脂肪密度表现，对于 MRI 检查有禁忌，或超声检查结果有局限性时，CT 检查是很好的替代和补充。MRI 对心脏脂肪瘤的诊断有较高的敏感性及特异性。由于 MRI 具有 T_1、T_2、脂肪抑制和水抑制等多种成像技术，对脂肪瘤的定性诊断和鉴别诊断具有重要的价值。本例患者通过初筛超声心动图提示"心脏占位"，进一步行 CT 检查提示心室内低密度占位，CT 值约 − 90HU 的脂肪样密度，初步明确"心脏脂肪瘤"的诊断，并且未见其他部位及脏器的肿瘤，判断为单发的心脏肿瘤。

心脏脂肪瘤需与房间隔脂肪瘤样增生（LHIS）相鉴别。LHIS 不是真正意义上的肿瘤，没有包膜，影像学检查呈"哑铃样"结构，它比心脏脂肪瘤更为常见，常见于老年人、糖尿病患者，可引起心律失常。

对于心脏肿瘤的诊治虽没有明确指南规范，但一般认为，对于大的、有明显症状的心脏脂肪瘤，尤其是出现心律失常、心力衰竭及心脏压迫等症状的建议外科手术切除；对于小的、没有症状的脂肪瘤，可以定期临床随访；心外膜下脂肪瘤可以在非体外循环下切除，心肌内或心内膜下脂肪瘤一般需体外循环下完成。当肿瘤体积较大，累及范围广时，手术切除后往往需用自体心包或牛心包重建组织缺损甚至瓣膜修复或置换。根据左心室肿瘤的不同位置，可选择不同的手术径路，常见的有左心室切口、右心房 - 房间隔 - 二尖瓣切口、主动脉切口或联合切口。本例患者在全身麻醉、体外循环下经由房间沟切口，显露二尖瓣，术中见肿瘤完全包绕二尖瓣下乳头肌生长，二尖瓣瓣叶与肿瘤亦有粘连，为完全切除肿瘤，故二尖瓣腱索及乳头肌无法保留，完整切除肿瘤后二尖瓣瓣下结构已破坏，遂同时行二尖瓣置换术。

一般认为脂肪瘤生长缓慢，与机体代谢障碍有关。Bois 等指出脂肪瘤的病因可能是相关基因重排，导致肿瘤部位及生长速度各异。本例为年少患者，无慢性炎症、脂肪代谢异常、过量摄入酒精及激素治疗病史，心脏肿瘤可能与基因突变、基因重排有关，但确切病因仍不明确，可行基因学检查筛查。

经 验 总 结

　　心脏脂肪瘤是一种少见原发性心脏肿瘤，对于大的、有明显症状且影响瓣膜功能、影响血流动力学的心脏脂肪瘤及早手术治疗是唯一有效的治疗方式。超声心动图方便、无创可作为初筛手段，心脏CTA及心脏MRI不但可清晰地显示心脏脂肪瘤的位置、形态、大小、边缘和特征性的脂肪密度，评估肿瘤的性质与范围同时对肺部及纵隔内的组织器官进行检查，更利于指导治疗方案及手术方式，可作为超声心动图的补充检查方法。年轻患者需更长时间随访有无肿瘤复发及远期疗效。

（李　莎　肖红艳）

参考文献

[1] 杨旭, 韩建成, 孙琳, 等.心脏脂肪瘤的临床表现和超声心动图特征[J].中国超声医学杂志, 2020, 36(12):1085-1087

[2] 李林, 林郭, 宏伟, 等.心脏脂肪瘤的临床特征及外科治疗结果[J].实用老年医学, 2019, 33(1):33-35

[3] Beck Martín A, Cianciulli Tomás F, Saccheri María C, et al. Intrapericardia llipoma mimicking atrial tumour[J]. Eur Heart J Cardiovasc Imaging, 2017, 18(6):721

[4] Naseerullah FS, Javaiya H, Murthy A. Cardiac lipoma:an uncharacteristically large intra-atrial mass causing symptoms [J]. Case Rep Cardiol, 2018, 2018:3531982

[5] Rainer WG, Bailey DJ, Hollis HJ. Giant cardiac lipoma:refined hypothesis proposes invagination from extracardiac to intracardiac sites [J]. Tex Heart Inst J, 2016, 43(5):461-464

[6] Beck MA, Cianciulli TF, Saccheri MC, et al. Intrapericardial lipoma mimicking atrial tumour [J]. Eur Heart J Cardiovasc Imaging, 2017, 18(6):721

[7] Fang Lingyun, HeLin, ChenYan, et al. Infiltrating Lipoma of the Right Ventricle Involving the Interventricular Septum and Tricuspid Valve:Report of a Rare Case and Literature Review[J]. Medicine, 2016, 95(3):e2561

[8] Bois MC, Bois JP, Anavekar NS, et al. Benign lipomatous masses of the heart:a comprehensive series of 47 cases with cytogenetic evaluation [J]. Human Pathology, 2014, 4(5):1859-1865

[9] 蔡建辉, 谷文涛, 张京, 等.CT成像及MPR在诊断心脏脂肪瘤中的应用价值[J].实用医学影像杂志, 2011, 12(03):163-164+173

[10] Reynen K. Frequency of primary tumors of the heart[J]. Am J Cardiol, 1996, 77(1):107

[11] Lam KY, Dickens P, Chan AC. Tumors of the heart. A 20-year experience with a review of 12, 485 consecutive autopsies[J]. Arch Pathol Lab Med, 1993, 117(10):1027

[12] Habib G, Lancellotti P, Antunes MJ, et al. 2015 ESC Guidelines for the management of infective endocarditis[J]. Eur Heart J, 2015, 36(44):3075-3128

病例 42 先天性心脏病外科术后肝素诱导血小板减少症

导 读

肝素诱导血小板减少症（HIT）是一种抗体介导的药物不良反应，是使用肝素治疗不良反应之一。HIT发病隐蔽，通常发生于肝素使用后5～14天，呈现为相悖的临床特征：血小板减少和高血栓风险。临床医师容易忽视，一旦诊断或识别错误，将导致患者致残，甚至致命。因此，早期识别及正确诊断显得尤为重要。本文报道一例先天性心脏病术后肝素诱导血小板减少症。

病 史 资 料

【基本信息】患者女，49岁，农民。

【主诉】发现心脏病13年，胸闷、气喘加重2个月。

【现病史】患者13年前因"感冒、食欲缺乏"至当地医院就诊时发现"心脏杂音"，伴口唇发绀，诊断为"先天性心脏病"；患者生长发育、智力发育较同龄人无明显差异，平时活动可，无明显胸闷、气喘等不适，平素不易感冒，无肺炎、心力衰竭，无晕厥等症状。2个月前患者于感冒后出现胸闷、气喘不适，间有头晕，无胸痛、黑矇、晕厥，无蹲踞现象。日常活动如走路、上厕所即可引起上述症状，遂先后至当地多家医院就诊，行相关检查诊断为"先天性心脏病，部分性心内膜垫缺损、室间隔缺损、动脉导管未闭、肺动脉高压"，患者体力进行性下降，上述症状逐渐加重，夜间不能平卧入睡、食欲缺乏、双下肢水肿。经药物治疗后胸闷、气喘及下肢水肿症状好转，建议患者至上级医院行外科手术治疗，今收入我院。

【既往史】患者于1994年行"输卵管结扎术"，否认高血压、糖尿病、肝炎、结核病等病史，否认外伤、输血史。否认药物、食物过敏史，家族史无特殊。

【体格检查】体温36.1℃，脉搏88次/分，呼吸20次/分。四肢血压：左上肢100/80mmHg；左下肢130/85mmHg；右上肢100/70mmHg；右下肢120/80mmHg。四肢血氧饱和度：左上肢94%；左下肢96%；右上肢96%；右下肢96%。神志清楚，口唇及指/趾端发绀，颈软，颈静脉怒张。双肺呼吸音粗，未闻及干、湿啰音。心前区无隆起，胸骨旁未触及震颤，心界向左扩大，心率88次/分，律齐，心尖部可闻及4/6级收缩期吹风样杂音，传导广泛。胸骨左缘第2～4肋间可闻及5/6级收缩期吹风样杂音，传导广泛，P2

亢进。腹软，下腹部见一约 2cm 手术切口瘢痕。微膨隆，肝肋下 5 指、剑突下 6 横指可及，脾肋下未触及，肠鸣音正常，双下肢无水肿。双侧足背动脉搏动对称良好，周围血管征阴性。生理反射存在，病理反射未引出。

【辅助检查】肝功能：血清总胆红素 29.3μmol/L（参考区间 5 ～ 21μmol/L），血清直接胆红素 15.2μmol/L（参考区间 0 ～ 3.4μmol/L），随机血糖 11.7mmol/L（参考区间 3.9 ～ 5.6mmol/L），肾功能：尿酸 600μmol/L（参考值 155 ～ 357μmol/L），血清肌酸激酶、血脂大致正常。

我院门诊超声心动图（图 42-1 ～图 42-3）示：先天性心脏病，部分性心内膜垫缺损，房间隔缺损（原发孔），二尖瓣前瓣裂并重度关闭不全，三尖瓣重度反流，主肺动脉及其分支明显增宽（重度肺动脉高压）；心电图示：窦性心律，PR 间期延长，左房异常，室内传导延迟，右心室肥厚，T 波改变。

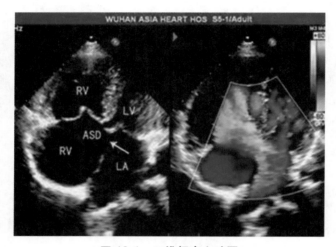

图 42-1　二维超声心动图

原发孔房间隔回声连续中断（箭头），彩色多普勒显示原发孔房水平左向右分流信号

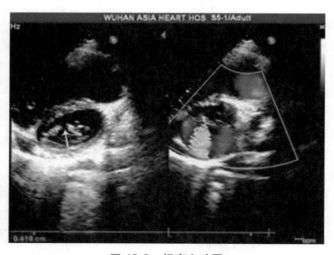

图 42-2　超声心动图

显示二尖瓣前瓣可见瓣裂（箭头），彩色多普勒显示经瓣裂处反流入左心房的血流信号

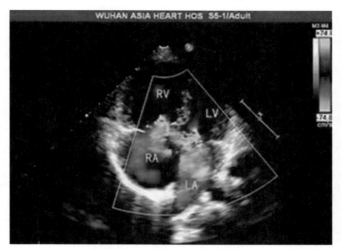

图 42-3　**彩色多普勒**

三尖瓣重度反流，原发孔房水平左向右分流信号

【初步诊断】①先天性心脏病：部分性心内膜垫缺损，房间隔缺损（原发孔），二尖瓣前瓣裂并重度关闭不全，三尖瓣重度反流，重度肺动脉高压；②肝功能不全？

诊 断 思 路

【病史小结】①中年女性。②既往有心脏病病史，临床上主要表现为近 2 个月胸闷、气喘加重。③入院查体：体温 36.1℃，四肢血压对称，四肢血氧饱和度下降；心前区无隆起，胸骨旁未触及震颤，心界向左扩大，心率 88 次 / 分，律齐，心尖部可闻及 4/6 级收缩期吹风样杂音，传导广泛，P2 亢进；腹软，肝肋下 5 指、剑突下 6 横指可触及。④门诊生化结果显示血清总胆红素与直接胆红素升高。结合超声心动图结果，患者诊断考虑部分性心内膜垫缺损，房间隔缺损（原发孔），二尖瓣前瓣裂并重度关闭不全，三尖瓣重度反流，重度肺动脉高压，心功能Ⅲ级。患者血清总胆红素及直接胆红素升高可能由心功能不全、肝脏淤血所致。

【鉴别诊断】

1. 房间隔缺损　胸骨左缘第 2 ～ 3 肋间可闻及收缩期杂音，杂音位置较高，低调，多不伴有震颤，无二尖瓣裂累及，结合病史及超声心动图检查可鉴别。

2. 动脉导管未闭　胸骨左缘第 2 ～ 3 肋间可闻及连续性杂音，结合病史及超声心动图检查可排除。

3. 完全性心内膜垫缺损　多数患者在婴儿期即表现出严重的充血性心力衰竭症状，并伴有严重的肺动脉高压；体检心前区隆起明显，听诊杂音响亮、粗糙，超声心动图检查可明确诊断。

【诊疗经过】患者首次血常规结果显示血小板计数（PLT）为 418×10^9/L[参考区间 $(125 \sim 350) \times 10^9$/L]（图 42-4），随后完善相关检查并调整心功能，并行冠状动脉造影及右心导管检查明确冠状动脉病变及肺动脉高压程度，评估手术指征及风险，于入院第 18 天行部分心内膜垫缺损（PECD）矫治、房间隔缺损（ASD）修补术、三尖瓣成形术（TVP）、心脏表面临时起搏器安置术、延迟关胸和全心辅助术，术中使用普通肝素 25 750U，患者术前 PLT 为 434.2×10⁹/L，术后 PLT 进行性下降（图 42-4），临床给予维护心功能、稳定内环境、抗感染、降黄护肝、对症支持等治疗，术后第 2～4 天 PLT 维持在 80×10⁹/L 左右，术后第 4 天患者呼吸、循环相对比较平稳，全身麻醉下行关胸术，PLT 开始回升。

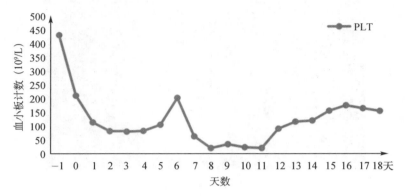

图 42-4 患者 PLT 变化曲线图

手术日计为 0 天

术后第 6 天 PLT 为 203.9×10⁹/L，纤维蛋白降解产物（FDP）为 38.24μg/ml（参考区间 0～2.01μg/ml），D- 二聚体（D-dimer）为 15.43μg/ml（参考区间 0～0.6μg/ml），凌晨开始患者出现腹部疼痛，血清淀粉酶为 555U/L（参考区间 10～90U/L）、尿淀粉酶 798U/L（参考区间 10～490U/L），血清和尿淀粉酶均明显升高，随后突发急腹症，腹部增强 CT 显示肠管明显扩张（图 42-5），结合病情及相关检查考虑为突发低体位不全性肠梗阻，可能有血管栓塞引起，给予禁食水、抗凝、抑酶、抑酸、扩容、间断低压灌肠、抗感染、营养支持等对症处理。术后第 7 天 PLT 降为 63.0×10⁹/L（图 42-4），肝肾功能不全，无尿，临床实施持续性血液透析（CVVH）的血液净化治疗，使用普通肝素 5000U。术后第 8 天 PLT 急剧下降为 21.1×10⁹/L（图 42-4），改用低分子肝素钙 4100U 治疗，输注 1 个治疗量血小板治疗，PLT 计数无明显改善。

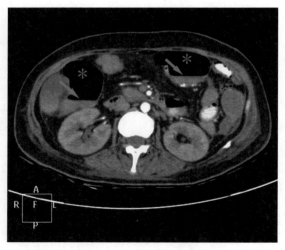

图 42-5 腹部 CT 横断面

肠管明显扩张（星号），并可见液平（箭头）

术后第 11 天根据 4T 评分（表 42-1）为 6 分，判断为 HIT 高危人群。送检肝素 - 血小板因子 4 复合物抗体（HIT-Ab）[检测试剂为美国 IL 公司 HemosIL HIT-Ab (PF4-H)，该 HIT-Ab 抗体为复合抗体，包含 IgG、IgM 和 IgA 复合物抗体；检测设备为美国 IL 公司的 ACL-TOP700 全自动凝血分析仪及配套原装试剂；检测原理：乳胶增强型免疫比浊法]。HIT-Ab 检测结果 5.8U/ml（参考区间 0 ～ 1.0U/ml）。立即停用普通肝素及低分子肝素，使用磺达肝癸钠替代进行抗凝治疗，丙种球蛋白连续冲击治疗 5d，PLT 回升到 120.9×10^9/L。术后第 17 天（停用肝素后第 3 天）复查 HIT-Ab 抗体 1.6U/ml，呈明显下降趋势，术后第 26 天（停用肝素后第 12 天）HIT-Ab 抗体 0.6U/ml，未出现 HIT-Ab 抗体上升趋势，PLT 为 209.3×10^9/L，PLT 在正常水平范围内。术后 28 天转院进一步康复治疗。

【最终诊断】①先天性心脏病：部分性心内膜垫缺损，房间隔缺损（原发孔），二尖瓣前瓣裂并重度关闭不全，三尖瓣重度反流，重度肺动脉高压，心脏扩大，心功能Ⅲ级；②低位不完全性肠梗阻；③肝素诱导血小板减少症。

学 习 讨 论

肝素诱导血小板减少症（HIT）是应用肝素后灾难性的副作用。血小板因子 4 与肝素形成复合物时，常由 IgG 型抗体介导并引起血小板活化，最终激活凝血系统，促使大量凝血酶生成，使机体处于高凝状态。与此同时，血小板因参与血栓形成和被内皮系统吞噬等原因被消耗，而出现数量降低，从而导致患者临床表现为血小板数量降低和高凝状态。在各类肝素治疗过程中的 HIT 发病率为 0.1% ～ 5.0%。血小板减少通常发生于使用肝素后 4 ～ 14 天，另外，速发型可数小时内出现 PLT 下降，相反，迟发型可能出现数周之后。相比于肝素治疗前，在肝素应用后血小板计数常可降低 50%，血小板计数绝对值通常处于（15 ～ 150）× 10^9/L。心脏外科术后出现血小板减少在临床上十分常见，且引起血小板减少的原因众多，而 HIT 导致的血小板减少发病隐蔽，因此，HIT 的早期识别及诊断显得尤为重要。在前期研究中，笔者根据本院心血管疾病诊治特点，对肝素使用患者动态监测血小板计数，对疑似 HIT 患者按照评估流程（图 42-6）进行验前概率评估，提高 HIT 排除和诊断率（表 42-1）。

HIT 危险因素包括肝素暴露时间、暴露方式、肝素药物类型、手术类型及患者性别等，其中牛源性肝素风险高于猪源性肝素，女性患者发生 HIT 风险高于男性。此例患者为女性，年龄偏大，先天性心脏病病情严重，手术复杂且操作时间长，体外辅助循环长达 522 分钟，术中大剂量肝素长时间暴露。术后 1 周出现的 PLT 下降通常是手术后血小板应激反应，随后 PLT 回升，但在术后第 8 天 PLT 急剧下降，输注 1 个治疗量血小板治疗，PLT 计数无明显改善。与此同时，D-dimer 浓度升高，患者突发不完全肠梗阻，机体处于高凝状态，符合 HIT 的临床表现。通过 4T 评分系统判定该患者为 HIT 高危人群，HIT-Ab 抗体阳性。一般通过 4T 评分或 HIT 专家概率（HIT expert probability，HEP）评分外加 HIT-Ab 抗体强阳性患者无须功能试验来确诊 HIT。因此该患者立即停止使用肝素，并加以丙种球蛋白冲击治疗，患者 PLT 计数回升，病情逐步稳定。

对于 HIT 患者进行血小板的输注不但不能升高血小板，还可能加剧血栓形成的风险。该患者停用肝素后用磺达肝癸钠替代进行抗凝治疗，磺达肝癸钠是一种合成的高度硫酸化戊糖，通过与抗凝血酶Ⅲ结合，选择性抑制第 X 因子（Xa）而发挥抗血栓活性。有关 HIT

表 42-1　武汉亚洲心脏病医院 HIT 抗体检测 4T 评分表（2019 年第 8 次修订版）

评估事项	2 分	1 分	0 分
血小板计数减少	PLT 降幅＞50% 且 PLT＞20×10⁹/L	PLT 降幅 30%～50% 或 PLT 最低值（10～19）×10⁹/L	PLT 降幅＜30% 或 PLT 最低值＜10×10⁹/L
PLT 下降发生时间	使用肝素后 5～14 天或者＜1 天且 30 天内有肝素应用史	使用肝素后连续下降 3～4 天或＞14 天或＜1 天且 3 个月内有肝素应用史	下降＜3 天或下降＞3 天但无肝素应用史
血栓或其他临床事件	出现新发血栓或肝素注射部分皮肤坏死，或静脉肝素推注后过敏性反应	可能有新发血栓或进行型或复发型血栓	无新发血栓
其他 PLT 减少原因	无其他原因	可能有其他原因：如 IABP；ECMO；使用呼吸机，使用抗生素等	有确切的其他原因，如严重感染，近 3 天手术，DIC 等（见备注 2）

每栏仅选 1 项；评分判断：6～8 分：高度怀疑 HIT；4～5 分：中度怀疑 HIT；0～3 分低度怀疑 HIT

患者使用磺达肝癸钠加丙种球蛋白辅助疗效有待进一步确定。根据指南推荐，肾功能受损患者首选阿加曲班，肾功能正常患者可用阿加曲班或达那肝素，目前尚未确定治疗 HIT 的最佳药物。结合我们前期研究及相关指南，总结出 HIT 患者肝素替代药物，见表 42-2。在选择阿加曲班治疗时，临床需要关注阿加曲班可能会干扰纤维蛋白原的检测，出现假性降低的情况。

表 42-2　肝素诱导血小板减少症替代抗凝血药物

病情分类	替代抗凝药	半衰期	监测指标
紧急侵入性操作	首选比伐卢定	25 分钟	APTT，维持在基础水平 1.5～3 倍
单独 HIT 或伴有新发血栓	阿加曲班	40～50 分钟	APTT，维持在基础水平 1.5～3 倍
急性或亚急性 HIT 患者需 PCI 治疗	比伐卢定	25 分钟	APTT，维持在基础水平 1.5～3 倍
妊娠合并急性或亚急性 HIT	磺达肝癸钠	17～24 小时	抗凝血因子 Xa 活性，无须常规检测，若监测需调节其活性峰值为 1.5U/ml
少数房颤合并 HIT	达比加群	12～17 小时	稀释凝血酶时间
HIT 合并血栓形成或者单独 HIT	利伐沙班 / 阿哌沙班	5～9 小时 / 8～15 小时	无要求

血小板第 4 因子 - 肝素复合物（PF₄-H）抗体即 HIT 抗体的检测方法包括免疫比浊法、酶联免疫法和粒子凝胶凝集法等，敏感性高，但特异性相对较低。本例患者的 HIT-Ab 抗体检测采用乳胶增强型免疫比浊法，检测的是抗 HIT-Ab 复合物为免疫球蛋白 IgG、IgA 和 IgM 的复合物，敏感性高，有条件的实验室首选特异性 IgG 抗体。对此，疑似 HIT 患者，

经 HIT-Ab 抗体检测弱阳性后，需进行功能性试验，如 5- 羟色胺释放试验或肝素诱导的血小板活化试验。因此，HIT-Ab 抗体的检测价值体现在排除 HIT 的可能性。

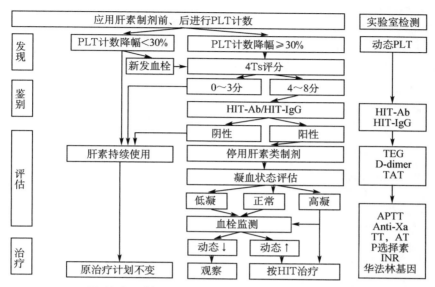

图 42-6　武汉亚洲心脏病医院疑似 HIT 评估流程

TEG. 血栓弹力图；HIT-Ab. HIT 抗体；HIT-IgG. HIT 特异性 IgG 抗体；D-dimer. D- 二聚体；TAT. 凝血酶 - 抗凝血酶复合物；APTT. 部分凝血活酶时间；Anti-Xa. 抗 Xa 浓度监测；TT. 凝血酶时间；AT. 抗凝血酶活性；INR. 国际标准化比值；华法林基因 . 至少包含 CYP2C9 和 VKORC1 基因位点

　　注：1. 武汉亚洲心脏病医院 4T 评分根据国内外最新 HIT 诊疗指南和我院检验中心张真路、范庆坤团队研究数据进行修订。文献来源：中华医学杂志，2018，98（6）：408-417；Blood Adv，2018，2（22）：3360-3392；中华检验医学杂志，2019，42（4）：250-254；中华检验医学杂志，2019，42（4）：227-231

　　2. 其他确切的 PLT 减少原因：72 小时内手术；细菌或真菌感染；20 天内接受化疗或放疗；DIC 伴非 HIT 原因；输血后紫癜；血小板计数＜ 20×10⁹/L 伴明确的诱导的血小板减少症；非低分子肝素注射部位皮肤损伤或坏死；其他等

　　3. HIT-Ab 检测阴性价值高于阳性价值，阴性预测值 98% ～ 99%[N Engl J Med，2015，373（3）：252-261]

　　4. HIT-Ab 结果阳性时，请及时评估凝血状态，如 TEG- 高岭土；动态监测 D- 二聚体浓度有助于判断血栓并发症的发生风险

　　5. HIT 确诊需临床症状和实验室结果综合评估。一旦确诊或判断为高度可疑，应立即停止接触肝素

　　6. 替代抗凝血药首选阿加曲班，使用剂量应根据患者凝血状态和 APTT 监测结果进行个体化管理

经 验 总 结

　　对于 HIT 疑似患者应早期识别，应采用 4T 评分系统及高危人群的 HIT-Ab 抗体筛查，对于 HIT-Ab 抗体阳性患者应进行功能性试验确认，对于 HIT-Ab 抗体强阳性患者应立即停止肝素类药物，避免血小板的输注，根据病情选择合适的非肝素替代药物。PF4-H 抗体浓

度与患者血栓风险成正比，对于 HIT-Ab 抗体高浓度患者需要高度关注血栓进展情况。随着HIT 检测手段的更新、临床医师对疾病认识的加深以及新型抗凝血药的发现与使用，HIT 将进入早期识别与预防阶段。

　　HIT 是一种血小板减少型的血栓疾病，早期正确诊断至关重要，早诊早治积极改善患者预后。HIT（肝素诱导血小板减少症）＝"Here Is Thrombosis!"（这儿有血栓！），笔者医院检验中心根据多年检测经验和数据分析，结合当前的指南推荐，制定了武汉亚洲心脏病医院 HIT 抗体检测 4T 评分表和疑似 HIT 评估流程，协助临床对 HIT 早期识和积极治疗，评分表和评估流程也可供同行在临床实践中参考。

（黄逸云　张真路　范庆坤）

参考文献

[1] Kelton JG, Arnold DM, Bates SM. Nonheparin anticoagulants for heparin-induced thrombocytopenia [J]. N Engl J Med, 2013, 368(8):737-744

[2] Anand K, Ibrahim I. Four limb ischemia:A severe case of heparin induced thrombocytopenia [J]. Indian J Hematol Blood Transfus, 2019, 35(2):397-398

[3] 范庆坤, 杨军, 张李涛, 等. 先天性心脏病术后肝素诱导性血小板减少症一例并文献复习 [J]. 解放军医药杂志, 2013, 25(12):114-116

[4] 中国医师协会心血管内科医师分会血栓防治专业委员会. 肝素诱导的血小板减少症中国专家共识(2017)[J]. 中华医学杂志, 2018, 98(6):408-417

[5] Hogan M, Berger JS. Heparin-induced thrombocytopenia(hit):Review of incidence, diagnosis, and management [J]. Vasc Med, 2020, 25(2):160-173

[6] 范庆坤, 李玲, 陈晓英, 等. 全自动免疫分析法检测肝素诱导性血小板减少症抗体的诊断效能研究 [J]. 中华检验医学杂志, 2017, 40(2):109-113

[7] 范庆坤, 陈晓英, 刘彬, 等. 肝素诱导性血小板减少症41例临床分析 [J]. 内科急危重症杂志, 2017, 23(01):18-22, 39

[8] Fan Q, Wu X, Liu X, et al. Serological investigation of suspected heparin induced thrombocytopenia in china:69 hospitals [J]. Research and Practice in Thrombosis and Haemostasis, 2019, 3(S1):626-627(Abstract PB0373)

[9] Solanki J, Shenoy S, Downs E, et al. Heparin-induced thrombocytopenia and cardiac surgery [J]. Seminars in thoracic and cardiovascular surgery, 2019, 31(3):335-344

[10] Onwuemene O, Arepally GM. Heparin-induced thrombocytopenia:Research and clinical updates [J]. Hematology / the Education Program of the American Society of Hematology American Society of Hematology Education Program, 2016, 2016(1):262-268

[11] Nanda S, Sharma SG, Longo S. Catastrophic rapid onset heparin-induced thrombocytopenia--victim of our own success [J]. Acta cardiologica, 2010, 65(1):93-95

[12] Wang HL, Aguilera C, Knopf KB, et al. Thrombocytopenia in the intensive care unit [J]. Journal of intensive care medicine, 2013, 28(5):268-280

[13] Greinacher A, Selleng S. How i evaluate and treat thrombocytopenia in the intensive care unit patient [J]. Blood, 2016, 128(26):3032-3042

[14] 范庆坤, 张真路. 肝素诱导性血小板减少症诊疗策略 [J]. 内科急危重症杂志, 2014, 20(06):408-412

[15] Marcucci R, Berteotti M, Gori AM, et al. Heparin induced thrombocytopenia:Position paper from the italian society on thrombosis and haemostasis(siset)[J]. Blood Transfus, 2021, 19(1):14-23

[16] 范庆坤, 张李涛, 杨杰, 等. 二尖瓣置换术后肝素诱导性血小板减少症的诊治体会 [J]. 内科急危重症杂志, 2014, 20(05):349-350

[17] Cuker A, Arepally G, Crowther MA, et al. The hit expert probability(hep)score:A novel pre-test probability model for heparin-induced thrombocytopenia based on broad expert opinion [J]. Journal of

thrombosis and haemostasis:JTH, 2010, 8(12):2642-2650

[18] Greinacher A. Heparin-induced thrombocytopenia [J]. The New England journal of medicine, 2015, 373(3):252-261

[19] Goel R, Ness PM, Takemoto CM, et al. Platelet transfusions in platelet consumptive disorders are associated with arterial thrombosis and in-hospital mortality [J]. Blood, 2015, 125(9):1470-1476

[20] Schindewolf M. Fondaparinux in heparin-induced thrombocytopenia:A decade's worth of clinical experience [J]. Res Pract Thromb Haemost, 2019, 3(1):9-11

[21] Linkins LA, Dans AL, Moores LK, et al. Treatment and prevention of heparin-induced thrombocytopenia:Antithrombotic therapy and prevention of thrombosis, 9th ed:American college of chest physicians evidence-based clinical practice guidelines [J]. Chest, 2012, 141(2 Suppl):e495S-e530S

[22] Gruel Y, De Maistre E, Pouplard C, et al. Diagnosis and management of heparin-induced thrombocytopenia [J]. Anaesth Crit Care Pain Med, 2020, 39(2):291-310

[23] Joseph J, Rabbolini D, Enjeti AK, et al. Diagnosis and management of heparin-induced thrombocytopenia:A consensus statement from the thrombosis and haemostasis society of australia and new zealand hit writing group [J]. The Medical journal of Australia, 2019, 210(11):509-516

[24] Alberio L, Angelillo-Scherrer A, Asmis L, et al. Recommendations on the use of anticoagulants for the treatment of patients with heparin-induced thrombocytopenia in switzerland [J]. Swiss medical weekly, 2020, 150:w20210

[25] Cuker A, Arepally GM, Chong BH, et al. American society of hematology 2018 guidelines for management of venous thromboembolism:Heparin-induced thrombocytopenia [J]. Blood Adv, 2018, 2(22):3360-3392

[26] Zhang L, Yang J, Zheng X, et al. Influences of argatroban on five fibrinogen assays [J]. International journal of laboratory hematology, 2017, 39(6):641-644

[27] 范庆坤, 杨军, 张真路. 如何协助诊断肝素诱导血小板减少症并监测其治疗 [J]. 临床检验杂志, 2019, 37(9):561-565

[28] Warkentin TE, Sheppard JI, Linkins LA, et al. Performance characteristics of an automated latex immunoturbidimetric assay [hemosil(r)hit-ab(pf4-h)] for the diagnosis of immune heparin-induced thrombocytopenia [J]. Thrombosis research, 2017, 153(5):108-117

[29] Marashi-Sabouni Z, Vayne C, Ibrahim-Kosta M, et al. Clinical validation of immunoassay hemosil(r) acustar hit-igg(pf4-h)in the diagnosis of heparin-induced thrombocytopenia [J]. Journal of thrombosis and thrombolysis, 2021,52(2):601-609

[30] Tardy B, Lecompte T, Mullier F, et al. Detection of platelet-activating antibodies associated with heparin-induced thrombocytopenia [J]. J Clin Med, 2020, 9(4):1226

[31] 范庆坤, 张真路. 如何面对肝素诱导血小板减少症的诊断困惑 [J]. 中华检验医学杂志, 2019, 42(4):227-231

[32] 范庆坤, 杜佳, 李玲, 等. Hit-ab检测对肝素诱导血小板减少症新发血栓的预测价值 [J]. 中华检验医学杂志, 2019, 42(4):250-254

病例 43　多学科诊疗先兆偏头痛

导　读

偏头痛是一种常见且难以根治的慢性神经血管性疾病，约 1/3 的偏头痛患者在发病前可出现神经系统先兆症状。目前治疗偏头痛的主要手段是非药物干预和药物治疗相结合。本病例报道了一例由神经内科与心血管内科共同参与，采用介入封堵结合药物治疗的偏头痛。

病 史 资 料

【基本信息】患者女，27 岁。2020 年 12 月 6 日入院。

【主诉】反复头痛 20 余年，伴反复偏盲 10 余年。

【现病史】患者自幼反复无诱因头痛，多为右侧胀痛，伴头晕，严重时有耳鸣、恶心、干呕，持续大半日或数日后缓解。头痛严重时服用非甾体抗炎药，疗效不佳。近 10 余年反复无诱因视野缺损，多在头痛前后出现。缺失方位不固定，多为偏侧，也有累及几乎全部视野，持续数分钟至数十分钟后自行缓解，无心悸、胸痛、黑矇、晕厥等症状。

【既往史】10 余年前因头皮外伤行清创缝合。

【家族史】无特殊。

【体格检查】体温 36.7℃，脉搏 76 次 / 分，呼吸频率 19 次 / 分，血压 110/70mmHg（1mmHg=0.113kPa），神志清楚。粗侧视力视野正常。口唇无发绀。颈软，颈静脉不充盈。双肺呼吸音清晰，未闻及干、湿啰音。心界正常，心率 76 次 / 分，胸骨旁及各瓣膜未闻及杂音。腹软，肝脾肋下未触及。周围血管征（－）。病理征（－）。

【辅助检查】头颅 CT 平扫见透明隔间腔增宽，脑实质未见异常。颈部动脉、颅内动脉血管超声未见异常。血常规正常，易栓症相关指标正常。经胸超声心动图（图 43-1）及经食管超声心动图（图 43-2）均可见房间隔膨胀瘤（20mm）并卵圆孔未闭（2mm）。经胸（图 43-3）及经颅声学造影（图 43-4）Valsalva 动作下左心 / 大脑中动脉大量声学信号。CT 肺动脉造影未见异常，排除肺动静脉瘘。

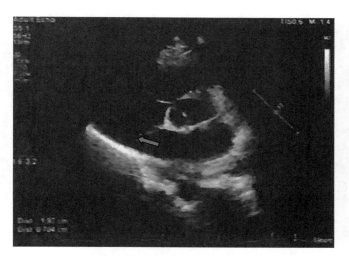

图 43-1　经胸超声心动图见房间隔膨胀瘤（箭头）

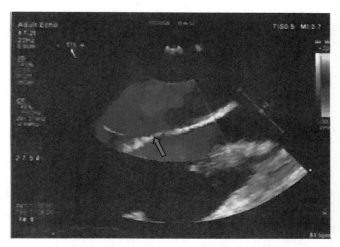

图 43-2　经食管超声心动图见卵圆孔未闭伴斜行左向右分流（箭头）

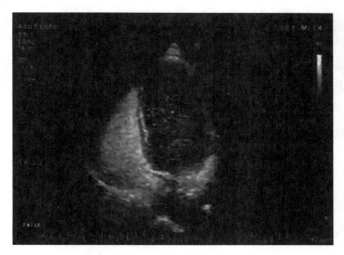

图 43-3　经胸声学造影见左心大量声学信号（提示右向左分流）

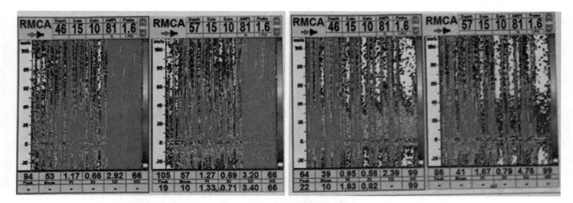

图 43-4　经颅声学造影

静息及 Valsalva 动作下大脑中动脉大量声学信号（提示右向左分流）

诊 断 思 路

【临床印象】患者为年轻女性，排除脑实质疾病、头颈血管疾病、全身系统疾病等，神经内科诊断患有伴视觉先兆的先兆偏头痛。通过进一步排查，发现存在卵圆孔未闭并大量右向左分流，同时合并房间隔膨胀瘤。考虑卵圆孔未闭可能是偏头痛的病因之一。

【诊疗经过】一方面给予患者抗偏头痛药物。一方面在局部麻醉下进行卵圆孔未闭介入封堵手术，术后给予阿司匹林＋氯吡格雷双联抗血小板聚集治疗。术后 3 个月复查经胸超声及 X 线胸片见封堵器形态位置良好。术后 3 个月经颅声学造影（图 42-5）仍见大量声学信号，较术前（图 42-4）明显减少。至术后 4 个月，患者症状部分缓解。

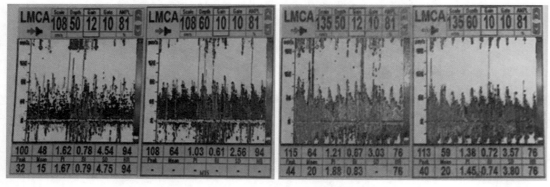

图 43-5　术后 3 个月经颅声学造影

大脑中动脉静息少量、Valsalva 动作下大量声学信号（提示右向左分流）

学 习 讨 论

偏头痛是一种常见的慢性神经血管性疾病。其病情特征为反复发作、一侧或双侧搏动性的剧烈头痛，约 1/3 的偏头痛患者在发病前可出现神经系统先兆症状。偏头痛是人类第三位常见疾病，是第六位致残性疾病。偏头痛是目前无法根治但可以有效控制的疾患，目前主要治疗原则是积极采取非药物干预手段，药物治疗采用头痛间期预防性治疗与发作期止痛治疗相结合的方式。

卵圆孔未闭与偏头痛可能存在相关性。卵圆孔未闭患者偏头痛的预期患病率是一般人群的3～4倍。卵圆孔未闭和偏头痛的相关因素主要有先兆、房间隔膨出瘤和大的右向左分流。卵圆孔未闭和偏头痛的病理生理学联系主要被认为是微栓子或如5-羟色胺等的血管活性物质反常分流，避开肺循环降解，直接进入体循环。

近年来多项国际随机对照研究表明，堵闭未闭卵圆孔可以显著改善偏头痛症状，而获益更大的患者通常是存在先兆的、合并房间隔膨胀瘤的、有较大右向左分流的堵闭后右向左分流消失的。目前主流学术观点认为封堵器械内皮化在术后6个月左右完成，因此对于残余右向左分流的评价也常以术后6个月为界。

本例患者患有先兆偏头痛，其存在典型的视觉先兆，同时患有卵圆孔未闭合并房间隔膨胀瘤及极大量右向左分流。患者符合卵圆孔未闭封堵指征。目前患者症状部分缓解，而远期封堵器内皮化情况及症状缓解程度还需要进一步追踪随访。

经 验 总 结

偏头痛在人群中发病率高，对生活质量的影响很大，严重偏头痛更是致残的慢性疾病之一。对于偏头痛，非药物干预手段和药物治疗是基本的治疗手段。对于顽固或严重的偏头痛，对病理性卵圆孔未闭加以识别和治疗是使患者获益的新思路。精准识别获益人群则是未来研究的主要方向。

（李丁扬　张刚成）

参考文献

[1] 中华医学会疼痛学分会头面痛学组, 中国医师协会神经内科医师分会疼痛和感觉障碍专委会. 中国偏头痛防治指南[J]. 中国疼痛医学杂志, 2016(10):721-727

[2] Ben-Assa E, Rengifo-Moreno P, Al-Bawardy R, et al. Effect of Residual Interatrial Shunt on Migraine Burden After Transcatheter Closure of Patent Foramen Ovale[J]. JACC Cardiovasc Interv, 2020, 13(3):293-302

[3] Tobis JM, Charles A, Silberstein SD, et al. Percutaneous Closure of Patent Foramen Ovale in Patients With Migraine:The PREMIUM Trial[J]. JACC, 2017, 70(22):2766-2774

[4] 张玉顺, 朱鲜阳, 孔祥清, 等. 卵圆孔未闭预防性封堵术中国专家共识[J]. 中国循环杂志, 2017, 32(03):209-214

病例 **44** 川崎病冠状动脉瘤

▶ 视频目录

图 44-5 冠状动脉造影

> **导 读**
>
> 　　川崎病冠状动脉病变是一种冠状动脉炎性改变，存在三种相互关联的血管病变过程：急性自限性坏死性动脉炎、亚急性或慢性血管炎和管腔肌成纤维细胞增生，可导致其解剖形态异常，包括冠状动脉扩张、冠状动脉瘤、冠状动脉狭窄和闭塞等。由于冠状动脉瘤局部流体力学改变、中性粒细胞激活产生的蛋白酶显著抑制了纤溶系统，导致冠状动脉易发生栓塞。本病例即是 1 例川崎病冠状动脉瘤及抗栓治疗方案选择。

病 史 资 料

　　【基本信息】患者男，17 岁，身高 179cm，体重 61kg，BMI19.0kg/m²，个体，2021 年 7 月 20 日入院。

　　【主诉】间断晕厥 3 年。

　　【病史介绍】患者约 3 年前被人撞倒后发生晕厥，3 个月后写作业时再发晕厥，晕厥前有头晕、黑矇，晕厥时伴面色苍白，不伴四肢抽搐及出汗，数分钟自行苏醒后无任何不适。此次入院前 4 个月爬楼过程中再次发生晕厥，伴随症状及缓解方式等均同前。

　　【既往史】5 岁时发热 1 周，曾住院治疗（具体诊断不详）；2021 年 2 月当地医院诊治"抑郁症"，口服药物（舍曲林）3 个月，控制可；否认手术、外伤及输血史；否认药物及其他过敏史；否认高血压、糖尿病、关节痛、反复口腔溃疡等病史。

　　【个人史】生长于湖北十堰；吸烟史 3 年（平均 10 支 / 日），偶饮酒；否认疫区驻留史；否认药物、毒物及放射接触史。

　　【婚育史】未婚。

　　【家族史】否认家族遗传性及传染性疾病。

　　【体格检查】体温 36.5℃，脉搏 86 次 / 分，呼吸 20 次 / 分。血压：右上肢 96/55mmHg，右下肢 97/51mmHg，左上肢 95/51mmHg，左下肢 91/52mmHg（1mmHg=0.133kPa）。指脉氧 98%。全身皮肤未见皮疹，双侧颈部未闻及血管杂音，心界无扩大，心率 86 次 / 分，律齐，各瓣膜听诊区未闻及杂音。腹软，四肢肌力正常，双侧足背动脉搏动正常对称。

【实验室检查】白细胞计数 6.0×10⁹/L，中性粒细胞百分率 74%，钾测定 3.16mmol/L，血清尿素 4.94mmol/L，血清肌酐 76μmol/L，血清尿酸 433μmol/L，血清总胆红素 17.1μmol/L，血清乳酸脱氢酶 111U/L，血同型半胱氨酸 39.61μmol/L，葡萄糖测定 7.44mmol/L（随机），糖化血红蛋白 5%，脂蛋白（a）318mg/L，乙肝表面抗体（发光法）57.07U/L，部分凝血活酶时间 37.7s，血浆纤维蛋白原 1.92g/L，钙测定 2.55mmol/L。红细胞沉降率 2mm/h，超敏 C 反应蛋白 0.18mg/L，风湿疾病相关抗体测定无异常。

【辅助检查】入院心电图示窦性心律不齐（图 44-1）；入院超声心动图示心脏形态、结构、功能及血流动力学未见异常，左、右冠状动脉起始处未见异常（图 44-2）；冠状动脉增强 CTA 及静息状态下心肌早期血流灌注示左心室心内膜下心肌血流灌注减低（图 44-3，图 44-4）。

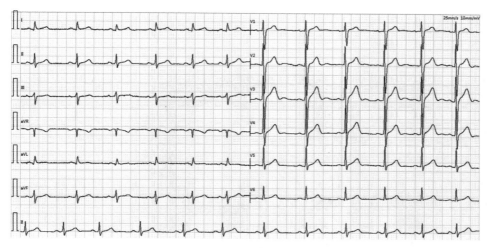

图 44-1　入院心电图

窦性心律，PP 间期不齐，同导同时相差 ≥ 0.16ms。心电图诊断：窦性心律不齐

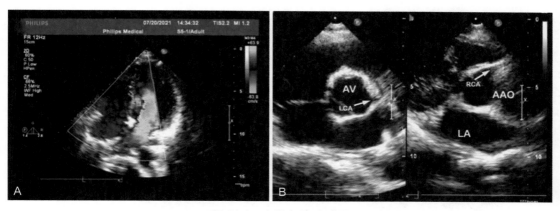

图 44-2　入院超声心动图

A. 心尖四腔心切面显示心脏结构、血流未见异常；B. 大动脉短轴切面左冠状动脉起始处及左心长轴切面右冠状动脉起始处内径不宽

【初步诊断】晕厥原因待查：心源性？反射性？其他？

【冠状动脉造影】2021 年 7 月 22 日行冠状动脉造影示：冠状动脉扩张、冠状动脉瘤形成（图 44-5）。

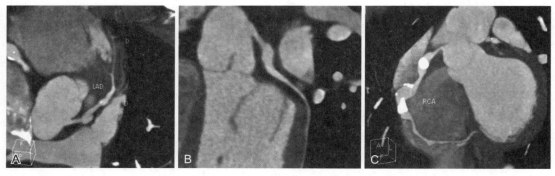

图 44-3　冠状动脉 CTA

提示左前降支近中段管腔瘤样增宽（A），回旋支开口及近段管腔瘤样增宽（B），右冠状动脉近中段管腔瘤样增宽（C），以右冠状动脉最严重，经测量，右冠状动脉瘤内径最宽达 9mm。冠状动脉管腔多处瘤样增宽，考虑川崎病可能

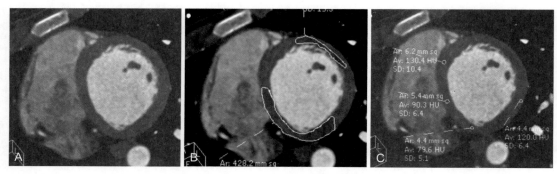

图 44-4　CTA 心肌早期血流灌注

显示左心室前壁心内膜下以及左心室下壁、下间壁透壁性心肌血流灌注减低，A 为基底部左心室短轴面，B 为基底部左心室短轴面缺血范围，C 为基底部左心室短轴面不同部位心肌 CT 值，反映不同部位的心肌早期血流灌注高低，缺血心肌分布范围与瘤样扩张的冠状动脉支配范围相一致

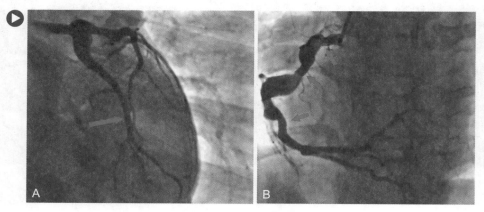

图 44-5　冠状动脉造影

A. 肝位可见前降支（LAD）近中段、回旋支（LCX）近段冠状动脉扩张，冠状动脉瘤形成；LAD 近段轻中度狭窄或为相对正常血管段（短箭头），LAD 中远段心肌桥，LCX 远段血管未见扩张（长箭头）；B. 左前斜位右冠近段、中远段多处冠状动脉扩张，伴不同程度冠状动脉瘤形成（巨型、中型和小型），动脉瘤之间及右冠状动脉中远段可见相对正常血管段（箭头）

【头颈动脉、大血管增强 CTA】未见异常（图 44-6）。

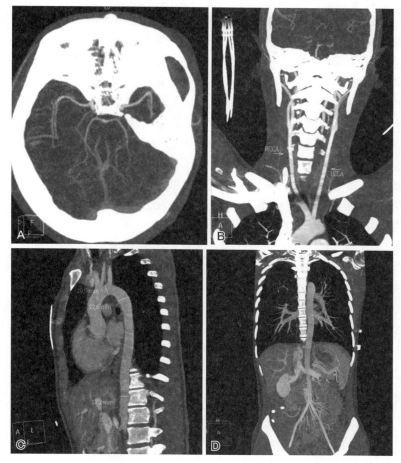

图 44-6　头颈动脉、大血管增强 CTA
A. 脑动脉 CTA 未见异常；B. 颈动脉未见斑块及狭窄；C、D. 主动脉 CTA 未见异常

诊 断 思 路

【病史小结】① 17 岁男性，间断出现晕厥症状；②幼时有发热病史，既往有抑郁症病史；有烟酒史；③查体无明显异常；④血同型半胱氨酸 39.61μmol/L（↑），脂蛋白（a）318mg/L（↑），血尿酸 433μmol/L（↑）；⑤无特殊家族史；⑥心电图示窦性心律不齐；冠状动脉 CTA 示冠状动脉多发动脉瘤，其他主动脉、脑动脉、颈动脉未见异常；⑦冠状动脉造影示前降支近中段、左回旋支近段、右冠近段、中远段多处冠状动脉扩张、动脉瘤形成；冠状动脉瘤多形，有巨型、中型及小型。此病例突出的特点是青少年以间断发作晕厥，在排查晕厥原因的过程中发现冠状动脉瘤的形成，三支冠状动脉都可见巨大的冠状动脉瘤形成。

【鉴别诊断】冠状动脉瘤（coronary artery aneurysm，CAA）是指冠状动脉局限或节段扩张至少 1.5 倍相邻正常段血管直径。发生部位近端多于远端。按冠状动脉部位发生率按由高到低顺序为：RCA（40.4%）> LAD（32.3%）> LCX（23.4%）> LM（3.5%）。冠状动脉瘤发生的原因有动脉粥样硬化、川崎病、系统性血管炎、结缔组织病、瘘管性、冠状动脉先天异常、感染性、创伤/医源性、可卡因基因易感性等。其中冠状动脉粥样硬化最常见，为成人冠状动脉瘤最常见原因。川崎病为儿童、青少年冠状动脉瘤最常见的原因。系统性血管炎主要发生于青年，包括有大动脉炎、白塞病、系统性红斑狼疮等，心脏是系统性血管炎较为常见的受累器官，供应心脏的血管、心外膜、心肌、心内膜、心脏瓣膜、心脏传导系统均可受累，心脏受累为血管炎患者死亡的主要原因之一。实际上，川崎病是属于系统性血管炎中的一类疾病，因为血管炎依据受累血管大小简单分类，可以分为大、中、小血管炎，而川崎病主要累及中小动脉（器官动脉主干及其分支），尤其是冠状动脉，几乎发生于婴幼儿。根据本例患者的既往史及冠状动脉特点，结合年龄等因素，考虑诊断川崎病冠状动脉瘤。

　　冠状动脉受累是系统性血管炎心脏病变的重要表现之一。冠状动脉发生炎症、狭窄或形成瘤样扩张可致心绞痛或心肌梗死，常见于大动脉炎、巨细胞动脉炎、川崎病、白塞病、嗜酸性肉芽肿性多血管炎等（表44-1）。目前系统性血管炎比较公认的发病机制主要是基质金属蛋白酶活性增高。其病理方面表现为：血管内膜表现为粥样硬化、斑块和钙化；内膜及内膜下纤维化；内弹力层、外弹力层破坏和减少；中膜破坏及玻璃样变性；炎症细胞浸润（巨噬细胞、淋巴细胞、中性粒细胞）；血管外膜表现为炎症细胞浸润。系统性血管炎的危害包括血管内皮功能异常、心肌缺血、心肌梗死、动脉瘤破裂。冠状动脉瘤形成后局部流体力学改变，易发生涡流、慢血流；即使凝血功能正常，但是中性粒细胞激活产生的蛋白酶显著抑制了纤溶系统，导致冠状动脉瘤内血栓。

表44-1　系统性血管炎心脏损害鉴别

	血清学标志物	影像学检查	病理	心脏损害
大动脉炎	无特异性指标，活动期ESR、CRP水平升高	CTA、MRA：大中型动脉的炎症性及狭窄性病变，主要累及主动脉弓及其分支超声：主要辅助诊断方法；通心粉征MRA和超声可以发现管壁炎症	炎症性单核细胞浸润的全层肉芽肿性动脉炎	心绞痛、急性心肌梗死、冠状动脉狭窄或闭塞、心肌炎、充血性心力衰竭、心脏瓣膜病
川崎病	活动期ESR、CRP水平升高	血管造影或CTA、MRA和超声：中小型动脉	冠状动脉血管壁以淋巴细胞浸润为主	心包炎、心肌梗死、心肌炎、冠状动脉瘤、心包积液、心律失常、主动脉窦瘤
白塞病	活动期ESR、CRP水平升高	CTA、MRA：大中血管狭窄、动脉瘤B超：四肢动静脉狭窄或动脉瘤	白细胞破碎性血管炎	急性或慢性主动脉关闭不全、心肌炎、心包炎、冠状动脉血管炎、冠状动脉瘤和室壁瘤、心脏内血栓形成

　　系统性血管炎引起的冠状动脉病变与动脉粥样硬化的主要鉴别点为：①患者通常较年轻，而冠状动脉粥样硬化多为中老年患者。②通常无高血压、高血脂、糖尿病等冠状动脉

粥样硬化的高危因素。③眼底血管、颈部血管等其他部位的血管未发现动脉粥样硬化表现。④冠状动脉病变常与其他系统病变表现（如口腔溃疡、血压不对称、无脉症、皮疹、尿检异常、外周神经病变、肌痛等）伴随出现。⑤除冠状动脉造影外，还可对这类患者行冠状动脉腔内影像学检查来观察冠状动脉内膜增生、动脉粥样斑块形成情况及是否有血栓形成。

本例患者为青少年，无家族性高胆固醇血症等病史，无脑动脉、颈动脉、外周血管等动脉粥样硬化表现，无其他系统病变表现，无感染、外伤及医源性损伤等病史，否认可卡因药物服用史，可排除上述原因造成的冠状动脉瘤，根据冠状动脉 CT 不存在冠状动脉先天起源异常的因素，考虑患者为川崎病导致的冠状动脉瘤可能性大。据报道，川崎病患者出现高同型半胱氨酸血症发生率高，同时若患者存在高尿酸血症可加速动脉粥样硬化进程。

患者本次发病有反复晕厥发作，根据晕厥发作特点，考虑心源性可能性大，需进一步鉴别是否因阵发性室性心律失常或冠状动脉缺血造成的晕厥，建议患者随诊，定期行长程电图检查，必要时行置入式心电监测明确诊断。亦可进一步通过运动心肺试验检查明确是否存在运动时心肌缺血表现。因为患者冠状动脉造影检查冠状动脉未见明确狭窄病变，目前无冠状动脉介入或冠状动脉旁路移植术指征，但患者存在巨大冠状动脉瘤（右冠节段性扩张，最大直径达 9mm），冠状动脉造影显示右冠慢血流，很遗憾由于经济原因该患者未行血管内超声（IVUS）来观察冠状动脉腔内是否有动脉粥样斑块形成及冠状动脉瘤内是否有血栓形成。但是此患者冠状动脉 CT 血流灌注显像提示部分室壁有缺血表现，需积极药物治疗预防远期冠状动脉事件。

【最终诊断】①川崎病冠状动脉瘤；②晕厥：心源性？③高尿酸血症；④高同型半胱氨酸血症。

学 习 讨 论

川崎病冠状动脉病变（coronary arterial lesions，CAL）药物治疗的目的是预防和抑制血栓形成，增加冠状动脉血流，预防或解除冠状动脉痉挛，降低心脏工作负担，保护心肌，防止血管壁重塑。具体治疗方案需根据 CAL 临床风险分级，见表 44-2、表 44-3。

预防和治疗血栓形成

1. **抗血小板治疗**　应用抗血小板药物是川崎病患者的基础性治疗，最常用的药物为阿司匹林，其他药物包括双嘧达莫和氯吡格雷。氯吡格雷为成人常用药，但我国尚无儿童用药说明，建议根据日本及美国川崎病诊疗指南、美国儿童及新生儿药物手册以及我国 5 年来临床应用经验制定此推荐剂量，供临床参考。

2. **抗凝治疗**　CAL 风险分级为Ⅳ级及以上的患者要同时抗血小板和抗凝治疗。最常用的是小剂量阿司匹林加华法林，维持国际标准化比值（international standardization rate，INR）1.5 ～ 2.5；或小剂量阿司匹林加低分子肝素（low molecular weight heparin，LMWH）。LMWH 起效快速，而且具有抗炎作用，因此在急性期优先选用。如果动脉瘤停止扩张，患者病情稳定，可以考虑从 LMWH 过渡到华法林长期口服。华法林的起效时间为 3 ～ 7 天，因此二者需交叠应用 3 ～ 7 天。对于冠状动脉血栓形成风险极高的患者可采取更积极的治疗方案，如近期因冠状动脉血栓形成导致梗死而需要溶栓治疗者，可使用双抗血小板和抗凝三种药物（即阿司匹林、氯吡格雷和 LMWH）至病情稳定。由于这种疗法出血的风险更大，故必须根据个体情况充分考虑风险与效益比。抗凝血药物剂量需参考是否有出血倾向进行调整。儿童的个体差异很大，如果华法林剂量调整难以达到要求的 INR，可参考华法林基因检测结果，并注意观察是否存在相关食物、药物（尤其是中药）的影响。用药期间注意观察有无出血，避免碰撞性运动、外伤等。

表 44-2　川崎病冠状动脉病变的风险分级

风险级别	分级标准
I	任何时期冠状动脉均未受累（Z 值＜2）
II	急性期冠状动脉有轻度扩张，在病程 30 天内恢复正常
III	病程 30 天后仍有冠状动脉单个小至中型冠状动脉瘤
III$_a$	小型冠状动脉瘤（2.5＜Z 值＜5）
III$_b$	中型冠状动脉瘤（5＜Z 值＜10，且内径绝对值＜8mm）
IV	巨大冠状动脉瘤（Z 值≥10，或内径绝对值≥8mm），或 1 支冠状动脉内有多个动脉瘤，未达到 V 级
V	冠状动脉瘤伴冠状动脉狭窄
V$_a$	不伴心肌缺血
V$_b$	伴心肌缺血

各冠状动脉内径 Z 值计算公式为：

LCA − Z=[LCA −（− 0.368+4.898×$\sqrt{BSA}$ − 1.761×BSA）]/0.324

LAD − Z=[LAD −（− 0.383+4.226×$\sqrt{BSA}$ − 1.571×BSA）]/0.289

RCA − Z=[RCA −（− 0.577+5.032×$\sqrt{BSA}$ − 2.189×BSA）]/0.332

计算 3 支冠状动脉内径的 Z 值后，取最大值为分组依据

表 44-3　基于川崎病冠状动脉病变风险分级的治疗方案

风险级别	分级标准
I	1 种抗血小板药物应用至病程 2～3 个月
II	
III	1 种抗血小板药物应用至病程 3 个月
III$_a$	1 种抗血小板药物至少持续到动脉瘤消退
III$_b$	加用另一种抗血小板药物
IV	小剂量阿司匹林联合抗凝药，可考虑给予 β 受体阻滞剂
V	
V$_a$	小剂量阿司匹林联合抗凝药，可考虑给予 β 受体阻滞剂
V$_b$	PCI 或 CABG 及冠状动脉成形术；阿司匹林联合抗凝药，可考虑给予 β 受体阻滞剂

注：PCI 为经皮冠状动脉介入治疗；CABG 为冠状动脉旁路移植术。

表 44-2，44-3 引自中华医学会儿科学分会心血管学组.川崎病冠状动脉病变的临床处理建议（2020 年修订版）.中华儿科杂志，2020，58（9）:718-724

该患者风险分级为Ⅳ级，给予小剂量阿司匹林联合抗凝血药，患者为青年男性，抗凝血药物可考虑选用新型口服抗凝血药物。暂时给予利伐沙班片 10mg，并建议监测利伐沙班片谷值，根据监测结果调整剂量。

该患者冠状动脉增强 CT 灌注显像提示部分心肌存在灌注不良，给予心肌保护药物治疗。

川崎病冠状动脉瘤 PCI 适应证：CAG 显示冠状动脉狭窄 ≥ 75%，且有缺血性症状；或 CAG 显示冠状动脉狭窄 ≥ 75%，日常生活中无缺血性症状，但辅助检查显示有明显缺血表现。冠状动脉旁路移植术指征为冠状动脉狭窄 > 75%（特别是 > 90%），同时存在心肌缺血。该患者冠状动脉造影及冠状动脉增强 CT 均未见明确冠状动脉狭窄，故不考虑非药物治疗。

根据该患者冠状动脉瘤特点进行风险分级为Ⅳ级，推荐出院药物治疗方案为小剂量阿司匹林联合抗凝治疗：盐酸曲美他嗪缓释片 35mg 每日 2 次；尼可地尔片 5mg 每日 3 次；阿司匹林肠溶片 0.1g 每日 1 次；利伐沙班片 10mg 每日 1 次。

【随访】患者一般情况好，近期未出现心慌、胸痛、头晕、晕厥等不适症状。

经 验 总 结

川崎病（Kawasaki disease，KD）是一种主要发生在 5 岁以下小儿的急性发热出疹性疾病。自日本医师 Tomi-saku Kawasaki 1967 年首次描述以来，该病发病率逐年增高，北京 < 5 岁儿童发病率已由 1995 年的 1.8/ 万升高至 2004 年的 5.5/ 万，并成为我国儿科住院患儿心肌缺血的常见病之一。KD 的基本病理改变为血管炎，主要累及中、小血管，特别是冠状动脉，造成冠状动脉扩张或冠状动脉瘤。血管炎介导的内皮功能障碍可引起凝血功能异常，KD 急性期血小板功能及纤维蛋白溶解均存在异常，这些改变往往持续数月至数年。内皮功能障碍、血小板异常激活、纤维蛋白异常溶解及异常的血流动力学使受累冠状动脉内易形成血栓，进而导致心肌梗死。故对于 KD 患儿尤其是并冠状动脉瘤者，急性期及远期的抗栓治疗非常重要。

（龙艳丽　吴明亮　马小静）

参考文献

[1] JCS Joint Working Group. Guidelines for diagnosis and management of cardiovascular sequelae in Kawasaki disease(JCS 2013). Digest version[J]. Circ J, 2014, 78(10):2521-2562

[2] McCrindle BW, Rowley AH, Newburger JW, et al. Diagnosis, treatment, and longterm management of Kawasaki disease:a scientific statement for health professionals from the American Heart Association[J]. Circulation, 2017, 135(17):e927-e999

[3] Taketomo CK, Hodding JH, Kraus DM. Pediatric & neonatal dosage handbook[M]. 19th ed. Hudson, Ohio:LexiComp Inc, 2012:420-423

[4] 中华医学会儿科学分会心血管学组, 中华医学会儿科学分会免疫学组. 川崎病冠状动脉病变的临床处理建议 [J]. 中华儿科杂志, 2012, 50(10):746-749

[5] 刘芳, 赵璐, 吴琳, 等. 基于严重程度临床分级的川崎病冠状动脉病变的治疗和管理评价[J]. 中华儿科杂志, 2015, 53(9):690-695

[6] 张丽, 于明华, 谢小斐, 等. 单中心10年川崎病合并冠状动脉巨大瘤回顾与随访[J]. 中华儿科杂志, 2015, 53(1):40-44

[7] 中华医学会儿科学分会心血管学组, 中华儿科杂志编辑委员会. 川崎病冠状动脉病变的临床处理建议（2020年修订版）. 中华儿科杂志, 2020, 58(9):718-724

病例 45 肥厚型心肌病合并心脏瓣膜病患者的诊疗及术后康复指导

导 读

　　肥厚型心肌病容易引起运动性猝死，早期表现不明显，多为家族遗传，患者逐渐出现劳力性呼吸困难、胸闷等症状。根据左心室流出道有无压力阶差将非对称型肥厚型心肌病分为静息梗阻型、隐匿梗阻型及非梗阻型。隐匿梗阻型是临床上需要重点筛查的一类肥厚型心肌病患者，此类患者休息时左心室流出道压力阶差（LVOTG）0～30mmHg，若激发后最大 LVOTG ≥ 50mmHg，需要手术治疗以改善症状和提高生存率。当肥厚型心肌病合并心脏瓣膜病，临床上评估和诊疗更加困难。本病例即报道一位患者涉及此两种疾病，运用心脏康复中心的无创运动负荷系列检查，协助临床评估手术指征、疾病诊断预后分层，以及手术后经过规范心外科心脏康复流程，促进患者早日康复的病例。

病 史 资 料

　　【基本信息】患者女，47 岁，身高 154cm，体重 59.0kg，BMI 24.9kg/m²，家庭妇女，2021 年 2 月 16 日入院。

　　【主诉】间断活动后心慌、气短 10 余年。

　　【现病史】患者 10 余年前起无明显诱因出现活动心慌不适，间断发作，伴有活动后气短、乏力不适，无下肢水肿、夜间阵发性呼吸困难，无头晕、晕厥等症状，5 年前于我院就诊，行相关检查后提示"肥厚型心肌病，心房颤动"，予以控制心室率等药物（美托洛尔）治疗；患者仍间断发作，遂收入院。

　　【既往史】1998 年行剖宫产手术；否认高血压、糖尿病、肝炎、结核等其他病史。

　　【家族史】无特殊。

　　【体格检查】体温 36.5℃，脉搏 82 次 / 分，呼吸 20 次 / 分，血压 98/68mmHg。神清，双肺呼吸音稍粗，双肺未闻及干、湿啰音。心前区无隆起，未触及震颤，心界扩大，心率 95 分 / 次，心律绝对不齐，第一心音强弱不等，心尖区可闻及 2/6 级收缩期吹风样杂音，传导局限。腹平软，下腹部可见陈旧性手术瘢痕，无压痛及反跳痛，肝脾肋下未触及。双下肢无水肿。

　　【辅助检查】N 末端 B 型利钠肽原 1573pg/ml；C 反应蛋白（CRP）19.02mg/L；肾功能：

尿酸 477μmol/L；血常规、电解质、肝功能、甲状腺功能、血清胱抑素 C、肌钙蛋白 I、血脂、红细胞沉降率、凝血全体、D- 二聚体、尿沉渣镜检、粪便常规 + 隐血、血栓弹力图、降钙素原正常。

心电图示：心房颤动，左心室肥厚，ST-T 改变（图 45-1）。24h 动态心电图：心房颤动，偶发室性期前收缩，ST-T 改变，心率变异性分析结果：Lorenz 散点图呈扇形分布。X 线胸片示二尖瓣型心，主动脉结小，肺动脉段及左房耳段突出，左心房增大，左、右心室增大（图 45-2）。超声心动图示室间隔、左心室前壁肥厚，二尖瓣重度关闭不全，三尖瓣重度反流，主动脉瓣轻度反流，左心房明显扩大、右心房扩大，心律失常（图 45-3）。头颈动脉 + 大血管 + 冠状动脉 CTA 示冠状动脉未见斑块及狭窄。

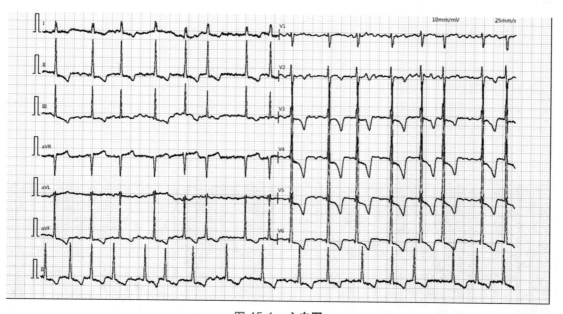

图 45-1　心电图

P 波消失代之以 f 波，RR 不齐，$R_{v5} > 3.0mV$，Ⅱ、Ⅲ、aVF、V3 ～ V6 导联 ST 段压低 0.15 ～ 0.25mV，Ⅱ、Ⅲ、aVF、V2 ～ V6 导联 T 波倒置。心电图诊断：心房颤动，左心室肥厚，ST-T 改变

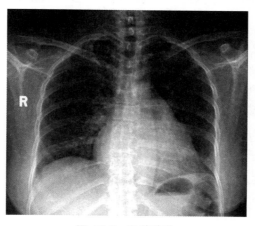

图 45-2　X 线胸片

二尖瓣型心，主动脉结小，肺动脉段及左心房耳段突出，左心房增大，左、右心室增大

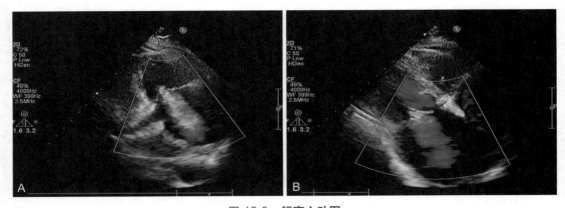

图 45-3　超声心动图

A. 右心室流入道切面显示三尖瓣重度反流；B. 非标准切面显示二尖瓣重度反流

【左心声学造影及心脏三维超声】左心声学造影测量左心室各节段室壁厚度（图 45-4）：左心室基底段：前间隔 1.7/2.1cm，后间隔 1.3/1.6cm，前壁 1.4/1.8cm，侧壁 1.4/1.6cm，后壁 1.2/1.5cm，下壁 1.1/1.4cm；左心室中间段：前间隔 1.4/1.8cm，后间隔 1.3/1.6cm，前壁 1.3/1.6cm，侧壁 1.2/1.5cm，后壁 1.0/1.4cm，下壁 1.0/1.4cm；左心室心尖段：室间隔 1.2/1.5cm，前壁 1.1/1.4cm，侧壁 1.3/1.6cm，下壁 0.9/1.2cm。

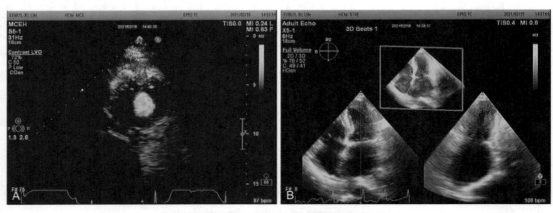

图 45-4　左心声学造影及心脏三维超声

室间隔肥厚、左心室壁增厚

【心脏磁共振】结合临床考虑肥厚型心肌病，左心室基底部至中部前壁、前间壁心内膜下心肌缺血伴左心室前间壁心内膜下心肌微循环障碍。二尖瓣、三尖瓣重度反流。左心房明显增大。主肺动脉增宽（图 45-5）。

【初步诊断】①肥厚型心肌病；②心脏瓣膜病，二尖瓣关闭不全（重度），三尖瓣关闭不全（重度），主动脉瓣关闭不全，心房颤动，心脏扩大，心功能 Ⅱ 级。

诊 断 思 路

【病例特点】①中年女性，间断活动后心慌、气短 10 余年；②已确诊肥厚型心肌病、

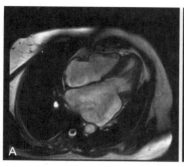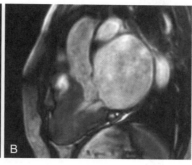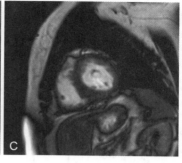

图 45-5　心脏 MR

左心房明显增大，二尖瓣重度反流（A），左心室流出道狭窄（B），延迟心肌活性成像，基底部左心室前间壁心内膜下心肌造影剂廓清延迟（C）

心脏瓣膜病；③超声心动图示轻度 SAM 征；MRI 提示左心室流出道狭窄；④需评估肥厚型心肌病合并瓣膜疾病是否达手术指征，其中重点评估肥厚型心肌病是否为隐匿梗阻型。

【诊疗思路】

1. 患者已有活动后心慌、气促；心电图示心房颤动；超声心动图示二、三尖瓣重度反流，双房扩大，LVEF54%。2017《ESC/EACTS 心脏瓣膜疾病管理指南》推荐左心室舒张功能不全 [LVESD ≥ 45mm 和（或）LVEF ≤ 60%] 合并心房颤动的患者达瓣膜手术指征。

2. 2020 年 AHA/ACC 肥厚型心肌病患者诊断和预防指南推荐肥厚型心肌病患者需要激发试验，激发后流出道梯度 ≥ 50mmHg 则有手术治疗指征。此患者静息时收缩期左心室流出道内射流速 1.4m/s，压差约 8mmHg。遂予以运动负荷来激发。运动负荷超声提示最大 LVOTG < 30mmHg 诊断为非梗阻性，未达左心室流出道疏通手术指征（图 45-6）。

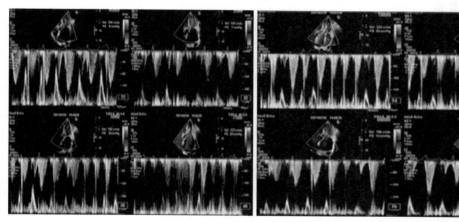

图 45-6　踏板试验至达到最大心率，室壁运动普遍增强，运动负荷过程中未诱发出室壁运动异常，左心室流出道峰值 PG_{max}22mmHg。结论：运动负荷超声提示最大 LVOTG < 30mmHg 为非梗阻性，未达左心室流出道疏通手术指征

3. 2020 年《AHA/ACC 肥厚型心肌病患者诊断和预防指南》同时指出运动负荷试验是确定功能能力和提供预后信息的合理方法，遂进行心肺运动试验（CPET）评估预后

（图 45-7，表 45-1）。肥厚型心肌病、心脏瓣膜病患者诊断及预后分层：中危。

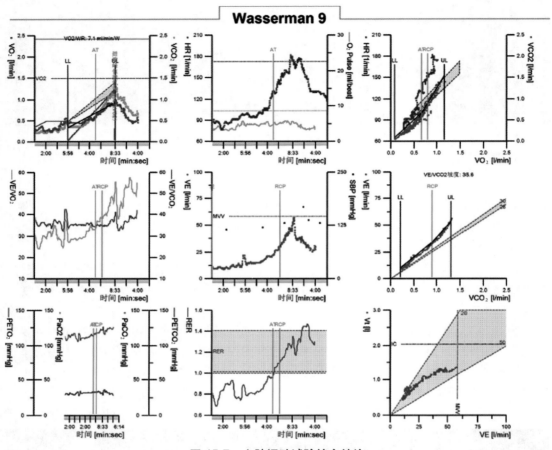

图 45-7　心肺运动试验综合结论

①运动终止于下肢疲乏；② peakVO$_2$/kg 16.9ml/（min·kg），Weber 分级为 B 级，提示心功能轻度减低；③ peakVO$_2$/ 预计值 67%，提示心肺运动耐量轻度减低；④运动期 ST 段未见明显改变；⑤运动中收缩压升高；⑥ VE/vco$_2$slope 35.6，提示通气效率轻度减低；⑦运动中 PETCO$_2$ 顶值点 33mmHg；⑧运动试验结果阴性；⑨肥厚型心肌病、心脏瓣膜病患者诊断及预后分层：中危

4. 2021 年 2 月 23 日行手术治疗。手术方式：二尖瓣机械瓣膜置换术＋三尖瓣瓣环成形术＋心脏射频消融改良迷宫术＋手术中心脏起搏器。

外科术后心脏康复治疗

1. 康复治疗目的　①改善患者四肢肌肉、血管、自律神经功能；②减轻外科心脏术后患者的精神性损伤；③预防卧床并发症，坠积性肺炎、深静脉血栓形成等。

2. 术前预康复　①五大处方宣教（药物、运动、营养、心理、戒烟及相关危险因素管理）。②有效的呼吸方式训练（腹式呼吸＋缩唇呼吸）：吸气时腹部最大限度的向外鼓起来，呼气时嘴唇呈吹口哨口形，缓慢呼气，每次 3～5 分钟，每日 3～4 次。③有效的咳嗽方式训练：

表 45-1　心肺运动试验——肥厚型心肌病患者诊断及预后

标准的运动变量		主要的 CPX 变量		
血流动力学	ECG	VE/VCO$_2$ 斜率	peakVO$_2$	运动中 PETCO$_2$ 峰值
运动时收缩压升高	运动中和（或）恢复期没有持续心律失常、ST 显著改变	Ventilatory Ⅰ 级 VE/VCO$_2$ 斜率 < 30.0	Werber 分级 A > 20	> 37mmHg
运动时收缩压反应平坦	运动中和（或）恢复期出现心脏节律的改变和 ST 改变，但没有导致运动试验终止	Ventilatory Ⅱ 级 VE/VCO$_2$ 斜率 30 ～ 35.9	Werber 分级 B 16 ～ 20	36 ～ 30mmHg
		Ventilatory Ⅲ 级 VE/VCO$_2$ 斜率 36 ～ 44.9	Werber 分级 C 10 ～ 15.9	29 ～ 20mmHg
运动时收缩压下降	运动中和（或）恢复期出现心脏节律的改变和 ST 改变，导致运动试验终止	Ventilatory Ⅳ 级 VE/VCO$_2$ 斜率 ≥ 45	Werber 分级 D < 10	< 20mmHg

引自 Guazzi M，Adams V，Guazzi M，et al. EACPR/AHA scientific statement. clinical recommendations for cardiopulmonary exercise testing data assessment in specific patient populations[J]. Circulation，2012，126（18），2261-2274

peakVO$_2$/kg：16.9ml/（min·kg），VE/vco$_2$slope：35.6，运动中 PETCO$_2$ 顶值点 33mmHg 均为黄色区间，余为绿色区间，提示肥厚型心肌病：诊断及预后分层为中危组

心脏瓣膜病诊断及预后危险分层为中危组，瓣膜诊断及预后分层可参照本书中另一病例《一例育龄期心脏瓣膜病患者的妊娠风险评估》

患者坐位，深吸气后进行短促有力的咳嗽将痰液咳出；如咳嗽时伤口疼痛，可双手环抱一个枕头按压伤口以减轻疼痛。④呼吸训练器的运用方式。⑤教育术后保护胸骨的体位活动方式：不建议任何扩胸运动。

3. 术后 7 步法康复进程　①被动运动；②坐起；③双足悬挂在床边；④床旁站立；⑤床旁行走；⑥室内步行；⑦上 1 层楼、固定踏车训练。康复环节进阶标准：①合适的心率增加：比安静增加 10 ～ 20 次 / 分；②合适的血压增加：比安静增加 10 ～ 40mmHg；③心电监护未见心律失常和 ST 段改变；④无心血管症状：心悸、气促、过度疲劳和胸痛。康复停止标准：①心率 > 130 次 / 分或运动心率比运动前 > 30 次 / 分；②舒张压 ≥ 110mmHg；③收缩压下降 > 10mmHg；④明显的室性和房性心律失常；⑤Ⅱ度和Ⅲ度房室传导阻滞；⑥运动不耐受的体征和症状；心绞痛、明显气促和心电图显示心肌缺血的表现。

出院前心脏康复评估及随访

1. 出院前无创心排血量监测下 6 分钟步行试验（图 45-8）。

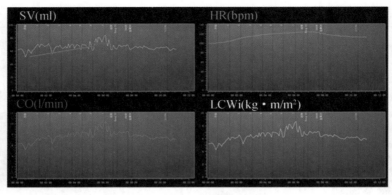

图 45-8 **步行试验**

患者术后 6 天进行 6 分钟步行试验，随着运动的进行，SV（每搏输出量）呈上升趋势，约 6 圈（300m）时 SV 进入平台，平台心率 119 次 / 分。步行距离：396m，心肺功能分级：3 级（心肺功能分级：1 级：< 300m，2 级：300 ～ 374.9m，3 级：375 ～ 449.5m，4 级：> 450m）。活动最大 METs= （4.948+0.023× 距离）/3.5

2. 出院时 1 个月内康复处方

（1）有氧运动：日常活动级别：4.02METs，参照表 45-3。

康复运动级别：3.82METs，参照表 45-2，45-3，图 45-9。

表 45-2 **有氧运动参照标准**

每周进行 3 ～ 5 次	有氧运动时间（分钟）	距离（m）	心率（次 / 分）	Borg 评分（图 45-9）
第 1 周	5	300	114 ～ 124	11 ～ 13
第 2 周	10	600	114 ～ 124	11 ～ 13
第 3 周	15	900	114 ～ 124	11 ～ 13
第 4 周	20	1200	114 ～ 124	11 ～ 13

表 45-3 **心脏康复运动处方活动级别**

METs	日常生活动作	兴趣·活动	工作	运动
1 ～ 2	吃饭、洗脸、裁缝	收音机、电视、阅读、围棋、象棋	事务工作	缓慢步行（1.6km/h）
2 ～ 3	站立乘车、烹饪、清洗小件衣物、擦桌子（抹布）	保龄球、盆栽	收尾、管理人、乐器演奏、清扫类	慢走（缓慢走楼梯上 2 层）
3 ～ 4	淋浴、背负 10kg 重物、一般炊事、做饭	广播体操、钓鱼、遛狗	组装设备、开车	稍微快步走（走楼梯上 2 层）
4 ～ 5	抱 10kg 重物、较轻程度的拔草、夫妻生活、泡澡	陶艺、跳舞、乒乓球、网球、投接棒球	油漆工、较轻程度的工匠活	快步走（5.6km/h）
5 ～ 6	单手提 10kg 重物步行、使用铁锹	溪流垂钓、游泳（爱好）	木匠、农活	急步走（6.5km/h）

续表

METs	日常生活动作	兴趣·活动	工作	运动
6 ～ 7	用铁锹挖掘、铲雪	民族舞蹈、滑雪旅行		
7 ～ 8		游泳、登山、滑雪		慢跑（8km/h）
> 8	连续爬台阶	跳绳、各类体育活动		

引自中国康复医学会心血管病专业委员会. 中国心脏康复与二级预防指南 2018 精要 [J]. 中华内科杂志，57（11）：802-810

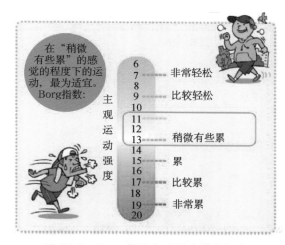

图 45-9　Borg 指数自感用力度分级表

引自中国康复医学会心血管病专业委员会. 中国心脏康复与二级预防指南 2018 精要 [J]. 中华内科杂志，57（11）：802-810

（2）力量训练（图 45-10）　每周 3 次，每日 2 次，每次 8 ～ 12 个，避免憋气，Borg 评分 11 ～ 13。

注意：开胸术后 6 周内，不建议任何扩胸活动。

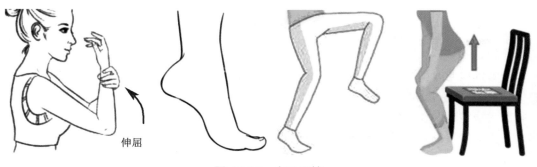

伸屈

图 45-10　力量训练

（3）呼吸锻炼（图 45-11）：腹式呼吸，每天早晚以及运动前后各 1 次，每次 3 ～ 5 分钟，术后坚持锻炼至少 3 个月。

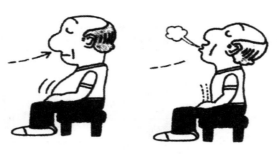

图 45-11　**呼吸锻炼**

（4）平衡性训练：足跟挨足尖走，每日 1 次，一次 5 分钟，Borg 评分 9 ～ 10。

（5）放松训练：静坐配合呼吸放松全身。

3. 出院后 1 个月、3 个月复查 6 分钟步行试验，评估心肺能力、心脏泵血能力；精准的调整居家康复处方（图 45-12）。

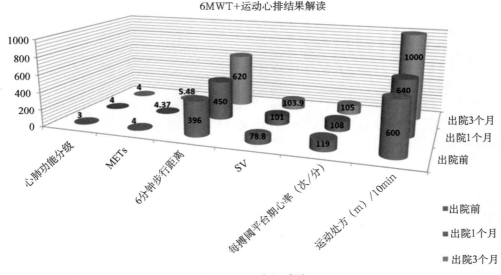

图 45-12　**步行试验**

患者心脏搏出量储备提升明显，心肺功能从 3 级恢复到 4 级正常范围

患者确诊肥厚型心肌病、心脏瓣膜病；瓣膜病因心房颤动及 SAM 征影响，已达手术指征，肥厚型心肌病通过运动负荷超声检查为非梗阻性，未达手术指征。心肺运动试验评估患者心脏瓣膜病诊断及预后分层为中危，需积极治疗，遂予以手术。通过康复中心术前预康复、术后 7 步法康复治疗，循序渐进，协助患者早期恢复；出院前心肺功能评估，出具心脏康复处方；出院后坚持有氧锻炼，提升心肺能力；定期复查，精准的调整心脏康复处方。

学 习 讨 论

肥厚型心肌病是以左心室或右心室肥厚为特征，常为不对称肥厚并累及室间隔，左心室血液充盈受阻、舒张期顺应性下降为基本病态的心肌病。分为静息梗阻型（静息时 LVOTG ≥ 30mmHg）、非梗阻型（静息及运动负荷后均 LVOTG < 30mmHg）、隐匿梗阻型（静息时 LVOTG < 30mmHg，运动负荷时 LVOTG ≥ 30mmHg），比例各占 1/3。2020 年 AHA/ACC《肥厚型心肌病患者诊断和预防指南》推荐运动激发试验，激发后流出道梯度 ≥ 50mmHg 则有手术治疗指征。本病例则采用无创的运动负荷超声检查，每 2 分钟递增功率 25W 的方式予以激发逐渐运动到患者能耐受的最大强度，最后评估患者为非梗阻性，排除手术指征。无创的运动负荷超声检查与心导管测定的压力阶差有很好的相关性。指南也建议运动负荷试验可确定功能能力和提供预后信息，此患者通过心肺运动试验评估预后为中危，需加强药物、运动干预，定期随诊。

心脏外科手术创面大，术后恢复时间长。帮助这些心血管病患者从外科手术的重创中走出来，让他们积极地应对生活方式、健康风险、饮食习惯等方面的变化，战胜心理阴影，遵循药物治疗，积极进行康复运动，提高生活质量，再次回归社会是心脏康复治疗的目的。本病例即是严格遵循中国心脏康复与二级预防指南建议，术前进行预康复，降低手术心理恐惧、改善心肺功能；术后评估康复适应证、禁忌证，精准计划并实施康复进程，促进患者早期迅速恢复，减少并发症；出院后定期随访，制订精准康复处方及评估肥厚型心肌病的危险度。

经验总结

临床确诊为肥厚型心肌病且静息 LVOTG < 50mmHg 的患者均建议进行运动激发试验，筛查隐匿梗阻性患者并对其进行规范治疗。心脏康复（cardiac rehabilitation，CR）对于心脏外科术后患者迅速恢复具有巨大的临床意义，成人及儿童心血管病外科术后患者，包括冠状动脉旁路移植术后、心脏瓣膜置换术后、心脏移植术后、大血管及外周血管手术后、先天性心脏病术后等均可积极把控不同的时间节点，进行积极的心脏康复治疗。

（王文渊 李 颖）

参考文献

[1] Baumgartner H, Falk V, Bax JJ, et al. 2017 ESC/EACTS Guidelines for the Management of Valvular Heart Disease [J]. Rev Esp Cardiol(Engl Ed), 2018, 71(2):110

[2] Ommen SR, Mital S, Burke MA, et al. 2020 AHA/ACC Guideline for the Diagnosis and Treatment of Patients With Hypertrophic Cardiomyopathy:A Report of the American College of Cardiology/American Heart Association Joint Committee on Clinical Practice Guidelines [J]. J Am Coll Cardiol, 2020, 76(25):e159-e240

[3] 中国康复医学会心血管病专业委员会. 中国心脏康复与二级预防指南2018精要[J].中华内科杂志, 57(11): 802-810

[4] Guazzi M, Adams V, Conraads V, et al. European Association for Cardiovascular Prevention & Rehabilitation; American Heart Association. EACPR/AHA Scientific Statement. Clinical recommendations for cardiopulmonary exercise testing data assessment in specific patient populations[J]. Circulation, 2012, 126(18):2261-2274

[5] 中华医学会心血管病学分会, 中国成人肥厚型心肌病诊断与治疗指南编写组, 中华心血管病杂志编辑委员会.中国成人肥厚型心肌病诊断与治疗指南[J].中华心血管病杂志, 2017, 45(12):1015-1032

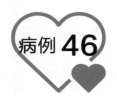

病例 46　A 型主动脉夹层外科术后急性心肌梗死

▶ 视频目录

图 46-5　冠状动脉造影及 PCI 治疗

导　读

　　急性 A 型主动脉夹层是心血管外科最为凶险的急诊，及时准确地诊断、正确的治疗和精准的手术策略是挽救患者生命、提高生存率的关键因素。随着发病年龄的增长，A 型主动脉夹层合并冠状动脉疾病患者也逐渐增多。这类患者行大血管手术时是否同时需要行冠状动脉旁路移植术，这是术前确定手术策略的难点之一。由于冠状动脉造影需要使用抗凝血药，导致主动脉夹层面的扩大，因此外科术者主要依据冠状动脉 CTA 结果和术中探查情况来综合决断。本文报道了一例 A 型主动脉夹层患者，术中探查冠状动脉病变无须处理，外科术后发生急性心肌梗死，最终成功行冠状动脉介入治疗的病例，希望为此类患者的诊疗提供参考。

病史资料

　　【基本信息】患者女，67 岁，身高 155cm，体重 52kg，农民，2020 年 5 月 28 日入院。

　　【主诉】胸闷、腹痛 1 个月，胸痛 1 周。

　　【病史简介】患者 1 个月前无明显诱因突发胸闷、腹痛，伴心悸、腹泻、四肢麻木，与活动无关，持续性，休息不能缓解，无头痛、头晕、黑曚、晕厥、发热等不适，就诊于当地医院，给予药物治疗（不详）后好转。1 周前患者开始出现胸痛，位于胸骨中下段，向腹部放射，每次持续约 1 小时，患者今晨 04：00 再次出现胸痛向腹部放射，持续约 1 小时后逐渐缓解，为进一步诊治来我院。

　　【既往史】高血压病史 10 余年，口服伲福达控制欠佳。脑梗死病史 7 年，无明显后遗症。

　　【家族史】否认家族遗传性及传染性疾病。

　　【体格检查】体温 36.3℃，脉搏 82 次 / 分，呼吸 16 次 / 分。四肢血压：左上肢 139/82 mmHg；左下肢 131/81mmHg；右上肢 136/80 mmHg；右下肢 140/74mmHg（1mmHg= 0.133kPa）。神志清楚，颈软，双肺呼吸音粗，未闻及干、湿啰音。心界无扩大，心率 82 次 / 分，律齐，未闻及杂音。腹平软，无压痛无反跳痛，肝脾肋下未触及，四肢活动正常，双侧足背动脉搏动可，周围血管征阴性，生理反射存在，病理反射未引出。

【辅助检查】D- 二聚体 1.589μg/ml；肾功能：肾小球滤过率（eGFR）53ml/min，肌酐（Cr）95μmol/L；低密度脂蛋白胆固醇 4.0mmol/L；红细胞沉降率（ESR）45mm/h；血常规、尿常规、电解质、肝功能、糖化血红蛋白、凝血功能、肌钙蛋白 I（cTnI）、N 末端 B 型利钠肽原（NT-proBNP），新型冠状病毒核酸、新型冠状病毒 IgM/IgG 正常。

患者入院心电图（图 46-1）示：窦性心动过缓，PR 间期延长，T 波改变。

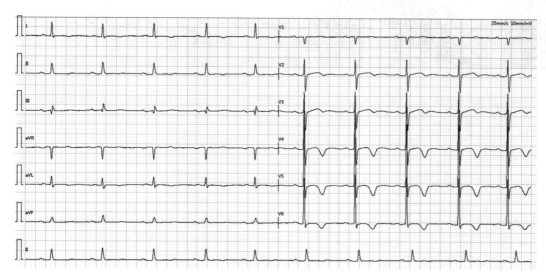

图 46-1　患者入院心电图

窦性心律，心率 58 次 / 分，PR 间期 210ms，II、III、aVF、I、aVL、V1 ～ V6 导联 T 波低平或倒置

大血管 CT 血管成像（图 46-2）：主动脉夹层（Stanford A 型），自主动脉右冠窦部的窦管交界至升主动脉中远段管腔瘤扩张，最宽处管径约 77.3mm，升主动脉中段见破口，距主动脉瓣上 62mm，直径约 14.3mm，假腔内多发血栓形成，管壁多发钙化。冠状动脉血管成像（图 46-3）：左前降支（LAD）近中段管壁不规则、多发钙化斑块浸润，部分钙化斑块遮盖管腔，考虑管腔节段性偏心性狭窄＞ 50%；回旋支（LCX）管壁弥漫性钙化、非钙化斑块浸润，远段狭窄约 60%；右冠（RCA）管壁不规则钙化斑块浸润狭窄约 30%。

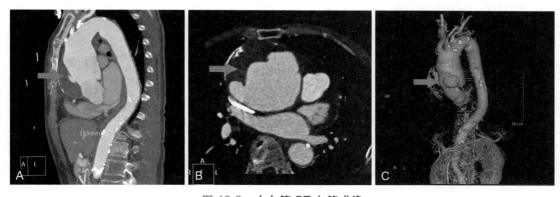

图 46-2　大血管 CT 血管成像

A. 斜矢状面显示升主动脉内膜片内移（箭头），假腔内血栓形成；B. 横断面显示升主动脉内膜片内移，假腔内血栓形成（箭头）；C. 三维重组显示升主动脉管腔瘤样增宽并管腔局限性凸起（箭头）

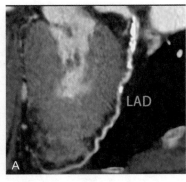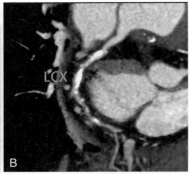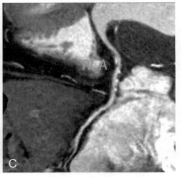

图 46-3   **冠状动脉血管成像**

曲面重组图显示 LAD（A）、LCX（B）、RCA（C）管壁弥漫性钙化、非钙化斑块浸润，管腔不同程度狭窄。
注：LAD：左前降支；LCX：左回旋支；RCA: 右冠状动脉

急诊床旁超声心动图示左心室舒张末期前后径（LVEDD）4.5cm，左心室射血分数（LVEF）54%，升主动脉 6.5cm，主动脉前壁明显增厚达 2.4cm，主动脉夹层、壁内血肿，主动脉瓣轻度反流。

【初步诊断】①主动脉夹层（Stanford A 型）；②冠状动脉粥样硬化性心脏病，三支病变；③高血压病 3 级（极高危）；④陈旧性脑梗死；⑤高脂血症；⑥慢性肾脏病 3 期。

诊 断 思 路

【病史小结】老年女性，急性病程，临床上主要表现为胸闷、胸痛，向腹部放射；既往高血压、脑梗死病史；查体急性病容，四肢血压基本对称；D- 二聚体显著升高，结合患者入院主动脉 CTA 及冠状动脉 CTA 考虑患者主动脉夹层（Stanford A 型）诊断明确。

【病情变化】患者于入院当天行急诊外科手术，手术起止时间：2020 年 5 月 28 日 14：30 ～ 20：30。

手术方式：窦部成形 + 升主置换 + 半弓置换 + 心表临时起搏器安置术。

麻醉方式：全身麻醉、深低温、停循环。

手术简要经过：术中见心包腔少量心包积液，左心室肥厚，A 型主动脉夹层，主动脉瓣功能正常，部分左冠窦及窦上形成夹层动脉瘤，瘤体约 7cm，未见破口及血栓。主动脉弓及降主动脉未见夹层，主动脉壁斑块较多，多处钙化，二尖瓣轻度反流，三尖瓣轻 - 中度反流。术中使用 1.5mm 探子探查 LAD 顺畅。

切除升主动脉瘤，清除窦部血栓。将主动脉窦部成形。将 28# 侧分叉人工血管与降主动脉起始端吻合，行端端吻合，4/0Prolene 连续缝合间断加固，将单分叉人工血管近心端与修剪成形后升主动脉近心端吻合，心脏 10WS 除颤后复跳，逐渐复温，给呼吸。待血流动力学平稳后，逐渐撤离体外循环。将侧分支与头臂干进行端端吻合，置换弓部第一分支。头臂干近端缝闭。

术后 1 小时患者发生胸痛不适，心电图示窦性心律，PR 间期延长，广泛前壁心肌梗死，ST 段改变，低电压（图 46-4）。cTnI 峰值 182.13ng/ml。

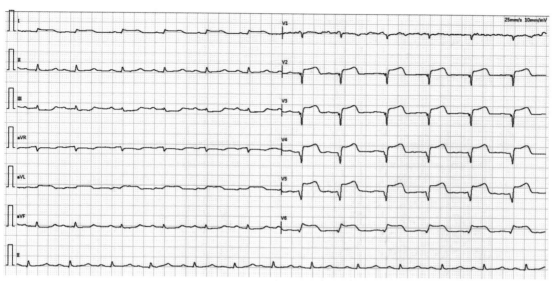

图 46-4　外科术后 1 小时心电图

窦性心律，心率 77 次 / 分，PR 间期 220ms， I 、aVL 呈 qr 型，V1 ～ V6 呈 QS 型， I 、aVL、V2 ～ V6 导联 ST 段抬高 0.1 ～ 0.3mV，低电压

【鉴别诊断】患者老年女性，外科术后1h查心电图可见ST段抬高，化验查肌钙蛋白I升高，考虑患者急性心肌梗死诊断成立，此时需要鉴别造成心肌梗死的可能原因。

1.**冠状动脉痉挛**　多在后半夜至上午时段发作，严重冠状动脉痉挛可导致心肌梗死，心电图可见一过性 ST 段抬高，心肌酶升高，麦角新碱激发试验可诱发冠状动脉痉挛，给予硝酸甘油、地尔硫草可缓解冠状动脉痉挛，该患者症状、心电图检查等不支持此诊断。

2.**冠状动脉斑块破裂**　导致冠状动脉内急性血栓形成，造成冠状动脉狭窄或闭塞，导致急性 ST 段抬高型心肌梗死，冠状动脉斑块破裂的原因可能有手术中探针损伤冠状动脉、冠状动脉自发斑块破裂、炎症应激导致的斑块破裂，该患者不能排除这些原因导致的心肌梗死。

3.**血栓栓塞或者气体栓塞**　冠状动脉导致的急性心肌梗死，外科围手术期患者处于高凝状态，极可能导致血栓栓塞冠状动脉，主动脉根部的手术操作也可能导致冠状动脉内气体栓塞，该患者不能排除这些原因导致的心肌梗死。

4.**Ⅱ型心肌梗死**　患者在外科手术围手术期多种因素导致氧供 / 需失衡继而导致的急性心肌梗死，多表现为非 ST 段抬高型心肌梗死，该患者表现为 ST 段抬高型心肌梗死，考虑可能性不大。

5.**急性心包炎**　多表现为心前区疼痛，体位改变、深呼吸、咳嗽、吞咽、卧位尤其当抬腿或左侧卧位时加剧，坐位或前倾位时减轻。心电图可见广泛的 ST 段抬高，常见病因有非特异性、结核性、化脓性和风湿性心包炎，该患者症状、心电图表现等均不支持。

【诊疗经过】行急诊 CAG+PCI 术示前降支近中段重度狭窄，右冠状动脉近段、中段重度狭窄，术中于前降支置入 2 枚支架（Firebird2.5mm×23mm、Firebird 2.75mm×29mm），右冠状动脉置入 2 枚支架（Firebird 3.0mm×33mm、Firebird 3.5mm×29mm）（图 46-5）。

术后 14 天复查超声心动图：LVEDD 4.4cm，LVEF42%，升主动脉人工管道内血流通畅，室间隔、左心室前壁、前侧壁中间至心尖段运动幅度减低，心尖部室壁回声增强、变薄，最薄处厚 0.7cm，呈一大小为 3.8cm×2.1cm 的瘤样膨出，可见轻微矛盾运动。心电图示窦性心律，PR 间期延长，房性期前收缩，左前分支阻滞，广泛前壁心肌梗死，ST-T 改变（图 46-6）。术后 1 年随访，病情稳定。

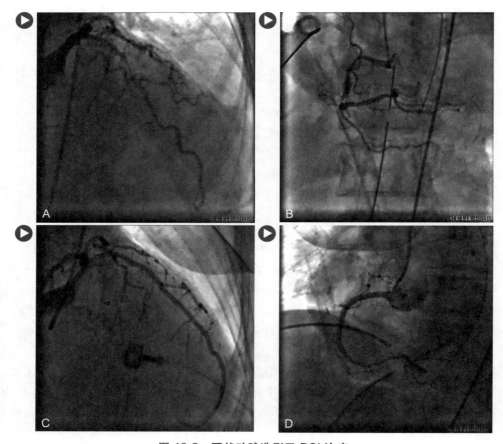

图 46-5　冠状动脉造影及 PCI 治疗

A. 右肩位示，前降支近中段重度狭窄；B. 正位＋头位示，右冠近段、中段重度狭窄；C. 前降支置入 2 枚支架（Firebird 2.5mm×23mm、Firebird 2.75mm×29mm）术后；D. 右冠状动脉置入 2 枚支架（Firebird 3.0mm×33mm、Firebird 3.5mm×29mm）术后

【最终诊断】 ①主动脉夹层（Stanford A 型）；②冠状动脉粥样硬化性心脏病，三支病变急性 ST 段抬高型广泛前壁心肌梗死 Killip Ⅰ级；③高血压病 3 级（极高危）；④陈旧性脑梗死；⑤高脂血症；⑥慢性肾脏病 3 期。

学 习 讨 论

　　主动脉夹层是一种严重威胁人类生命健康的极危重症心血管疾病。我国 CHIRA 研究报道国内发病率为 2.78/10 万。临床上急性主动脉夹层依据是否累及升主动脉主要分

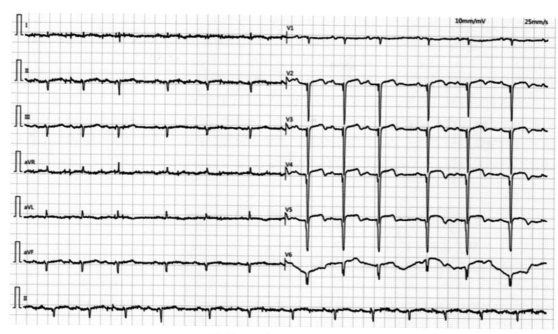

图 46-6　术后 14 天心电图

窦性心律，心率 84 次 / 分，PR 间期 220ms，aVL 呈 qr 型，Ⅱ、Ⅲ、aVF，V1 ～ V6 呈 rS 型，电轴左偏，V2 ～ V5 导联 ST 段抬高 0.1 ～ 0.2mV，Ⅰ、aVL、V2 ～ V6 导联 T 波倒置或双向。心电图诊断：窦性心律，PR 间期延长，房性期前收缩，左前分支阻滞。广泛前壁心肌梗死，ST-T 改变

为 A、B 两型，内膜破口最常见在升主动脉近端，也包括夹层起始在主动脉远端逆撕至升主动脉者。本例患者主动脉 CTA 提示自主动脉右冠窦部的窦管交界至升主动脉中远段管腔瘤扩张，最宽处管径约 77.3mm，升主动脉中段见破口，距主动脉瓣上 62mm，直径约 14.3mm，假腔内多发血栓形成，左、右冠状动脉起自真腔，因此 Stanford A 型主动脉夹层诊断成立。

　　急性 A 型主动脉夹层（≤ 2 周）是心血管外科最为凶险的急诊，及时准确的诊断、正确的治疗和精准的手术策略是挽救患者生命、提高生存率的关键因素。随着发病年龄的增长，A 型主动脉夹层合并冠状动脉疾病患者也逐渐增多。这类患者行大血管手术时是否同时需要行冠状动脉旁路移植术，这是术前制订手术策略的难点之一。由于冠状动脉造影需要使用抗凝血药，易导致主动脉夹层面的扩大，因此外科术者主要依据冠状动脉 CTA 结果和术中探查情况来综合决断。本例患者术前冠状动脉 CTA 提示冠状动脉（图 46-3）三支血管病变，但由于合并有管壁钙化，部分钙化斑块遮盖管腔，判断血管狭窄程度处于临界病变，冠状动脉钙化严重影响冠状动脉病变狭窄程度的判断。术中术者也采用了小探子探查，认为冠状动脉管腔狭窄程度不重。所以未行冠状动脉旁路移植术。

　　本例患者术后 1 小时发生胸痛不适，心电图提示 V1 ～ V6 广泛前壁 ST 段抬高，对比该患者术前术后心电图、肌钙蛋白 I 变化情况、以及冠状动脉造影、复查心脏彩超考虑该患者急性 ST 段抬高型前壁心肌梗死诊断成立。A 型主动脉夹层外科术后发生急性心肌梗死的比例约为 2.6%，可能的原因有：①冠状脉内气栓、血栓或冠状脉痉挛；②外科术中体外循环导致冠状动脉低灌注；③主动脉根部的手术操作。该患者发生急性 ST 段抬高型前壁心肌

梗死后即启动急诊冠状动脉造影，术中见 LAD 血流 TIMI3 级，前降支（LAD）近中段重度狭窄，右冠状动脉（RCA）近段、中段重度狭窄，故此患者发生前壁 STEMI 原因可能是 LAD 重度狭窄基础上合并痉挛或斑块破裂、血栓形成后自溶，不能排除探子探查过程中损伤所诱发。很遗憾的是，由于患者经济原因，未能对此病例行腔内影像 OCT 或 IVUS 以进一步明确发病机制。此患者同时对 LAD、RCA 均进行了支架置入，主要原因是考虑到患者心肌多次受到重大缺血打击，包括主动脉夹层、体外循环及术后心肌缺血等，为防止再次意外（右冠状动脉痉挛、闭塞）对患者预后造成不可挽回影响，所以此次尽可能完全血运重建，对罪犯血管 LAD 和 RCA 均进行了血运重建。

<h2 style="text-align:center">经 验 总 结</h2>

急诊 A 型主动脉夹层目前首选治疗方案是急诊外科手术。随着发病年龄的增长，急性 A 型主动脉夹层合并冠状动脉病变的病例也在逐步增加，主动脉夹层外科手术复杂、耗时长，本例患者其外科手术耗时 6 小时。对于急诊 A 型主动脉夹层合并冠状动脉病变可实行计划内或必要时冠状动脉介入"杂交"治疗；若主动脉夹层外科术后发生急性冠状动脉事件的患者，术后再次开胸，手术风险极高，内科冠状动脉介入治疗是一种可行方案。

（彭　剑　宁世锋　郭　卉　鄢　华）

参考文献

[1] DeMartino RR, Sen I, Huang Y, et al. Population-Based Assessment of the Incidence of Aortic Dissection, Intramural Hematoma, and Penetrating Ulcer, and Its Associated Mortality From 1995 to 2015[J]. Circ Cardiovasc Qual Outcomes, 2018, 11(8):e004689

[2] Xia L, Li JH, Zhao K, et al. Incidence and in-hospital mortality of acute aortic dissection in China:analysis of China Health Insurance Research(CHIRA)Data 2011[J]. J Geriatr Cardiol, 2015, 12(5):502-506

[3] 中国医师协会心血管外科分会大血管外科专业委员会. 主动脉夹层诊断与治疗规范中国专家共识[J]. 中华胸心血管外科杂志, 2017, 33(11):641-654

[4] Waterford SD, Di Eusanio M, Ehrlich MP, et al. Postoperative myocardial infarction in acute type A aortic dissection:A report from the International Registry of Acute Aortic Dissection[J]. J Thorac Cardiovasc Surg, 2017, 153(3):521-527

[5] Hiratzka LF, Bakris GL, Beckman JA, et al. 2010 ACCF/AHA/AATS/ACR/ASA/SCA/SCAI/SIR/STS/SVM Guidelines for the diagnosis and management of patients with thoracic aortic disease. A Report of the American College of Cardiology Foundation/American Heart Association Task Force on Practice Guidelines, American Association for Thoracic Surgery, American College of Radiology, American Stroke Association, Society of Cardiovascular Anesthesiologists, Society for Cardiovascular Angiography and Interventions, Society of Interventional Radiology, Society of Thoracic Surgeons, and Society for Vascular Medicine[J]. J Am Coll Cardiol, 2010, 55(14):e27-e129

[6] Erbel R, Aboyans V, Boileau C, et al. 2014 ESC Guidelines on the diagnosis and treatment of aortic diseases:Document covering acute and chronic aortic diseases of the thoracic and abdominal aorta of the adult. The Task Force for the Diagnosis and Treatment of Aortic Diseases of the European Society of Cardiology(ESC)[J]. Eur Heart J, 2014, 35(41):2873-2926

[7] Yang B, Patel HJ, Sorek C, et al. Sixteen-Year Experience of David and Bentall Procedures in Acute Type A Aortic Dissection[J]. Ann Thorac Surg, 2018, 105(3):779-784

[8] Neri E, Toscano T, Papalia U, et al. Proximal aortic dissection with coronary malperfusion:presentation, management, and outcome[J]. J Thorac Cardiovasc Surg, 2001, 121(3):552-560

附录 1 武汉亚洲心脏病医院检验正常值参照

分类	项目名称	正常范围	单位
血常规（成人）	白细胞计数（WBC）	3.5-9.5	10^9/L
	红细胞计数（男）（RBC）	4.3-5.8	10^12/L
	红细胞计数（女）（RBC）	3.8-5.1	10^12/L
	血红蛋白（男）（Hgb）	130-175	g/L
	血红蛋白（女）（Hgb）	115-150	g/L
	血小板计数（PLT）	125-350	10^9/L
	中性粒细胞百分比（N%）	40-75	%
	红细胞比容（男）（Hct）	40-50	%
	红细胞比容（女）（Hct）	35-45	%
尿常规	酸碱度（pH）	4.5-8.0	NA
	尿比重（SG）	1.003-1.030	NA
血炎症指标	红细胞沉降率（男）（ESR）	0-21	mm/1 小时末
	红细胞沉降率（女）（ESR）	0-38	mm/1 小时末
	C 反应蛋白（CRP）	0-3.0	mg/L
	降钙素原（PCT）	<0.05	mg/L
	真菌 D- 葡聚糖	<100.5	pg/ml
心脏特异性指标	肌红蛋白（Mb）	17.4-105.7	ng/ml
	肌酸激酶同工酶（CKMB）	0-6.3	ng/ml
	肌酸激酶（CK）	50-310	U/L
	高敏肌钙蛋白 I（男）（hs-CTNT）	0-0.0198	ng/ml
	高敏肌钙蛋白 I（女）（hs-CTNT）	0-0.0116	ng/ml
	N 末端 B 型利钠肽原（NT-proBNP）	0-125	pg/ml
肝功能	总蛋白（TP）	65-85	g/L
	白蛋白（A）	40-55	g/L

分类	项目名称	正常范围	单位
	球蛋白（G）	20-40	g/L
	白／球（A/G）	1.2-2.4	Na
	总胆红素（TBIL）	5.0-21.0	umol/L
	间接胆红素（IBIL）	5.0-17.6	umol/L
	直接胆红素（DBIL）	0-3.4	umol/L
	丙氨酸转氨酶（ALT）	0-50	IU/L
	天冬氨酸转氨酶（AST）	0-50	IU/L
	乳酸脱氢酶（LDH）	120-250	U/L
	碱性磷酸酶（ALP）	45-125	U/L
	γ-谷氨酰转移酶（GGT）	9-64	U/L
	总胆汁酸（TBA）	0-15	umol/L
	铁蛋白（SF）	20-250	ug/L
肾功能	肌酐（酶法）男（SCR）	57-117	umol/L
	肌酐（酶法）女（SCR）	41-73	umol/L
	尿素（urea）	3.6-9.5	mmol/L
	尿酸（男）（uA）	208-428	umol/L
	尿酸（女）（uA）	155-357	umol/L
	肾小球滤过率（eGFR）	66-143	ml/min
	血清胱抑素C（Cys-C）	0.50～1.07	mg/L
电解质	血清钾离子（K^+）	3.5-5.3	mmol/L
	血清钠离子（Na^+）	137-147	mmol/L
	血清氯离子（Cl^-）	99-110	mmol/L
	血清镁离子（Mg^{2+}）	0.72-1.02	mmol/L
	血清钙离子（Ca^{2+}）	2.11-2.52	mmol/L
	血清磷离子（Phos）	0.81-1.51	mmol/L
血糖	空腹血糖（FBG）	3.9-5.6	mmol/L
	餐后2小时血糖	3.9-7.8	mmol/L
	糖化血红蛋白（GHb）	4.0-6.0	%
血脂	甘油三酯（TG）	0-1.7	mmol/L
	总胆固醇（Tc）	2.8-5.2	mmol/L
	高密度脂蛋白胆固醇（HDL-C）	0.91-2.60	mmol/L
	低密度脂蛋白胆固醇（LDL-C）	1.00-3.35	mmol/L
	脂蛋白a[Lp（a）]	0-300	mg/L

续表

分类	项目名称	正常范围	单位
甲状腺功能	游离三碘甲状原氨酸（FT$_3$）	2.14-4.21	pg/ml
	游离甲状腺素（FT^4）	0.59-1.25	ng/dl
	促甲状腺激素（TSH）	0.56-5.91	uIU/ml
	抗甲状腺过氧化物酶抗体（TpoAb）	0-34	IU/ml
凝血功能	血浆凝血酶原时间（PT）	9.6-12.3	s
	国际标准化比值（INR）	0.88-1.13	NA
	部分凝血活酶时间（APTT）	24.6-35.4	s
	凝血酶时间（TT）	10.3-16.6	s
	血浆纤维蛋白原（FIB）	2.0-4.0	g/L
	血浆D-二聚体（D-dimer）	0-0.55	ug/ml
	纤维蛋白（原）降解产物（FDPs）	0-2.01	ug/ml
血气分析	酸碱度（pH）	7.35-7.45	NA
	氧分压（PaO$_2$）	80-108	mmHg
	二氧化碳分压（PaCO$_2$）	35-48	mmHg
	血氧饱和度（SaO$_2$）	94-98	%
	实际碳酸氢盐（AB）	21-28	mmol/L
	标准碳酸氢盐（SB）	21-28	mmol/L
	血浆乳酸（Lac）	0.5-2.2	mmol/L
	剩余碱（BE）	-2-3	mmol/L
尿蛋白定量检测	尿微量白蛋白（U-mAlb）	0-30	mg/L
	尿免疫球蛋白G（U-IgG）	0-9.6	mg/L
	尿转铁蛋白（U-Trf）	0-2.4	mg/L
	尿 α1微球蛋白（U-α$_1$-mG）	0-12	mg/L
	24h尿总蛋白（U-24TP）	0-0.15	g/24h
肝炎抗原抗体（化学发光法）	乙肝表面抗原（HBsAg）	0-1	COI
	乙肝表面抗体（HBsAb）	0-10	IU/l
	乙肝e抗原（HBsAg）	0-1	COI
	乙肝e抗体（HBsAb）	> 1.0	COI
	乙肝核心抗体（HBcAb）	> 1.0	COI
	丙肝抗体（抗HCV）	0-1	COI
胸（腹）水生化	糖（Glu）	3.9-6.1	mmol/L
	蛋白质（TP）	0-25	g/L
	氯化物（Cl）	99-110	mmol/L
	腺苷脱氨酶（ApA）	0-35	U/L
	乳酸脱氢酶（LDH）	0-200	U/L

续表

分类	项目名称	正常范围	单位
免疫指标	血清游离轻链 λ（sFLc-λ）	8.3-27.0	mg/L
	血清游离轻链 κ（sFLc-κ）	6.7-22.4	mg/L
	游离轻链 κ/λ 比值（sFLc-κ/λ）	0.31-1.56	NA
	免疫球蛋白 IgG（s-IgG）	7-16	g/L
	免疫球蛋白 IgA（s-IgA）	0.7-5	g/L
	免疫球蛋白 IgM（s-IgM）	0.4-2.8	g/L
	免疫球蛋白 IgE（s-IgE）	0-100	IU/ml
	补体 C3（C3）	0.9-1.8	g/L
	补体 C4（C4）	0.1-0.4	g/L
	类风湿因子（RF）	0-15	U/ml
	抗链球菌溶血素 O（ASO）	0-200	U/ml
	抗环瓜氨酸肽抗体（抗 CCP）	0-17	U/ml
	抗核抗体滴度（ANA）	< 1:100	NA
	抗心磷脂抗体 IgA（ACA-IgA）	0-20	CU
	抗心磷脂抗体 IgG（ACA-IgG）	0-20	CU
	抗心磷脂抗体 IgM（ACA-IgM）	0-20	CU
	抗 β_2- 糖蛋白 1 抗体 IgA（β_2GPI-IgA）	0-20	CU
	抗 β_2- 糖蛋白 1 抗体 IgG（β_2GPI-IgG）	0-20	CU
	抗 β_2- 糖蛋白 1 抗体 IgM（β_2GPI-IgM）	0-20	CU
	血浆抗凝血酶活性（AT）	91.2-12.8	%
	血浆蛋白 C 活性检测（Pc）	70-140	%
	血浆蛋白 S 活性检测（Ps）	59-118	%
	血同型半胱氨酸（Hcy）	5.9-10.0	umol/L
儿茶酚胺代谢产物	甲氧基肾上腺素（MN）	0-0.5	nmol/L
	去甲氧基肾上腺素（NMN）	0-0.9	nmol/L
其他	肝素诱导血小板减少症复合抗体（HIT-Ab）	0-1.0	U/ml
	血清地高辛浓度（治疗浓度）（Digoxin）	0.8 ～ 2.0	ng/ml

　　备注：武汉亚洲心脏病医院检验科部分检测项目成人患者参考区间，仅供参考。因检测方法学、试剂类型、设备型号等差异，不同实验室间提供的正常参考区间存在微小差异，请参考所在医院检验科提供检验项目对应的参考区间

（易　东　范庆坤）

附录 2　本书配套短视频列表

病例 1　抽丝剥茧找真相：转甲状腺素转运蛋白心肌淀粉样变的诊治
图 1-3　入院超声心动图
图 1-4　超声心动图斑点追踪技术显示"樱桃征"
图 1-5　心脏磁共振增强扫描

病例 3　冠状动脉起源异常行外科去顶手术
图 3-3　冠状动脉造影
图 3-3　A-（RCA 左前斜）
图 3-3　B-（RCA-LCA 侧支）
图 3-3　C-（LCA 肝位）
图 3-3　D-（LCA 开口近端狭窄）
图 3-3　E-F（LCA 开口近端压迫性狭窄）
图 3-4　IVUS 图像

病例 5　儿童胸痛、病情急骤变化
图 5-4　病情变化进展时心电图及超声心动图
图 5-4B　胸骨旁左心长轴切面
图 5-4C　左心室乳头肌水平短轴切面
图 5-6　病情恢复后心电图及超声心动图
图 5-6B　胸骨旁左心长轴切面
图 5-6C　左心室乳头肌水平短轴切面

病例 6　左心室血栓患者引起的抗栓思考
图 6-3　冠状动脉造影
图 6-3A　LCA-1（肝位）
图 6-3B　LCA-2（头位）
图 6-3C　（RCA）
图 6-4　前降支药物涂层球囊 PTCA 后影像

病例 7　房颤导管消融术后呼吸困难
图 7-6　X 线透视检查

病例 8　年轻女性早发冠心病和降主动脉狭窄

图 8-8　冠状动脉造影

图 8-8A　LCA-1（正位）

图 8-8B　LCA-2（右前斜 + 头位）

图 8-8C　LCA-3（肝位）

图 8-8D　RCA（正位 + 头位）

图 8-9　血管内超声（IVUS）图像

图 8-9A.B.D　支架置入前自 LAD 回撤的 IVUS 图像

图 8-9E-F　LAD-LM 单支架置入术后自 LAD 回撤的 IVUS 图像

病例 9　"表里不一"的急性心肌梗死

图 9-3　外院冠状动脉造影

图 9-3A

图 9-3B

图 9-3C

图 9-3D

病例 10　"诡异"的迟发性心脏压塞

图 10-1　外院冠状动脉造影及 PCI 过程

图 10-1A　RCA-1（左前斜）

图 10-1B　RCA-2（头位）

图 10-1C　LCA-1 肝位

图 10-1D　LCA-2（正位 + 头位）

图 10-1E　PCI-1

图 10-1F　PCI-2

图 10-1G　PCI-3

图 10-1H　PCI-4

图 10-1I　PCI-5

图 10-1J　PCI-6（最终手术效果）

图 10-4　床旁超声心动图

图 10-4A　心尖四腔心切面

图 10-4B　心尖二腔心切面

图 10-5　心腔和心肌声学造影

图 10-5A　左室心腔声学造影

图 10-5B　左室心腔声学造影

图 10-5C　左室心肌声学造影

图 10-6　大血管 CTA

图 10-7　冠状动脉造影复查结果

图 10-7A　RCA

图 10-7B　LCA-1（右侧位）

图 10-7C　LCA-2（正位 + 头位）

图 10-9　超声心动图和左心声学造影复查

图 10-9A　心尖四腔心切面

图 10-9B　左室心腔声学造影 -1

图 10-9C　左室心腔声学造影 -2
图 10-9D　左室心腔声学造影 -3

病例 11　年轻男性不明原因水肿、多浆膜腔积液
图 11-4　急诊床旁超声心动图
图 11-4A　胸骨旁长轴切面
图 11-4B　心尖四腔心切面
图 11-5　腹部超声
图 11-5A　下腔静脉
图 11-5B　肝静脉
图 11-5C　胆囊
图 11-5D　肝包膜
图 11-6　超声心动图
图 11-6A　胸骨旁长轴切面
图 11-6B　心尖二腔心切面
图 11-6C　心尖四腔心切面
图 11-6D　短轴中间段切面
图 11-6E　心尖四腔心 CDFI
图 11-6F　心尖二腔心 CDFI
图 11-7　肺动脉 CTA
图 11-8　心包切除术

病例 13　暴发性心肌炎——初次见面即是生死对决
图 13-4　床旁超声心动图
图 13-4A　胸骨旁短轴切面
图 13-4B　心尖两腔心切面
图 13-7　冠状动脉造影
图 13-7A　LCA-1
图 13-7B　LCA-2
图 13-7C　LCA-3
图 13-7D　RCA

病例 14　导管射频消融术后冠状动脉痉挛
图 14-4　经食管超声心动图

病例 15　以胸痛为主要表现的嗜铬细胞瘤
图 15-2　冠状动脉造影
图 15-2A　LCA-1（正位＋头位）
图 15-2B　LCA-2（肝位）
图 15-2C　LCA-3（蜘蛛位）
图 15-2D　RCA（正位＋头位）

病例 18　机械瓣膜置换术后、短期内二次急性心肌梗死
图 18-2　入院急诊冠状动脉造影及 PCI 过程
图 18-2A　CAG-1

图 18-2B　CAG-2
图 18-2C　CAG-3
图 18-2D　CAG-4
图 18-2E　PCI-1
图 18-2F　PCI-2
图 18-2G　PCI-3
图 18-2H　PCI-4
图 18-2I　PCI-5
图 18-2J　PCI-6
图 18-2K　PCI-7
图 18-2L　PCI-8
图 18-2M　PCI-9
图 18-2N　PCI-10
图 18-2O　PCI-11
图 18-4　第二次冠状动脉造影及 PCI 过程
图 18-4A　CAG-1
图 18-4B　CAG-2
图 18-4C　CAG-3
图 18-4D　CAG-4
图 18-4E　PCI-1
图 18-4F　PCI-2
图 18-4G　PCI-3
图 18-4H　PCI-4
图 18-4I　PCI-5
图 18-4J　PCI-6
图 18-7　第三次复查冠状动脉造影
图 18-7A　LCA
图 18-7B　RCA

病例 21　多策略不断转换 PCI 开通前降支 CTO 病变

图 21-3　不同体位显示前向指引导丝
图 21-3A
图 21-3B
图 21-5　逆向微导管造影寻找逆向通道
图 21-6　逆向导丝尝试寻找合适侧支通道未成功
图 21-7　前后平行导丝技术未成功
图 21-9　SION 导丝逆向进入 LAD 近段，邻近 LAD-CTO 病变远端纤维帽
图 21-9A
图 21-9B
图 21-10　逆向导丝及微导管进入前向指引导管内
图 21-10A
图 21-10B
图 21-10C
图 21-11　小球囊扩张 LAD-CTO 病变

图 21-11A

图 21-11B

图 21-12　双腔微导管操控导丝至 LAD，对侧造影证实 LAD 导丝远段位于真腔内

图 21-12A

图 21-12B

图 21-13　对角支放置导丝，球囊扩张 LAD 闭塞段，然后前向造影

图 21-14　IVUS 评估 LAD 病变节段

图 21-15　微导管调节导丝自左主干重新前进入 LAD 远段

图 21-16　重新调节导丝后 IVUS 评估结果

图 21-17　前降支置入药物洗脱支架 1，乳突球囊扩张前降支近中段造影

图 21-17A

图 21-17B

图 21-17C

图 21-18　前降支置入药物洗脱支架 2，药物洗脱支架 3

图 21-18A

图 21-18B

图 21-19　前降支置入药物洗脱支架后不同体位造影评估结果

图 21-19A

图 21-19B

图 21-20　非顺应性球囊扩张成型支架

图 21-20A

图 21-20B

图 21-21　IVUS 评价左主干及前降支近段

图 21-22　术后最终影像评估

病例 22　IVUS 指导下处理医源性左主干夹层

图 22-3　RCA 介入治疗后最终影像

图 22-5　自 OM 自动回撤 IVUS 导管影像

图 22-6　自对角支自动回撤 IVUS 导管影像

图 22-7　自 LAD 远端回撤 IVUS 影像

图 22-8　LAD 预处理以及支架置入

图 22-9　自 LCX 远端回撤 IVUS 影像

图 22-10　自 LAD 回撤评价 LAD-LM 支架置入后效果

病例 27　床旁肺部超声辅助力诊断高危急性肺栓塞

图 27-2　床旁超声心动图、肺部超声和肺血管 CTA 评估

图 27-2A

图 27-2B

病例 28　OCT 指导冠状动脉钙化病变旋磨治疗

图 28-2　冠状动脉造影

图 28-2A

图 28-2B

图 28-3　OCT 评估 LAD 钙化病变

图 28-4　1.5mm 旋磨头旋磨 LAD 钙化病变

图 28-6　更换 1.75mm 旋磨头旋磨及旋磨后造影评估

图 28-6A　1.75mm 旋磨头旋磨

图 28-6B　旋磨后造影评估

图 28-7　药物洗脱支架置入过程

图 28-7A　2.5×12 球囊预扩张

图 28-7B　2.75×12 球囊预扩张

图 28-7C　支架 1 置入

图 28-7D　支架 2 置入

图 28-8　支架置入后最终 CAG 结果

图 28-8A　PCI 术后 -1（肝位）

图 28-8B　PCI 术后 -2（正位＋头位）

图 28-9　OTC 评估支架效果

病例 33　左主干受压综合征

图 33-4　冠状动脉造影及主动脉根部非选择性造影

图 33-4D

图 33-4E

图 33-4F

病例 37　双瓣膜置换术后"人工心脏瓣膜 - 患者不匹配"现象

图 37-4　二尖瓣瓣上、瓣下血管翳形成伴血栓

图 37-5A　二尖瓣生物瓣置换术（衬裙技术）

病例 40　35 岁患者右室双出口双心室矫治

图 40-6　体 - 肺侧支血管封堵术造影

图 40-6A　封堵术前

图 40-6B　封堵术后

病例 44　川崎病冠状动脉瘤

图 44-5　冠状动脉造影

图 44-5A　LCA

图 44-5B　RCA

病例 46　A 型主动脉夹层外科术后急性心肌梗死

图 46-5　冠状动脉造影及 PCI 治疗

图 46-5A　LCA（右肩位）

图 46-5B　RCA（正位＋头位）

图 46-5C　LAD-PCI 术后

图 46-5D　RCA-PCI 术后

注：CAG 冠状动脉造影

　　PCI 经皮冠状动脉介入治疗